国家科学技术学术著作出版基金资助出版

# Epilepsy Genetics
# 癫痫遗传学

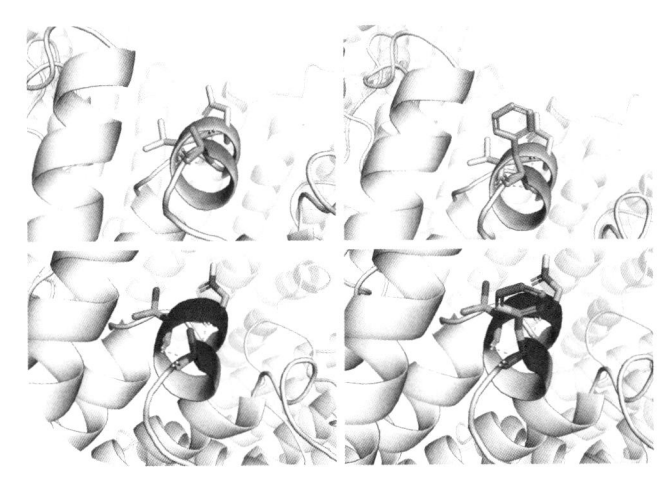

姜玉武　张月华　主编

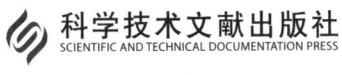

·北京·

图书在版编目（CIP）数据

癫痫遗传学 = Epilepsy Genetics / 姜玉武，张月华主编. -- 北京：科学技术文献出版社，2025.4.
ISBN 978-7-5235-2123-6

Ⅰ. R742.1

中国国家版本馆 CIP 数据核字第 2024FK1541 号

## 癫痫遗传学

策划编辑：王黛君　责任编辑：王黛君　吕海茹　责任校对：张吲哚　责任出版：张志平

| | |
|---|---|
| 出 版 者 | 科学技术文献出版社 |
| 地　　址 | 北京市复兴路15号　邮编 100038 |
| 编 务 部 | （010）58882938，58882087（传真） |
| 发 行 部 | （010）58882905，58882870（传真） |
| 邮 购 部 | （010）58882873 |
| 官方网址 | www.stdp.com.cn |
| 发 行 者 | 科学技术文献出版社发行　全国各地新华书店经销 |
| 印 刷 者 | 北京地大彩印有限公司 |
| 版　　次 | 2025 年 4 月第 1 版　2025 年 4 月第 1 次印刷 |
| 开　　本 | 710×1000　1/16 |
| 字　　数 | 383 千 |
| 印　　张 | 27.25 |
| 书　　号 | ISBN 978-7-5235-2123-6 |
| 定　　价 | 135.00元 |

版权所有　违法必究

购买本社图书，凡字迹不清、缺页、倒页、脱页者，本社发行部负责调换

# 编委会

## 主 编
姜玉武　北京大学第一医院
张月华　北京大学第一医院

## 副主编
吴　晔　北京大学第一医院
王静敏　北京大学第一医院

## 编　委（按姓氏拼音排序）
邓　劼　首都医科大学附属北京儿童医院
龚　潘　北京大学第一医院
韩　颖　北京大学第一医院
季涛云　北京大学第一医院
姜玉武　北京大学第一医院
马秀伟　北京军区总医院附属八一儿童医院
孙　宇　北京大学第一医院
王静敏　北京大学第一医院

吴　晔　北京大学第一医院

谢　涵　北京大学第一医院

延会芳　北京大学第一医院

杨小玲　北京大学第一医院

杨志仙　北京大学人民医院

张月华　北京大学第一医院

## ▎学术秘书

张　涵　北京大学第一医院

## ▎教学秘书

王玉燕　北京大学第一医院

# 推荐序 1

遗传性癫痫的诊治是癫痫疾病中更为复杂、更具挑战性的一个类型，癫痫专业相关医生对癫痫遗传学知识亟待提高。目前国内缺少癫痫遗传学相关专著，姜玉武教授和张月华教授的《癫痫遗传学》具有重要的临床应用价值、学术研究价值。

儿童是未来、是希望，提高癫痫患儿的诊治效果、改善其预后，具有重要意义。本书还系统阐述了遗传性癫痫的遗传咨询及产前诊断，有助于降低出生缺陷率、提高人口素质。

北京大学第一医院儿童神经专业一直是我国儿科神经领域的引领者，姜玉武教授和张月华教授在癫痫遗传学领域做了大量的临床和科研工作，在癫痫遗传学的临床诊治及研究领域有很高的学术成就，处于国内领先水平，在国际上也有一定的影响力。特此推荐！

中国工程院院士
分子肿瘤学国家重点实验室主任

# 推荐序 2

癫痫是神经系统常见疾病，病因复杂多样，其中遗传因素的作用日益受到重视。然而，国内长期以来缺乏系统阐述癫痫遗传学的高水平专著，临床医生与研究者对相关知识的渴求与日俱增。在此背景下，由北京大学第一医院姜玉武教授、张月华教授领衔主编的《癫痫遗传学》应运而生。此书立足国际前沿，结合本土经验，填补了国内该领域的空白。

全书共分十章，内容覆盖癫痫遗传学的核心领域，从基础理论到临床实践，从遗传机制到精准诊疗，层层递进，逻辑清晰。作者结合自身丰富的临床经验，不仅整合了近年来国际大规模研究计划（如 Epi25 研究项目）的最新成果，还详细解析了全外显子组测序（WES）、全基因组测序（WGS）等各种临床主流遗传测序技术的临床应用场景与策略，常见遗传性癫痫综合征的诊疗要点，以及表观遗传学、体细胞突变、精准及基因治疗等新兴领域的研究进展。主编姜玉武教授与张月华教授是我国遗传性癫痫病学领域的著名专家，长期致力于癫痫遗传学的临床与科研工作，其团队在致病基因发现、基因型 - 表型关联分析、遗传性癫痫发病机制及遗传性癫痫精准治疗等研究领域成果斐然，其他编委也都是此领域相关细分专业的知名专家，这些优秀专家的共同努力成就了这部高水平的专业著作。

《癫痫遗传学》是一部兼具学术深度与临床实用价值的优秀著作，不仅为临床医生提供了遗传性癫痫精准诊疗的理论依据与技术指南，也为科研工作者提示了未来研究方向。相信此书将成为神经病学、遗传学及儿科学领域的重要参考书。

周东

中国抗癫痫协会会长

四川大学华西医院

# 推荐序 3

癫痫是神经系统常见疾病，病因复杂，遗传因素是导致癫痫的重要病因之一。近年来，癫痫遗传学和精准治疗的研究取得了很大进展。由于遗传性癫痫具有复杂的表型异质性和遗传异质性，使得遗传性癫痫的诊断、治疗及相关研究仍然极具挑战性，然而目前国内尚缺少《癫痫遗传学》的专著。

北京大学第一医院的姜玉武教授和张月华教授，在癫痫遗传学领域专研数十年，积累了大量的临床经验，是国内该领域的领军人物，在国际上也享有盛誉。他们在书中介绍了遗传性癫痫的诊断、共患病治疗及外科治疗原则等多方面内容，既有国际前沿进展，也有作者临床经验的总结和提炼，相信一定会对癫痫及相关疾病的临床诊疗与研究工作有很大帮助，积极推动我国遗传性癫痫的诊治与研究的发展。

中国抗癫痫协会副会长
上海抗癫痫协会会长
复旦大学附属儿科医院院长

# 推荐序 4

癫痫病因复杂多样，其中遗传因素是导致癫痫的重要病因之一。尽管近年来癫痫遗传学和精准治疗领域取得了显著进展，但国内目前尚缺乏系统性的癫痫遗传学专著，且从事癫痫诊治的医生普遍对遗传学知识掌握不足，难以满足临床和科研的需求。本书正是基于这一背景，紧密结合癫痫临床实践和研究需求，全面系统地介绍了遗传性癫痫的诊断、治疗、共患病管理以及外科处理等多方面内容，具有极高的临床实用价值。本书的出版不仅有助于提升遗传性癫痫的诊疗水平，还将推动相关研究工作的深入开展，从而促进我国遗传性癫痫诊治和研究水平的整体提升。

北京大学第一医院是国内小儿神经领域的领军单位，姜玉武教授和张月华教授在癫痫遗传学领域深耕多年，积累了丰富的临床经验和科研成果，在国内处于领先地位，并享有较高的国际影响力。两位教授曾主编过多部大型学术专著，具有深厚的学术造诣和编写经验。本书凝聚了他们的智慧和心血，旨在为临床医生和研究人员提供一部权威、实用的参考书籍，填补国内癫痫遗传学专著的空白，助力我国癫痫诊疗事业的进一步发展。

中华医学会儿科学分会神经学组副组长
重庆医科大学附属儿童医院

# 自 序

癫痫作为一种复杂的神经系统疾病，其发病机制涉及多种因素，其中遗传因素在癫痫的发生和发展中扮演着极为重要的角色。2017年国际抗癫痫联盟将癫痫病因进一步分为六大类，包括结构性、遗传性、感染性、代谢性、免疫性和病因不明。2022年国际抗癫痫联盟又在新的癫痫综合征分类中加入了单基因相关癫痫综合征（如 *KCNQ2* 相关发育性癫痫性脑病）。目前研究表明约70%癫痫患者的病因与遗传性致病因素相关。近年来，随着遗传学技术的飞速发展，尤其是基因组学与生物信息学的突破，癫痫的遗传学基础逐渐揭开神秘面纱。从孟德尔单基因遗传到多基因协同作用的寡基因、多基因复杂遗传，从染色体异常到体细胞突变，遗传学视角的引入不仅重塑了我们对癫痫本质的理解，更为精准诊断与个体化治疗提供了革命性的工具。

《癫痫遗传学》立足于这一科学前沿，系统梳理了癫痫遗传学的核心理论与临床实践。全书以遗传学为脉络，从基础到应用，逐层展开：前两章概述医学遗传学的基本框架与技术进展，解析基因型与表型的复杂关联；第三至第六章深入探讨遗传性癫痫的分类、致病机制及临床特征，涵盖单基因遗传性癫痫、复杂遗传模式的癫痫、染色体病相关癫痫等，并聚焦发育性癫痫性脑病、不同年龄起病的遗传相关癫痫综合征等特殊亚群；第七至第十章分别讨论遗传性癫痫的共患病管理、精准治疗策略、外科干预原则及遗传咨询等重要议题，力求为临床实践提供全面指导。

特别值得关注的是，本书结合了国际大规模研究项目（如 Epi25）的最新成果，呈现了常见癫痫相关致病基因的发现历程及其机制解析。例如，*SCN1A* 基因突变与 Dravet 综合征的关联、*SAMD12* 基因内含子扩增在家族性肌阵挛性癫痫中的作用，均体现了遗传学在破解临床难题中的独特价值。与此同时，书中强调多维度技术的整合应用，从传统的染色体核型分析到高通量测序，从靶向基因包到全基因组测序（WGS），为读者厘清了不同检测技术的优势与局限，并提供了基于临床场景的优化选择策略。

在精准医学的浪潮下，癫痫遗传学已不再局限于病因诊断。基因治疗、表观遗传调控、人工智能辅助分析等新兴领域正在重新定义治疗边界。本书最后三章展望了这一未来图景，探讨如何将遗传学发现转化为切实的临床获益，例如针对离子通道基因的靶向药物开发、嵌合突变的手术定位，以及遗传咨询对家庭决策的深远影响。

本书秉承追踪学术前沿动态、传递最新学术成果、贴近临床诊疗实践的理念，在强调引用国内外最新进展的同时，也汇聚了所有编者临床与研究工作中积累的宝贵经验及研究成果，既可作为神经科/儿童神经专业医生、遗传咨询师、研究人员的实用参考，亦能为医学生提供系统化学习的知识框架。我们期望，通过本书的出版，能够推动癫痫遗传学领域的学术交流与技术创新，最终惠及所有癫痫患者。

本书的14位编者均为癫痫遗传学领域的中青年专家。衷心感谢所有编者，感谢他们在非常繁忙的医教研工作外，能够拨冗参加此书的编写。所有编者在本书编写过程中，表现出的科学严谨学风以及出类拔萃的专业水平，成就了本书的高质量！

衷心希望此书能对我国癫痫疾病诊疗相关医学工作者的临床、教学、科研等各方面的工作有所帮助。限于我们的水平，本书内容肯定有一些不尽人意之处，真诚期盼读者们的批评指正！

科学技术文献出版社的两位编辑在本书编写过程中给予了大量的指导和帮助，学术秘书张涵医师及教学秘书王玉燕老师在本书的出版中付出了大量时间和精力，在此一并致以诚挚的谢意。

2025年3月

# 前　言

本书的第一章详细介绍了癫痫的医学遗传学基础以及遗传学检测技术的概述和选择策略。本章首先阐述了遗传学与医学遗传学的基本概念，强调了医学遗传学在儿科临床中的重要性，尤其是对儿童早期发病的遗传性疾病的重要性。随着人类基因组计划的完成和新一代测序技术的普及，癫痫相关基因的识别能力显著增强，新的致病基因不断被发现，同时也推动了对癫痫遗传机制的深入理解。本章还详细介绍了各种遗传学检测技术，包括染色体核型分析、染色体芯片、Sanger测序、新一代测序技术等，并根据不同的临床情况提出了相应的检测技术选择策略，为临床医生提供了宝贵的指导。

本书的第二章全面介绍了遗传性癫痫的定义、病因分类、流行病学、诊断思路、治疗原则及预后。张教授指出，遗传性癫痫的病因复杂多样，包括单基因遗传、多基因遗传、染色体异常、线粒体基因突变等多种遗传因素。通过对遗传性癫痫的流行病学研究，我们可以更好地了解其在不同人群中的发病率和分布特点，为疾病的预防和控制提供依据。在诊断方面，张教授强调了详细的病史采集、临床表现分析及遗传学检测的重要性。在治疗方面，虽然目前尚无根治遗传性癫痫的方法，但通过药物治疗、生酮饮食治疗、外科治疗等综合治疗手段，可以有效控制癫痫发作，改善患者的生活质量。同时，本章还对遗传性癫痫的预后进行了分析，指出早期诊断和治疗对于改善预后具有重要意义。

本书的第三章深入探讨了遗传性癫痫的分类。我们将遗传性癫痫分为单基因遗传性癫痫、复杂遗传性癫痫、染色体病相关癫痫、体细胞变异相关癫痫、特殊遗传方式的遗传性癫痫及遗传代谢病相关癫痫等几类，并对每一类癫痫的临床特点、致病基因、遗传方式等进行了详细的阐述。这一分类方法有助于我们更好地理解不同类型的遗传性癫痫的发病机制和临床表现，为临床诊断和治疗提供了重要的参考依据。

本书的第四章聚焦于发育性癫痫性脑病这一特殊类型的遗传性癫痫。发育性癫痫性脑病是一组以癫痫发作和神经发育障碍为特征的疾病，其发病机制复杂，涉及多种致病基因。本章详细介绍了发育性癫痫性脑病的定义、临床表现及致病基因研究的最新进展，强调了早期诊断和干预对于改善患者预后的重要性。

本书的第五章系统地介绍了不同年龄起病的遗传性癫痫综合征。我们将遗传性癫痫综合征按照起病年龄分为新生儿期、婴儿期、儿童期、起病年龄可变的癫痫综合征及特发性全面性癫痫综合征，并对每一类癫痫综合征的临床特点、致病基因、诊断要点和治疗策略进行了详细的阐述。这一章节的内容对临床医生识别和诊断不同年龄段患者的遗传性癫痫综合征具有重要的指导意义。

本书的第六章深入探讨了皮质发育畸形相关遗传性癫痫。皮质发育畸形是癫痫的重要病因之一，包括结节性硬化症、局灶性皮质发育不良、半侧巨脑畸形、多小脑回畸形、脑室周围结节状灰质异位、皮层下带状灰质异位和无脑回-巨脑回畸形等多种类型。本章详细介绍了这些皮质发育畸形的病理机制、临床表现、诊断方法和治疗策略，强调了遗传因素在皮质发育畸形发生中的重要作用。

本书的第七章全面介绍了遗传性癫痫共患病的问题。我们分别探讨了遗传性癫痫共患注意缺陷多动障碍、智力障碍/生长发育迟滞、运动障碍和偏头痛等共患病的临床特点、发病机制、诊断方法和治疗策略。这一章节的内容提醒我们在临床实践中关注遗传性癫痫患者的共患病问题，以便为患者提供更全面、更有效的治疗。

本书的第八章介绍了遗传性癫痫的精准治疗。精准医学是近年来医学领域的一个重要发展方向，其核心是根据患者的个体特征，包括基因信息，制订个性化的治疗方案。本章详细介绍了遗传性癫痫精准治疗的现状和未来发展方向，强调了基因检测在精准治疗中的重要性，通过对致病基因的检测和分析，我们可以更好地了解患者的疾病本质，从而选择更有效的治疗药物和方法，提高治疗效果，减少不良反应。

　　本书的第九章探讨了遗传因素相关癫痫的外科治疗原则。外科治疗是癫痫治疗的重要手段之一，对于药物难治性癫痫患者具有重要的临床意义。本章详细介绍了遗传因素相关癫痫的外科治疗适应证、手术方法、术后管理以及预后评估等内容，强调了在进行外科治疗时需要综合考虑遗传因素对疾病的影响，以提高手术成功率、改善患者预后。

　　本书的第十章重点介绍了遗传性癫痫的遗传咨询及产前诊断。遗传咨询是遗传性癫痫管理的重要组成部分，通过遗传咨询，我们可以向患者及其家属提供有关疾病的遗传方式、再发风险、预防措施等方面的信息，帮助他们做出明智的决策。作者还详细介绍了遗传性癫痫的产前诊断方法，包括羊膜腔穿刺术、绒毛取材术、无创产前检测等技术的应用，强调了产前诊断在预防遗传性癫痫发生中的重要作用。

　　《癫痫遗传学》涵盖了癫痫遗传学领域的各个方面，从基础理论到临床实践，从诊断技术到治疗策略，内容丰富，系统全面。我们希望本书的出版能够为临床医生、医学研究人员、癫痫患者及其家属提供有价值的信息，帮助他们更好地了解癫痫遗传学的相关知识，提高对遗传性癫痫的认识和管理水平，推动癫痫遗传学领域的发展和进步。

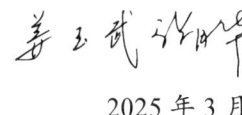

2025 年 3 月

# 目 录

- **第一章 癫痫遗传学概论** ········· 1
  - 第一节 癫痫的医学遗传学基础 ········· 2
  - 第二节 癫痫的遗传学检测技术概述及选择策略 ········· 4

- **第二章 遗传性癫痫概论** ········· 11
  - 第一节 癫痫的病因学 ········· 12
  - 第二节 遗传性癫痫的定义及流行病学 ········· 17
  - 第三节 遗传性癫痫的诊断思路 ········· 20
  - 第四节 遗传性癫痫的治疗原则及预后 ········· 23

- **第三章 遗传性癫痫的分类** ········· 31
  - 第一节 概述 ········· 32
  - 第二节 单基因遗传性癫痫 ········· 33
  - 第三节 复杂遗传性癫痫 ········· 37
  - 第四节 染色体病相关癫痫 ········· 39
  - 第五节 体细胞变异相关癫痫 ········· 43
  - 第六节 特殊遗传方式的遗传性癫痫 ········· 47
  - 第七节 遗传代谢病相关癫痫 ········· 51

- **第四章 发育性癫痫性脑病** ········· 63
  - 第一节 发育性癫痫性脑病的定义 ········· 64
  - 第二节 发育性癫痫性脑病致病基因研究进展 ········· 66

- **第五章 不同年龄起病的遗传性癫痫综合征** ········· 79
  - 第一节 癫痫综合征概述 ········· 80
  - 第二节 新生儿及婴儿期起病的癫痫综合征 ········· 83

第三节　儿童期起病的癫痫综合征 ·············· 165
第四节　起病年龄可变的癫痫综合征 ·············· 215
第五节　特发性全面性癫痫综合征 ·············· 248

- **第六章　皮质发育畸形相关遗传性癫痫**·············· 285
  - 第一节　结节性硬化症 ·············· 286
  - 第二节　局灶性皮质发育不良 ·············· 291
  - 第三节　半侧巨脑畸形 ·············· 298
  - 第四节　多小脑回畸形 ·············· 304
  - 第五节　脑室周围结节状灰质异位 ·············· 311
  - 第六节　皮质下带状灰质异位 ·············· 315
  - 第七节　无脑回-巨脑回畸形 ·············· 320

- **第七章　遗传性癫痫共患病**·············· 337
  - 第一节　概述 ·············· 338
  - 第二节　遗传性癫痫共患注意缺陷多动障碍 ·············· 339
  - 第三节　遗传性癫痫共患智力障碍/生长发育迟滞 ····· 346
  - 第四节　遗传性癫痫共患运动障碍 ·············· 356
  - 第五节　遗传性癫痫共患偏头痛 ·············· 364

- **第八章　遗传性癫痫的精准治疗**·············· 373
  - 第一节　概述 ·············· 374
  - 第二节　离子通道相关基因的精准治疗 ·············· 375
  - 第三节　非离子通道相关基因的精准治疗 ·············· 381
  - 第四节　遗传性癫痫的基因治疗展望 ·············· 383

- **第九章　遗传因素相关癫痫的外科治疗原则**·············· 387

- **第十章　遗传性癫痫的遗传咨询及产前诊断**·············· 393

- **附录　中英文名词对照表**·············· 403

# 第一章

# 癫痫遗传学概论

癫痫遗传学 Epilepsy Genetics

## 第一节 癫痫的医学遗传学基础

遗传学（genetics）所关注的本质内容是临床表型和基因型（基因及基因组变异的统称）的因果关系。医学遗传学（medical genetics）是人类遗传学的一个分支，研究涉及人类有临床意义的与基因（组）变异相关的异常表型（统称为遗传病）；临床遗传学（clinical genetics）是医学遗传学的临床应用，即针对携带基因（组）结构和功能变异的个体和家系的医学实践及照护。

2022年是格雷戈尔·孟德尔200周年诞辰。符合孟德尔遗传定律的遗传性疾病起病的高峰期在儿童早期，因此遗传性疾病在儿科临床中具有重要意义。人类基因组的初步草图于2001年完成，第一个"全序列"于2003年发表，从而开创了基因组医学的新时代。人类基因组最完整的参考序列2022年才发表，这标志着代表不同祖先的基因组模型迈出了重要一步。这些人类基因组参考序列已经成为临床医生解释遗传数据的最有力工具。新一代基因芯片和测序方法产生了丰富的基因组数据，包括全基因组关联研究的基因阵列、检测拷贝数变异（copy number variation，CNV）的基因芯片、外显子组测序和基因组测序。

随着检测成本的持续降低，基因检测变得更加容易，使得从患有罕见孟德尔病的三人核心家系（父母及患儿）中分析确定新疾病基因成为主流。近年来，医学遗传学已从主要关注单基因疾病的学科进一步扩展到包括受多种遗传易感因素影响的更常见的多因素疾病。随着遗传性疾病和遗传因素对复杂疾病的作用被证实，医学遗传学几乎与所有医学亚专科和医疗卫生保健从业者相关。

因此，医学遗传学现在已经不仅仅局限于识别临床综合征和疾病，而是更专注于获取和分析遗传数据，进行基因型-表型相关性分析，最终达到精准诊断和治疗的目的。精准医学可以定义为一种新兴的医学实践，它利用个人的基因图谱（和人工智能）来指导疾病的预防、诊断和治疗方面的决策。儿科医生最有可能接触各种遗传性疾病，许多罕见疾病也是首先在新生儿期或幼儿期被发现，因此儿科医生必须参与或者负责遗传性疾病的初诊、转诊和治疗全过程，并且非常需要有精准医学理念和相关知识，努力在临床实践中将精准医学相关知识转化为对医疗策略的改进。

在过去十年中，Epi4K 与癫痫表型组/基因组计划和欧洲癫痫表型/基因组计划等国际大规模研究计划及新一代测序、分析技术的更进一步普及，使学者们识别癫痫相关基因的能力越来越强，新发现的致病基因数量迅速增加。Epi25 合作研究项目拟对 25 000 名癫痫患者的外显子组或基因组进行测序，是迄今为止最大的发现癫痫致病基因项目。

与此同时，新致病基因的不断发现也伴随着对遗传、致病机制的深入了解。新生突变在发育性癫痫性脑病（developmental and epileptic encephalopathy，DEE）中起着关键作用。CNV 会增加发育性癫痫性脑病、全面性遗传性癫痫和局灶性癫痫的风险。基因组的非编码区也可以致病，例如，在 *SCN1A* 的编码区之外发现了多种变异，有些变异促进了毒性外显子的形成，或无义介导的衰变，通过降低 *SCN1A* 的表达导致 Dravet 综合征；*SAMD12* 等多个基因的内含子扩增被确定为家族性成人肌阵挛性癫痫的病因。

癫痫遗传学也已经超越了孟德尔遗传定律的范式。单基因遗传性癫痫的高风险致病性变异往往是罕见或极罕见变异，这种变异可以单独致病；而特发性全面性癫痫（idiopathic generalized epilepsy，IGE）则是多基因遗传病或者复杂遗传疾病，其变异是常见的遗传变异，每种变异只是增加了罹患癫痫的风险，并不能单独致病，只有多个基因变异共同作用，才能导致癫痫表型。近年来发现，除了这两种范式以外，还存在寡基因遗传性癫痫，少量或几个（多为 2~3 个）基因通过上位互作的方式共同致病，其中每个基因都不能单独致病。体细胞变异是癫痫相关皮质发育畸形（malformation of cortical development，MCD）的主要致病变异。表观遗传学在遗传性癫痫中的作用日益受到重视。遗传性癫痫的基因治疗方法也已经在积极探索中。

（姜玉武）

## 第二节 癫痫的遗传学检测技术概述及选择策略

### 一、遗传学检测技术概述

遗传性癫痫包括生殖细胞（胚系）突变相关癫痫，如单基因遗传、多基因/复杂遗传、染色体结构异常、线粒体基因突变、三核苷酸重复数异常、基因组印记等所致的癫痫；脑体细胞突变相关癫痫，如体细胞突变导致的各种皮质发育畸形。虽然近年来遗传学检测技术突飞猛进，但是多基因/复杂遗传性癫痫及皮质发育畸形相关的体细胞突变仍然无法进行临床遗传学检测及诊断。目前癫痫临床诊断常用的遗传检测方法如下。

染色体病相关检测：染色体核型分析；多重连接探针扩增（multiplex ligation-dependent probe amplification，MLPA）；荧光原位杂交（fluorescence in situ hybridization，FISH）；染色体微阵列分析（chromosomal microarray analysis，CMA），包括微阵列比较基因组杂交（array-based comparative genomic hybridization，aCGH）、单核苷酸多态性芯片（single nucleotide polymorphism chip，SNP芯片）及全基因组测序CNV检测。需要强调的是，虽然CMA目前在大多数情况下已经作为染色体病检测的优先选项，具有可覆盖全基因组、能检出基因组不平衡变化（如缺失或重复）等优点，但是CMA不能检测染色体的平衡变化，如平衡易位或倒位，也不能直观地显示不平衡变化的发生机制，因此CMA不能完全代替染色体核型分析技术。

单基因病相关检测：Sanger测序（一代测序）及下一代测序（next generation sequencing，NGS）、疾病靶向序列测序（disease target sequencing，DTS，通常也称为基因包测序）、全外显子组测序（whole exome sequencing，WES）和全基因组测序（whole genome sequencing，WGS）技术。

下面依次概述这些检测方法。

### （一）染色体核型分析

染色体核型分析可诊断染色体数目和大的结构异常（只能检出＞5 Mb 的 DNA 片段变化），如 21-三体综合征、20 号环状染色体综合征、14 号环状染色体综合征等。对于检测染色体的平衡变化（如平衡易位或倒位）以及环形染色体具有不可替代的优势。

### （二）染色体微缺失或重复检测

染色体微缺失或重复是指染色体上发生了微小的缺失或重复，一般指 DNA 片段变化＜5 Mb，利用常规光学显微镜不能发现。染色体微缺失或重复检测有以下几种方法。

1. FISH 技术：利用荧光标记的 DNA 探针与染色体进行杂交，分析染色体的结构，可直观显示常规光学显微镜不能检测出的染色体微小缺失。但是费时费力。

2. MLPA 技术：是指应用探针与目的 DNA 序列进行杂交，通过链接、聚合酶链反应（polymerase chain reaction，PCR）扩增、产物电泳分离及数据收集等步骤对目的 DNA 序列进行定性和半定量分析的检测技术，可以明确基因是否缺失或重复。MLPA 技术具有经济、高效、特异、实验周期短、操作方便等优点，其最大的优点是针对已知的 DNA 进行小范围的 CNV 检测，而且理论上能够精确到 20 bp，数据分析简单快捷。其缺点主要是一次检测的区域范围有限。

3. aCGH 技术：是指在芯片上应用携带不同荧光素的病例样本和正常对照样本进行共杂交，以此发现病例样本基因组相对于正常对照样本基因组的 DNA CNV。aCGH 技术的优势是可在全基因组范围内同时检测所有染色体片段的拷贝数改变，能检测 100 kb 以上的 CNV，可同时检测染色体缺失或重复，且能比较准确、客观地界定 CNV（区间和大小）。与核型分析相比，aCGH 技术不需要进行细胞培养，分辨率高出核型分析近千倍，几乎可用于外周血、口腔黏膜细胞、羊水细胞及任何组织的分析。该方法的缺点是不能检测染色体平衡易位、倒位及复杂性重排；不能检测＜2 kb

的DNA片段重复或缺失。

4. NGS技术：随着高通量测序成本的降低和分析方法的日渐成熟，二代测序方法被越来越多地应用于遗传罕见病的CNV的检测。低倍全基因组测序，也称为基因组拷贝数变异测序（copy number variation sequencing，CNV-seq）采用NGS技术对样本DNA进行低深度全基因组测序，然后将测序结果与人类参考基因组碱基序列进行比对，通过生物信息分析以发现受检样本存在的CNV。CNV-seq检测具有低成本、高通量、低DNA样本量需求等优势，适用于检测染色体非整倍体、大片段缺失/重复及全基因组CNV，同时可以检测出>5%的低比例非整倍体嵌合，具有很高的临床适用性。WES通过对测序覆盖区域的深度统计和比较等生物信息算法，对于大片段的CNV、单基因或外显子水平的CNV等染色体异常的分析具有一定的准确度。无论是CNV-seq，还是WES检测CNV时，由于人类基因组中高度重复区域、高GC含量（指DNA序列中鸟嘌呤和胞嘧啶两种碱基的总比例）区域等造成捕获不均一，探针覆盖区域只限于外显子区等局限性的存在，因此必要时可对发现的CNV采用其他方法进行验证，包括FISH、荧光定量PCR等。

### （三）基因检测

1. Sanger测序：Sanger测序技术可以逐一检测已知的致病基因，适用于临床高度怀疑的某一种神经遗传病致病基因的特殊或常见突变（热点突变）的检测。例如，Dravet综合征患儿80%左右的致病基因为钠离子通道*SCN1A*基因突变导致，可应用Sanger测序技术检测该基因突变。该检测方法的优点是简单、快捷，适于符合孟德尔单基因遗传的基因突变分析或作为二代测序阳性结果的验证。缺点是Sanger测序通量低，只能作为致病基因或致病位点明确的单基因遗传病的检测（先证者诊断）及受累家族成员携带者筛查。

2. DTS技术：DTS技术也称为基因包测序，能够一次性检测所有目标疾病/综合征/疾病特征的已知致病基因，是一种快速、高效、相对成本低廉的临床遗传学诊断技术，目前已经成功应用于遗传性癫痫、智力障碍、先天遗传代谢病、线粒体病、共济失调、遗传性痉挛性截瘫、神经肌肉病等的病因学诊断。优势是可以临床表型为先导，结合已有的研究结果，比如与癫痫有关的致病基因迄今已发现 600 余个，可以个性化设计成癫痫相关基因靶向捕获基因包。Dravet 综合征的 *SCN1A* 基因序列长，无变异热点，突变类型多（既有错义突变、无义突变和剪切突变，也有微缺失及微重复突变），设计成单基因靶向捕获 Panel，可极大提高致病基因的检出率。该方法的优点是通量大，可同时进行多基因并行测序，测序深度好，有较高的灵敏度和准确度。DTS 缺点是只能发现和检出已知的基因突变，对于某些致病基因或致病位点不能做到全覆盖，会造成假阴性结果；不能发现新的致病基因。由于新的疾病或者表型相关基因不断被发现，DTS 纳入的基因应该定期不断更新。

3. WES：WES 是利用目标序列捕获技术对基因组的全部外显子实施捕获并进行高通量测序的一种技术。WES 是疑似罕见孟德尔病的最佳诊断方法。优势是可对全基因组的外显子区域进行 DNA 序列分析，特别适合遗传性癫痫这种有很多相关致病基因且表型特异性不强的疾病的基因诊断。WES 不仅可检出已知基因的突变，还可以发现以前未报道过但对人类有明确致病性的新致病基因变异。WES 的缺点是对部分 DNA 变异需要用传统的 Sanger 技术进行验证；检测周期较长，价格较高；对同时发现的很多临床意义未明的变异的解读仍有很大挑战；有些特殊类型的基因变异仍不能覆盖，如基因动态突变致病的脆性 X 综合征（fragile X syndrome，FXS）、亨廷顿舞蹈症及遗传性脊髓小脑性共济失调，基因甲基化异常导致的普拉德-威力综合征（Prader-Willi syndrome）、快乐木偶综合征（Angelman 综合征，Angelman Syndrome，AS），存在高度同源假基因或基因重组的脊肌萎缩症和先天性肾上腺皮质增生，后者这些特殊情况需要应用 MLPA 或甲基化的 PCR 等技术进行特异性分析。需要强调的是父母患儿这种三人家系 WES 在遗传性癫痫这种以常染色体显性遗传性致病基因变异为主的疾病，较先证者（患者）单人的 WES 具有明显优势，能显著提高阳性率，因而优先推荐。

4. WGS：WGS 是从研究层面快速应用于临床的遗传分析。该技术是针对全基因组范围全部 DNA 序列的高通量测序，较 WES 覆盖的区域更广，不仅覆盖了所有基因的外显子序列，也覆盖了内含子序列和非编码区的转录启动子、转录增强子及调控区特殊 DNA 序列。从理论上可以检测所有的 DNA 变异，不会大幅增加成本的同时提升了遗传变异的诊断效力。与 WES 相比，WGS 的优势是可以更大范围发现新基因，可检出绝大多数各个类型的遗传异常，特别适用于临床表型复杂、难以明确诊断的遗传性疾病。该检测技术的缺点及局限性是检测成本高、周期长；会产生海量的生物学数据，大量的意义未明的变异，极大地增加了对这些变异临床意义的判读，迄今还没有一个全面的分析软件和指南能够完成。因此，从目前的性价比来看，还远不能全部替代 WES。

## 二、遗传性癫痫的遗传学检测技术选择策略

遗传性癫痫可以分成三种情况进行相应的遗传检测。

1. 临床诊断明确的特征性很强的癫痫综合征，且单一基因突变可以解释绝大多数患者（＞70%）的病因：可以用一代 Sanger 测序法直接进行致病基因检测及 MLPA 测定该特定基因的 CNV，如 Dravet 综合征，80%以上是 *SCN1A* 基因的突变或者 CNV，就可以一代 Sanger 测序法直接测序 *SCN1A* 基因及 MLPA 法检测其 CNV。如果上述均为阴性，再进行二代测序——DTS、WES、WGS 和/或 CMA。

2. 临床诊断无明显特异性特征的遗传性癫痫，有多个已知的致病基因：如婴儿痉挛症、Lennox-Gastaut 综合征（Lennox-Gastaut syndrome，LGS）、发育性癫痫性脑病等，建议首选二代测序遗传检测，包括 DTS、WES、WGS。如果呈阴性，建议行 CMA，尤其是在癫痫发生之前即存在重度神经发育性疾病（智力障碍、生长发育迟滞、孤独症谱系疾病等），以及多发小畸形等情况下，可首先进行 CMA。但是需要注意的是，有些染色体病相关癫痫，如 20 号环状染色体综合征，只能通过染色体核型分析进行诊断，而不能通过 CMA 来诊断这种染色体变异。

3.临床有些特殊遗传性癫痫可以有多种遗传学致病机制或者是非孟德尔遗传方式：如 Angelman 综合征是由母源染色体 15q11-q13 区域中编码泛素蛋白连接酶 *UBE3A* 基因缺失（染色体微缺失、父源单亲二倍体）或者表达下降/不表达（基因突变、甲基化）所致，诊断此疾病需要分别针对 15q11-q13 区域染色体微缺失、父源单亲二倍体、*UBE3A* 基因突变、甲基化异常等四方面进行特异性检测，如果仅用 WES，则只能检测 *UBE3A* 基因突变，容易造成漏诊。脆性 X 综合征是男性智力障碍的主要原因之一，20% 的患者有癫痫，怀疑此症需要特殊方法检测 *FMR1* 基因 CGG 是否存在重复次数的异常增多。线粒体 DNA 异常相关癫痫，即使用 WES 也无法检测，必须进行线粒体 DNA 的全长测序来检测突变。

（姜玉武）

# 参考文献

[1] LESCA G, BAUMGARTNER T, MONIN P, et al. Genetic causes of rare and common epilepsies: what should the epileptologist know? Eur J Med Genet, 2022, 65(9): 104570.

[2] JOHANNESEN K M, TÜMER Z, WECKHUYSEN S, et al. Solving the unsolved genetic epilepsies: current and future perspectives. Epilepsia, 2023, 64(12): 3143-3154.

[3] VAN LOO K M J, CARVILL G L, BECKER A J, et al. Epigenetic genes and epilepsy-emerging mechanisms and clinical applications. Nat Rev Neurol, 2022, 18(9): 530-543.

[4] KNOWLES J K, HELBIG I, METCALF C S, et al. Precision medicine for genetic epilepsy on the horizon: recent advances, present challenges, and suggestions for continued progress. Epilepsia, 2022, 63(10): 2461-2475.

[5] STREET J S, QIU Y, LIGNANI G. Are genetic therapies for epilepsy ready for the clinic? Epilepsy Curr, 2023, 23(4): 245-250.

[6] ZIMMERN V, KORFF C. Updates on the diagnostic evaluation, genotype-phenotype correlation, and treatments of genetic epilepsies. Curr Opin Pediatr, 2022, 34(6): 538-543.

# 第二章

# 遗传性癫痫概论

# 第一节 癫痫的病因学

癫痫的病因复杂,包括先天遗传因素和后天获得性因素。随着分子遗传学、神经影像学、神经免疫学及神经科学的快速发展,近年来癫痫病因学的研究进展迅速。目前学者们认为约30%的癫痫患者主要由明确的后天获得性因素致病,如围产期脑损伤、中枢神经系统感染、脑卒中、脑外伤、免疫相关的中枢神经系统疾病(免疫性脑炎、脱髓鞘疾病等)和肿瘤等。约70%的癫痫患者中遗传因素起重要作用。2017年国际抗癫痫联盟(International League Against Epilepsy,ILAE)提出了新的癫痫分类框架,将癫痫的病因分为六大类,包括结构性、遗传性、感染性、代谢性、免疫性和未知(图2-1)。明确癫痫的病因对治疗方案的选择和判断预后有重要意义。

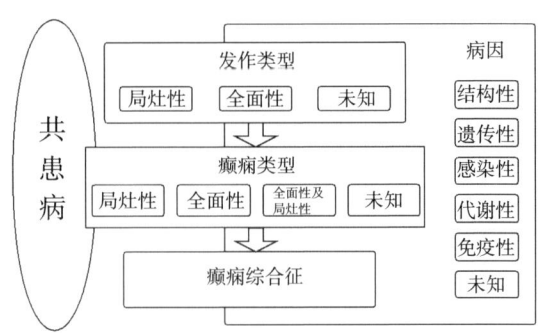

图2-1 癫痫分类框架

## 一、结构性病因

结构性病因指神经影像学可见脑结构异常,并且电-临床评估与影像学结合,可以推测该影像学异常很可能就是患儿癫痫发作的直接原因。结构性病因可以是获得性的,如脑卒中、出血、外伤、肿瘤等,也可以是遗传性的,如皮质发育畸形、结节性硬化症。有些脑结构异常既可以是遗传性的,也可以是获得性的,如多小脑回畸形(polymicrogyria,PMG)可能是继发于 *GPR56* 基因突变,或者获得性地继发于宫内巨细胞病毒感染。尽管这些畸形可能存在遗传性基础或由获得性病因所致，但是结构异常是患者癫痫的直接致病机制。

与结构性病因相关的综合征包括较为常见的伴海马硬化的内侧颞叶癫痫、伴下丘脑错构瘤的发笑发作、Rasmussen综合征和偏侧惊厥-偏瘫-癫痫综合征。这些结构性病因相关的综合征具有其影像学特征，也提示药物治疗多数难以控制发作，大多数需要手术治疗。

皮质发育畸形是癫痫和神经发育迟滞的常见原因，其种类繁多，包括局灶性皮质发育不良（focal cortical dysplasia，FCD）、MPG、脑室周围结节状灰质异位（periventricular nodular heterotopia，PVNH）、皮质下带状灰质异位（subcortical band heterotopia，SBH）及脑裂畸形等。这些皮质发育畸形都具有明显的遗传异质性，既可以是符合孟德尔遗传定律的生殖细胞单基因致病突变所致，也可以是体细胞致病性突变所致。已经确定了数十种脑发育畸形相关的基因（*DCX*、*LIS1*、*DEPDC5*、*NPRL2*、*NPRL3*、*UBA1A*、*TUBB2B*、*TUBB3*、*TUBB5*、*TUBG1*、*WDR62*、*DYNC1H1*、*SLC35A2*等），这些基因突变常常干扰大脑皮质的发育。需要注意的是，结构性病因若有明确的遗传基础，如结节性硬化症分别由编码错构瘤蛋白和结节蛋白的*TSC1*和*TSC2*基因突变引起，则这种癫痫为遗传-结构性病因。

## 二、遗传性病因

遗传性癫痫是指癫痫由已知或推论的遗传缺陷所直接导致，并且癫痫发作是该疾病的核心症状。由此定义可以看出，确定遗传性病因主要基于两个条件之一：基于可靠的分子或细胞遗传学检测结果及分析直接诊断，或者基于既往明确的家系研究结果而推论诊断。如果某患者临床表型符合Dravet综合征，通过基因检测发现*SCN1A*基因新发杂合致病性变异，即可以确定该患者由遗传性病因致病；另外一个患儿，临床符合儿童失神癫痫（childhood absence epilepsy，CAE），根据既往家系研究及双生子研究的充分证据，已经公认典型CAE病因为遗传性，因此该CAE患儿的病因可推论诊断为遗传性。遗传性病因导致的癫痫并不排除环境因素对临床表型的影响。

# 癫痫遗传学 Epilepsy Genetics

癫痫的遗传性病因包括单基因遗传、多基因/复杂遗传、染色体异常及线粒体基因突变等各种遗传变异。单基因遗传是指一个基因的致病性变异就足以导致癫痫表型。符合孟德尔遗传方式，包括常染色体显性遗传（autosomal dominant inheritance，AD）、常染色体隐性遗传（autosomal recessive inheritance，AR）、X连锁遗传（X-Linked inheritance，XL）等。目前已知的癫痫相关致病基因与离子通道、突触形成、DNA修复、转录调控及神经细胞内各种转运体等有关，其中离子通道相关基因最常见，主要包括编码电压门控的离子通道基因和编码配体门控的离子通道基因。随着二代测序技术的临床应用，近年来有很多癫痫致病基因被发现。截至2024年4月，已发现超过1000个基因与单基因遗传的癫痫相关，其中被在线人类孟德尔遗传（Online Mendelian Inheritance in Man，OMIM）数据库收录的发育性癫痫性脑病（DEE）致病基因已有116个。文献报道的常见癫痫致病基因包括 *SCN1A*、*KCNQ2*、*CDKL5*、*SCN2A*、*PCDH19*、*STXBP1*、*SCN8A*、*GABRG2*、*KCNT1*、*PRRT2* 等。多基因遗传/复杂遗传是指多个基因的变异共同导致癫痫，每个变异都会增加癫痫的患病风险。罕见变异（特定人群中的等位基因变异频率<1%）和常见变异（特定人群中的等位基因变异频率>1%）都可能对常见遗传相关癫痫的发病及临床表型起作用。染色体异常是指染色体数目或结构异常，均可能导致癫痫，包括拷贝数变异、染色体异位、倒位、环状染色体等，患者常伴有生长发育迟滞/智力障碍，部分可伴有表观畸形。某些染色体异常以癫痫为主要表型，如20号环状染色体综合征。染色体异常区域所包含的基因是决定临床表型的重要因素。拷贝数变异是人类遗传多样性的重要因素之一，约占遗传性癫痫病因的4%～10%。

目前强调任何没有找到明确病因的癫痫均应考虑是否为遗传性癫痫，对于以下情况尤其需要注意：①新生儿期或婴儿期起病的癫痫（排除获得性病因）；②有癫痫家族史；③病因不明的癫痫性脑病；④合并外貌异常、小头畸形、生长发育迟滞或孤独症表现；⑤脑皮质发育畸形；⑥病因不明的难治性局灶性癫痫等。

## 三、感染性病因

感染性病因是指癫痫由已知的感染性事件直接导致，并且癫痫发作是疾病的核心症状。感染性病因不是指发生于急性中枢神经系统感染急性期（如脑膜炎或脑炎急性期）的症状性癫痫发作。有高达30%的中枢神经系统感染患者在疾病早期会出现癫痫发作，但这些癫痫发作在过了急性期后有可能完全缓解。癫痫的感染性病因包括脑囊虫病、结核病、艾滋病、脑型疟疾、亚急性硬化性全脑炎、脑弓形体病及先天性寨卡病毒和巨细胞病毒感染等，这些感染性病因在非洲及南美洲的某些地区是导致癫痫的相对常见的病因之一。

## 四、代谢性病因

代谢性病因是癫痫相对少见的病因，但是在婴幼儿期相对常见。代谢性癫痫的定义为已知或推测的代谢性疾病直接导致的癫痫，并且癫痫发作是该疾病的核心症状。代谢性病因是指明确的代谢缺陷伴生化改变如氨基酸代谢病、有机酸代谢病、吡哆醇依赖症、葡萄糖转运体1缺陷等。大多数的代谢性癫痫都有遗传基础，但仍有些可能是获得性的，如脑叶酸缺乏症。许多代谢性疾病干扰脑代谢的重要功能，如能量底物的运输和利用、富含能量的磷酸盐的产生、神经元和星形胶质细胞之间的代谢耦合、神经递质的合成、传递和跨血-脑屏障的底物的运输等。还有一些代谢性疾病，积聚的代谢产物可能会直接产生神经毒性，在这类疾病中，直到有毒产物积累到足以干扰细胞功能时才会出现症状，如有机酸代谢病。其他机制包括神经元膜通透性紊乱（如全羧化酶合成酶缺乏）、底物缺乏（如丝氨酸缺乏）、金属转运障碍（Menkes病）等。

提示可能是遗传代谢病导致癫痫的线索有：①新生儿或婴儿期起病的癫痫性脑病（包括婴儿痉挛症、大田原综合征及婴儿早期肌阵挛脑病）；②癫痫伴随其他神经系统症状（智力、运动发育落后/倒退）或者伴全身多系统受累（肝脾大、心肌病、皮肤病变、特殊气味等）；③实验室检查提示低血糖、高血氨、高乳酸或血液系统异常，脑电图提示脑病样改变（如背景慢、暴发抑制或多灶性棘慢波）；④家族史提示有同胞不明原因死亡，或者近亲结婚史。

## 五、免疫性病因

免疫性病因导致的癫痫是指癫痫为自身免疫介导的中枢神经系统炎症所导致，而且癫痫发作是疾病的核心症状。近年来，在儿童及成人中发现一系列有特殊表型的免疫性癫痫，急性起病的重症或者难治性颞叶癫痫及符合自身免疫性脑炎临床综合征样表现的癫痫患者均应考虑做相关抗体检测。免疫性病因可以通过检测到中枢神经系统的自身免疫性炎症证据（如自身免疫抗体）或者符合具有特征性临床表现的免疫性癫痫诊断标准而确定。由于癫痫与自身免疫异常的研究不断深入，新的抗体不断被发现和可以检测，而且早期识别、早期治疗不仅能改善急性期预后，也能减少远期慢性癫痫的发生，因此免疫性病因越来越成为癫痫的重要病因，日益受到更多的重视。

## 六、未知病因

目前仍有部分癫痫患者的病因不能确定，2017年ILAE将这些癫痫归类为病因不明的癫痫。在这一类患者中，只能根据基本的电-临床表现，做出癫痫基本诊断。

总体来说，癫痫患者能否找到病因，取决于能用于病因评估资料的程度和评估手段。随着各种诊断技术的不断进步，尤其是头颅影像技术、遗传检测技术及神经免疫学的快速发展，相信越来越多的癫痫患者的病因可以被确定。明确癫痫的病因才有可能进行精准治疗，因此对于所有癫痫患者，尤其是药物难治性癫痫患者，应该不断努力争取明确其病因，从而使治疗更有针对性，改善治疗效果和预后。

（张月华　马秀伟）

## 第二节 遗传性癫痫的定义及流行病学

### 一、遗传性癫痫的定义

ILAE 对遗传性癫痫的定义（2017 年）：指癫痫由已知或推论的遗传缺陷所直接导致，并且癫痫发作是该疾病的核心症状，如 KCNQ2 相关发育性癫痫性脑病、SCN1A 变异导致的 Dravet 综合征、PCDH19 变异导致的 PCDH19 丛集性癫痫等。

需要强调的是，遗传性癫痫不一定都找到了明确的致病基因，有癫痫家族史也是诊断遗传性癫痫的重要依据。例如，遗传性癫痫伴热性惊厥附加症（genetic epilepsy with febrile seizures plus，GEFS+）属于家族性遗传性癫痫，家系中多个成员受累，主要表型为热性惊厥（febrile seizures，FS）或热性惊厥附加症（febrile seizures plus，FS+），其他热敏感的癫痫表型少见，虽然目前仅有 30% 左右的 GEFS+ 家系发现了致病基因，但即使未发现致病基因的家系仍可诊断为家族性遗传性癫痫。特发性全面性癫痫包括儿童失神癫痫、青少年失神癫痫（juvenile absence epilepsy，JAE）、青少年肌阵挛癫痫（juvenile myoclonic epilepsy，JME）和仅有全面强直-阵挛发作的癫痫，以及儿童期起病的遗传性全面性癫痫（genetic generalized epilepsy，GGE），包括眼睑肌阵挛癫痫（epilepsy with eyelid myoclonia，EEM）和肌阵挛失神癫痫（epilepsy with myoclonic absence，EMA）也仅有少数患者发现了致病基因，但这些癫痫综合征的病因被 ILAE 归为由遗传易感性导致，也属于遗传性癫痫，有可能为复杂遗传，涉及多个癫痫易感基因。

### 二、遗传性癫痫的流行病学

发病率指在一定期间内，某人群中发生某病新病例的频率。患病率又称现患率，是指某个时间内某病的病例数与同期平均人口之比。有关癫痫的发病率，由于方法学、调查地区及范围、人群构成等因素的影响，国内外不同调查的结果有所不同。发达国家癫痫每年的发病率为（24～53）/10万；发展中国家为（77～114）/10万（坦桑尼亚为77/10万，智利为114/10万）。国外报道的癫痫患病率为4‰～8‰，全球约有5000万癫痫患者。1986年的流行病学调查显示，我国癫痫每年的发病率为35/10万，患病率为7‰，中国约有1000万癫痫患者。儿童癫痫的发病率更高，1992年对我国六省二市85 170名0～14岁儿童的流行病学调查显示，儿童癫痫每年的发病率为151/10万，患病率为3.45‰。

癫痫的病因复杂，其中遗传因素相关的癫痫占癫痫病因的50%～70%，包括单基因遗传和复杂遗传。我国目前尚缺少遗传性癫痫的流行病学数据。苏格兰一项多中心前瞻性队列研究纳入3岁以下癫痫患儿390例，生后3年癫痫发病率为239/10万（即0.933/390），54%（209/390）明确癫痫分类为发育性癫痫性脑病（DEE）、自限性癫痫或其他特异性癫痫。在3岁以下的儿童中，DEE的患病率为1/2000。婴儿痉挛症是最常见的癫痫综合征，发病率为30.7/10万。13例（3%，13/390）随访至24个月时死亡，死前均伴全面发育迟滞，其中10例诊断为药物难治性癫痫。诊断为DEE患儿的死亡率为8%。54%（211/390）的患儿明确癫痫病因，其中34%（133/390）明确为遗传性病因。最常见的遗传性病因是 *PRRT2*、*SCN1A*、*KCNQ2*、*SLC2A1*、*TSC1* 或 *TSC2* 基因变异和21-三体综合征。单基因变异的患者中，66%患儿的变异基因为最常见的9种致病基因之一（*PRRT2*、*SCN1A*、*KCNQ2*、*SLC2A1*、*TSC2*、*CDKL5*、*DEPDC5*、*PCDH19* 和 *SLC6A1*）。Poke G等研究了2000—2016年新西兰惠灵顿地区16岁以下儿童DEE和智力障碍伴癫痫（intellectual disability and epilepsy，ID+E）的发病率和患病率，共收集235例儿童（男性58%），包括DEE 152例（65%），ID+E 83例（35%）。DEE的累积发病率为169/10万（95% $CI$ 144～199），DEE的患病率为125/10万（95% $CI$ 95.4～165）。特异性癫痫综合征的累积发病率分别为婴儿痉挛症

58.2/10万（95% *CI* 45.0～75.3），肌阵挛-失张力癫痫（myoclonic-atonic epilepsy，MAE）16.4/10万（95% *CI* 9.69～27.7），Lennox-Gastaut综合征13.2/10万（95% *CI* 4.1～41.9），Dravet综合征5.1/10万（95% *CI* 2.1～12.2）。有关遗传性病因相关的其他癫痫综合征（如特发性全面性癫痫、儿童期起病的遗传性全面性癫痫等）发病率及患病率见本书第五章。

（张月华　马秀伟）

# 第三节 遗传性癫痫的诊断思路

## 一、癫痫的诊断思路

癫痫的诊断思路包括以下 5 个方面：①发作性症状是癫痫吗？②癫痫是哪种发作类型？③能否诊断为某种类型的癫痫综合征？④癫痫的病因是什么？⑤是否有癫痫共患病？在癫痫的诊断思路中，明确癫痫的病因非常重要，癫痫的病因与患者的精准治疗及判断预后有关。

## 二、遗传性癫痫的诊断思路

目前强调任何没有找到明确病因的癫痫均应考虑是否为遗传性癫痫。诊断遗传性癫痫首先要注意通过询问病史、体格检查和辅助检查排除围产期脑损伤、中枢神经系统感染、外伤和肿瘤等获得性病因导致的癫痫；其次，通过血、尿代谢筛查或酶学检测排除先天性遗传代谢病，通过神经影像学检查排除先天性脑皮质发育畸形导致的癫痫；最后，排除免疫因素（如抗 NMDA 受体脑炎）导致的癫痫，并通过癫痫综合征分类和遗传学检测明确病因。遗传性癫痫的诊断路径见图 2-2。

## 三、诊断遗传性癫痫的注意事项

1.遗传性癫痫患儿不一定都有家族史，患儿的基因变异也不一定从父母遗传而来。目前发现由新生突变导致的散发遗传性癫痫病例更常见，特别是婴儿早期发病的 DEE，单基因变异检出阳性率高，约 40% 的 DEE 患儿可发现单基因变异，且多数符合常染色体显性遗传模式的 DEE 由新生突变导致，少数符合常染色体隐性遗传或 X 连锁遗传。

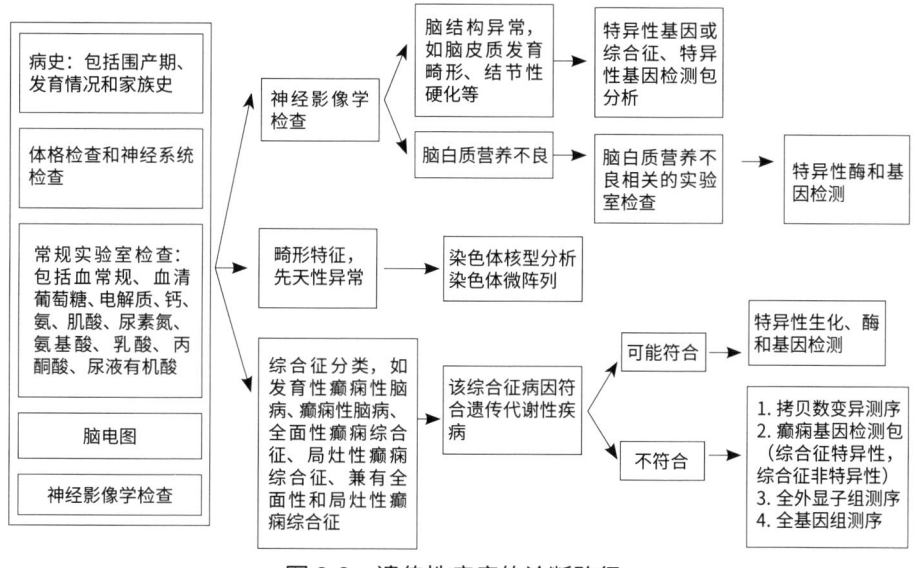

图 2-2　遗传性癫痫的诊断路径

北京大学第一医院张月华课题组 2011 年 1 月至 2022 年 2 月共收集 1157 例 1 岁前起病的单基因变异 DEE 患儿，共涉及 82 种致病基因。1157 例 DEE 患儿中，新生突变占 91.4%，遗传性变异占 8.6%。按遗传模式分类，83% 符合常染色体显性遗传（主要由新生突变导致），4% 符合常染色体隐性遗传，13% 符合 X 连锁遗传（部分由新生突变导致，如 *CDKL5*、*MECP2* 等）。排列在前 10 位常见的 DEE 致病基因包括 *SCN1A*、*KCNQ2*、*CDKL5*、*PCDH19*、*SCN2A*、*SCN8A*、*STXBP1*、*GABRB3*、*KCNT1* 和 *GABRA1*。21%（243/1157）的 DEE 患儿有头颅 MRI 异常：54.7% 表现为额颞区皮质发育不良，涉及 39 种基因；35.4% 为胼胝体发育不良，涉及 29 种基因；21.0% 为脑萎缩，涉及 23 种基因；12.8% 为脑白质髓鞘化延迟，涉及 20 种基因。故出现以上头颅影像学异常时支持 DEE 是由遗传因素导致的。

2. 新生突变导致的癫痫患儿要注意父母一方为嵌合突变的可能性。新生突变传统定义是指先证者通过 Sanger 测序在外周血 DNA 检测到基因变异，但在生物学父母外周血样本中未检测到该变异。明确遗传性癫痫患儿的基因变异来源对家庭的遗传咨询和再生育产前诊断非常重要。罹患严重癫痫的患儿经常降生于没有家族史的家庭中，若同一家系 2 个患儿发病，且携带相同的新生突变，推测父母一方很可能为该基因突变嵌合体。新生突变可能起源于亲代生殖细胞，在先证者的亲代生殖细胞中可能以低频或超低频嵌合变异的形式存在并遗传给后代。Dravet 综合征是遗传性癫痫最常见的类型，约有 80% 的 Dravet 综合征患儿携带 *SCN1A* 变异，90%～95% 患儿的致病性变异被 Sanger 测序认定为新生突变。北京大学第一医院和北京大学生命科学学院合作，采用数字微滴 PCR（ddPCR）及焦磷酸测序方法，在 174 例 Sanger 测序认定为 *SCN1A* 新生突变的 Dravet 综合征家系中，发现 15 例患儿父母一方为突变嵌合体，*SCN1A* 外周血嵌合发生率为 8.6%（15/174）。在 Dravet 综合征嵌合突变的父亲精子中也发现了 *SCN1A* 嵌合变异。目前已发现导致遗传性癫痫的多种致病基因可发生嵌合现象，可表现为先证者嵌合或父母一方为嵌合体。已报道可发生嵌合突变的癫痫致病基因包括 *SCN1A*、*SCN2A*、*SCN8A*、*KCNQ2*、*KCNT1*、*KCNB1*、*KCNA2*、*CACNA1A*、*ATP1A3*、*CDKL5*、*MECP2*、*GABRA1*、*GABRG2*、*GRIN2B*、*ASXL3*、*COL4A1*、*SLC6A1*、*GNB1*、*DNM1*、*PCDH19*、*SLC1A2*、*STXBP1*、*SYNGAP1* 等。

（张月华　马秀伟）

## 第四节　遗传性癫痫的治疗原则及预后

### 一、遗传性癫痫的治疗原则

遗传性癫痫的治疗从低到高共分5个层级（图2-3）：最底层为识别特定类型癫痫对抗癫痫发作药物的应答情况，例如乙琥胺用于失神发作的治疗，类固醇用于治疗婴儿癫痫性痉挛综合征（infantile epileptic spasms syndrome，IESS）；第二层是识别某些遗传性癫痫对某些抗癫痫发作药物的应答情况，但机制不明确，例如芬氟拉明和司替戊醇治疗Dravet综合征；第三层是直接靶向蛋白质功能障碍治疗，例如西罗莫司/依维莫司用于治疗结节性硬化症，钠通道阻滞剂应用于钠通道病；第四层是靶向mRNA治疗，例如反义寡核苷酸（antisense oligonucleotides，ASO）的方法治疗 *SCN1A* 基因变异导致的Dravet综合征；最顶层是靶向缺陷基因治疗，包括基因替代、基因编辑技术等。第一层和第二层一般依靠临床经验和专家共识、指南等，第三层至顶层则需要了解潜在的疾病机制，主要是了解基因及编码蛋白的功能。

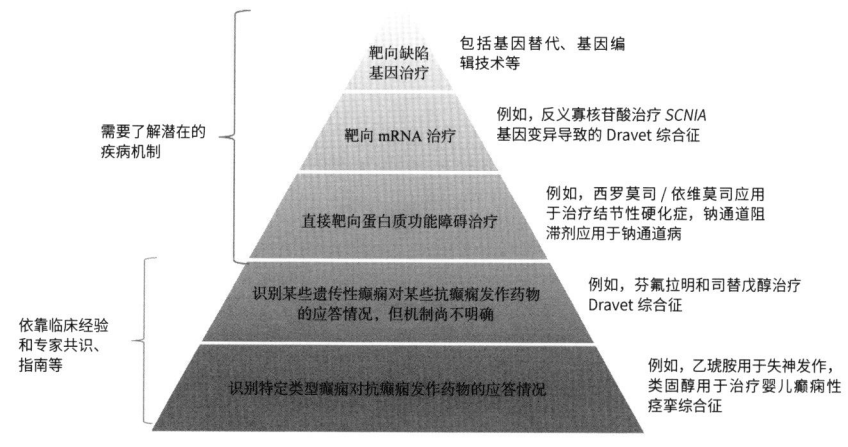

图2-3　遗传性癫痫治疗分层

1.遗传性癫痫治疗的专家共识：国内外不断更新的癫痫诊疗指南、专家共识等为我们提供了基于不同癫痫分类的一线和二线用药原则，如婴儿癫痫性痉挛综合征，国内外共识中的一线治疗药物为促肾上腺皮质激素（adrenocorticotropic hormone，ACTH）、口服糖皮质激素（泼尼松龙或泼尼松）或氨己烯酸，二线治疗包括口服丙戊酸、托吡酯、氯巴占、唑尼沙胺、维生素$B_6$及生酮饮食等。我国2022年专家共识中，Dravet综合征的一线治疗药物为丙戊酸，二线治疗药物为司替戊醇、芬氟拉明、氯巴占，药用级大麻二酚、托吡酯作为可选择的治疗。对于一些自限性遗传性癫痫通常单种药物可以很好地控制发作，如自限性家族性新生儿癫痫和自限性家族性婴儿癫痫（self-limited familial infantile epilepsy，SeLFIE）；但对于一些发育性癫痫性脑病或癫痫性脑病通常需要联合用药，注意选择不同作用机制并且不良反应不会叠加的药物。在儿童用药中需要注意对生长发育和认知的影响等。

2.遗传性癫痫的精准治疗：目前批准上市的癫痫治疗药物多数为抗癫痫发作药物，达不到精准治疗的目的。基因组学、蛋白组学、代谢组学等的快速发展和新一代测序技术的广泛临床应用为遗传性癫痫的精准治疗创造了条件。精准治疗是指一种基于对基因结构、环境和生活方式的个体变异的治疗和预防方法。癫痫的精准治疗和传统治疗的区别在于依据基因检测及功能验证结果，结合影像学、环境等，在正确的时间为正确的患者制订正确的方案，而不是一刀切，以使得所有患者获得个体化的治疗方案，获取更好的治疗效果。遗传性癫痫的精准治疗包括靶向蛋白质功能治疗和基因治疗。已经明确的精准治疗，包括已有基于潜在病理生理学机制所对应靶向治疗药物的离子通道病、哺乳动物雷帕霉素靶蛋白（mammalian target of rapamycin，mTOR）信号通路异常和代谢性疾病等靶向治疗。目前有关遗传性癫痫的基因治疗多处于临床前研究阶段。

## 二、遗传性癫痫的预后

遗传性癫痫表型谱广，预后差异较大，与致病基因的变异类型、基因编码蛋白结构和功能变化、针对性治疗的早晚及患者对治疗的反应等有关。

# 第二章 遗传性癫痫概论

2022 年 ILAE 癫痫综合征定义和分类特别工作组的立场性文件中，对癫痫综合征按照发病年龄、发作类型、病程和病因进行了分类和定义，使用自限性、发育性癫痫性脑病/癫痫性脑病或进行性神经系统功能退化的综合征分类概念，也显示了不同遗传性病因导致的癫痫预后的差异。新生儿和婴儿期的自限性癫痫一般预后较好，而发育性癫痫性脑病预后较差。对于病因特异性癫痫性脑病如果能早期针对病因采取精准治疗往往可以改善预后。

1. 多数预后较好的遗传性癫痫：① *KCNQ2* 相关的自限性（家族性）新生儿癫痫 [self-limited（familial）neonatal epilepsy，SeLNE]，癫痫发作通常在 6 月龄时缓解，大多数在出生后 6 周内停止，通常可以在几周内停服抗癫痫发作药物。发育水平一般正常，少数病例可能有学习困难或轻微的运动受累。多达 1/3 的患儿在后来再次出现癫痫发作，包括热性惊厥、丛集性局灶性癫痫发作、孤立的全面强直-阵挛发作（generalized tonic-clonic seizures，GTCS），以及少数伴有中央颞区棘慢波的自限性癫痫。②自限性（家族性）婴儿癫痫 [self-limited（familial）infantile epilepsy，SeLIE]，癫痫发作通常在起病时频繁，但多数在起病后 1 年内缓解，患儿发育水平一般正常。SeLIE 的致病基因包括 *PRRT2*、*SCN2A* 等。少数 *PRRT2* 变异的患者可在儿童到成年期间出现阵发性运动诱发的运动障碍。病程呈自限性并且预后较好的遗传性癫痫还包括自限性家族性新生儿-婴儿癫痫（self-limited familialneonatal-infantile epilepsy，SeLFNIE）、遗传性癫痫伴热性惊厥附加症等。

2. 通常预后较差的遗传性癫痫：常见于一些发育性癫痫性脑病，基因变异除导致癫痫发作外，基因变异本身会影响脑的发育，例如 Dravet 综合征、*CDKL5* 相关发育性癫痫性脑病、*KCNQ2* 相关发育性癫痫性脑病。① Dravet 综合征，癫痫发作为药物难治性，并且持续终身。癫痫持续状态在 5 岁之前更为常见，然而较大年龄甚至成年后亦可发生癫痫持续状态。起病后发育延迟，大多数表现为轻至重度不等的智力障碍，多数患者会出现轻微的锥体束征和步态异常，通常是从儿童期晚期到青春期演变为蹲伏步态。② *CDKL5* 相关发育性癫痫性脑病，该病往往为药物难治性癫痫，大多数患者会出现重度智力障碍，不足 1/4 的患者能够独立行走和说单字/词，舞蹈手足徐动症、静坐不能、肌张力障碍等运动障碍性疾病可累及少数患者，男性患者表型更严重。③*KCNQ2*相关发育性癫痫性脑病，钠通道阻滞剂可部分或完全终止癫痫发作，常能够缓解癫痫，一半以上的患者可达到无发作，癫痫缓解的年龄从数月龄到几岁不等，癫痫起病时有脑病表现，发育预后常存在中至重度损害。

3.预后与治疗密切相关的遗传性癫痫：多见于一些代谢性因素所致，早期识别和启动治疗可显著改善预后，如果癫痫发作持续时间长已经造成较重脑损伤则预后较差。①葡萄糖转运体1缺陷综合征（glucose transporter 1 deficiency syndrome，GLUT1-DS），往往为药物难治性癫痫，儿童和成年后癫痫发作频率趋于下降，而智力障碍、运动障碍和偏头痛可能成为主要特征。达到充分酮症状态的生酮饮食可完全控制癫痫发作。②吡哆醇依赖性发育性癫痫性脑病（pyridoxine-dependent developmental and epileptic encephalopathy，PD-DEE），应用吡哆醇后癫痫发作显著减少或停止，但大多数患者均有不同程度的智力障碍。

无论对何种遗传性癫痫，都应强调病因诊断的重要性，及早启动精准治疗，治疗过程中注意癫痫共患病，关注患者的发育水平，尽早采取适当的康复训练，以更好地改善预后。

（张月华　马秀伟）

## 参考文献

[1] SCHEFFER I E,BERKOVIC S,CAPOVILLA G,et al. ILAE classification of the epilepsies:position paper of the ILAE Commission for Classification and Terminology. Epilepsia,2017,58(4):512-521.

[2] BAYAT A,BAYAT M,RUBBOLI G,et al. Epilepsy syndromes in the first year of life and usefulness of genetic testing for precision therapy. Genes,2021,12(7):1051.

[3] RUGGIERO S M,XIAN J,HELBIG I. The current landscape of epilepsy genetics:where are we,and where are we going? Nerology,2023,36(2):86-94.

[4] TSUCHIDA N,NAKASHIMA M,KATO M,et al. Detection of copy number variations in epilepsy using exome data. Clin Genet,2018,93(3):577-587.

[5] GUERRINI R,DOBYNS W B. Malformations of cortical development:clinical features and genetic causes. The Lancet Neurol,2014,13(7):710-726.

[6] VEZZANI A,FUJINAMI R S,WHITE H S,et al. Infections,inflammation and epilepsy. Acta Neuropathol,2016,131(2):211-234.

[7] FIEST K M,SAURO K M,WIEBE S,et al. Prevalence and incidence of epilepsy:a systematic review and meta-analysis of international studies. Neurology,2017,88(3):296-303.

[8] SYMONDS J D,ZUBERI S M,STEWART K,et al. Incidence and phenotypes of childhood-onset genetic epilepsies:a prospective population-based national cohort, Brain,2019,142(8):2303-2318.

[9] SYMONDS J D,ELLIOTT K S,SHETTY J,et al. Early childhood epilepsies:epidemiology,classification,aetiology,and socio-economic determinants. Brain,2021,144(9):2879-2891.

[10] POKE G,STANLEY J,SCHEFFER I E,et al. Epidemiology of develpmental and epileptic encephalopathy and of intellectual disability and epilepsy in children. Neurology,2023,100(13):e1363-e1375.

[11] THAKRAN S,GUIN D,SINGH P,et al. Genetic landscape of common epilepsies:advancing towards precision in treatment. Int J Mol Sci,2020, 21(20):7784.

[12] WIRRELL E C,NABBOUT R,SCHEFFER I E,et al. Methodolgy for classification and definition of epilepsy syndrome with list of syndrome:report of the ILAE task force on nosology and definitions. Epilepsia,2022,63(6):1333-1348.

[13] PERUCCA P,BAHLO M,BERKOVIC S F. The genetics of epilepsy. Annu Rev Genomics Hum Genet,2020,21:205-230.

[14] SPECCHIO N,CURATOLO P. Developmental and epileptic encephalopathies:what we do and do not know. Brain,2021,144(1):32-43.

[15] SHEIDLEY B R,MALINOWSKI J,BERGNER A L,et al. Genetic testing for the epilepsies:a systematic review. Epilepsia,2022,63(2):375-387.

[16] XU X J ,YANG X X,WU Q X,et al. Amplicon resequencing identified parental mosaicism for approximately 10% of "de novo" *SCN1A* mutations in children with Dravet syndrome. Human Mutation,2015,36(9):861-872.

[17] LIU A J,YANG X X,YANG X L,et al. Mosacism and incomplete penetrance of *PCDH19* mutations. J Med Genet,2019,56(2):81-88.

[18] CHEN J Y,CHEN Y,YANG Y,et al.Detecting genomic mosaicism in "de novo" genetic epilepsy by amplicon-based deep sequencing. J Hum Genet, 2023,68(2):73-80.

[19] KNOWLES J K,HELBIG I,METCALF C S,et al. Precision medicine for genetic epilepsy on the horizon:recent advances,present challenges,and suggestions for continued progress. Epilepsia,2022,63(10):2461-2475.

[20] YAMADA M,SUZUKI K,MATSUI D,et al. Long-term safety and effectiveness of stiripentol in patients with Dravet syndrome:interim

report of a post-marketing surveillance study in Japan. Epilepsy Res, 2021,170:106535.

[21] BURGESS R,WANG S,MCTAGUE A,et al. The genetic landscape of epilepsy of infancy with migrating focal seizures. Ann Neurol,2019,86(6):821-831.

[22] SCHOONJANS A S,LAGAE L,CEULEMANS B. Low-dose fenfluramine in the treatment of neurologic disorders:experience in Dravet syndrome. Ther Adv Neurol Disord,2015,8(6):328-338.

[23] MYERS K A,SCHEFFER I E. Precision medicine approaches for infantile-onset developmental and epileptic encephalopathies. Annu Rev Pharmacol Toxicol,2022,62:641-662.

[24] HAN Z,CHEN C L,CHRISTIANSEN A,et al. Antisense oligonucleotides increase *SCN1A* expression and reduce seizures and SUDEP incidence in a mouse model of Dravet syndrome. Sci Transl Med,2020,12(558):eaaz6100.

# 第三章

# 遗传性癫痫的分类

## 第一节　概述

按照 ILAE 的病因学分类，遗传性癫痫是一类已经明确或推测由基因缺陷所直接导致的疾病，癫痫发作是其核心症状。遗传性癫痫患者占总人口的 0.4% 以上，估计占所有癫痫的 30%。需注意的是，遗传性癫痫患者可以没有家族史，其遗传变异也不一定是从父母遗传来的，可以是自身发生变异，即新生突变。此外，遗传性癫痫是指遗传性因素对患者的癫痫发病起主要作用，但并不排除环境因素的影响。

多种基因参与癫痫的发生，导致遗传性癫痫具有显著的遗传异质性，目前已发现 500 多个癫痫相关基因，相关的遗传方式也具有多样性，包括单基因遗传、染色体拷贝数或结构变异等。得益于遗传学检测和分析技术的发展，目前已发现多种符合孟德尔遗传定律的单基因遗传性癫痫。但更常见的遗传性癫痫是多个基因/基因组区域共同参与致病的复杂遗传方式。单基因遗传性癫痫和染色体相关癫痫，相关的变异较罕见、有害性强；而复杂遗传性癫痫，常见变异和罕见变异均对疾病的发生有贡献。以上提及的"变异"多为胚系变异，而体细胞变异也可以导致癫痫。

本章节将分别讨论孟德尔遗传的单基因遗传性癫痫、复杂遗传性癫痫、染色体病相关癫痫、体细胞变异相关癫痫，此外还将单独讨论非经典孟德尔遗传的特殊遗传方式的遗传性癫痫和遗传代谢性癫痫。

（吴　晔　延会芳）

## 第二节 单基因遗传性癫痫

### 一、概述

单基因遗传性癫痫指单个基因的致病性变异导致的遗传性癫痫，这些变异多为罕见的、对蛋白功能造成严重影响的有害变异。苏格兰一项多中心儿童癫痫的研究报道，单基因癫痫的年总发病率估计为 1/2120。单基因遗传性癫痫存在遗传异质性和表型异质性，也就是基因型-表型之间并非一对一关系。遗传异质性是指不同基因的变异可以导致相同临床表型，如 *ARX*、*CDKL5*、*ALG13*、*DNM1* 等基因变异均可导致婴儿癫痫性痉挛综合征这一临床表型。表型异质性是指同一基因的变异可以导致不同临床表型，如 *KCNQ2* 致病性变异既可引起家族性自限性新生儿癫痫，又可导致预后差的发育性癫痫性脑病；*SCN1A* 致病性变异可导致 Dravet 综合征，又可导致热性惊厥附加症。随着基因变异发现的越来越多，基因相关的表型谱逐渐扩展，遗传性癫痫的表型异质性也越来越明显。即使在同一个家族中有相同基因变异的患者也可以有不同的临床表型，家庭中的一个患者可能表现出更严重的难治性癫痫或智力障碍，而携带相同变异的其他家庭成员可能表现出较轻的症状或不同的癫痫类型。

具有罕见、严重表型的癫痫患者更容易发现单基因病因，据报道 30%～50% 严重发育性癫痫性脑病的婴儿可明确遗传学病因，其中绝大多数为新生突变。但单基因遗传性癫痫并非均为重度癫痫，其部分单基因遗传性癫痫表型较轻或为自限性。

### 二、分类

1995 年在常染色体遗传性夜间发作性额叶癫痫（autosomal dominant

nocturnal frontal lobe epilepsy，ADNFLE）家系中发现了 *CHRNA4* 基因变异，这是国际上发现的第一个癫痫致病基因。2010 年以来，二代测序技术极大地推动了人类遗传学和基因组学领域的发展，疾病致病基因的发现出现了爆炸式增长，目前已发现 500 多个癫痫相关基因。截至 2024 年 2 月 21 日，OMIM 数据库中编录的发育性癫痫性脑病的致病基因已达 112 个。

遗传方式方面，单基因遗传性癫痫多数遵循孟德尔遗传定律。根据基因所在基因组位置（常染色体、性染色体）和表型的显性/隐性，可分为常染色体隐性遗传（AR）、常染色体显性遗传（AD）和 X 连锁遗传（XL）。从性别来说，常染色体遗传性癫痫男女均可受累，无性别差异。X 连锁隐性遗传性癫痫多为男性受累，少数女性由于 X 染色体随机失活也有轻度表型（如 *ARX* 相关的发育性癫痫性脑病 1 型）。X 连锁显性遗传性癫痫男女均受累，其中半合子男性患者症状较重，甚至致死，女性症状相对较轻，导致存活患者多为女性，如 *CDKL5* 相关的发育性癫痫性脑病 2 型。少数具有特殊致病机制的 X 连锁显性遗传病患者可均为女性，半合子的男性不受累（部分男性个体为嵌合体时有表型），如 *PCDH19* 相关的发育性癫痫性脑病 9 型和 *SLC35A2* 相关的先天性糖基化障碍Ⅱm 型。此外，对于常染色体显性遗传性癫痫，可存在外显不全现象，即携带同样基因变异的某些个体可以不发病，如 *DEPDC5* 基因变异家系中外显率约 60%。

基因功能方面，早期发现的参与人类癫痫发病的基因多数是离子通道编码基因，包括电压门控离子通道、配体门控离子通道及受体，目前也发现了涉及其他基因功能的癫痫致病基因，包括细胞生长、分裂和增殖，以及细胞代谢、蛋白质生物合成和降解及线粒体功能等，见表 3-1。

## 三、诊断

单基因遗传性癫痫的诊断是整合表型和基因型后综合判断的结果。通过遗传学检测发现，患者的致病性变异是明确遗传学诊断的基础。对考虑可能为单基因遗传性癫痫的患者，可根据患者临床表型特点选择不同的遗传学检测方法。对于具有符合特定病因的典型临床表型的患者，可以针对具体致病基因选择特异性的遗传学检测方法。例如，结节性硬化症有 2 个致病基因 *TSC1* 和 *TSC2*，序列变异为 *TSC1* 和 *TSC2* 常见变异类型，包括小片段缺失和插入（38%～58%）、无义变异（15%～23%）、剪接变异（11%～17%）、错义变异（6%～26%），此外少数患者为 *TSC1* 和 *TSC2* 基因的大片段缺失和重排（3%～5%）。因此，对于临床诊断结节性硬化症的患者，可以先进行 *TSC1* 和 *TSC2* 基因的靶向测序分析，若检测结果阴性，可再次进行基因的靶向拷贝数分析（MLPA 或 qPCR 或 long-range PCR）。

表 3-1　按照功能分类的单基因遗传性癫痫致病基因举例

| 基因功能 | 基因名称 |
| --- | --- |
| 离子通道 | *CACNA1A, CACNA1E, CHRNA2, CHRNA4, CHRNB2, KCNA2, KCNQ2, KCNT1, SCN1A, SCN2A, SCN8A* |
| 受体 | *GABRB3, GRIN1, GRIN2A, GRIN2B, GRIN2D* |
| 转运体 | *SLC2A1, SLC19A3, SLC25A13, SLC6A1, SLC35A2* |
| 突触 | *PRRT2* |
| 细胞生长、分裂和增殖 | *DEPDC5, MTOR, NPRL2, NPRL3, TSC1, TSC2* |
| 细胞代谢 | *ALDH4A1, ALDH7A1, AMT, GLDC, ATP7A, BTD, ETFA, ETFB, ETFDH, FOLR1, GAMT, MOCS1, OTC, PNPO, PSPH* |
| 蛋白质生物合成和降解 | *CAD, CLN6, TPP1* |
| 线粒体蛋白质 | *BRAT1, COQ8A, COX10, DNM1L, FARS2, GOT2, GTPBP3, MFF, MTCO1, MTND4, MTTF, MTTK, MTTH, MTTL1, MTTS1, MTTS2, NARS2, PMPCB, PDHX, PDSS2, POLG, RMND1, RRM2B, SLC25A22, TIMM50, TWNK, VARS2* |
| 其他 | *CDKL5, PCDH19* |

而对于多数临床无特异性病因提示的癫痫患者（如发育性癫痫性脑病），建议直接进行全基因组范围的基因分析，包括全外显子组测序（WES）、染色体微阵列分析（CMA）、低深度全基因组测序技术（CNV-seq）等，以提高变异的检出率。建议对患者进行先证者-父亲-母亲三人同时进行检测（即家系模式）。一些特殊的变异类型，如甲基化异常和核苷酸重复序列扩增，不能通过常规的 NGS、CMA 等检测方法检出，需应用特殊的遗传学检测方法，详见本章第六节（特殊遗传方式的遗传性癫痫）。

## 四、治疗

明确的遗传学诊断可以帮助判定患者的预后和复发风险、指导抗癫痫发作治疗。部分单基因遗传性癫痫可以应用针对性的抗癫痫发作药物或非药物治疗，如 *ALDH7A1* 致病变异引起的吡哆醇依赖性癫痫（pyridoxine dependent epilepsy，PDE）可应用大剂量吡哆醇，结节性硬化症引起的难治性局灶性癫痫可应用 mTOR 抑制剂依维莫司治疗，*SCN2A* 或 *SCN8A* 功能获得性变异患者可以应用钠通道阻滞剂。部分患者致病基因明确后不建议应用某些药物，如钠通道阻滞剂会加重 *SCN1A* 相关 Dravet 综合征患者的癫痫发作。此外，针对特定基因的基因治疗也在研究中。遗传学诊断明确的家庭还可以进行精准遗传咨询及产前诊断，详细的遗传咨询和产前诊断内容见本书的第十章。

（吴　晔　延会芳）

## 第三节 复杂遗传性癫痫

### 一、概述

复杂遗传性癫痫是多个基因的变异共同导致的癫痫，每个变异都会增加癫痫的患病风险，且单独的某一个基因变异不足以引起癫痫，这些基因又称为癫痫的易感基因。对于复杂遗传性癫痫，表观遗传学和环境因素很可能也参与了疾病的发生及表型。复杂遗传包括寡基因和多基因遗传等模式。

复杂遗传性癫痫相关变异可以是单个基因水平的变异，也可以是基因组水平的拷贝数变异（如15q13.3、2q24.3、4p15.1、2p16.1区域的拷贝数变异）。从变异的等位基因频率来说，复杂遗传性癫痫相关变异可以为常见变异（特定人群中的等位基因变异频率＞1%）或罕见变异（特定人群中的等位基因变异频率＜1%）。因相关变异较多，难以根据单个变异的结果量化疾病风险、判断预后。近年来，通过对患者和对照组进行全基因组关联研究（genome-wide association studies，GWAS），已发现大量复杂遗传性疾病的单核苷酸多态性（SNP）位点。而基于这些SNP位点信息，有学者开发出多基因风险评分（polygenic risk score，PRS）评估个体的患病风险，即首先对个体进行高通量SNP检测（WGS或SNP芯片检测），对其存在的疾病相关SNP进行综合评分，计算个体的患病风险。

### 二、代表性疾病

复杂遗传性癫痫的代表性疾病为特发性全面性癫痫（IGE）。研究发现，IGE有家族聚集现象，IGE先证者的一级亲属发生癫痫的风险显著高于普通人群（6倍），提示遗传因素在IGE的发病中有重要作用。得益于NGS技术的发展，通过病例对照研究，目前已发现43个已知单基因癫痫基因（如

*KCNQ2*、*SCN1A* 和 *GABRG2* 等）的超罕见变异在 IGE 患者富集（是对照组的 2 倍），但并没有某一个基因占主导地位，且这些基因变异并不总是与疾病共分离，即这些基因变异增加了 IGE 的患病风险，但单独的基因变异并不能导致疾病发生。GWAS 分析确定了 2p24.1、2p16.1、2q24.3、2q32.3、4p15.1、4p12、5q22.3、6p22.3、6q22.33、17q21.32、21q22.11 等 11 个区域与遗传性全面性癫痫有关，其中这些区域包含或邻近一些已知的癫痫致病基因。复杂遗传性癫痫除 IGE 以外，还包括儿童期自限性局灶性癫痫（self-limited focal epilepsies，SeLFE）等多种常见癫痫。

2018 年 ILAE 对包含 15 212 例常见癫痫患者和 29 677 例对照的队列进行 GWAS 分析，在不同癫痫亚型和对照组间发现了 5 万余个有差异的癫痫相关 SNP 位点。2019 年 Costin Leu 等应用 ILAE 的 SNP 数据，首次对 6774 例局灶性癫痫或全面性癫痫患者和 21 994 例对照进行 PRS 分析。研究发现，与对照组相比，与癫痫相关的常见变异风险在癫痫患者队列中显著增加，证实了 PRS 方法对复杂遗传性癫痫的风险预测的有效性。

## 三、诊断

与单基因遗传性癫痫不同，复杂遗传性癫痫难以通过患者个人或家系的遗传学检测明确遗传学诊断，也难以评估有疾病家族史的家庭成员的具体患病风险。PRS 研究为复杂遗传性癫痫的发生风险评估打开了新思路，该方法目前尚未应用于临床，未来有可能通过易感基因 SNP 位点的检测量化个体患病风险。

## 四、治疗

尚无病因特异性治疗方法，主要根据患者癫痫综合征和癫痫发作类型选择抗癫痫发作药物及其他治疗手段。

（吴　晔　延会芳）

# 第四节 染色体病相关癫痫

## 一、概述

染色体数目或结构异常均可能导致癫痫，包括拷贝数变异（CNV）、染色体异位、倒位和环状染色体等。染色体病相关癫痫患者常伴有生长发育迟滞/智力障碍，部分可伴有表观畸形。某些染色体异常以癫痫为主要表型，如20号环状染色体综合征。染色体异常区域所包含的基因是决定临床表型的重要因素。

自2010年以来，得益于染色体微阵列分析技术的发展，越来越多的与癫痫相关的CNV被发现。罕见CNV可以解释10%的儿童遗传性癫痫患者和5%的癫痫性脑病患者的病因。在特定癫痫患者中，CNV检测的诊断率为5%~12%，如果患者除了癫痫以外，还同时伴有其他系统发育畸形或特殊面容时，CNV检测的诊断率会更高。在一项1029例癫痫患者的CNV研究中发现，10.9%的患者携带致病性CNV。已知的癫痫相关的常见CNV包括1p36缺失、1q21.1缺失、1q21.1重复、15q11.2缺失、15q13.3缺失、16p11.2缺失、16p13.11缺失、22q11.21缺失、22q11.21重复。这些CNV相关的表型统称为微缺失/微重复综合征，大多情况下，癫痫只是其表型的一部分。致病性CNV多为新生突变，少数遗传自表型轻微或表型正常的父母。需注意的是，癫痫相关的微缺失/微重复综合征具有显著临床异质性、可变表现度和不完全外显的特点，增加了遗传学诊断及遗传咨询的难度。

## 二、代表性疾病

染色体数目改变导致癫痫的疾病有21-三体综合征。21-三体综合征患者中有8%的患者有癫痫发作，癫痫的首次发作年龄有40%在1岁以前，40%

在30～40岁。大片段染色体缺失导致癫痫的常见综合征为Wolf-Hirschhorn综合征（Wolf-Hirschhorn syndrome，WHS），新生儿患病率为1/50 000～1/20 000，90%～100%的WHS患者有癫痫发作，通常在3岁以前起病，6～13月龄是起病高峰年龄。癫痫发作可能与缺失区域内的 *PIGG*、*CPLX1*、*LETM1* 基因有关。

CNV导致的微缺失/微重复综合征种类更繁多，本节以常见的15q13.3微缺失综合征为例：15q13.3微缺失综合征为15号染色体30.5～32.5 Mb位置上有2.0 Mb的微缺失。15q13.3微缺失综合征患者的临床表现包括生长发育迟滞/智力障碍、行为异常、癫痫、轻微特殊面容、肌张力低、精神分裂症、孤独症谱系障碍、情绪障碍、注意缺陷多动障碍（attention deficit hyperactivity disorder，ADHD），各个症状的发生率分别为59%、35%、30%、16%、14%、11%、10%、10%、7%。15q13.3微缺失综合征患者的癫痫多为儿童期起病的失神发作，偶有其他全面性发作的报道。15q13.3微缺失综合征为典型的具有可变表现度的微缺失综合征。表现度是指某一特定基因型在不同个体间，对它控制的性状的不同表现程度，即同一基因的表现型变化的程度。群体中基因型相同的个体可能呈现出不同表现程度，这种现象叫作可变表现度。诊断15q13.3微缺失综合征的患者中，仅15%患者的变异为新生突变，余下85%患者的变异多遗传自表型正常的父母，即存在15q13.3微缺失综合征的个体可以没有疾病表型。故在进行此类CNV致病性分析时需关注其遗传模式，遗传学诊断需更谨慎。若先证者15q13.3缺失遗传自无表型的父母一方，即使先证者考虑基因确诊，其父母再次生育时也难以预测再发风险。

此外，染色体剂量平衡、结构改变的特殊染色体如环状染色体也可以导致癫痫。20号环状染色体综合征[r（20）]即此类患者的一条20号染色体的两臂断裂，之后在有着丝粒的2个断端重新融和，形成环状，因而得名环状染色体。r（20）患者的临床表现为药物难治性癫痫、认知损害、行为异常。大多数患者在10岁以内出现癫痫发作（平均年龄为7岁），常出现非惊厥性癫痫持续状态（nonconvulsive status epilepticus，NCSE）。发作间期脑电图表现为额或额颞高波幅慢波，θ节律持续发放。在癫痫发作以前患者发育正常，频繁癫痫发作后出现认知能力下降。这类患者通常无外观畸形。目前共报道约200例r（20）患者，其中85%为嵌合r（20），即除了含有20号环状染色体的细胞外，患者体内还有2条20号染色体均正常的细胞，嵌合比例从小于1%到99%不等。患者临床表型轻重与r（20）嵌合比例呈正相关，即嵌合比例越高，患者的起病年龄越早、症状越重。目前有4个家族性嵌合r（20）的报道，4个家系的母亲均为嵌合r（20），其子女均为嵌合r（20），且子代中r（20）的嵌合比例均高于母代，提示r（20）并不稳定，可在细胞分裂过程中恢复正常。除r（20）外，14号环状染色体综合征也以癫痫为主要特征。

## 三、诊断

如果患者临床考虑可能为染色体病相关癫痫，可根据患者的具体临床表现选择不同的检测方法。例如，临床怀疑21-三体综合征、Wolf-Hirschhorn综合征、20号环状染色体综合征、14号环状染色体综合征，则可选择传统的染色体核型。另外，临床常用的检测方法如WES、CMA或CNV-seq并不一定能发现r（20），且因为嵌合体的存在，在进行染色体核型分析时，需增加观察的细胞数目（建议计数50～100个处于分裂中期的细胞）。如果癫痫患者同时合并先天畸形、智力障碍或其他精神行为异常，且并不指向某一个特定疾病时，推荐应用全基因组范围内的拷贝数分析，如CMA或CNV-seq。如果临床怀疑某一特定的微缺失/微重复综合征时，也可应用FISH。此外，NGS也可以用于分析CNV。与单基因遗传性癫痫类似，染色体病相关癫痫的遗传学诊断需要综合患者的表型和基因型进行综合判断。2020年，美国医学遗传学与基因组学学会（American college of Medical Genetics and Genomics，ACMG）和临床基因组资源中心（Clinical Genome Resource，ClinGen）已联合发布CNV分析指南，可对CNV进行量化分析，评定变异的致病性等级。

## 四、治疗

治疗染色体病相关癫痫时，可检索文献，寻找证据。除了查看染色体病相关文献，还应着重关注其重复/缺失区域内是否包含已知的癫痫致病基因，并对相关的单基因遗传性癫痫的治疗方法进行评估，以实现精准治疗。例如，16p11.2微缺失综合征，患者的缺失区域包含 *PRRT2* 基因。*PRRT2* 为已知的癫痫致病基因，钠通道阻滞剂如卡马西平和奥卡西平治疗效果良好。因此，对包含 *PRRT2* 基因的16p11.2微缺失综合征患者，可优先考虑应用卡马西平和奥卡西平治疗。

（吴　晔　延会芳）

## 第五节 体细胞变异相关癫痫

### 一、概述

随着对癫痫遗传学病因的深入认识和检测技术的进步，体细胞变异在癫痫中的作用逐渐得到重视。体细胞变异又称合子后变异，是指变异发生在受精卵形成以后，在细胞有丝分裂过程中自发产生。变异仅存在于个体的一部分细胞中，这种体内存在两种以上基因型的个体被称为嵌合体。如果体内变异嵌合比例较低，通过常规遗传学检测手段通常无法被检测到。

### 二、体细胞变异的机制

体细胞变异可发生在基因组不同水平（单个核苷酸至染色体）。在细胞有丝分裂半保留复制过程中出现自发错配（变异），未能被细胞修复机制所纠正，则变异被保留在子代细胞中。带有变异的细胞进一步分裂，则产生更多的带有变异的子代细胞。理论上，每一次细胞分裂都可能在子代细胞中产生新变异。变异在体内嵌合比例的高低取决于变异发生的阶段：如果发生在胚胎发育早期，该个体的多个器官组织的细胞均带有该变异；反之，如果发生在后期，则仅少数细胞带有变异，甚至变异仅局限于某一器官组织（如脑组织中或生殖细胞中）。体细胞变异多数并不致病，但如果变异影响了其所在基因的功能，且变异存在于依赖该基因功能的组织细胞中，则该组织器官就可能出现异常，导致疾病，是否发病也取决于该组织器官中的变异负荷等其他因素。

### 三、体细胞变异与癫痫

1.脑组织中的体细胞变异与皮质发育畸形（MCD）等脑结构异常有关。

近年来利用手术切除脑组织样本进行的研究发现，某些基因在脑内的体细胞变异可以影响胚胎发育期神经前体细胞的增殖/凋亡、神经元移行及移行后发育，导致药物难治性癫痫相关 MCD 等结构异常。其中主要的发现如下。

（1）mTOR 通路相关基因与 MCD：mTOR 信号通路是细胞代谢、生长、增殖和生存的重要调节通路。mTOR 复合物接受多个通路的调控，包括 TSC1/TSC2/TBC1D7 复合物、生长因子传感分支（PI3K-AKT 通路）、能量/ATP 传感分支（STRAD-AMPK 通路）和氨基酸传感分支（由 *DEPDC5*、*NPRL2* 和 *NPRL3* 编码蛋白组成的 GATOR1 复合物）等。已发现多种上述分支通路的基因变异与 MCD[包括局灶性皮质发育不良（FCD）II 型和 I 型、半侧巨脑畸形及多小脑回畸形等]有关，部分基因仅在脑组织中发现体细胞变异，部分基因仅发现胚系突变，部分既有体细胞变异又有胚系突变。主要包括 *MTOR*、*TSC1*、*TSC2*、*TBC1D7*（AR，仅胚系突变）、*DEPDC5*、*NPRL2*（仅发现胚系突变）、*NPRL3*（仅发现胚系突变）、*AKT*、*PI3K*、*STRADA*、*PTEN*、*RHEB*、*SZT2*（AR，仅胚系突变）和 *KPTN*（AR，仅胚系突变）。

（2）脑组织 *SLC35A2* 体细胞变异与 MCD：*SLC35A2* 编码 UDP-半乳糖从胞质到高尔基体的唯一转运体，在高尔基体中，在半乳糖基转移酶作用下产生含半乳糖的糖蛋白、蛋白质多糖和糖脂。该转运体的功能缺失对蛋白质和脂质糖基化产生广泛影响。2018 年以来，*SLC35A2* 体细胞变异在一部分手术切除脑组织样本轻度皮质发育畸形伴少突胶质细胞增生及癫痫（mild malformation of cortical development with oligodendroglial hyperplasia in epilepsy，MOGHE）病理中被检测到。在已报道的 *SLC35A2* 变异中，以移码缺失/插入变异、无义变异和剪切位点变异为主，少数为错义变异。

（3）脑组织染色体拷贝数变异与 MCD：2020 年研究报道，在 26 例癫痫外科手术切除的半侧或局部多小脑回组织样本中，7 例多小脑回病灶中心区域脑组织检测到 1 号染色体长臂重复。

（4）脑组织体细胞变异与长期癫痫相关性肿瘤等：导致儿童癫痫的最常见长期癫痫相关性肿瘤，为神经节细胞胶质瘤和胚胎发育不良性神经上皮肿瘤等。在部分发育性肿瘤组织中，可以检测到 *BRAF*（V600E）、*FGFR1*、*FGFR2*、*MYB/L1* 和 *PRKCA* 等基因变异。在下丘脑错构瘤组织中可检测到 *DYNC2H1a*、*GLI3*、*OFD1*、*PRKACA* 和 *PTPN11* 等基因变异。*GNAQ* 体细胞变异与 Sturge-Weber 综合征相关。

2. 患儿父/母生殖细胞嵌合体是部分发育性癫痫性脑病（DEE）患儿新生突变的来源。显性遗传的 DEE 患儿多数为致病基因的新生突变所致，如 *SCN2A* 相关 DEE 或 *KCNQ2* 相关 DEE 等。在一项 123 个 DEE 核心家系研究中发现，8.3% 的新生突变源自患儿父/母亲嵌合体，检测到的外周血或唾液变异等位基因频率（variant allele frequency，VAF）为 1.4%～30.6%。

3. 癫痫相关基因变异的嵌合体现象（体细胞变异）可以解释某些患者的临床表型。随着二代测序技术的进步，癫痫相关基因变异的嵌合现象在外周血 DNA 样本中也逐渐被发现，且影响患者的表型。一项研究纳入 893 例通过全外显子组测序或癫痫基因包检测到 *CDKL5*、*GABRA1*、*GABRG2*、*GRIN2B*、*KCNQ2*、*MECP2*、*PCDH19*、*SCN1A* 或 *SCN2A* 致病基因或可能致病基因变异的患者，通过分析发现其中 3.5%（31/893）为变异的嵌合体。对于常染色体显性遗传先证者或 X 连锁遗传的女性先证者，VAF 为 9%～40%，对于 X 连锁遗传的男性先证者，VAF 为 8%～87%。在上述基因中，*CDKL5* 和 *PCDH19* 嵌合在患者中发生率最高，分别占 8.8% 和 8.2%。上述嵌合现象导致患者表型的影响，如 *CDKL5* 相关脑病为 X 连锁显性遗传，男性患者常为致死性或表型严重，临床以女性患者多见，而 *CDKL5* 变异嵌合的男性患者嵌合占 32%，表型轻于非嵌合体男性；*PCDH19* 相关癫痫为 X 连锁遗传，限于女性发病，也就是突变型和野生型共存导致发病，因此男性患者通常为 *PCDH19* 变异嵌合体。

## 四、诊断

1. 样本：如果基因变异发生在胚胎发育早期，该个体的多个器官组织的细胞均带有该变异，通常 VAF 较高，外周血也可能检测到该变异，也可同时进行其他组织样本的检测，如唾液、黏膜组织；反之，如果基因变异发生在胚胎发育后期，则仅少数细胞带有变异，甚至变异仅局限于某一器官组织，如局灶性皮质发育不良脑组织，需要对病变脑组织进行检测。

2. 检测技术：目前深度二代测序可以检测到 VAF > 5% 的变异，但由于可能存在测序中的假阳性，需要进一步通过扩增子测序等方法进行验证。

## 五、治疗

对于体细胞变异相关癫痫，目前没有针对性治疗。

（吴　晔　延会芳）

## 第六节 特殊遗传方式的遗传性癫痫

本章讨论的特殊遗传方式的遗传性癫痫主要包括非经典孟德尔遗传的DNA变异导致的癫痫及表观遗传相关癫痫，前者主要讨论基因核苷酸重复序列扩增导致的癫痫、线粒体DNA突变导致的癫痫。因其特殊变异类型常规检测方法难以检出。分类详述如下。

### 一、重复序列扩增导致的癫痫

核苷酸重复序列是串联在一起的、重复多次的核苷酸序列，可以发生在基因内或基因附近。重复序列的大小各不相同，较短的重复序列更常见，重复序列的异常扩增与疾病相关。因为许多已知的核苷酸重复序列含有较高的GC含量，很难通过PCR进行扩增，因此核苷酸重复序列基因检测比非重复区域更为困难，常规的二代测序、拷贝数分析难以发现这类变异，且每个患者的重复序列重复次数不同，需要特定的分析方法来分析每个重复序列的扩增次数。较短的核苷酸重复序列可以用PCR扩增，然后用凝胶或毛细管电泳分离扩增的DNA片段，以确定重复长度。高度扩增的核苷酸重复序列无法应用基于PCR的方法进行检测，需要特殊的检测方法（如Southern blot分析或三核苷酸重复序列引物PCR或三代测序）确定重复序列的长度。近年来，有学者开发了几种针对全基因组测序和全外显子组测序数据的计算方法来确定是否存在异常的重复序列扩增，但尚未在临床广泛应用。目前已知的重复序列扩增导致的癫痫可分为以下两类。

1.Unverricht-Lundborg病进行性肌阵挛癫痫1型（progressive myoclonic epilepsy 1 type，PME1）。PME1是一种神经退行性疾病，发病年龄为6～15岁，主要表现为对刺激敏感的肌阵挛发作和强直-阵挛发作。患者在发病数年后出现共济失调、不协调、意向性震颤和构音障碍。认知能力基本在正常范围内，但可有情绪不稳定、抑郁等表现。患者肌阵挛发作是进展性的、动作激活的，多为难治性，严重时可致残。PME1 首选抗癫痫发作药物为丙戊酸，避免应用苯妥英钠、钠通道阻滞剂（卡马西平、奥卡西平）、加巴喷丁和普瑞巴林。PME1 为常染色体隐性遗传病，致病基因为 *CSTB*。*CSTB* 基因启动子区域包含 12 个碱基对的重复序列（CCC-CGC-CCC-GCG），该重复序列的正常拷贝数为 2～3 个，当拷贝数扩增至 30 个或以上时，将成为致病性变异。该重复序列扩增为 *CSTB* 最常见的致病性变异类型（约占 90%），双等位 *CSTB* 重复序列扩增或一个等位基因重复序列扩增 / 一个等位基因存在序列变异（SNP 或 indel，约占 10%）均可导致疾病发生。常规的二代测序、拷贝数分析难以发现序列重复扩增。

2. 家族性成人肌阵挛性癫痫（familial adult myoclonic epilepsy，FAME）：其临床表现为成年后起病的肌阵挛和癫痫发作，FAME 有 7 个已知的致病基因，其相应的疾病表型被分别命名为 FAME1～FAME7 型，除了 FAME5 型（致病基因为 *CNTN2*，变异类型为点突变或小的插入 / 缺失）为常染色体隐性遗传外，其他 6 种类型均为常染色体显性遗传，致病基因分别为 *SAMD12*、*STARD7*、*MARCHF6*、*YEATS2*、*TNRC6A*、*RAPGEF2*，呈家族聚集性。这 6 个基因内含子或外显子区域重复序列扩增可导致疾病发生，且序列扩增是其目前已知的唯一致病性变异形式，可能与目前报道的家系较少有关。诊断此类疾病需对靶向基因目标区域进行 PCR Southern blot 分析或三代测序。

## 二、线粒体 DNA 突变导致的癫痫

线粒体呼吸链是产生能量的共同终末途径，这一代谢途径障碍可导致疾病发生，即线粒体病（mitochondrial diseases），线粒体病也是最常见的代谢性疾病之一，是线粒体 DNA（mtDNA）和核 DNA（nDNA）突变导致的线粒体病。与核 DNA 不同，线粒体 DNA 位于线粒体内，线粒体 DNA 突变导致的疾病为母系遗传，不遵守孟德尔遗传定律。当怀疑线粒体 DNA 疾病时，应进行线粒体 DNA 测序，如果血液检测阴性，应在其他组织中进行线粒体

DNA基因组测序，以除外血液中存在低水平异质性的可能性。

带有线粒体DNA突变的个体是否发病与突变的线粒体的比例有关。遗传咨询和产前诊断方面，由于含有不同突变负荷的线粒体在女性生殖细胞内分布是随机的，对携带致病基因变异的妊娠女性，胎儿携带变异线粒体DNA的比率难以确定，产前诊断仍存在很大难度。一般认为，对于母亲携带突变比例较低者，可以通过母亲孕中早期的产前诊断评估胎儿的突变比例并结合突变比例与疾病的相关性，给予一定的咨询建议作为参考，也可以通过植入前诊断挑选未见突变或突变比例很低的胚胎植入；对于母亲携带率较高或纯质性突变者，可以通过供卵的方式进行生育或线粒体移植的体外生殖方式防止突变的线粒体传递。线粒体移植是将携带线粒体DNA突变的卵细胞或受精卵的细胞核，移植到去除细胞核的捐赠卵细胞内，从而保留了来自双亲的细胞核遗传物质，而突变的线粒体基因被去除。这种方法对线粒体DNA突变引起的线粒体病预防有良好的应用前景，但是该方法还有伦理学上的限制，而且对于胎儿远期的健康问题还没有研究。

本部分主要讨论线粒体DNA突变导致的线粒体病相关癫痫，包括线粒体脑肌病伴高乳酸血症和卒中样发作（mitochondrial encephalomyopathy with lactic acidosis and stroke-like episode，MELAS）、肌阵挛性癫痫伴破碎红纤维综合征（myoclonic epilepsy associated with ragged red fiber，MERRF）。

MELAS是一种由线粒体DNA或核DNA突变导致的多系统代谢性疾病，发病高峰年龄在10～30岁，以卒中样发作、癫痫发作、认知与精神障碍、高乳酸血症、肌肉疲劳无力为主要临床特点。90%的MELAS患者出现癫痫发作，在卒中样发作期或发作间期均可以出现。同一个患者可有多种癫痫发作形式，其中，局灶性癫痫发作伴或不伴继发全面性发作最常见。部分患者出现多种类型的癫痫持续状态。在卒中样发作期尤应注意对癫痫发作的控制。早发病患者常因难治而需要两种抗癫痫发作药物。对有明显呼吸肌受累的患者尽量避免使用苯二氮䓬类药物。遗传学方面，约80%的MELAS患者由MTTL1:m3243A＞G突变引起，其次是MTND5: m.13513G＞A突变，其他线粒体DNA（如MTTL1: m.3271T＞C）或核DNA突变所致相对少见。

MERRF 患者通常表现为进行性加重的肌阵挛，多数有全面强直-阵挛发作（GTCS）。少数患者表现为局灶性发作。GTCS 通常容易用传统抗癫痫药物控制，而肌阵挛发作可能相对难治，并可能发展为持续肌阵挛发作。除了癫痫发作，患者通常还会出现共济失调、耳聋、痴呆和肌病。已知的 MERRF 的线粒体突变有 MTTL1（80%）：m.8344A＞G 和 MTTK（10%）：m.8356T＞C，m.8363G＞A，m.8361G＞A。

## 三、表观遗传相关癫痫

前文提到的单基因遗传性癫痫、复杂遗传性癫痫、体细胞变异相关癫痫及线粒体 DNA 突变相关癫痫均是指基因组 DNA（核基因或线粒体基因）出现变异引起的癫痫。表观遗传学是指除 DNA 序列改变以外的其他可以影响基因表达的、可遗传的变化，主要的表观遗传过程包括 DNA 甲基化、组蛋白修饰和某些非编码 RNA 的作用。表观遗传相关癫痫疾病包括 Angelman 综合征、Rett 综合征等疾病，详见第七章第三节。

（吴　晔　延会芳）

## 第七节 遗传代谢病相关癫痫

### 一、概述

遗传代谢病相关癫痫也称为代谢性癫痫,是一类由已知或推测的代谢性病因所直接导致的疾病,癫痫发作是其核心症状。

遗传代谢病相关癫痫具有一些共同临床特点:发病年龄较早,伴生长发育迟滞/倒退,对常规抗癫痫发作药物耐药。提示遗传代谢病相关癫痫的临床线索包括遗传性病因(如阳性家族史、父母近亲婚配)、生长发育迟滞/倒退、体格发育落后、发作性和波动性病程、存在其他神经系统异常(如运动障碍、眼球运动异常、肌张力异常或共济失调)、皮肤/头发/指甲纹理的改变、颅面畸形特征、眼科问题(白内障、色素性视网膜炎等),以及内脏肿大(肝脾大、心脏扩大等)。少数遗传代谢病相关癫痫患者仅表现为癫痫发作,不伴其他异常,如葡萄糖转运体缺陷导致的癫痫,但这类疾病在遗传代谢病相关癫痫中非常罕见。遗传代谢病相关癫痫的发作形式多样,但对于肌阵挛发作和特征性脑电图模式(在没有任何药物作用的情况下持续暴发抑制)的患者,需考虑遗传代谢病相关癫痫可能。

大多数遗传代谢病相关癫痫患者有遗传基础,少数可能是后天因素导致的,如脑叶酸缺乏。虽然遗传代谢病相关癫痫在癫痫病因中占比较少(约7%),但部分病因明确的遗传代谢病相关癫痫有特异性的治疗方法,及时、准确的诊治对于防止不可逆的脑损伤至关重要。2015年,《ILAE儿科专家组报告:小儿癫痫的管理建议》指出,对任何患有药物难治性癫痫的婴儿或不存在明显的结构性或综合征病因的婴儿均应考虑遗传代谢病相关癫痫可能。此外,如果患者有阳性癫痫家族史、痉挛癫痫或早期肌阵挛癫痫等特殊癫痫类型、神经退化、脑病发作，并且没有结构性或感染性病因时，应进行代谢评估。

## 二、分类

遗传代谢病相关癫痫有多种分类方法。根据发病机制即所涉及的特定生化途径或细胞器进行分类，可分为氨基酸代谢障碍、碳水化合物代谢障碍、尿素循环缺陷、溶酶体储存障碍、神经递质障碍等（表3-2）。也可根据不同疾病起病年龄进行分类。

表3-2 遗传代谢病相关癫痫根据发病机制分类举例

| 发病机制 | 疾病举例 |
| --- | --- |
| 能量缺陷 | 葡萄糖转运体-1缺陷，呼吸链缺陷，丙酮酸脱氢酶缺陷，三羧酸循环缺陷，肌酸缺陷 |
| 代谢物的毒性作用 | 氨基酸代谢障碍，有机酸尿症，尿素循环障碍，钼辅因子缺陷，亚硫酸盐氧化酶缺陷 |
| 神经递质紊乱 | 非酮症性高甘氨酸血症，非典型苯丙酮尿症，γ-氨基丁酸转氨酶缺乏症，琥珀酸半醛脱氢酶缺乏症 |
| 维生素或依赖的辅助因子、维生素转运蛋白缺陷 | 生物素酶缺乏，吡哆醇依赖性和5'-磷酸吡哆醛依赖性癫痫，硫胺素转运体缺乏，Menkes病，叶酸转运体缺乏症，二氢叶酸还原酶缺乏症 |
| 细胞器功能异常 | 先天性糖基化障碍，过氧化物酶体病，线粒体疾病，唾液酸沉积症，神经节苷脂贮积症，尼曼-皮克病C型，戈谢病Ⅲ型 |

## 三、代表性疾病

常见的葡萄糖转运体1缺陷综合征（GLUT1-DS）、吡哆醇依赖性癫痫详见本书其他章节。本部分内容主要描述 CAD 基因突变导致的相关癫痫。CAD 基因编码一种三功能蛋白，该蛋白参与嘧啶生物合成过程。嘧啶生物合成需要6个酶促反应，而 CAD 蛋白与其中的前3种酶（氨甲酰磷酸合成酶、天冬氨酸转氨甲酰酶和二氢乳清酸酶）的酶活性相关，该过程是合成包括尿苷三磷酸和胞苷三磷酸在内的核苷酸的重要步骤。嘧啶主要用于从头合成 DNA 和 RNA，但尿苷三磷酸也用于制造用于糖基化的尿苷二磷酸-核苷酸糖。CAD 突变导致体内嘧啶合成缺陷，从而引起一系列临床表现。CAD 突变相关的疾病表型被命名为发育性癫痫性脑病 50 型,所有患者均有生长发育迟滞、药物难治性癫痫和伴异形红细胞增多的贫血。神经影像学检查无特异性改变,部分患者有脑萎缩。目前尚未发现 *CAD* 突变相关的特异性生物标志物,患者的尿嘌呤和嘧啶(包括尿嘧啶、尿酸、次黄嘌呤或黄嘌呤)及尿乳酸检测均正常。早期动物模型研究发现,补充尿苷可明显改善 *CAD* 突变相关症状,后期的临床治疗进一步明确了尿苷的疗效,应用尿苷治疗的患者癫痫发作得到控制,外周血中的异形红细胞减少,发育得到改善。因此,早期识别该病并给予特异性治疗可有效改善患者预后。

## 四、诊断

对怀疑遗传代谢病相关癫痫的患者,首先需进行生化、代谢检测。所有患者均要进行初始代谢筛查,包括血糖、电解质(钙、镁)、乳酸、动脉血气、血氨、血酮体和同型半胱氨酸等。同时需送检代谢筛查,包括血浆肉碱和酰基肉碱、氨基酸和尿有机酸的测定。检测到的异常有助于诊断有机酸、氨基酸代谢病及尿素循环缺陷和能量代谢原发性障碍,如果代谢筛查是阴性的,可进一步进行血清同型半胱氨酸水平和生物素酶测定,因为这些疾病可能在代谢筛查中被遗漏。若血、尿标本代谢检测结果为阴性,可进一步检测脑脊液中的氨基酸、乳酸、胡椒酸和 5-甲基四氢叶酸、神经递质和蝶呤谱。必须同时在血液和脑脊液中测定葡萄糖和氨基酸,最好在腰椎穿刺前立即提取血样。脑脊液异常提示的遗传性代谢性疾病包括丝氨酸水平低(丝氨酸生物合成缺陷)、脑脊液葡萄糖降低(葡萄糖转运体 1 缺陷)、乳酸升高(线粒体疾病)、果酸升高、5-亚甲基四氢叶酸降低(脑叶酸缺陷)和蝶呤异常(四氢生物蝶呤代谢缺陷等)。此外,质子磁共振波谱(magnetic resonance spectroscopy,MRS)对许多先天性代谢缺陷病也具有诊断价值,如甘氨酸脑病、肌酸缺乏综合征、枫糖尿病(亮氨酸峰)和线粒体病(乳酸升高)。血清酶学检测也是部分疾病的诊断指标。不同种类遗传代谢病相关癫痫的生物标志物见表 3-3。此外,大多数遗传代谢病相关癫痫有遗传基础,建议对遗传代谢病相关癫痫进行遗传学检测,以明确诊断。

表 3-3　不同发作类型的遗传代谢病相关癫痫的生物标志物举例

| 疾病 | 血浆 | 尿液 | 脑脊液 | 其他 |
| --- | --- | --- | --- | --- |
| **伴有暴发抑制的肌阵挛脑病** | | | | |
| 吡哆醇依赖性癫痫 | 哌啶酸 | α-氨基己二酸半醛 | 哌啶酸，α-氨基己二酸半醛 | 脑脊液中磷酸吡哆醛减低 |
| 磷\酸\吡哆醇（胺）\氧化\酶缺乏 | – | 乳酸 | 神经递质 | 脑脊液中磷酸吡哆醛减低 |
| 非酮症性高甘氨酸血症 | 氨基酸 | 氨基酸 | 氨基酸 | 脑脊液/血浆的甘氨酸比值 |
| **婴儿癫痫性痉挛综合征** | | | | |
| 生物素酶缺乏 | 生物素酶活性 | 有机酸 | – | – |
| 苯丙酮尿症 | 氨基酸 | – | – | – |
| 非典型苯丙酮尿症 | 氨基酸 | – | 神经递质，蝶呤 | – |
| 丝氨酸缺乏 | – | – | 氨基酸 | – |
| Menkes 病 | 铜，铜蓝蛋白， | – | – | – |
| 胍基乙酸甲基转移酶缺乏 | 胍乙酸 | – | – | – |
| Zellweger 综合征 | 极长链脂肪酸 | – | – | – |
| 线粒体病 | 乳酸 | – | 乳酸 | – |
| 丙酸脱氢酶缺乏 | 乳酸 | – | 乳酸，丙酮酸酯 | – |
| **肌阵挛癫痫** | | | | |
| 生物素酶缺乏 | 生物素酶活性 | 有机酸 | – | – |
| 线粒体病 | 乳酸 | – | 乳酸 | – |
| 尼曼-皮克病 C 型 | 羟固醇 | – | – | 淋巴细胞的 Filipin 染色 |
| 晚婴型神经元蜡样质脂褐质沉积症 | – | – | – | 酶和遗传学检测 |

第三章　遗传性癫痫的分类

续表

| 疾病 | 血浆 | 尿液 | 脑脊液 | 其他 |
|---|---|---|---|---|
| **进行性肌阵挛癫痫** | | | | |
| MERRF | 乳酸 | – | 乳酸 | 线粒体 DNA 检测 |
| MELAS | 乳酸 | – | 乳酸 | 线粒体 DNA 检测 |
| 唾液酸沉积症 | – | 唾液酸 | – | 酶学检测 |
| 戈谢病 | – | – | – | 酶学检测 |
| Unverrivht-Lungborg 病 | – | – | – | 遗传学检测 |
| Lafora 病 | – | – | – | 遗传学检测，病理 Lafora 小体 |
| **全面性强直-阵挛性癫痫** | | | | |
| GLUT1-DS | 糖 | – | 糖 | 脑脊液/血浆葡萄糖比值 |
| 线粒体病 | 乳酸 | – | 乳酸 | 病理，呼吸链酶复合物 |
| 青少年型神经元蜡样质脂褐质沉积症 | – | – | – | 淋巴细胞空泡，遗传学检测 |
| **多种全面性发作类型的癫痫** | | | | |
| GLUT1-DS | 糖 | – | 糖 | 脑脊液/血浆葡萄糖比值 |
| 肌酸缺乏症 | 胍乙酸（胍基乙酸甲基转移酶缺陷） | 肌酸或肌素（肌酸转运蛋白缺陷） | – | MRS 肌酸峰值降低 |
| 非典型苯丙酮尿症 | 氨基酸 | – | 氨基酸，蝶呤 | – |
| FOLR1 缺陷 | – | – | 甲基四氢叶酸 | – |
| 二氢叶酸还原酶缺乏 | – | – | 甲基四氢叶酸 | 巨幼细胞性贫血 |

## 五、治疗

部分遗传代谢病相关癫痫有特异性治疗方法，见表3-4。此外，在病因明确之前，某些遗传代谢病相关癫痫可进行试验性治疗。例如，对早发难治性癫痫婴儿应进行维生素 $B_6$、叶酸和磷酸吡哆醛（pyridoxal phosphate，PLP）的连续治疗试验，同时进行生化标志物的检测。当难治性癫痫同时伴有脱发、脂溢性皮炎时，可尝试添加生物素治疗。同时需注意一些疾病存在用药禁忌。例如，生酮饮食是治疗 GLUT1-DS 的首选方案，对丙酮酸脱氢酶缺乏和复合体 I 线粒体病也有效，但生酮饮食也可以导致 β-氧化缺陷、酮分解障碍等疾病恶化，所以在应用生酮饮食之前，应首先排除此类疾病。

对于没有特殊治疗方法的遗传代谢病相关癫痫，大多数患者可以根据发作类型及癫痫综合征使用抗癫痫药物，但部分疾病有用药禁忌，如丙戊酸可导致 Alpers 综合征患者出现致死性肝损伤，加重线粒体病症状，导致尿素循环缺陷患者出现高氨血症，因此此类疾病禁用丙戊酸。GLUT1-DS 患者应避免使用苯巴比妥。

表 3-4 部分遗传代谢病相关癫痫治疗

| 基因 | 特异靶点 | 相关疾病 | 靶向（替代）治疗 | 治疗禁忌 |
| --- | --- | --- | --- | --- |
| SLC2A1 | 葡萄糖转运体1 | GLUT1-DS | 生酮饮食 | 苯巴比妥，丙戊酸或苯二氮䓬类 |
| ALDH7A1 | 吡哆醇代谢通路 | 吡哆醇依赖性癫痫 | 吡哆醇 | 不确定 |
| PNPO | 5'-磷酸吡哆醇氧化酶 | 5'-磷酸吡哆醇氧化酶缺乏 | 5'-磷酸吡哆醛 | 不确定 |
| TPP1 | 三肽基肽酶1 | 神经元蜡样质脂褐质沉积症2型 | 舍立帕酶 | 不确定 |
| SLC6A8 | 溶质转运体家族6成员8 | 脑肌酸缺乏综合征1型 | 肌酸联合 L-精氨酸及 L-甘氨酸 | 不确定 |

续表

| 基因 | 特异靶点 | 相关疾病 | 靶向（替代）治疗 | 治疗禁忌 |
|---|---|---|---|---|
| GAMT | 胍基乙酸甲基转移酶 | 脑肌酸缺乏综合征2型 | 肌酸 | 不确定 |
| AGAT | 甘氨酸氨基转移酶 | 脑肌酸缺乏综合征3型 | 肌酸 | 不确定 |
| TRPM6 | 瞬时受体电位离子通道蛋白6 | 低镁血症1型 | 硫酸镁 | 不确定 |
| POLG | DNA聚合酶γ | 线粒体病 | 不确定 | 丙戊酸 |
| MOCS1 | 钼辅因子 | 钼辅因子缺乏 | 环哔喃蝶呤单磷酸 | 不确定 |
| FOLR1 | 脑叶酸转运体 | 叶酸反应性癫痫 | 亚叶酸 | 不确定 |
| SLC35A2 | 内质网及高尔基体UDP-半乳糖转运体 | 糖基化障碍 | 半乳糖 | 不确定 |
| CAD | 嘧啶生物合成 | 发育性癫痫性脑病50型 | 尿苷 | 不确定 |

（吴　晔　延会芳）

# 参考文献

[1] SCHEFFER I E, BERKOVIC S, CAPOVILLA G, et al. ILAE classification of the epilepsies:position paper of the ILAE Commission for Classification and Terminology. Epilepsia,2017,58(4):512-521.

[2] International League Against Epilepsy Consortium on Complex Epilepsies. Genetic determinants of common epilepsies:a meta-analysis of genome-wide association studies. Lancet Neurol,2014,13(9):893-903.

[3] CAVIRANI B, SPAGNOLI C, CARAFFI S G, et al. Genetic epilepsies and developmental epileptic encephalopathies with early onset:a multicenter study. Int J Mol Sci,2024,25(2):1248.

[4] MCTAGUE A, HOWELL K B, CROSS J H, et al. The genetic landscape of the epileptic encephalopathies of infancy and childhood. Lancet Neurol,2016,15(3):304-316.

[5] STEINLEIN O K, MULLEY J C, PROPPING P, et al. A missense mutation in the neuronal nicotinic acetylcholine receptor alpha 4 subunit is associated with autosomal dominant nocturnal frontal lobe epilepsy. Nat Genet,1995,11(2):201-203.

[6] GUERRINI R, BALESTRINI S, WIRRELL E C, et al. Monogenic epilepsies: disease mechanisms, clinical phenotypes, and targeted therapies. Neurology,2021,97(17):817-831.

[7] International League Against Epilepsy Consortium on Complex Epilepsies. Genetic determinants of common epilepsies:a meta-analysis of genome-wide association studies. Lancet Neurol,2014,13(9):893-903.

[8] HELBIG I, MEFFORD H C, SHARP A J, et al. 15q13.3 microdeletions increase

risk of idiopathic generalized epilepsy. Nat Genet,2009,41(2):160-162.

[9] Epi4K Consortium,Epilepsy Phenome/Genome Project. Ultra-rare genetic variation in common epilepsies:a case-control sequencing study. Lancet Neurol,2017,16(2):135-143.

[10] International League Against Epilepsy Consortium on Complex Epilepsies. Genome-wide mega-analysis identifies 16 loci and highlights diverse biological mechanisms in the common epilepsies. Nat Commun,2018,9(1):5269.

[11] LEU C,STEVELINK R,SMITH A W,et al. Polygenic burden in focal and generalized epilepsies. Brain,2019,142(11):3473-3481.

[12] Epilepsy Phenome/Genome Project Epi4K Consortium. Copy number variant analysis from exome data in 349 patients with epileptic encephalopathy. Ann Neurol, 2015,78(2):323-328.

[13] COPPOLA A,CELLINI E,STAMBERGER H,et al. Diagnostic implications of genetic copy number variation in epilepsy plus. Epilepsia, 2019,60(4):689-706.

[14] ROIZEN N J,PATTERSON D. Down's syndrome. Lancet,2003, 361(9365):1281-1289.

[15] GAVRIL E C,LUCA A C,CURPAN A S,et al. Wolf-Hirschhorn syndrome: clinical and genetic study of 7 new cases,and mini review. Children(Basel), 2021,8(9):751.

[16] PERON A,CATUSI I,RECALCATI M P,et al. Ring Chromosome 20 syndrome:genetics,clinical characteristics,and overlapping phenotypes. Front Neurol,2020,11:613035.

[17] ORSINI A,ZARA F,STRIANO P. Recent advances in epilepsy genetics. Neurosci Lett,2018,667:4-9.

[18] RIGGS E R,ANDERSEN E F,CHERRY A M,et al. Technical standards for the interpretation and reporting of constitutional copy-number variants:a joint consensus recommendation of the American College

of Medical Genetics and Genomics(ACMG) and the Clinical Genome Resource(ClinGen). Genet Med,2020,22(2):245-257.

[19] DORING J H,SAFFARI A,BAST T,et al. Efficacy,tolerability,and retention of antiseizure medications in PRRT2-associated infantile epilepsy. Neurol Genet, 2022,8(5):e200020.

[20] WRIGHT C F,PRIGMORE E,RAJAN D,et al. Clinically-relevant postzygotic mosaicism in parents and children with developmental disorders in trio exome sequencing data. Nat Commun, 2019,10(1):2985.

[21] MCCONNELL M J,MORAN J V,ABYZOV A,et al. Intersection of diverse neuronal genomes and neuropsychiatric disease:the brain somatic mosaicism network. Science,2017,356(6336):eaal1641.

[22] ROHRBACK S,SIDDOWAY B,LIU C S,et al. Genomic mosaicism in the developing and adult brain. Dev Neurobiol,2018,78(11):1026-1048.

[23] MOLONEY P B,CAVALLERI G L,DELANTY N. Epilepsy in the mTORopathies:opportunities for precision medicine. Brain Commun,2021,3(4):fcab222.

[24] BONDUELLE T,HARTLIEB T,BALDASSARI S,et al. Frequent SLC35A2 brain mosaicism in mild malformation of cortical development with oligodendroglial hyperplasia in epilepsy(MOGHE). Acta Neuropathol Commun,2021,9(1):3.

[25] KOBOW K,JABARI S,PIEPER T,et al. Mosaic trisomy of chromosome 1q in human brain tissue associates with unilateral polymicrogyria,very early-onset focal epilepsy,and severe developmental delay. Acta Neuropathol,2020,140(6):881-891.

[26] SLEGERS R J,BLUMCKE I.Low-grade developmental and epilepsy associated brain tumors:a critical update 2020.Acta Neuropathol Commun,2020,8(1):27.

[27] MYERS C T,HOLLINGSWORTH G,MUIR A M,et al.Parental mosaicism

in "De Novo" epileptic encephalopathies. N Engl J Med,2018,378(17):1646-1648.

[28] STOSSER M B,LINDY A S,BUTLER E,et al. High frequency of mosaic pathogenic variants in genes causing epilepsy-related neurodevelopmental disorders. Genet Med,2018,20(4):403-410.

[29] PARIKH S,GOLDSTEIN A,KOENIG M K,et al. Diagnosis and management of mitochondrial disease:a consensus statement from the Mitochondrial Medicine Society. Genet Med,2015,17(9):689-701.

[30] 北京医学会罕见病分会, 北京医学会神经内科分会神经肌肉病学组, 中国线粒体病协作组. 中国线粒体脑肌病伴高乳酸血症和卒中样发作的诊治专家共识. 中华神经科杂志,2020,53(3):171-178.

[31] WESOL-KUCHARSKA D,ROKICKI D,JEZELA-STANEK A. Epilepsy in mitochondrial diseases-current state of knowledge on aetiology and treatment. Children(Basel), 2021,8(7):532.

[32] VAN LOO K M J,CARVILL G L,BECKER A J,et al. Epigenetic genes and epilepsy-emerging mechanisms and clinical applications. Nat Rev Neurol,2022,18(9):530-543.

[33] SHARMA S,PRASAD A N. Inborn errors of metabolism and epilepsy:current understanding,diagnosis,and treatment approaches. Int J Mol Sci,2017,18(7):1384.

[34] WILMSHURST J M,GAILLARD W D,VINAYAN K P,et al. Summary of recommendations for the management of infantile seizures:task force report for the ILAE Commission of Pediatrics.Epilepsia, 2015,56(8):1185-1197.

[35] DULAC O,PLECKO B,GATAULLINA S,et al. Occasional seizures, epilepsy,and inborn errors of metabolism. Lancet Neurol,2014,13(7):727-739.

[36] REDDY C,SAINI A G.Metabolic epilepsy. Indian J Pediatr,2021,88(10):1025-1032.

[37] NABBOUT R,KUCHENBUCH M. Impact of predictive,preventive and precision medicine strategies in epilepsy. Nat Rev Neurol,2020,16(12):674-688.

[38] ZHOU L,XU H,WANG T S,et al. A patient with cad deficiency responsive to uridine and literature review. Front Neurol,2020,11:64.

# 第四章

# 发育性癫痫性脑病

## 第一节　发育性癫痫性脑病的定义

癫痫性脑病是指癫痫活动本身（频繁癫痫发作和/或癫痫样放电）造成持续严重的认知和行为损伤，并超过基础病理改变（如皮质发育不良）单独造成的损害。婴儿癫痫性痉挛综合征、Lennox-Gastaut 综合征等均属于癫痫性脑病。

2017 年 ILAE 提出新概念——发育性癫痫性脑病（DEE），是指癫痫患者出现的脑病与病因及癫痫活动均相关，即使癫痫发作能够完全控制，其脑病表现也不能完全恢复，甚至还可能随着年龄增长而继续加重。发育性癫痫性脑病的病因多与遗传因素相关，某些基因变异既可导致严重的癫痫样活动，也可影响脑的发育。例如，*KCNQ2*、*SCN2A* 等基因变异导致的发育性癫痫性脑病，即使患儿发作控制后，其发育仍无明显进步。对于致病基因变异明确的癫痫患者，诊断建议使用基因名称＋相关脑病，如 *KCNQ2* 相关脑病。目前已知的发育性癫痫性脑病归纳见表 4-1。

（姜玉武　谢　涵）

# 第四章 发育性癫痫性脑病

表4-1 发育性癫痫性脑病分类

| 编号 | 基因 | 编号 | 基因 | 编号 | 基因 | 编号 | 基因 |
| --- | --- | --- | --- | --- | --- | --- | --- |
| DEE1 | ARX | DEE21 | NECAP1 | DEE41 | SLC1A2 | DEE61 | ADAM22 | 
| DEE2 | CDKL5 | DEE22 | SLC35A2 | DEE42 | CACNA1A | DEE62 | SCN3A |
| DEE3 | SLC25A22 | DEE23 | DOCK7 | DEE43 | GABRB3 | DEE63 | CPLX1 |
| DEE4 | STXBP1 | DEE24 | HCN1 | DEE44 | UBA5 | DEE64 | RHOBTB2 |
| DEE5 | SPTAN1 | DEE25 | SLC13A5 | DEE45 | GABRB1 | DEE65 | CYFIP2 |
| DEE6 | SCN1A | DEE26 | KCNB1 | DEE46 | GRIN2D | DEE66 | PACS2 |
| DEE7 | KCNQ2 | DEE27 | GRIN2B | DEE47 | FGF12 | DEE67 | CUX2 |
| DEE8 | ARHGEF9 | DEE28 | WWOX | DEE48 | AP3B2 | DEE68 | TRAK1 |
| DEE9 | PCDH19 | DEE29 | AARS1 | DEE49 | DENND5A | DEE69 | CACNA1E |
| DEE10 | PNKP | DEE30 | SIK1 | DEE50 | CAD | DEE70 | PHACTR1 |
| DEE11 | SCN2A | DEE31 | DNM1 | DEE51 | MDH2 | DEE71 | GLS |
| DEE12 | PLCB1 | DEE32 | KCNA2 | DEE52 | SCN1B | DEE72 | NEUROD2 |
| DEE13 | SCN8A | DEE33 | EEF1A2 | DEE53 | SYNJ1 | DEE73 | RNF13 |
| DEE14 | KCNT1 | DEE34 | SLC12A5 | DEE54 | HNRNPU | DEE74 | GABRG2 |
| DEE15 | ST3GAL3 | DEE35 | ITPA | DEE55 | PIGP | DEE75 | PARS2 |
| DEE16 | TBC1D24 | DEE36 | ALG13 | DEE56 | YWHAG | DEE76 | ACTL6B |
| DEE17 | GNAO1 | DEE37 | FRRS1L | DEE57 | KCNT2 | DEE77 | PIGQ |
| DEE18 | SZT2 | DEE38 | ARV1 | DEE58 | NTRK2 | DEE78 | GABRA2 |
| DEE19 | GABRA1 | DEE39 | SLC25A12 | DEE59 | GABBR2 | DEE79 | GABRA5 |
| DEE20 | PIGA | DEE40 | GUF1 | DEE60 | CNPY3 | DEE80 | PIGB |

| 编号 | 基因 | 编号 | 基因 |
| --- | --- | --- | --- |
| DEE81 | DMXL2 | DEE101 | GRIN1 |
| DEE82 | GOT2 | DEE102 | SLC38A3 |
| DEE83 | UGP2 | DEE103 | KCNC2 |
| DEE84 | UGDH | DEE104 | ATP6V0A1 |
| DEE85 | SMC1A | DEE105 | HID1 |
| DEE86 | DALRD3 | DEE106 | UFSP2 |
| DEE87 | CDK19 | DEE107 | NAPB |
| DEE88 | MDH1 | DEE108 | MAST3 |
| DEE89 | GAD1 | DEE109 | FZR1 |
| DEE90 | FGF13 | DEE110 | CACNA2D1 |
| DEE91 | PPP3CA | DEE111 | DEPDC5 |
| DEE92 | GABRB2 | DEE112 | KCNH5 |
| DEE93 | ATP6V1A | | |
| DEE94 | CHD2 | | |
| DEE95 | PIGS | | |
| DEE96 | NSF | | |
| DEE97 | CELF2 | | |
| DEE98 | ATP1A2 | | |
| DEE99 | ATP1A3 | | |
| DEE100 | FBXO28 | | |

资料来源：OMIM 数据库（更新至 2023 年 11 月 22 日）。

## 第二节　发育性癫痫性脑病致病基因研究进展

发育性癫痫性脑病的相关致病基因包括离子通道相关基因及非离子通道相关基因，其中常见的离子通道相关基因包括钠离子通道及钾离子通道基因等（表4-2）。常见的非离子通道相关基因包括转运体相关基因（如 *SLC2A1*）、突触相关基因（如 *SYNGAP1*）、细胞增殖分化相关基因（如 *TSC1*）等。

表4-2　常见的与发育性癫痫性脑病相关的离子通道相关基因

| | 基因 | 蛋白 | 临床表型 | OMIM 数据库编码 | 功能改变 |
|---|---|---|---|---|---|
| 电压门控离子通道基因 | *SCN1A* | $Na_V 1.1$ | Dravet综合征，GEFS+ | 182389 | 功能缺失 |
| | *SCN1B* | $Na_V \beta 1$ | 婴儿早期癫痫性脑病，GEFS+ | 600235 | 功能缺失 |
| | *SCN2A* | $Na_V 1.2$ | 早发癫痫性脑病，SeLFNIE | 182390 | 功能增强或缺失 |
| | *SCN8A* | $Na_V 1.6$ | 癫痫性脑病，SeLFIE | 600702 | 功能增强 |
| | *KCNA2* | $K_V 1.2$ | 癫痫性脑病 | 176262 | 功能增强或缺失 |
| | *KCNC1* | $K_V 3.1$ | 进行性肌阵挛癫痫 | 176258 | 功能缺失 |
| | *KCNQ2* | $K_V 7.2$ | 癫痫性脑病，SeLFNIE | 602235 | 功能增强或缺失 |
| | *KCNQ3* | $K_V 7.3$ | 癫痫性脑病，SeLFNIE | 602232 | 功能增强或缺失 |
| | *KCNT1* | $K_{Na} 1.1$ | ADNFLE，EIMFS | 608167 | 功能增强 |
| | *CACNA1A* | $Ca_V 2.1$ | 癫痫性脑病 | 601011 | 功能缺失 |
| | *CACNA1E* | $Ca_V 2.3$ | 癫痫性脑病 | 601013 | 功能增强 |

续表

| | 基因 | 蛋白 | 临床表型 | OMIM 数据库编码 | 功能改变 |
|---|---|---|---|---|---|
| 配体门控离子通道基因 | GRIN1 | GluN1 | 癫痫性脑病 | 138249 | 功能缺失 |
| | GRIN2A | GluN2A | 癫痫性脑病 | 138253 | 功能增强或缺失 |
| | GRIN2B | GluN2B | 癫痫性脑病 | 138252 | 功能增强或缺失 |
| | GRIN2D | GluN2D | 癫痫性脑病 | 602717 | 功能增强 |
| | GABRA1 | GABRA1 | 癫痫性脑病，GGE | 137160 | 功能缺失 |
| | GABRB2 | GABRB2 | 癫痫性脑病 | 600232 | 功能缺失 |
| | GABRB3 | GABRB3 | 癫痫性脑病，CAE | 137192 | 功能缺失 |
| | GABRG2 | GABRG2 | 癫痫性脑病，FS/GEFS+ | 137164 | 功能缺失 |

资料来源：修改自 OYRER J，MALJEVIC S，SCHEFFER I E，et al. Ion channels in genetic epilepsy： from genes and mechanism to disease-targeted therapies.Pharmacol Rev，2018，70（1）：142-173.

注：ADNFLE，常染色体遗传性夜间发作性额叶癫痫；CAE，儿童失神癫痫；GEFS+，遗传性癫痫伴热性惊厥附加症；GGE，遗传性全面性癫痫；SeLFIE，自限性家族性婴儿癫痫；SeLFNIE，自限性家族性新生儿-婴儿癫痫；EIMFS，婴儿癫痫伴游走性局灶性发作；FS，热性惊厥；OMIM，在线人类孟德尔遗传数据库。

# 一、离子通道相关基因

## （一）电压门控离子通道基因

1.电压门控钠离子通道基因：电压门控钠离子通道的主要功能是启动和传递动作电位，以此调节神经元的兴奋性。9个钠离子通道基因编码成孔样 α 亚基，4个基因编码 β 亚基。α 亚基包括4个同源结构域（Ⅰ～Ⅳ），每个结构域有6个跨膜片段（S1～S6）。α 亚基通常与1个或多个 β 亚基集合，β 亚基可调节 α 亚基的定位和功能。目前最常见的与发育性癫痫性脑病相关的钠离子通道基因如下。

（1）*SCN1A* 基因：*SCN1A* 编码 $Na_v1.1$ 亚单位，该亚单位主要在抑制性 γ - 氨基丁酸（gamma aminobutyric acid，GABA）能神经元中表达，并在这些细胞动作电位的启动和传递中发挥重要作用。自2000年首次发现 *SCN1A*

基因变异以来，在癫痫患者中发现了数百种 SCN1A 变异，已成为最常见的癫痫致病基因。SCN1A 变异可与不同的临床表型相关，如 Dravet 综合征、Lennox-Gastaut 综合征、肌阵挛-失张力癫痫、遗传性癫痫伴热性惊厥附加症（GEFS+）等，Dravet 综合征是 SCN1A 变异导致的最常见的严重的发育性癫痫性脑病，患者可有热性惊厥和癫痫家族史。1 岁以内起病，首次癫痫发作可为一侧或全面性阵挛或强直-阵挛发作，癫痫发作常有热敏感性。发病前智力、运动发育正常，通常在生后第 2 年出现发育停滞或倒退。Dravet 综合征患者的病初脑电图通常正常，随后出现广泛性或多灶性棘慢波和多棘慢波，早期可有光敏感性。Dravet 综合征患者的癫痫往往是药物难治性的，钠离子通道阻断剂（如拉莫三嗪、卡马西平和苯妥英钠）易导致癫痫发作加重。

（2）SCN2A 基因：SCN2A 编码主要在兴奋性神经元中表达的 $Na_V1.2$ 亚单位。SCN2A 基因变异可与临床表型较轻的癫痫相关，如自限性家族性新生儿-婴儿癫痫、GEFS+、遗传性全面性癫痫；也可与临床表型较重的癫痫相关，如早发性婴儿发育性癫痫性脑病（early-infantile developmental and epileptic encephalopathy，EIDEE）、婴儿癫痫伴游走性局灶性发作（epilepsy of infancy with migrating focal seizures，EIMFS）、婴儿癫痫性痉挛综合征、Lennox-Gastaut 综合征、Dravet 综合征等。SCN2A 基因变异患者可有多种神经发育障碍，包括孤独症谱系障碍、智力障碍和精神分裂症，大多数携带 SCN2A 截短变异的患者没有癫痫发作。功能丧失性和功能获得性的 SCN2A 变异均可导致癫痫发作。携带功能获得性 SCN2A 变异的患者比携带功能丧失性变异的患者可能更早出现癫痫发作及出现更严重的癫痫表型，但应用钠通道阻滞剂往往疗效较好。

（3）SCN8A 基因：SCN8A 编码 $Na_V1.6$ 亚单位，$Na_V1.6$ 亚单位在动作电位启动中起着至关重要的作用。SCN8A 变异所致癫痫的临床表型多样，轻者可表现为自限性家族性婴儿癫痫，重者可以表现为发育性癫痫性脑病。SCN8A 变异所致癫痫的患者常在 18 月龄前出现癫痫发作，可出现不同的发作形式，如局灶性发作、癫痫性痉挛、全面性强直-阵挛发作和失神发作。除癫痫发作之外，携带 SCN8A 致病性变异的癫痫患者可有生长发育迟缓 /

智力障碍及语言问题。此类患者可自幼发育迟缓，也可在癫痫发作后出现智力、运动发育落后或倒退。患者语言功能常受影响，表现为只能说简单的单词或完全不会说话。*SCN8A* 癫痫性脑病患者的脑电图表现为弥漫性中重度背景慢化伴局灶性或多灶性癫痫样放电。与癫痫性脑病相关的 *SCN8A* 变异常为错义变异，且多为功能获得性突变，钠通道阻滞药物疗效好。

2.电压门控钾离子通道基因：目前已发现大约 40 个基因与电压门控钾离子通道相关，钾离子通道包括 4 个亚基，每个亚基有 6 个跨膜结构域。跨膜结构域（S1～S4）构成电压传感器，而结构域（S5 和 S6）构成孔道区域。钾离子通道在静息膜电位、动作电位放电和神经递质的调节中起着至关重要的作用。与发育性癫痫性脑病相关的主要钾离子通道基因如下。

（1）*KCNT1* 基因：*KCNT1* 基因变异相关癫痫是一种谱系疾病，包括常染色体遗传夜间发作性额叶癫痫、婴儿癫痫伴游走性局灶性发作、早发性婴儿发育性癫痫性脑病等。*KCNT1* 编码一个钠离子（$Na^+$）激活的钾离子（$K^+$）通道亚基（$K_{Na}1.1$），在大脑、心脏和肾脏中广泛表达。$K_{Na}1.1$ 通道由 6 个跨膜片段（S1～S6）组成，S5 和 S6 形成孔道区域，末端为钾离子传导的调节结构域（regulators of $K^+$ conductance，RCK）和 NAD+ 结合结构域。目前研究提示，*KCNT1* 基因变异主要集中在 RCK 区域、NAD+ 结合结构域及跨膜片段 S5 区域。$K_{Na}1.1$ 通道可能参与了神经元的放电特性和兴奋性的调节。*KCNT1* 基因变异可能导致钾离子通道电流显著增加，并且钾离子通道功能增加的程度可能与癫痫发作的严重程度呈正相关。

（2）*KCNQ2/KCNQ3* 基因：*KCNQ2* 和 *KCNQ3* 基因编码钾通道 $K_V7.2$ 和 $K_V7.3$，两种基因的变异均可导致发育性癫痫性脑病，也可以与轻微表型的自限性家族性新生儿癫痫相关。*KCNQ2* 所致自限性家族性新生儿癫痫患者的基因变异以家族性遗传的错义变异为主，其他致病变异类型可以为无义变异、移码变异等，并且此类变异主要分布在 *KCNQ2* 蛋白的 S3 和 S4 结构域之间的胞内段。*KCNQ2* 基因相关的早发性婴儿发育性癫痫性脑病常以新发错义变异为主，少数患者可以携带新发移码变异或无义变异。与早发性癫痫性脑病相关的 *KCNQ2* 变异常分布于 *KCNQ2* 蛋白的 S6 结构域及与其相邻的孔道结构域。KCNQ2相关发育性癫痫性脑病常在生后数天内发病，发作形式包括局灶性发作、强直发作、肌阵挛发作等，60%以上患者脑电图呈暴发抑制图形。

3.电压门控钙离子通道基因：电压门控钙离子通道可分为高电压激活和低电压激活通道。根据不同电生理特性可细分为L、P/Q、N、R、T多种亚型，其中L、P/Q、N和R型通道为高电压激活钙离子通道，T型通道为低电压激活钙离子通道。高电压激活的钙离子通道由$\alpha_1$、$\beta$、$\alpha_2\delta$、$\gamma$亚基组成，低电压激活的钙离子通道仅由$\alpha_1$亚基组成。$\alpha_1$是不同亚型钙离子通道的关键亚基，$\alpha_1$亚基包括$Ca_V1$、$Ca_V2$及$Ca_V3$这些主要家族。$Ca_V1.1\sim Ca_V1.4$均属于L型钙离子通道，$Ca_V2.1\sim Ca_V2.3$分别属于P/Q型、N型和R型钙离子通道，$Ca_V3.1\sim Ca_V3.3$均属于T型钙离子通道。目前已知10种基因编码电压门控钙离子通道的$\alpha_1$亚基，分别为编码L型钙离子通道的*CACNA1S*、*CACNA1C*、*CACNA1D*、*CACNA1F*，编码P/Q型钙离子通道的*CACNA1A*，编码N型钙离子通道的*CACNA1B*，编码R型钙离子通道的*CACNA1E*，编码T型钙离子通道的*CACNA1G*、*CACNA1H*、*CACNA1I*。此外，还有编码电压门控钙离子通道辅助亚基的基因，包括编码$\beta$亚基的*CACNB1*$\sim$*CACNB4*，编码$\alpha_2\delta$亚基的*CACNA2D1*$\sim$*CACNA2D4*，以及编码$\gamma$亚基的*CACNG1*$\sim$*CACNG8*。

（1）*CACNA1A*基因：*CACNA1A*基因编码$Ca_V2.1$通道，介导P/Q型钙离子电流。功能获得性和功能丧失性的*CACNA1A*基因变异均可导致发育性癫痫性脑病，遗传方式为常染色体显性遗传。最常见的变异形式为错义变异，具有不完全外显的特点。*CACNA1A*基因变异相关癫痫性脑病多在婴幼儿期发病，其癫痫发作形式多种多样，包括局灶性发作、全面强直-阵挛发作、失神发作、肌阵挛发作、强直发作、痉挛发作等，目前认为失神发作与功能丧失性*CACNA1A*基因变异相关。*CACNA1A*基因变异相关癫痫性脑病易发生癫痫持续状态，主要为局灶运动性癫痫持续状态，部分患儿有发热易诱发癫痫发作的特点。*CACNA1A*基因变异相关癫痫性脑病患者可存在不同程度的智力障碍，且常伴有非癫痫性神经系统异常，包括小脑共济失调、一过性偏瘫、眼球震颤、阵发性非癫痫性运动、肌张力减退、孤独症谱系障碍等。

（2）*CACNA1E* 基因：*CACNA1E* 基因编码 $Ca_V2.3$ 通道，介导 R 型钙离子电流，功能获得性的 *CACNA1E* 基因变异可导致发育性癫痫性脑病，其遗传方式为常染色体显性遗传。*CACNA1E* 基因的主要变异形式为错义变异。*CACNA1E* 基因变异相关癫痫性脑病患者多于出生第 1 年出现癫痫发作，最常见的初始发作形式为痉挛发作，其他发作形式包括肌阵挛发作、局灶运动性发作、全面强直-阵挛发作等。*CACNA1E* 基因变异相关癫痫性脑病患者可有显著的躯干肌张力减低和运动障碍，常伴有痉挛性四肢瘫、先天性关节挛缩、巨头畸形等。目前已发现部分基因型与表型的相关性，携带 *CACNA1E* 基因变异 c.1054G > A（p.Gly352Arg）的患者均有肌张力障碍；携带 *CACNA1E* 基因变异 c.4274C > A（p.Thr1425Asn）和 c.4288G > A（p.Gly1430Arg）的患者临床表型相对更轻。

### （二）配体门控离子通道基因

1.N-甲基-D-天冬氨酸受体相关基因：N-甲基-D-天冬氨酸（N-Methyl-D-aspartic acid，NMDA）受体有 7 个亚单位，包括 GluN1、GluN2A～GluN2D、GluN3A 和 GluN3B。NMDA 的每个亚单位都由其各自的基因 *GRIN1*、*GRIN2A*～*GRIN2D*、*GRIN3A* 和 *GRIN3B* 编码。NMDA 受体由 2 个甘氨酸结合 GluN1 亚单位和 2 个谷氨酸结合 GluN2 亚单位组成。目前认为，NMDA 受体功能丧失性的基因变异可能导致预后较差的临床表型。这些功能丧失性的基因变异通常通过减弱 NMDA 受体对谷氨酸和/或甘氨酸的敏感性，从而减少 NMDA 相关电流和 NMDA 受体蛋白表达量，阻碍 NMDA 受体下游信号转导，最终减弱了 GABA 能神经元的抑制中枢神经兴奋性的作用，导致神经网络的兴奋性增强，出现癫痫发作。另外，NMDA 受体功能增强性的基因变异主要是通过增强 NMDA 受体功能，增加 NMDA 相关电流，最终导致神经网络兴奋性增强并出现癫痫发作。与发育性癫痫性脑病关联的 NMDA 受体相关基因主要包括以下几种。

（1）*GRIN1* 基因：*GRIN1* 编码 GluN1 NMDA 受体亚单位（NR1），在中枢神经系统中高度表达。*GRIN1* 基因变异可导致发育性癫痫性脑病。

*GRIN1* 基因变异患者可表现为癫痫发作、全面性发育迟滞、广泛性脑萎缩、锥体外系症状（如肌张力低下）等。对于携带功能丧失性 *GRIN1* 基因变异的患者，NMDA 受体激活剂可能是一种潜在的治疗选择。

（2）*GRIN2A* 基因：*GRIN2A* 编码 GluN2A NMDA 受体亚单位，广泛表达于中枢神经系统。*GRIN2A* 基因变异可导致癫痫性脑病，如获得性癫痫性失语和癫痫性脑病伴慢波睡眠期持续棘慢波。此外，*GRIN2A* 基因变异也可以导致较轻表型的癫痫，如伴中央颞区棘波的儿童自限性癫痫。

（3）*GRIN2B* 基因：*GRIN2B* 编码 GluN2B NMDA 受体亚单位，该蛋白在大脑发育和脑回路形成中发挥作用。*GRIN2B* 基因变异与早发性婴儿癫痫性脑病相关，如婴儿癫痫性痉挛综合征、Lennox-Gastaut 综合征等。功能获得性和功能丧失性 *GRIN2B* 基因变异均可导致癫痫。除了癫痫发作之外，*GRIN2B* 基因变异患者可存在其他神经发育障碍，如肌张力低下、运动障碍、皮质视觉障碍、皮质发育不良等。

（4）*GRIN2D* 基因：*GRIN2D* 编码 GluN2D NMDA 受体亚单位，并在中间神经元中特异性表达。*GRIN2D* 基因变异与早发性婴儿癫痫性脑病相关。*GRIN2D* 基因变异患者的癫痫发作形式包括局灶性发作、不典型失神发作、强直发作、失张力发作、痉挛发作等。大多数携带 *GRIN2D* 基因变异的癫痫患者为药物难治性。约 56% 的 *GRIN2D* 基因变异患者在癫痫发作前即有生长发育迟滞表现。

2. $GABA_A$ 受体相关基因：神经递质 GABA 主要在神经系统中发挥突触后抑制功能，GABA 可以激活两类受体，即 $GABA_A$ 受体和 $GABA_B$ 受体。与发育性癫痫性脑病相关的主要是 $GABA_A$ 受体相关基因。$GABA_A$ 受体通道为配体门控氯离子通道，主要以异五聚体的形式发挥作用，$GABA_A$ 受体通道的亚单位包括 α、β、γ、δ、ε、π、ψ、ρ 共 8 种，可分为 19 个亚型（包括 $α_1 \sim α_6$、$β_1 \sim β_3$、$γ_1 \sim γ_3$、δ、ε、π、ψ 和 $ρ_1 \sim ρ_3$）。

（1）*GABRA1* 基因：*GABRA1* 基因编码 $GABA_A$ 受体的 $α_1$ 亚单位。在生理过程中，由于大多数神经元细胞内的氯离子浓度比细胞外浓度低，若

# 第四章 发育性癫痫性脑病

GABA激活了$GABA_A$受体，将导致受体通道开放，氯离子流入细胞内，使神经元细胞膜发生超极化，从而减弱了神经元细胞兴奋性。当*GABRA1*基因变异导致$GABA_A$受体功能障碍时，GABA的传递被阻断，引起神经元细胞兴奋性增高，最终导致癫痫发作。目前发现的*GABRA1*基因变异以新生突变为主，少数遗传自父母。在同一家系中，携带同一种*GABRA1*变异的患者表型具有相似性，这有助于指导患者治疗和判断预后。

*GABRA1*基因变异可导致表型较轻的热性惊厥附加症，也可导致表型较重的癫痫性脑病（如Dravet综合征、早发性婴儿发育性癫痫性脑病及婴儿癫痫性痉挛综合征）。对于*GABRA1*基因变异相关癫痫患者，多数患儿在婴儿期起病，癫痫发作形式多样，包括局灶性发作、痉挛发作、全面强直-阵挛发作、肌阵挛发作等，其中局灶性发作、全面强直-阵挛发作较为多见。部分患儿可在发热、闪光刺激等诱因下出现发作。多数*GABRA1*基因变异相关癫痫患者伴有智力、运动发育迟滞及语言发育问题。*GABRA1*基因变异相关癫痫脑病患者在脑电图上可监测到高度失律或暴发抑制图形。

（2）*GABRB2*基因：*GABRB2*基因编码$GABA_A$受体的$\beta_2$亚基，与$\alpha$和$\gamma$亚基结合形成$GABA_A$受体的主要亚型。*GABRB2*变异导致$GABA_A$受体功能减退，削弱了突触后抑制，导致神经网络兴奋性增强。*GABRB2*变异相关癫痫的发作形式多种多样，包括全面强直-阵挛发作、局灶性发作及痉挛发作等，其中以局灶性发作为主。*GABRB2*变异可导致早发性婴儿发育性癫痫性脑病、Dravet综合征、热性惊厥附加症等。发热可能是部分*GABRB2*变异相关癫痫患者的诱发因素。大多数患者伴有智力、运动发育迟滞。*GABRB2*变异相关早发性婴儿发育性癫痫性脑病患者在脑电图上可监测到高度失律或暴发抑制图形。

（3）*GABRB3*基因：*GABRB3*基因编码$GABA_A$受体$\beta_3$亚基。出生时GABRB3蛋白几乎在所有大脑区域高度表达。出生后GABRB3蛋白在丘脑核中表达量迅速减少。GABRB3在丘脑皮质网络兴奋性的调节过程中起重要作用。*GABRB3*基因变异可导致$\beta_3$亚基不能正常与$\gamma_2$亚基配对，从而阻碍了$GABA_A$受体的形成，导致$GABA_A$受体功能障碍。目前多数的癫痫

相关的 *GABRB3* 变异为新生突变。*GABRB3* 变异相关癫痫的发作形式包括全面强直-阵挛发作、强直发作、痉挛发作、失张力发作、肌阵挛发作等。*GABRB3* 变异相关癫痫包括婴儿癫痫性痉挛综合征、Lennox-Gastaut 综合征、儿童失神癫痫、热性惊厥附加症等。多数患者可因发热而诱发癫痫发作。多数患者存在智力、运动发育迟滞，少数患者可伴有孤独症谱系障碍、注意缺陷多动障碍、攻击性行为等。

（4）*GABRG2* 基因：*GABRG2* 基因编码 $GABA_A$ 受体的 $\gamma_2$ 亚基。$\gamma_2$ 亚基在受体运输和突触后膜聚集等方面发挥重要作用。目前报道的病例中以错义变异为主，且变异位点多分布于亚基结构的 N- 末端。目前 *GABRG2* 基因变异可能的致病机制包括：①基因变异影响了 GABRG2 蛋白的表达和/或亚细胞定位；②基因变异影响了受体通道的动力学特性；③显性负性抑制效应；④细胞毒性。*GABRG2* 变异相关癫痫包括 Dravet 综合征、儿童失神癫痫、热性惊厥、GEFS+ 等。

## 二、非离子通道相关基因

一些癫痫相关基因编码调节生理代谢过程的蛋白质，这些蛋白质包括蛋白酶、代谢底物、转运体等。这些基因属于非离子通道相关基因，也可以导致发育性癫痫性脑病（表 4-3）。

1. *SLC2A1* 基因：葡萄糖转运体 1 缺陷综合征（GLUT1-DS）是以早发性癫痫、智力障碍和运动障碍为主要临床特征的疾病。GLUT1-DS 是由 *SLC2A1* 基因变异所致，此基因变异可导致葡萄糖向大脑的转运减少。若患者的癫痫发作与禁食相关或清晨易发病，需警惕 GLUT1-DS。GLUT1-DS 患者可有癫痫发作、智力障碍、运动障碍等。应用抗癫痫发作药物，通常很难控制 GLUT1-DS 患者的癫痫发作。酮体可作为一种能量替代，进入到大脑为患者提供能量。因此，对于 GLUT1-DS 患者，生酮饮食治疗往往能取得好的疗效。

2. *ALDH7A1* 基因：吡哆醇依赖性癫痫（PDE）是一种可治疗的遗传代谢病，为常染色体隐性遗传病。PDE 的典型临床表现为新生儿期或婴儿早期

表 4-3 常见的与发育性癫痫性脑病相关的非离子通道相关基因

| 类型 | 基因 | 类型 | 基因 | 类型 | 基因 |
| --- | --- | --- | --- | --- | --- |
| 转运体相关基因 | ATP1A2, SLC2A1, ARV1, SLC1A4, SLC25A12, SLC6A1, SLC25A22, SLC1A2, SLC13A5, SLC25A10, SLC25A42, ATP1A3, SLC12A5, SLC35A2, SLC9A6 | 细胞生长相关基因 | MTOR, AKT3, NPRL2, STAG1, RNF13, PIK3CA, PPP2CA, ACTL6B, RHOBTB2, TSC1, AKT1, NPRL3, TSC2, PIK3R2, DEPDC5 | 细胞内转运相关基因 | TRAK1, AP2M1, CAMK2G, TBC1D24, NSF, CLTC, ARX |
| 突触相关基因 | CPLX1, PPP3CA, SYNGAP1, ADAM22, STXBP1, DNM1, NECAP1, DMXL2, AP3B2, STX1B, SYNJ1, NRXN1 | 信号转导相关基因 | SZT2, DOCK7, YWHAG, GNAO1, PLCB1, SIK1 | 基因表达相关基因 | PUM1, TSEN2, PURA, MEF2C, KMT2E, CELF2, CUX2, FOXG1, IRF2BPL, CHD2, NEUROD2, MECP2 |
| 线粒体蛋白相关基因 | MFF, FARS2, RMND1, BRAT1, PMPCB, TWNK, DNM1L, POLG, GOT2, TIMM50 | 细胞代谢相关基因 | MTHFR, ST3GAL3, PARS2, HNRNPU, CAD, MDH1, UGP2, BOLA3, ST3GAL5, GAD1, GLS, D2HGDH, UGDH, MANBA, NUS1, MDH2, DENND5A, NARS2, ALG9, FCSK, PNPO, ITPA, ALG13 | 细胞骨架蛋白相关基因 | CYFIP2, PHACTR1, SPTAN1 |
| 蛋白合成/降解相关基因 | DHDDS, ATP6V1A, UBA5, GUF1, VARS1, PLAA, CARS2, AARS1, EEF1A2, PIGP, PIGA | | | | |

出现癫痫发作，常为癫痫持续状态。PDE 的癫痫发作形式包括全面强直-阵挛发作、局灶性发作、痉挛发作等。应用传统的抗癫痫发作药物疗效差，但应用大剂量吡哆醇（维生素 $B_6$）治疗后可达到无发作。

3. *PNPO* 基因：5'-磷酸吡哆醇（胺）氧化酶缺乏症相关发育性癫痫性脑病 [pyridox（am）ine5'-phosphate deficiency-DEE，P5PD-DEE]，病程与吡哆醇依赖性发育性癫痫性脑病类似。P5PD-DEE 患者以早产儿多见，应用传统的抗癫痫发作药物疗效差。*PNPO* 双等位基因变异是导致 P5PD-DEE 的原因。若患者尝试 5'-磷酸吡哆醛或吡哆醇治疗有效，建议进行基因检测明确患者是否存在 *PNPO* 基因致病性变异。脑脊液检查对诊断也有帮助，P5PD-DEE 患者脑脊液中的 5'-磷酸吡哆醇水平下降。

4. *CDKL5* 基因：*CDKL5* 相关发育性癫痫性脑病是由 *CDKL5* 基因致病性变异所致，X 连锁遗传，男女患病比例约为 1∶4。*CDKL5* 相关发育性癫痫性脑病患者通常生后 3 个月内即出现癫痫发作，可伴显著的肌张力下降，特征性的发作表现为序贯性的过度运动–强直–痉挛发作。癫痫起病时即有生长发育迟滞，绝大多数的 *CDKL5* 相关发育性癫痫性脑病患者存在重度至极重度全面性发育迟滞。*CDKL5* 截短变异所致的临床表型相对较重，错义变异的临床表型相对较轻。*CDKL5* 所致癫痫为药物难治性癫痫。

5. *PCDH19* 基因：*PCDH19* 基因变异可导致 *PCDH19* 丛集性癫痫，属于特殊的 X 连锁遗传病。*PCDH19* 丛集性癫痫患者常为 *PCDH19* 杂合子变异的女性或 *PCDH19* 变异嵌合体的男性。细胞干扰学说是目前认为的 *PCDH19* 基因变异的主要致病机制，即不同基因型的细胞组群同时存在一个个体中才会发病。大多数患者在 3 岁以内起病，常表现为发热诱发的丛集性短暂癫痫发作，以局灶性发作为主，其次为全面强直-阵挛发作、强直发作、阵挛发作、不典型失神发作、肌阵挛发作相对较少。少数患儿可出现癫痫持续状态，约 2/3 的患者存在不同程度的智力障碍和精神症状。

（姜玉武　谢　涵）

## 参考文献

[1] ZUBERI S M, WIRRELL E, YOZAWITZ E, et al. ILAE classification and definition of epilepsy syndromes with onset in neonates and infants: position statement by the ILAE Task Force on Nosology and Definitions. Epilepsia, 2022, 63(6):1349-1397.

[2] FAN H C, YANG M T, LIN L C, et al. Clinical and genetic features of Dravet syndrome: a prime example of the role of precision medicine in genetic epilepsy. Int J Mol Sci, 2023, 25(1):31.

[3] OYRER J, MALJEVIC S, SCHEFFER I E, et al. Ion channels in genetic epilepsy: from genes and mechanisms to disease-targeted therapies. Pharmacol Rev, 2018, 70(1):142-173.

[4] GUERRINI R, CONTI V, MANTEGAZZA M, et al. Developmental and epileptic encephalopathies: from genetic heterogeneity to phenotypic continuum. Physiol Rev, 2023, 103(1):433-513.

[5] HAWKINS N A, ANDERSON L L, GERTLER T S, et al. Screening of conventional anticonvulsants in a genetic mouse model of epilepsy. Ann Clin Transl Neurol, 2017, 4(5):326-339.

[6] WOLFF M, JOHANNESEN K M, HEDRICH U B S, et al. Genetic and phenotypic heterogeneity suggest therapeutic implications in *SCN2A*-related disorders. Brain, 2017, 140(5):1316-1336.

[7] YAO X, GAO S, YAN N. Structural biology of voltage-gated calcium channels. Channels(Austin), 2024, 18(1):2290807.

[8] YE J, TANG S, MIAO P, et al. Clinical analysis and functional characterization

of KCNQ2-related developmental and epileptic encephalopathy. Front Mol Neurosci,2023,16:1205265.

[9] LI D,YUAN H,ORTIZ-GONZALEZ X R,et al. GRIN2D recurrent de novo dominant mutation causes a severe epileptic encephalopathy treatable with NMDA receptor channel blockers. Am J Hum Genet,2016,99(4):802-816.

[10] DEPIENNE C,BOUTEILLER D,KEREN B,et al. Sporadic infantile epileptic encephalopathy caused by mutations in *PCDH19* resembles Dravet syndrome but mainly affects females. PLoS Genet,2009,5(2):e1000381.

# 第五章

# 不同年龄起病的遗传性癫痫综合征

## 第一节　癫痫综合征概述

### 一、癫痫综合征的定义

2017年ILAE提出癫痫综合征的新定义。癫痫综合征是指一组具有特征性临床和脑电图表型，且通常具有特定病因（结构、遗传、代谢、免疫和感染）的癫痫疾病。

明确癫痫综合征的诊断对于判断预后和治疗有重要指导作用。同一种癫痫综合征病因可不同，癫痫综合征的病因是决定预后的关键。例如，婴儿癫痫性痉挛综合征可由结构性、代谢性、遗传性等不同的病因导致，病因不同对治疗方法的选择和预后均有重要影响。

### 二、癫痫综合征的分类

2022年ILAE提出了癫痫综合征的新分类方法，先依据起病年龄分类，再依据其他特点（包括发作类型、病程和病因）进一步分组，总体分为4大类。①新生儿及婴儿期起病的癫痫综合征：进一步依据病因和病程分为自限性癫痫综合征、发育性癫痫性脑病和病因特异性癫痫性脑病；②儿童期起病的癫痫综合征：进一步依据发作类型、病程和病因分为自限性局灶性癫痫综合征、遗传性全面性癫痫综合征和发育性癫痫性脑病或癫痫性脑病；③起病年龄可变的癫痫综合征：进一步依据病因和发作类型分为遗传性、结构性或遗传-结构性病因的局灶性癫痫综合征、特定病因的局灶性癫痫综合征、兼有全面性和局灶性的癫痫综合征、发育性癫痫性脑病/癫痫性脑病或进行性神经系统功能退化；④特发性全面性癫痫综合征：包括儿童失神癫痫、青少年失神癫痫、青少年肌阵挛癫痫和仅有全面强直-阵挛发作的癫痫（epilepsy with generalized tonic-clonic seizures alone，GTCA），其中儿童失神癫痫也

# 第五章　不同年龄起病的遗传性癫痫综合征

可归为儿童期起病的遗传性全面性癫痫综合征。癫痫综合征的具体分类见表5-1，本章主要介绍遗传因素相关的癫痫综合征。

表5-1　2022年ILAE对癫痫综合征的分类

| 依据起病年龄分类 | 依据其他特点分组 |
| --- | --- |
| 1. 新生儿及婴儿期起病的癫痫综合征 | **自限性癫痫综合征**<br>自限性（家族性）新生儿癫痫（SeLNE）<br>自限性家族性新生儿-婴儿癫痫（SeLFNIE）<br>自限性（家族性）婴儿癫痫（SeLIE）<br>遗传性癫痫伴热性惊厥附加症（GEFS+）<br>婴儿肌阵挛癫痫（MEI）<br>**发育性癫痫性脑病（DEE）**<br>早发性婴儿发育性癫痫性脑病（EIDEE）<br>婴儿癫痫伴游走性局灶性发作（EIMFS）<br>婴儿癫痫性痉挛综合征（IESS）<br>Dravet综合征<br>**病因特异性癫痫性脑病**<br>*KCNQ2*相关发育性癫痫性脑病（*KCNQ2*-DEE）<br>吡哆醇依赖性发育性癫痫性脑病（PD-DEE）<br>5'-磷酸吡哆醛（胺）氧化酶缺乏症相关发育性癫痫性脑病（P5 PD-DEE）<br>*CDKL5*相关发育性癫痫性脑病（*CDKL5*-DEE）<br>*PCDH19*丛集性癫痫<br>葡萄糖转运体1缺陷综合征（GLUT1-DS）<br>Sturge-Weber综合征<br>伴下丘脑错构瘤的痴笑性发作 |
| 2. 儿童期起病的癫痫综合征 | **自限性局灶性癫痫综合征**<br>自限性癫痫伴中央颞区棘波（SeLECTS）<br>自限性癫痫伴自主神经发作（SeLEAS）<br>儿童枕叶视觉癫痫（COVE）<br>光敏性枕叶癫痫（POLE）<br>**遗传性全面性癫痫综合征**<br>眼睑肌阵挛癫痫（EEM）<br>肌阵挛失神癫痫（EMA）<br>儿童失神癫痫（CAE）<br>**发育性癫痫性脑病或癫痫性脑病**<br>肌阵挛-失张力癫痫（MAE）<br>Lennox-Gastaut综合征（LGS）<br>发育性癫痫性脑病伴睡眠期棘慢波激活（DEE-SWAS）<br>癫痫性脑病伴睡眠期棘慢波激活（EE-SWAS）<br>热性感染相关性癫痫综合征<br>偏侧惊厥-偏瘫-癫痫综合征 |

续表

| 依据起病年龄分类 | 依据其他特点分组 |
|---|---|
| 3. 起病年龄可变的癫痫综合征 | **遗传性、结构性或遗传-结构性病因的局灶性癫痫综合征**<br>睡眠相关过度运动性癫痫 (SHE)<br>家族性内侧颞叶癫痫 (FMTLE)<br>伴可变灶的家族性局灶性癫痫 (FFEVF)<br>伴听觉特征的癫痫 (EAF)<br>**特定病因的局灶性癫痫综合征**<br>伴海马硬化的内侧颞叶癫痫 (MTLE-HS)<br>Rasmussen 综合征<br>**兼有全面性和局灶性的癫痫综合征**<br>阅读诱发的癫痫 (EwRIS)<br>**发育性癫痫性脑病/癫痫性脑病或进行性神经系统功能退化**<br>进行性肌阵挛癫痫（PME） |
| 4. 特发性全面性癫痫综合征（IGE） | 儿童失神癫痫 (CAE)<br>青少年失神癫痫 (JAE)<br>青少年肌阵挛癫痫 (JME)<br>仅有全面强直-阵挛发作的癫痫 (GTCA) |

## 三、遗传性癫痫综合征

遗传性癫痫综合征是指病因为遗传因素的癫痫综合征，可为单基因变异（如 *KCNQ2* 基因变异导致的自限性家族性新生儿癫痫）或染色体异常（如 21-三体综合征或 1p36 缺失导致的婴儿癫痫性痉挛综合征），也可为复杂遗传（如儿童失神癫痫）。本章主要介绍不同年龄起病的遗传性癫痫综合征。

（张月华）

第五章 不同年龄起病的遗传性癫痫综合征

## 第二节 新生儿及婴儿期起病的癫痫综合征

【自限性癫痫综合征】

### 一、自限性（家族性）新生儿癫痫

#### （一）概述

自限性（家族性）新生儿癫痫（SeLNE）包括自限性新生儿癫痫和自限性家族性新生儿癫痫，二者具有相似的临床和电生理特征，可以根据有无家族史进行区分。自限性家族性新生儿癫痫既往又称良性家族性新生儿癫痫（benign familial neonatal epilepsy，BFNE）或良性家族性新生儿惊厥（benign familial neonatal convulsions，BFNC 或 benign familial neonatal seizures，BFNS）。1964 年 Rett 首次报道了新生儿期起病且有家族史的良性癫痫病例。2001 年 ILAE 建议将 BFNS 作为独立的癫痫综合征，并归入家族性局灶性癫痫一组。2010 年 ILAE 将其更名为 BFNE。2022 年 ILAE 考虑其可能出现自发缓解特点，将其归入自限性癫痫一组。

SeLNE 为新生儿期起病的自限性癫痫综合征，该综合征发病率为 5.3/10 万。SeLNE 表现为常染色体显性遗传，存在不完全外显。自限性新生儿癫痫可由 *KCNQ2* 或 *KCNQ3* 基因新生致病变异所致。自限性家族性新生儿癫痫患儿有 SeLNE 家族史，超过 90% 家系存在致病基因变异，其中 *KCNQ2* 基因致病变异是该综合征的最常见原因（占比超过 80%），而 *KCNQ3* 和 *SCN2A* 基因致病变异见于较少患儿。本病的临床特点为多见于足月儿，以生后 1 周起病的局灶性强直或局灶性阵挛为特征，可能进展为序贯性发作，癫痫发作可呈丛集性（24 小时内发作次数≥2 次）；出生时一般情况良好，起病前后精神、运动发育正常；本病癫痫发作呈自限性或对抗癫痫发作药物反应良好，发作通常在 6 月龄前缓解，多数在生后 6 周内停止，预后良好。

### （二）临床表现

在生后 1 周内起病，足月儿在生后的第 2～7 天起病，早产儿可能在校正胎龄 40 周左右出现症状。癫痫发作的特点是局灶性强直性发作，累及头部、面部和肢体，这些发作可按顺序发展，强直性发作、阵挛发作、肌阵挛发作和自主神经发作相继出现，没有固定模式的发作；在发作中或发作之间常有侧别改变，可伴喉中发声和 / 或自动症；自主神经症状如呼吸暂停和发绀，可出现在 1/3 的癫痫发作中，也可能是主要的症状。癫痫发作可能在数小时或数天内发生，患儿在 2 次发作间期表现正常，神经系统检查正常。

### （三）辅助检查

1. 脑电图：脑电背景可能正常，也可能是轻微非特异性异常。约 2/3 的 SeLNE 患儿发作间期脑电图可正常，或可见局灶性癫痫样放电，多见于中央区、中颞区或额颞区。发作频繁阶段，可能见到局灶性或广泛性慢波，但无暴发抑制或明显的持续性慢波。典型的发作期脑电图表现为持续 20 秒以上的电压下降，随后出现反复的棘波，放电部位以中颞区为主，通常是双侧非同步化放电，并向对侧播散。

2. 头颅 MRI：未见异常。

3. 基因检测：自限性新生儿癫痫可由 *KCNQ2* 或 *KCNQ3* 基因新生致病变异所致。大样本研究发现，自限性家族性新生儿癫痫家系致病变异检出率高，超过 90% 家系可检出致病基因变异，其中 *KCNQ2* 突变家系约占 82%，*KCNQ3* 突变家系约占 3%，*SCN2A* 突变家系约占 6%，仍有少数家系未明确致病基因。

### （四）诊断标准

SeLNE 的临床诊断标准如下：①新生儿期起病；②癫痫发作以局灶性强直发作为特征，不同发作中常有侧别交替现象，并可演变为双侧强直性或阵挛性发作，发作多有丛集性特点（24 小时内发作≥ 2 次）；③脑电图背景多正常，发作间期脑电图正常或见局灶性癫痫样放电，发作期典型脑电图表现为电压下降及随后出现反复的棘波；④头颅影像学检查无异常；⑤排除了低血钙、低血糖等代谢紊乱导致的惊厥；⑥起病前后智力、运动发育正常；

⑦自限性家族性新生儿癫痫患儿有新生儿癫痫家族史，遗传模式符合常染色体显性遗传；⑧发作呈自限性或对抗癫痫发作药物反应良好。

**（五）鉴别诊断**

1. 急性症状性惊厥：由缺氧缺血性脑病、代谢性病因、电解质紊乱和脑卒中引起的惊厥比 SeLNE 更常见，癫痫发作往往出现在出生后的第1天或者更早，且持续的时间更长，脑病的存在可除外 SeLNE。

2. 新生儿睡眠肌阵挛：是最常见的非癫痫症状，发作常出现在生后第1天至第3周，高峰在第7天，表现为正常新生儿非快速眼动睡眠期的肌阵挛发作，主要影响上肢的远端，为单侧或双侧性，持续2～20秒，偶丛集性重复发作。仅在睡眠中出现，且发作时同期睡眠脑电图正常有助于鉴别。

**（六）治疗及预后**

SeLNE 呈自限性或对抗癫痫发作药物反应良好，多数在6个月前缓解，大多数在出生后6周内停止，预后良好。如果已经开始服用抗癫痫发作药物，通常可在数周内停止发作。研究报道提示，约1/3的患儿在后期再次出现癫痫发作，包括热性惊厥、丛集性局灶性癫痫发作、孤立的全面强直-阵挛发作，以及少数伴有中央-颞区棘慢波的自限性癫痫。本病患儿发育通常正常，少数可有学习困难或轻微的运动受累。

**（七）典型病例**

患儿，女，11个月19天，主因"间断抽搐11个月"就诊。

现病史：患儿生后第3天出现抽搐，表现为双眼闭目或凝视，颜面潮红，口唇紧闭，头偏向一侧，四肢僵硬抖动，多数持续10～20秒，最长持续5分钟，几乎每天发作，频繁时1天内发作14次，病初加用苯巴比妥发作控制8个月，停用药物1个月后患儿再次出现发作，发作形式同前，持续10余秒缓解，予加用左乙拉西坦片，近2.5个月无发作。

既往史、个人史：围产期无特殊，患儿智力、运动发育正常。

家族史：患儿家系图见图5-1。患儿母亲生后第2天出现抽搐发作，发作具体表现不详，服用丙戊酸后发作控制，1岁时停药，停药后未再发作（Ⅱ-4）；患儿大姨的女儿（表姐）生后第3天出现抽搐发作2次，发作表现为双眼凝视，头偏向一侧，四肢僵硬抖动，持续时间小于1分钟，未用药，现3岁无发作（Ⅲ-1）。

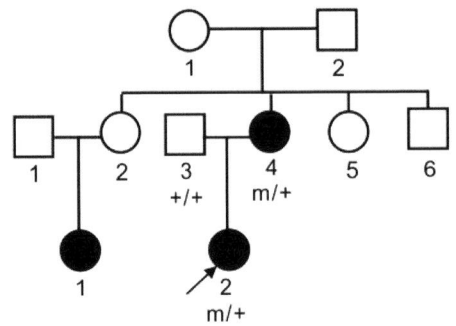

图 5-1　患儿家系图

体格检查：神清，精神反应好，心肺腹未见异常，神经系统查体未见异常。

辅助检查：视频脑电图示生后第6天，异常-安静睡眠期可见较多的交替图形，高波幅段夹杂有少量多灶性棘波，尖波散发或簇发。生后第21天，轻度异常-安静睡眠期可见少量交替图形，双侧额、中线区见少量不规则高波幅棘波、尖波。多次复查视频脑电图（3个月、5个月和9个月）示正常。头颅MRI（1个月、6个月和1岁）示正常。基因检测，患儿靶向捕获二代测序癫痫基因包检测提示患儿*KCNQ2*基因存在杂合变异c.2506G＞T（p.E836X），即第836位的谷氨酸被终止密码子替代，患儿母亲携带相同变异，患儿父亲未携带该变异。

## 二、自限性家族性新生儿-婴儿癫痫

### （一）概述

自限性家族性新生儿-婴儿癫痫（SeLFNIE）是一种起病年龄介于自限性（家族性）新生儿癫痫和自限性（家族性）婴儿癫痫之间的癫痫综合征，既往又称良性家族性新生儿-婴儿惊厥（benign familial neonatal-infantile seizures，BFNIS）。1983年Kaplan和Lacey首次报道了同时有新生儿期起病和婴儿期起病受累者的良性癫痫家系，并将其命名为BFNIS。2022年ILAE将其归入自限性癫痫一组。

SeLFNIE是一种常染色体显性遗传性癫痫综合征，家系中不同的家庭成员可在新生儿或婴儿期起病，该综合征的主要致病基因为*SCN2A*基因和

*KCNQ2* 基因。本病临床特点为发病通常在生后第 1 天至第 23 个月起病，症状类似于自限性新生儿癫痫，具有局灶性阵挛或局灶性强直特征，通常有丛集性发作特点；出生史正常，起病前后精神、运动发育正常；多数患儿在 12~24 月龄发作缓解，且容易通过抗癫痫发作药物控制。

### （二）临床表现

通常在生后第 1 天至第 23 个月起病，多数在 7 月龄前起病，家系中不同受累成员可在新生儿或婴儿期起病。癫痫发作的主要局灶性特征是头眼偏斜，随后是其他强直性和阵挛性发作特征，可演变为双侧强直-阵挛性发作，部分患者有明显的呼吸暂停和凝视表现。癫痫发作的持续时间持续数十秒至数分钟不等，均为无热发作，很少有发热诱发的癫痫发作。

### （三）辅助检查

1. 脑电图：脑电图背景正常，在癫痫发作频繁阶段，可见到后头部为著的局灶性放电或广泛性慢波。

2. 头颅 MRI：患儿头颅 MRI 未见异常。

3. 基因检测：研究发现 *SCN2A* 基因和 *KCNQ2* 基因是 SeLFNIE 的主要致病基因。相对大样本的家系研究报道，SeLFNIE 的基因突变检出率高，阳性率可高达 89%，其中 *KCNQ2* 致病变异家系约占 67%，*SCN2A* 致病变异家系约占 22%，仍有少数家系未明确致病基因。

### （四）诊断标准

SeLFNIE 的临床诊断标准如下：①在新生儿期或婴儿期起病；②癫痫发作以局灶性强直发作伴有头眼偏斜为特征，并有其他强直性和阵挛性特征，有可能演变为双侧强直-阵挛性发作，多有丛集性发作（即 24 小时内发作 ≥ 2 次）特点；③脑电图背景正常，发作间期无典型癫痫样放电，发作期脑电图可为局灶起源的癫痫样放电；④头颅影像学检查无异常；⑤排除了低血钙、低血糖等代谢紊乱导致的惊厥；⑥起病前后智力、运动发育正常；⑦有自限性新生儿癫痫或自限性婴儿癫痫家族史，家系中所有受累成员均在第 1 天至第 23 个月起病或同时有新生儿期或婴儿期起病受累者，遗传模式符合常染色体显性遗传；⑧发作呈自限性或对抗癫痫发作药物反应良好。

### (五)鉴别诊断

1. 自限性家族性新生儿癫痫：同属自限性癫痫，主要鉴别点为患儿起病时处于新生儿期，生后第 2～7 天，其他症状和脑电图特征类似；而患儿必须有家族史，且家系中至少有 2 例受累者年龄涵盖新生儿期至婴儿期。

2. 自限性家族性婴儿癫痫：同属自限性癫痫，主要鉴别点为患儿起病时处于婴儿期，为生后 3～20 个月，高峰起病年龄为 6 月龄，其他症状和脑电图特征类似；而 SeLFNIE 患儿必须有家族史，且家系中至少有 2 例受累者年龄涵盖新生儿期至婴儿期。

3. 婴儿癫痫伴游走性局灶性发作：是一种发育性癫痫性脑病，1 岁内起病，以局灶性癫痫发作起病，同一发作中的脑电图呈游走性模式，癫痫发作频繁、持续时间较长，可有癫痫持续状态，伴有严重的脑病，多种药物不能控制发作，主要病因为遗传因素，最常见的致病基因为 *KCNT1* 基因。

### (六)治疗及预后

SeLFNIE 呈自限性或对抗癫痫发作药物反应良好，本病癫痫发作频率差异较大，部分患儿可仅有数次癫痫发作，不需要治疗，自发缓解，部分患儿可频繁发作甚至丛集性发作，每天出现多次发作，应用抗癫痫发作药物容易控制发作。癫痫发作在 12～24 月龄缓解，亦无运动障碍出现。

### (七)典型病例

患儿，男，2 个月 18 天，主因"间断抽搐 7 天"就诊。

现病史：患儿生后 71 天出现抽搐，清醒及睡眠时均可发生，均为无热抽搐，表现为双眼向一侧凝视，口唇无青紫，双上肢屈曲内收，双下肢屈曲抖动，有时发作伴颜面发红，持续数秒缓解，每天最多发作 4 次，发作后困倦，发作间期如常，予加用奥卡西平（0.5 mL 每日 2 次）后发作完全控制，现未再观察到抽搐发作。

既往史、个人史：围产期无特殊，患儿智力、运动发育正常。

家族史：患儿家系图见图 5-2。患儿家系中有 5 人（Ⅰ-1、Ⅱ-1、Ⅱ-3、Ⅱ-7 和Ⅲ-2）发生过抽搐，均在生后 70 天左右出现，未口服抗癫痫发作药物，于生后 3.5 个月自行缓解，之后未再出现发作。

# 第五章 不同年龄起病的遗传性癫痫综合征

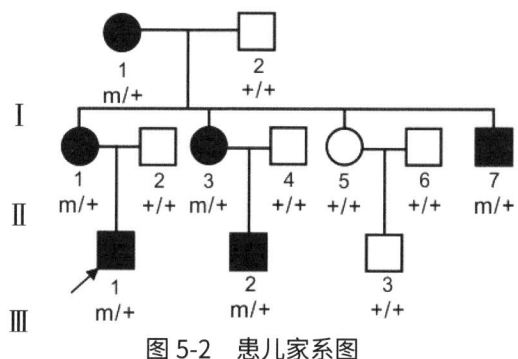

图 5-2 患儿家系图

**体格检查**：神清，精神反应好，心肺腹未见异常，神经系统查体未见异常。

**辅助检查**：视频脑电图（生后 71 天）示正常。头颅 MRI（生后 71 天）示正常。

**基因检测**：患儿靶向捕获二代测序癫痫基因包检测提示患儿 *SCN2A* 基因存在杂合变异 c.2627A＞G（p.N876S），即第 876 位的天冬酰胺被丝氨酸替代，患儿母亲携带相同变异，患儿父亲未携带该变异。Sanger 测序（图 5-3）示患儿的 *SCN2A* 基因存在杂合变异 c.2627A＞G（p.N876S），遗传自患儿母亲。

**诊断**：癫痫，局灶性发作，自限性家族性新生儿-婴儿癫痫。

**治疗与随访**：患儿服用奥卡西平后发作控制，末次发作为生后 75 天，1 岁患儿家长自行停用药物，停药后未见抽搐发作，末次随访年龄 2 岁，患儿持续未见抽搐发作。

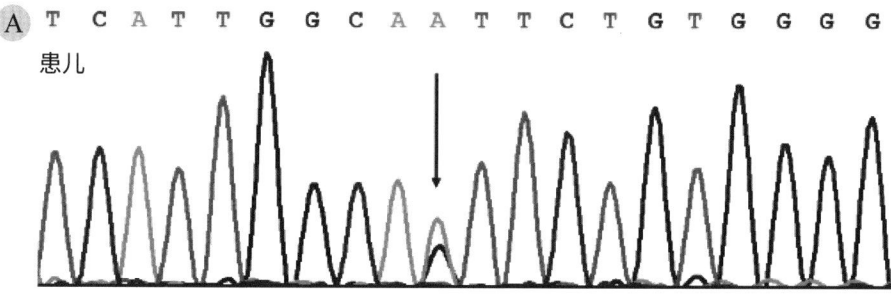

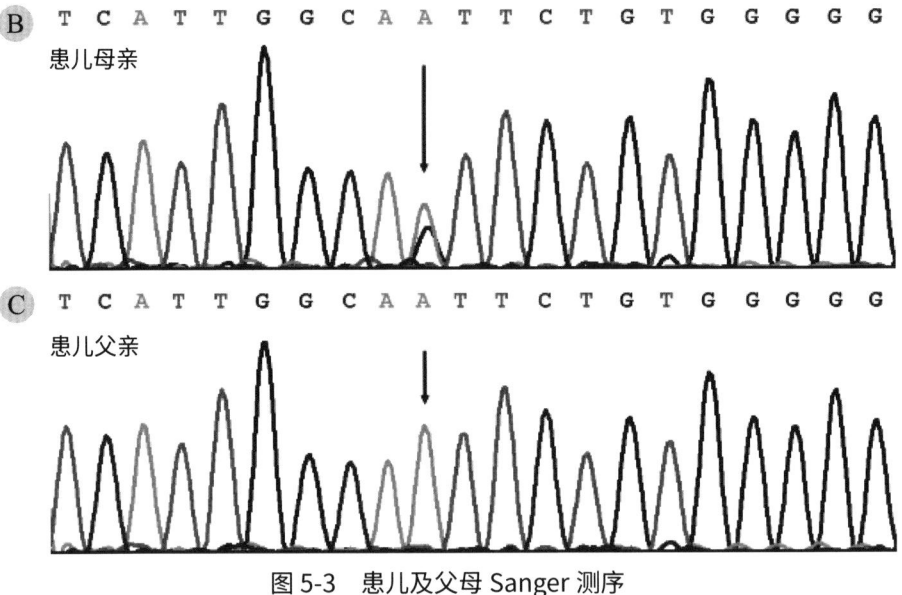

图 5-3　患儿及父母 Sanger 测序

## 三、自限性（家族性）婴儿癫痫

### （一）概述

自限性（家族性）婴儿癫痫（SeLIE）包括自限性婴儿癫痫和自限性家族性婴儿癫痫，二者具有相似的临床和电生理特征，可以根据有无家族史进行区分。自限性家族性婴儿癫痫既往又称良性家族性婴儿癫痫（benign familial infantile epilepsy，BFIE）或良性家族性婴儿惊厥（benign familial infantile convulsions，BFIC 或 benign familial infantile seizures，BFIS）。本病1992年由 Vigevano 等首次报道。2001年 ILAE 建议将 BFIC 作为独立的癫痫综合征，归入家族性局灶性癫痫一组，命名为 BFIS。2010年 ILAE 将其更名为 BFIE。2022年 ILAE 将其归入自限性癫痫一组。

SeLIE 是一种以婴儿期起病为特征的癫痫综合征，该综合征相对常见，发病率估计为14.2/10万，占2岁前起病的所有癫痫的7%～9%。自限性家族性婴儿癫痫表现为常染色体显性遗传，存在外显率不全现象。*PRRT2* 基因致病变异是 SeLIE 最常见的致病基因。本病的临床特点是发病年龄为3～20月龄，高峰起病年龄为6月龄，以局灶性癫痫发作为特征，发作持续时间短暂，但可频繁发作，或呈丛集性发作；出生史正常，起病前后精神、运动发育正常；通常在起病后1年内缓解，少数患儿癫痫发作持续到更大年龄或出现运动障碍。

### （二）临床表现

起病年龄为3～20月龄，高峰起病年龄为6月龄。局灶性癫痫发作是诊断本综合征的必备性症状，表现为行为停止、发绀、意识受损的凝视、自动症、头或眼偏转和阵挛性运动。不同时间局灶性阵挛发作可以从一侧转移到另一侧，并进展为双侧强直-阵挛发作，但在同一发作中不会从一侧转移到另一侧。癫痫发作持续时间很短（<3分钟），但可频繁发作（如发病时1～3天每天发作5～10次）。1/3的患者在频繁发作开始前10～15天出现单次孤立发作。部分患儿可能发生长时间的癫痫发作。

### （三）辅助检查

1. 脑电图：SeLIE患儿脑电图背景正常，发作期可出现局灶性慢波。发作间期脑电图大多正常，但可出现慢波睡眠期中线棘波这种正常变异。若存在持续性的某个区域局灶性慢波，则应考虑脑结构异常。弥漫性、持续性慢波提示可能存在其他癫痫综合征。发作期脑电图的特点是局灶性放电，以颞区或后头部多见，并可扩散到双侧半球。同一患儿不同的癫痫发作，发作可起源于不同的脑叶甚至不同的半球，但同一发作中脑电图并不表现为游走性模式。

2. 头颅MRI：未见异常。

3. 基因检测：目前认为*PRRT2*基因是SeLIE的主要致病基因，在自限性家族性婴儿癫痫家系中，*PRRT2*突变检出率高达69%～86%，该基因变异存在热点突变，包括c.649dupC和c.649delC，其中c.649dupC最为常见。其他与本综合征相关的少见基因包括*SCN8A*和*SCN2A*基因。

### （四）诊断标准

SeLIE的临床诊断标准如下：①婴儿期起病；②癫痫发作以局灶性发作为特征，不同时间发作常有侧别交替现象，并可演变为双侧强直-阵挛性发作，发作多有丛集性特点（24小时内发作≥2次）；③脑电图背景正常，发作间期脑电图正常，发作期脑电图为局灶起源的癫痫样放电；④头颅影像学检查无异常；⑤排除了低血钙、低血糖等代谢紊乱导致的惊厥；⑥起病前后智力、运动发育正常；⑦自限性家族性婴儿癫痫患儿有婴儿癫痫家族史，遗传模式符合常染色体显性遗传；⑧发作呈自限性或对抗癫痫发作药物反应良好。

**（五）鉴别诊断**

1.自限性家族性新生儿-婴儿癫痫：同属自限性癫痫，家系中不同的受累家系成员可在新生儿或婴儿期起病，生后第 2 天至 7 月龄起病，具有局灶性阵挛或局灶性强直特征，通常有丛集性发作，发育正常，主要致病基因变异包括 KCNQ2 基因和 SCN2A 基因，主要鉴别点在于家系受累成员起病年龄范围。

2.婴儿癫痫伴游走性局灶性发作：是一种发育性癫痫性脑病，1 岁内起病，以局灶性癫痫发作起病，同一发作中的脑电图呈游走性模式，癫痫发作频繁、持续时间较长，可有癫痫持续状态，伴有严重的脑病，多种药物不能控制发作，主要病因为遗传因素，最常见的致病基因为 KCNT1 基因。

3.Dravet 综合征：既往称为婴儿严重肌阵挛癫痫，属于发育性癫痫性脑病，1 岁以内常以热性惊厥起病，病程中可出现多种无热发作，包括强直-阵挛发作、半侧阵挛发作、局灶性发作、肌阵挛发作和不典型失神等，发作具有热敏感性，易出现癫痫持续状态，多数患儿应用抗癫痫发作药物疗效差；1 岁以内智力、运动发育正常，以后逐渐出现精神、运动发育落后或倒退，该综合征最常见的致病基因为 SCN1A 基因。

**（六）治疗及预后**

SeLIE 呈自限性或对抗癫痫发作药物反应良好，癫痫发作可能在起病时较频繁，通常在起病后 1 年内发作缓解，少数患者癫痫发作可持续到更大年龄。部分患者在儿童期、青少年期或成年期出现运动障碍，多为阵发性运动诱发性运动障碍，应用卡马西平或奥卡西平可以控制运动障碍的发作，预后良好。

**（七）典型病例**

患儿，女，9 月龄，主因"间断抽搐 4 个月"就诊。

# 第五章 不同年龄起病的遗传性癫痫综合征

现病史：患儿5月龄出现抽搐发作，均为无热发作，首次发作表现为双眼上翻，四肢抖动，口唇青紫，持续1~2分钟缓解，1天内共发作8次，未予特殊处理。2个月后患儿7月龄再次出现抽搐发作，表现为傻笑，全身发软，持续约1分钟缓解，间隔10~15天发作1次，1天内最多发作3次。未服用抗癫痫发作药物。

既往史、个人史：患儿围产期无特殊，智力、运动发育正常。

家族史：患儿家系图见图5-4。患儿家族中有7人有癫痫病史。患儿母亲（Ⅳ-6）生后5个月发作1次，当天共发作7~8次，之后未再发作；患儿舅舅（Ⅳ-9）生后2个月发作，现9岁，末次发作在3个月前；患儿外祖父（Ⅲ-9）1岁内出现数次发作，2~9岁无发作，10岁时有1次全面强直-阵挛发作，之后未再发作；患儿外祖父的母亲（Ⅱ-3）1岁内抽搐发作1次；患儿外祖父的母亲的妹妹（Ⅱ-5）1岁内发作多次，之后未再发作；患儿外祖父母亲哥哥的外孙女（Ⅳ-1）1岁左右仅发作1次；患儿外祖父的母亲的哥哥的孙子（Ⅳ-4）1岁左右抽搐发作1次，表现为眼向一侧斜，四肢未抽，之后未再发作。

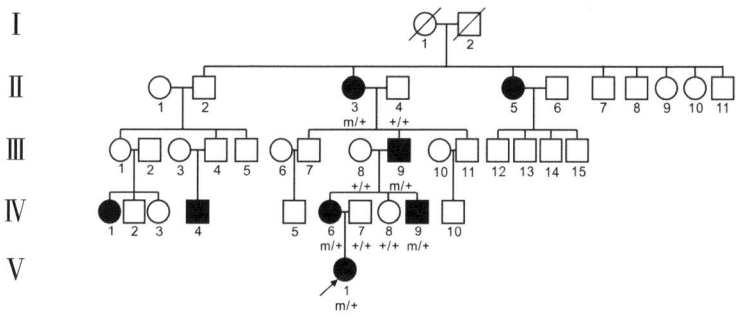

图5-4 患儿家系图

体格检查：神清，精神反应好，心肺腹未见异常，神经系统查体未见异常。

辅助检查：动态脑电图（3月龄）示睡眠期双侧颞区棘慢波、多棘慢波。头颅MRI（9月龄）示正常。基因检测，患儿PRRT2基因Sanger测序检测提示患儿PRRT2基因存在杂合变异c.649_650insC（p.R217PfsX8），即第

649 位插入碱基 C 所导致的移码变异，患儿家系中 7 人（Ⅳ-6、Ⅳ-9、Ⅲ-9、Ⅱ-3、Ⅱ-5、Ⅳ-1 和Ⅳ-4）有癫痫发作病史者均携带该变异，患儿父亲未携带相同变异。Sanger 测序见图 5-5。

诊断：癫痫，局灶性发作，自限性家族性婴儿癫痫。

治疗与随访：患儿就诊后开始加用奥卡西平，后未见抽搐发作，随访至 2 岁停用奥卡西平，停药后未再发作；家系中受累成员患儿舅舅，服用的卡马西平，偶有局灶性发作。所有家系受累成员随访过程中均无运动障碍出现。

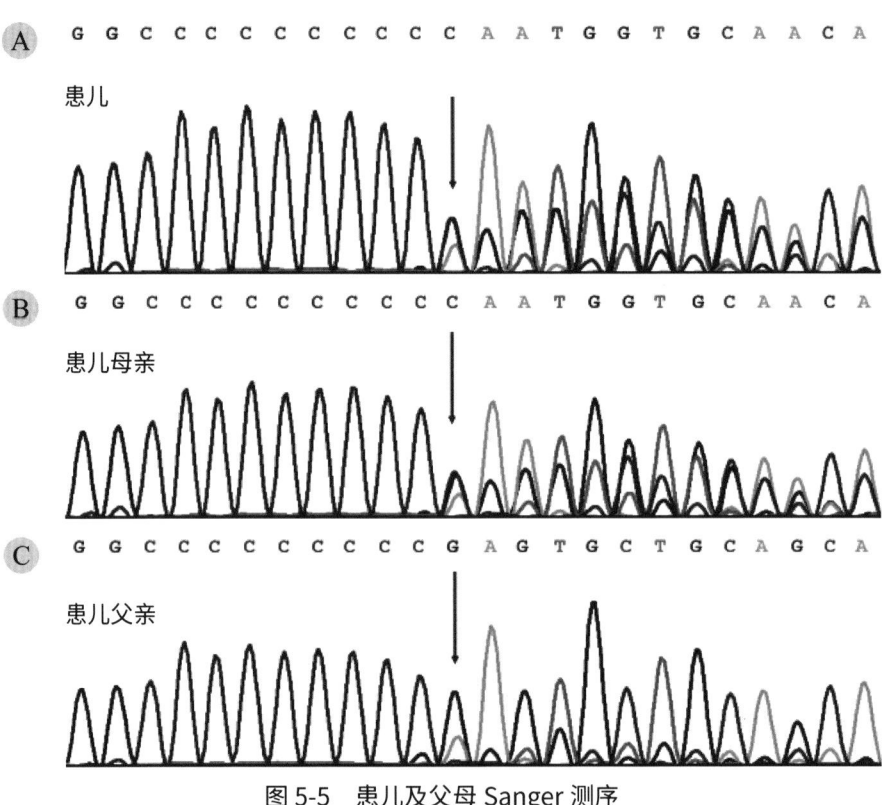

图 5-5 患儿及父母 Sanger 测序

## 四、遗传性癫痫伴热性惊厥附加症

### （一）概述

遗传性癫痫伴热性惊厥附加症（GEFS+）为家族性遗传性癫痫综合征，既往又称全面性癫痫伴热性惊厥附加症（generalized epilepsy with febrile seizures plus，GEFS+），该综合征最早于1997年由澳大利亚Scheffer和Berkovic医生首先报道。随后，国际上报道的GEFS+家系逐渐增多，国内也可见到有关GEFS+家系的报道。由于GEFS+的表型谱除了包括全面性癫痫外，也包括局灶性癫痫，故2022年ILAE已正式将全面性癫痫伴热性惊厥附加症更名为遗传性癫痫伴热性惊厥附加症。

GEFS+家系成员发病年龄主要在儿童期和青少年期。家系成员的临床表型具有异质性，轻者可表现为热性惊厥（FS）或热性惊厥附加症（FS+），重者可表现为肌阵挛-失张力癫痫（又称Doose综合征）或Dravet综合征。目前认为GEFS+的遗传方式包括常染色体显性遗传和复杂遗传方式。对GEFS+家系遗传方式分析显示，部分家系符合常染色体显性遗传伴外显率不全，Scheffer和Berkovic等最先报道的GEFS+家系外显率为89%；随后国际上报道的GEFS+家系逐渐增多，分析更多家系发现其外显率为62%～76%。在部分GEFS+家系的患者中存在双系遗传现象（即患者父方和母方均有癫痫或FS家族史），可能有多个基因的作用参与发病。已报道的GEFS+家系致病基因包括*SCN1A*、*SCN1B*、*SCN2A*、*GABRG2*、*GABRD*和*STX1B*。

**（二）临床表现**

GEFS+具有表型异质性，同一个家系中受累成员的临床表型可不同。最常见的表型是FS，发病年龄为3月龄到6岁，约占34.4%；其次是FS+，表现为FS的年龄超过6岁和/或出现无热的全面强直-阵挛发作，约占21.9%；其他表型包括FS/FS+伴其他全面性发作，共占约5.1%，如FS/FS+伴失神发作、FS/FS+伴肌阵挛发作、FS/FS+伴失张力发作；FS/FS+伴部分性发作者占4.3%；最严重和少见的表型为肌阵挛-失张力癫痫和Dravet综合征，分别占4.8%和2.1%。随着GEFS+家系报道逐渐增多，在GEFS+家系中发现少数受累者可仅表现为无热的全面强直-阵挛发作或局灶性发作，而无FS病史。特发性全面性癫痫如儿童失神癫痫、青少年失神癫痫和青少年肌阵挛癫痫在少数GEFS+家系中亦可见到，占5.3%。

### (三) 辅助检查

1. 脑电图：GEFS+ 家系受累者的脑电图表现与其临床表型有关。如果受累者表型为 FS 或 FS+，脑电图可正常，也可有少量局灶性或广泛性放电；如果表型为 FS/FS+ 伴其他全面性发作，脑电图可表现为广泛性放电；如果表型为 Dravet 综合征，脑电图早期可正常，随后可表现为局灶性、多灶性或广泛性癫痫样放电；如果表型为肌阵挛-失张力癫痫或特发性全面性癫痫，脑电图可表现为广泛性棘慢波或多棘慢波；如果表型为局灶性癫痫，脑电图可表现为局灶性放电。

2. 头颅 MRI：GEFS+ 家系受累者头颅 MRI 多数正常，但少数患者随年龄增长可出现海马硬化。

3. 基因检测：GEFS+ 具有遗传异质性，已报道的 GEFS+ 家系致病基因包括 *SCN1A*、*SCN2A*、*SCN1B*、*GABRG2*、*GABRD* 和 *STX1B*。*SCN1A*、*SCN2A* 和 *SCN1B* 基因分别编码电压门控钠离子通道 $\alpha_1$、$\alpha_2$ 和 $\beta_1$ 亚单位，符合常染色体显性遗传模式，但可有外显率不全现象；*GABRG2* 和 *GABRD* 基因分别编码配体门控氯离子通道 $GABA_A$ 受体 $\gamma_2$ 和 $\delta$ 亚单位，符合常染色体显性遗传模式，也存在外显率不全现象。Wallace 等报道 1 个 GEFS+ 家系，共 21 例受累者筛查了 *SCN1B* 基因，其中 16 例有该基因突变，而另外 5 例无 *SCN1B* 基因突变，进一步分析发现这 5 例受累者存在双系遗传现象，提示可能有其他致病基因参与其发病。Harkin 等发现在 1 个 GEFS+ 家系中只有部分受累者有 *GABRG2* 基因突变，这个家系也存在双系遗传现象。GEFS+ 家系成员可有两种不同基因的突变。Ito 等在 1 个日本 GEFS+ 家系发现有 *SCN1A* 基因突变（A1685V）和 *SCN2A* 基因突变（R524Q），R524Q 可能为修饰基因突变。双系遗传现象的存在和分子遗传学研究结果证实，部分受累者不携带家系已发现的基因突变，以及在少数 GEFS+ 家系发现有 2 个基因异常，支持在一些 GEFS+ 家系可能存在复杂遗传方式。GEFS+ 不是一种罕见病，其小家系较大家系更常见，大家系遗传分析提示为常染色体显性遗传伴外显率不全现象。通过对大量 GEFS+ 家系致病基因的研究发现，虽然 GEFS+ 家系致病基因包括 *SCN1A*、*SCN1B*、*SCN2A*、*GABRG2*、

*GABRD* 和 *STX1B*，但以 *SCN1A* 基因突变最常见，约占 10%。

#### （四）诊断标准

家族受累成员中有 FS 表型是 GEFS+ 家系诊断的必备条件。GEFS+ 家系受累成员的具体表型诊断依据每个受累者的发病年龄、发作类型和脑电图特点确定。

#### （五）鉴别诊断

GEFS+ 家系中 Dravet 综合征的诊断早期要与 FS 鉴别，出现多种形式的无热发作后，要注意与肌阵挛-失张力癫痫和 Lennox-Gastaut 综合征鉴别。

#### （六）治疗及预后

GEFS+ 家系受累者总体预后良好，青春期后不再发作，但如果表型为 Dravet 综合征，则预后不良。

不是所有的 GEFS+ 家系受累者都需要预防性治疗，但是抗癫痫发作药物通常对 FS+ 发作治疗效果好。仅出现 FS+ 的患者通常表现为自限性癫痫，青春期癫痫发作消失。出现其他癫痫类型或 GEFS+ 谱系内其他癫痫综合征的患者，其病程取决于癫痫或癫痫综合征的类型。

#### （七）典型病例

现病史：患儿，男，6 岁，主因"发热伴抽搐"就诊。

1 岁 1 个月出现发热伴抽搐，共有 5 次，表现为突然双眼上翻，意识丧失，四肢强直抽动，持续 1～2 分钟缓解。每次发作时体温大于 38.5 ℃。5 岁 9 个月出现无热抽搐，表现同前，至今共出现 2 次无热发作。

既往史、个人史：围产期无特殊，智力、运动发育正常。

家族史：患儿母亲（Ⅱ-5）5 岁前出现 3 次 FS，患儿大姨（Ⅱ-1）3 岁前出现 2 次 FS，患儿舅舅（Ⅱ-2）上小学期间出现 2 次无热的全面强直-阵挛发作，患儿表姐（Ⅲ-1）5 岁前出现 3 次 FS，6 岁后反复出现无热的半侧肢体抽搐，持续 <5 分钟（表型为 FS+ 伴局灶性发作）。患儿家系图见图 5-6。

体格检查：无异常。

辅助检查：脑电图（1 岁 2 个月、5 岁、7 岁）均未见异常。头颅 MRI：未见异常。*SCN1A* 基因检测在患儿第 21 外显子发现杂合变异 c.4144G＞C，遗传密码子由 GGT 变成 CGT，导致第 1382 位甘氨酸被精氨酸取代，该突变为错义变异，患儿的母亲、大姨、舅舅、表姐均携带相同的 *SCN1A* 基因变异位点。该变异位点位于钠离子通道 α 亚单位蛋白结构域 D Ⅲ S5～S6 连接环，突变位于高度保守区域。患儿家系成员 Sanger 测序见图 5-7。

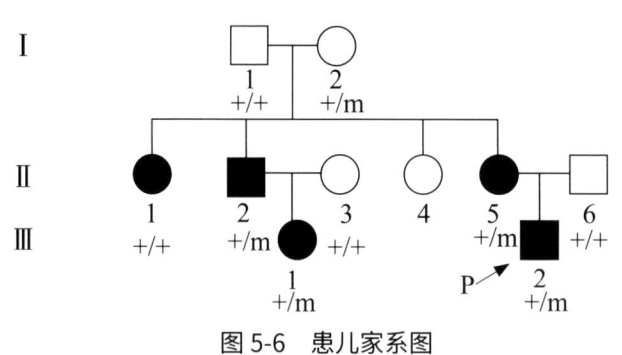

图 5-6　患儿家系图

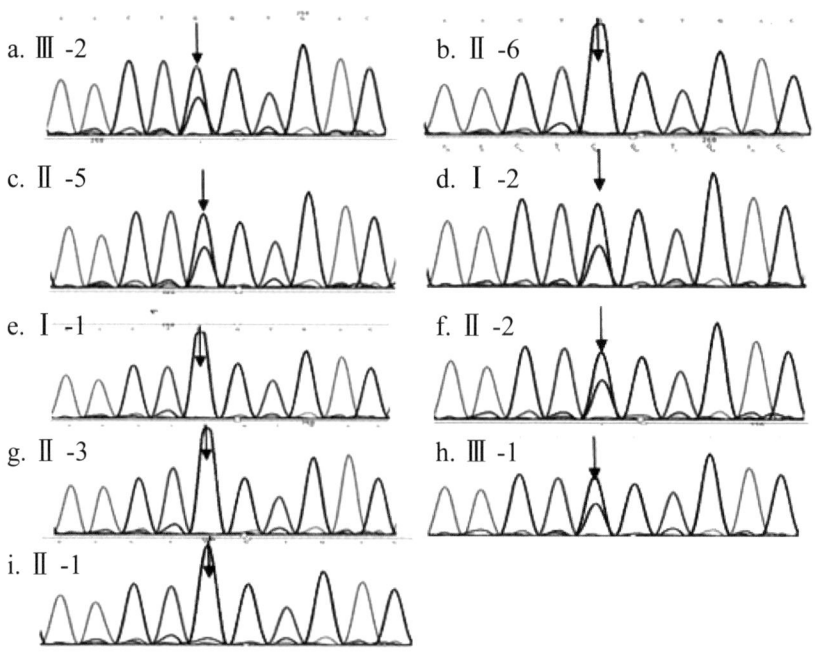

*SCN1A* 基因第 21 外显子测序图 c.4144G＞C/p.G1382R。

图 5-7　患儿家系成员 *SCN1A* 基因 Sanger 测序

诊断：癫痫，全面强直-阵挛发作，热性惊厥附加症，遗传性癫痫伴热性惊厥附加症，*SCN1A* 基因变异。

治疗与随访：患儿口服左乙拉西坦发作控制，末次随访 8 岁，已 2 年无发作，复查脑电图正常，计划减停左乙拉西坦。

### 五、婴儿肌阵挛癫痫

#### （一）概述

婴儿肌阵挛癫痫（myoclonic epilepsy in infancy，MEI）于 1981 年由 Dravet 和 Bureau 医生首次报道了 7 例患者，并称为良性婴儿肌阵挛癫痫（benign myoclonic epilepsy in infancy，BMEI）。1989 年的 ILAE 分类中，BMEI 被归类为特发性全面性癫痫综合征，并在 2010 年 ILAE 工作组的病因学分类中归为原因不明性癫痫。另有报道 BMEI 中有肌阵挛发作的反射形式，包括声音、触摸等可诱发肌阵挛发作，故被视为 BMEI 的一个亚型，即婴儿期反射性肌阵挛癫痫。2022 年 ILAE 最新癫痫综合征分类在命名中去掉"良性"，将 BMEI 改为 MEI，归为自限性癫痫一组中。

全面性肌阵挛发作为该病的典型表现，除偶发的简单热性惊厥外不伴其他类型的癫痫发作，多于 3 岁内起病，发病前认知正常。肌阵挛发作易通过简单的抗癫痫治疗控制，均在儿童时期获得缓解，且发病后精神、运动发育正常。MEI 相对少见，在癫痫专科中心接受治疗的癫痫儿童中占比不到 0.8%。在人群队列中，占 36 个月之前发病的所有癫痫患儿的 1.1%。

#### （二）临床表现

起病年龄在 4 月龄至 3 岁，起病高峰年龄为 6～18 月龄。男孩更常见，男女比例约为 2∶1。癫痫发作前的发育往往正常。起病时偶伴轻度认知、行为或运动障碍时，不应排除此综合征。清醒状态下神经系统检查正常。

肌阵挛发作是必备性诊断条件，常累及头部和上臂，通常每天发作多次，清醒和睡眠中均可以发生。可以成簇发生，并导致跌倒。约 1/3 的患者出现由突然的声音、触摸或启动触发的反射性肌阵挛发作。多达 1/3 的患者有热性惊厥，可发生在肌阵挛发作出现之前或之后。

## （三）辅助检查

1. 脑电图：清醒状态下的脑电图背景正常。发作间期脑电图可正常，或有广泛性棘慢波发放或偶尔出现广泛性多棘慢波发放，睡眠早期显著。少数患者间断闪光刺激可出现光阵发性反应。肌阵挛发作时，发作期脑电图表现为短暂的广泛性棘慢波、多棘慢波阵发。肌阵挛发作更多在睡眠中记录到，可由突然的声音、触摸或惊吓诱发，偶尔可由间断闪光刺激诱发。同步肌电记录有助于诊断。

2. 头颅 MRI：正常。

3. 基因检测：约 10% 的患者有癫痫或热性惊厥家族史。尚未明确致病基因。

## （四）诊断标准

根据 2022 年 ILAE 最新修订，MEI 的临床诊断标准如下。

必备性标准：①4 月龄至 3 岁起病，起病高峰年龄为 6～18 月龄；②肌阵挛发作为必备发作，除偶发的简单型热性惊厥外不伴其他类型的癫痫发作；③起病前后智力、运动发育基本正常；④脑电图背景活动正常，脑电图发作间期正常或有广泛性放电；⑤对抗癫痫发作药物反应较好。

警示性标准：①起病时癫痫发作呈无热全面性强直-阵挛发作或全面性阵挛发作；②发作间期缺乏睡眠中广泛性棘慢波放电，低频闪光刺激出现光阵发反应提示神经元蜡样质脂褐质沉积症 2 型（neuronal ceroid lipofuscinosis type 2，CLN2）可能；③诊断时合并语言发育迟滞，中度至重度智力迟滞；④神经系统检查有明显的异常。

排除性标准：①出现其中任何一种发作类型，如失神发作、失张力发作、癫痫性痉挛、局灶性发作、肌阵挛-失张力发作、强直发作；②发作期记录到肌阵挛事件时无同步脑电图放电，发作间期呈现高度失律或广泛性慢棘慢波（＜2.5 Hz）；③肌阵挛发作的起病年龄≤4 月龄或＞3 岁；④畸形或其他先天性异常（提示染色体病）；⑤明显的神经影像学异常；⑥脑脊液葡萄糖低或致病性 *SLC2A1* 变异导致的葡萄糖转运体 1 缺陷综合征；⑦神经认知退化。

## 第五章　不同年龄起病的遗传性癫痫综合征

**（五）鉴别诊断**

1.与其他癫痫综合征鉴别

（1）婴儿癫痫性痉挛综合征：以癫痫性痉挛为特征，而不是肌阵挛发作。发作间期脑电图多数异常，伴有高度失律或多灶性放电。

（2）Dravet综合征：表现为由发热引发的长时程的癫痫发作。肌阵挛发作通常出现较晚。

（3）Lennox-Gastaut综合征：特点是显著的全面强直发作、失张力发作和不典型失神发作，这些发作不出现在婴儿肌阵挛癫痫患者中。

（4）肌阵挛-失张力癫痫：癫痫以肌阵挛-失张力发作、不典型失神、全面强直-阵挛发作和非惊厥性癫痫持续状态为特征，出现在学龄前后期。而婴儿肌阵挛癫痫中没有出现上述癫痫发作类型。

（5）各种神经代谢障碍：包括小分子、线粒体和贮存障碍，可能在生后早期出现肌阵挛发作。这些通常与进行性神经功能退化和其他器官功能障碍有关。

（6）早期婴儿发育性癫痫性脑病：除肌阵挛外，还具有多种癫痫类型，明显的生长发育迟滞，以及严重的脑电图异常。

（7）葡萄糖转运体1缺陷综合征：特征是轻至中度小头畸形、除肌阵挛外的其他癫痫类型、脑脊液葡萄糖和脑脊液/血浆葡萄糖比值降低，以及 *SLC2A1* 的致病变异。

（8）进行性肌阵挛癫痫：特点是存在明显的语言或运动倒退，常有肌阵挛以外的其他发作类型，MRI常可见脑萎缩，以及低频闪光刺激时出现光阵发反应（可能是CLN2）。

2.与非癫痫发作鉴别：婴儿良性肌阵挛、肌阵挛抽动与脑电图没有相关性；过度惊吓反应症表现为病理性惊吓反应，无脑电图异常；生理性睡眠肌阵挛是正常的睡眠现象，最常出现在浅睡眠中；颤抖发作伴有重复的、快速的颤抖，通常是由兴奋引起的，与脑电图没有相关性。

### (六）治疗及预后

常在起病后 6 个月至 5 年内自发缓解，大多数儿童可以停止抗癫痫发作药物治疗。罕有患者在后期出现全面强直-阵挛发作。大约 10% 的患者在儿童后期或青春期出现其他癫痫，主要是青少年肌阵挛癫痫。有听觉或触觉刺激诱发发作的患者预后较好，具有光敏性患者的癫痫发作可能较难控制。长期随访中，63%～85% 的患者发育正常。偶有患者出现轻度智力障碍、学习障碍或注意力问题。极少有中度到重度的智力残疾，且与癫痫发作频率并不一定相关。

### (七）典型病例

患儿，男，3 岁 7 个月，主因"发作性点头 8 个月"就诊。

现病史：患儿 8 个月前（2 岁 11 个月）无明显诱因出现快速点头伴上肢上抬一下，无意识丧失，单下发作，不成串，偶伴摔倒发作，摔倒方向无规律，入睡前多见，最多每天 10 余次，每天均有发作。

既往史、个人史：围产期无特殊，发病前发育正常，起病后无倒退。

家族史：无癫痫及热性惊厥家族史。

体格检查：无神经系统阳性体征。

辅助检查：头颅 MRI 示正常。脑电图（3 岁 7 个月时）示背景活动正常，睡眠期多量广泛性 3～4 Hz 高-极高波幅棘慢波阵发，监测到睡眠期多次肌阵挛发作，表现为四肢突然抖动一下，同期脑电图为 3～4 Hz 高-极高波幅棘慢波阵发 1 秒，同步脑电图可见肌电暴发 100～300 毫秒。2 岁 11 个月时，发作期见广泛性 2～3 Hz 棘慢波阵发（图 5-8）。4 岁时正常。

诊断：癫痫，肌阵挛发作，婴儿肌阵挛癫痫。

治疗与随访：患儿服用左乙拉西坦效果欠佳，后替换为丙戊酸后发作控制。末次随访年龄为 7 岁，已减停药，起病前后精神、运动发育正常。

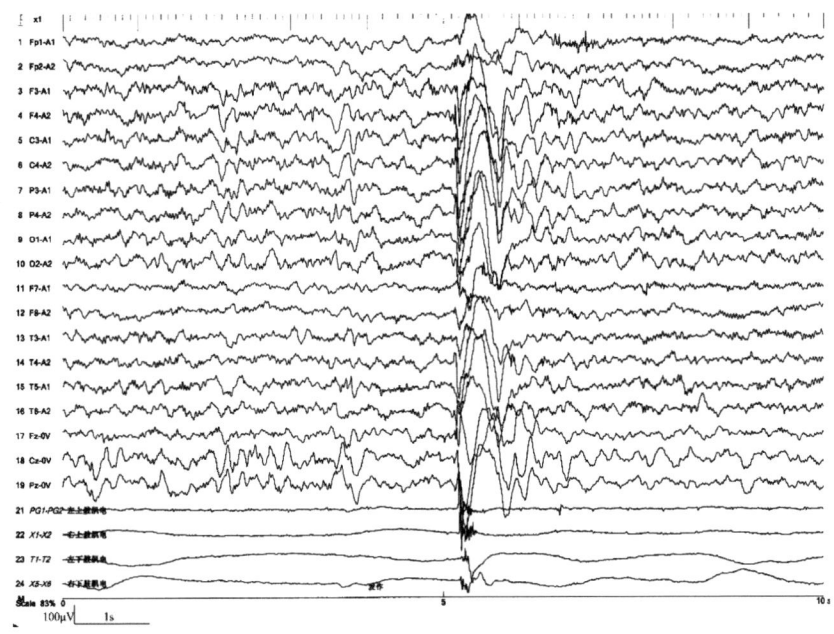

图 5-8　患儿 2 岁 11 个月脑电图

## 【发育性癫痫性脑病】

### 一、早发性婴儿发育性癫痫性脑病

#### （一）概述

早发性婴儿发育性癫痫性脑病（EIDEE）指起病于新生儿期、婴儿期早期（0～3月龄）的发育性癫痫性脑病，包括既往分类的大田原综合征和早期肌阵挛脑病（early myoclonic encephalopathy，EME）。大田原综合征主要特点是强直发作和脑电图表现为暴发抑制，EME 有肌阵挛发作和脑电图出现暴发抑制或其他显著异常放电，两种综合征均对患者发育有较大影响。大田原综合征和 EME 患者的临床表现有较大的重叠，虽然既往对于此两种综合征的诊断有明确标准和定义，但临床上有部分患者往往难以被明确鉴别诊断，是否将两种综合征区分一直存在争议。2022 年 ILAE 在新发布的癫痫综合征分类指南中，将二者合并为一种综合征，可使临床医生能更好地识别、研究、治疗这种新生儿、婴儿期出现的严重癫痫综合征，对临床决策和预后判断有着重要价值。

EIDEE 发病率约 1/10 000，男女发病率无明显差别，患者随年龄增长可演变为婴儿癫痫性痉挛综合征（IESS），脑电图亦可出现高度失律。患儿通常在癫痫发作之前即出现神经行为或发育异常，可共患运动障碍，包括肌阵挛、舞蹈症、肌张力障碍和震颤，年幼的患儿发育落后程度很难评估，但几乎所有患儿随年龄增长都会显现出中到重度的智力障碍。随着遗传学检测技术的发展，发现较多 EIDEE 患者存在遗传性病因，且对基因功能的研究在一定程度上有助于治疗方案的探索与优化，此外，结构性病因和代谢性病因导致的 EIDEE 亦占有较大比例。

（二）临床表现

癫痫发作，0～3 月龄起病，通常＜1 月龄，主要发作类型是强直发作、肌阵挛发作，亦可伴有局灶性阵挛发作、癫痫性痉挛等，诊断 EIDEE 的必备条件是存在强直发作和/或肌阵挛发作，患者可有多种发作类型，且癫痫发作往往是药物难治性的。部分患者可表现为序贯性癫痫发作，出现强直、阵挛、自主神经发作、自动症等。强直发作于清醒期、睡眠期均可出现，单次或成簇发作。肌阵挛发作主要特征是片段的、累及部分肌肉群的且位置不定的肌阵挛。肌阵挛发作在清醒、睡眠期均可出现，可以累及面部和四肢，通常是远端肢体多于近端，且累及的肌肉群可非常局限，亦可是整个肢体或面部。肌阵挛发作可能是孤立的，且出现的时间及身体部位不定，也可见重复的、持续的或几乎连续的肌阵挛发作。肌阵挛发作时累及的肌肉群常可出现变化，但在不同区域通常是不同步的。部分患者发作时的动作可能非常明显，易于观察到，也可能表现为短暂的、幅度非常小的动作，即使仔细观察也会被忽略。

部分 EIDEE 患者可在出生后早期观察到异常，如意识障碍、肢体活动少、肌张力异常等，但往往容易忽略，且新生儿早期发育障碍程度很难评估。随病程进展患者表现出神经系统严重异常，肌张力、姿势和运动行为异常，认知发育落后，并可伴有皮质视觉障碍、需骨科矫形的发育畸形、喂养困难等，且与早期死亡和高死亡率有关。

# 第五章 不同年龄起病的遗传性癫痫综合征

## (三) 辅助检查

1. 脑电图：背景异常，发作间期可表现为暴发抑制、多灶性棘波/棘波/尖波伴或不伴慢波、间断和/或弥漫性慢波。暴发抑制图形在清醒和睡眠中均可记录到，通常为双侧异常，亦可为不对称、不同步，甚至是单侧异常，有时可见局灶性低电压。暴发抑制图形可能会随着年龄的增长而消失，但脑电图仍将持续异常，发展为 IESS 的患者可出现高度失律。发作期脑电图表现取决于发作类型，强直发作、肌阵挛发作、癫痫性痉挛有着对应脑电图特征，序贯性癫痫发作的图形也会随着发作类型的变化而改变，而在新生儿期，发作期脑电图多为局灶性或不对称异常。

2. 影像学检查：脑结构异常是 EIDEE 的重要和常见病因，应在所有发病患者中检查有无脑结构异常。已报道的脑结构异常包括 Aicardi 综合征、脑穿通畸形、脑积水、巨脑回畸形、无脑回畸形和脑发育不良。如果出现药物难治性癫痫，或癫痫发作特征、脑电图均提示明显局灶性病变，则应考虑进一步的影像学检查以排除可手术治疗的病灶。对于某些遗传病因，初期影像学检查通常正常，或显示脑体积减小或白质髓鞘化不良，随着病程进展，可出现脑萎缩表现。

3. 遗传学检查：在超过一半的 EIDEE 患者中可发现致病性基因变异，已报道的相关基因有 *ARX*、*ERBB4*、*SIK1*、*SLC24A22*、*GABRB2*、*GABRB3*、*GNAO1*、*SCN2A*、*SCN8A*、*UBA5*、*SETBP1*、*CDKL5*、*SLC25A22*、*STXBP1*、*KCNQ2*、*SPRGAP2*、*ZEB2* 等。且一些基因变异可导致特定的表型，如 *KCNQ2* 基因变异与序贯性癫痫发作相关（主要是强直发作，也可见阵挛、强直、肌阵挛、癫痫痉挛或自主神经发作），亦可表现为仅有强直发作，伴暴发抑制或多灶性异常放电；*SCN2A* 基因变异患者可出现以强直和自主神经发作为主要特征的序贯性癫痫发作；*SCN8A* 基因变异患者常出现局灶性发作；*STXBP1* 基因变异患者常可表现为非对称性强直或序贯性癫痫发作（强直、自主神经发作、阵挛和癫痫性痉挛）；*CDKL5* 基因变异主要可表现为强直发作，序贯性癫痫发作通常为"过度运动-强直-痉挛"；*KCNT1* 基因变异可表现为伴有自主神经症状的局灶性强直性癫痫；*UBA5* 基因变异患者常可表现为肌阵挛发作。此外,一些染色体异常如片段缺失、重复,亦可出现 EIDEE 表型。主要相关的遗传学检查包括染色体微阵列、核型分析、基因包、全外显子组或全基因组测序。

4.代谢检查:应特别注重代谢检查,特别是无脑结构异常的患者,且影像或脑电图特征提示特定的代谢性病因。代谢性病因最常见的是非酮性高甘氨酸血症,其他已报道的代谢紊乱包括高甘氨酸血症、D-甘油酸血症、甲基丙二酸血症、氨甲酰磷酸合成酶缺乏引起的高氨血症、丙酸血症、尿液中异常寡糖等。且有研究报道吡哆醇依赖性癫痫患者在新生儿期出现暴发抑制和频繁癫痫发作。一般代谢相关的检查应包括尿有机物质、氨基酸(包括 S-磺基半胱氨酸)、尿 α-氨基己二醛及血浆氨基酸、乳酸、尿酸、铜/铜蓝蛋白、氨、酰基肉碱谱、转铁蛋白、极长链脂肪酸,以及脑脊液葡萄糖、乳酸、丙酮酸、氨基酸和神经递质。

### (四)诊断标准

根据 2022 年 ILAE 最新修订内容,EIDEE 的诊断标准如下。

必备性标准:①癫痫发作为强直和/或肌阵挛发作;②发作间期脑电图呈暴发抑制或多灶性放电,弥漫性慢波;③0~3月龄起病;④在出现癫痫发作前或后不久出现认知、运动发育落后,神经发育异常。

警示性标准:①起病时发育正常;②神经系统体格检查正常。

### (五)鉴别诊断

缺氧缺血性脑病、感染、急性可逆性代谢紊乱、脑卒中、颅内出血相关的诱发性癫痫发作(肌阵挛、局灶性阵挛和局灶性强直),可出现严重的脑病,且脑电图表现为暴发抑制。

### (六)治疗及预后

早期识别和有效治疗癫痫发作是管理 EIDEE 患者的关键,从而可减少对神经发育的严重影响。癫痫治疗的选择以病因明确为前提。

新生儿期、婴儿早期出现癫痫发作应排除可治疗的遗传代谢病,如吡哆醇依赖性癫痫患者往往于新生儿期出现难治性癫痫发作,患者可表现为 EIDEE,应用维生素 $B_6$ 治疗后癫痫发作可很快控制。有报道非酮症性高甘

# 第五章 不同年龄起病的遗传性癫痫综合征

氨酸血症的 EIDEE 患者应用右美沙芬和苯甲酸治疗，癫痫发作控制且发育进步，而应用氨己烯酸治疗时加重了脑病症状。

目前尚未发现哪种抗癫痫发作药物用于治疗整个 EIDEE 患者群体癫痫的发作特别有效，一些常用的抗癫痫发作药物往往难以达到令人满意的效果，或只是可能对部分患者有效，且有着较大的药物不良反应。此外，对新生儿、婴儿期抗癫痫发作药物疗效评估标准缺乏共识，临床随机对照试验少，这使得对有效药物的探索困难重重。但随着遗传学检测技术的发展，发现较多 EIDEE 是由致病性基因变异导致的，而这些基因功能的研究为治疗药物的选择提供了线索，如 *KCNQ2* 相关 EIDEE 患者对于苯妥英钠及卡马西平等钠通道阻滞剂有较好的反应，但苯妥英钠在新生儿期的应用相较于新型抗癫痫发作药物可能存在更明显的对于患者认知、发育的影响。钠通道阻滞剂对于功能获得型 *SCN2A*、*SCN8A* 相关 EIDEE 同样有较好的效果，但对于功能获得型 *KCNT1* 相关 EIDEE 患者可能效果较差。*STXBP1* 基因变异亦常见于 EIDEE，且有研究报道左乙拉西坦对于其有较好的疗效。ACTH 和糖皮质激素对一些患者的癫痫发作和发育都有一定改善。

对于存在可手术治疗的局灶性脑结构性病变的患者，如临床表现为局灶性或一侧半球症状时，手术治疗后可达到很好的效果。

### （七）典型病例

患儿，男，4 月龄，主因"间断抽搐 3 月余"就诊。

现病史：患儿生后 9 天无明显诱因出现抽搐，表现为颜面发绀，口吐白沫，四肢僵硬，伴抖动，持续 2 分钟自行缓解，2～3 天发作 1 次；生后 14 天出现四肢伸直并快速上抬一下，成串或单次发作，8～10 串/日，5～6下/串；伴发育落后，现 4 月龄不能竖头，无眼神交流，不能追视，不能逗笑。

既往史、个人史：围产期无特殊，生长发育迟滞明显，4 月龄不能竖头，无眼神交流，不能追视，不能逗笑。

家族史：无癫痫及热性惊厥家族史。

体格检查：无特殊。

辅助检查：脑电图 25 天龄时，醒睡各期为暴发抑制图形（图 5-9）。

31天龄时，醒睡各期呈暴发抑制图形，监测到成串强直发作或癫痫性痉挛、局灶性发作（图5-10）。2月龄时，可见暴发抑制混合部分高度失律，监测到频繁孤立及成串癫痫性阵挛或强直痉挛发作，2次左侧后头部起始局灶性发作（图5-11）。头颅MRI（2月龄）示正常。基因检测，*GNAO1*基因c.810C＞A（p.Asn270Lys）杂合新生突变，染色体位置chr16:56385382，NM_020988: exon 7。

诊断：癫痫，局灶性发作，癫痫性阵挛，强直发作，强直痉挛发作；婴儿早期发育性癫痫性脑病（*GNAO1*基因突变相关）。

治疗与随访：23天龄应用苯巴比妥治疗，癫痫发作无明显改善；后间断加用丙戊酸、左乙拉西坦、维生素$B_6$、托吡酯治疗，均无效，仍有频繁癫痫发作，脑电图无改善。4月龄应用ACTH治疗，发作明显减少，偶可见癫痫性阵挛，以局灶性发作为主，脑电图仍可见暴发抑制，后加用拉考沙胺，癫痫发作无明显好转，伴严重生长发育迟滞。

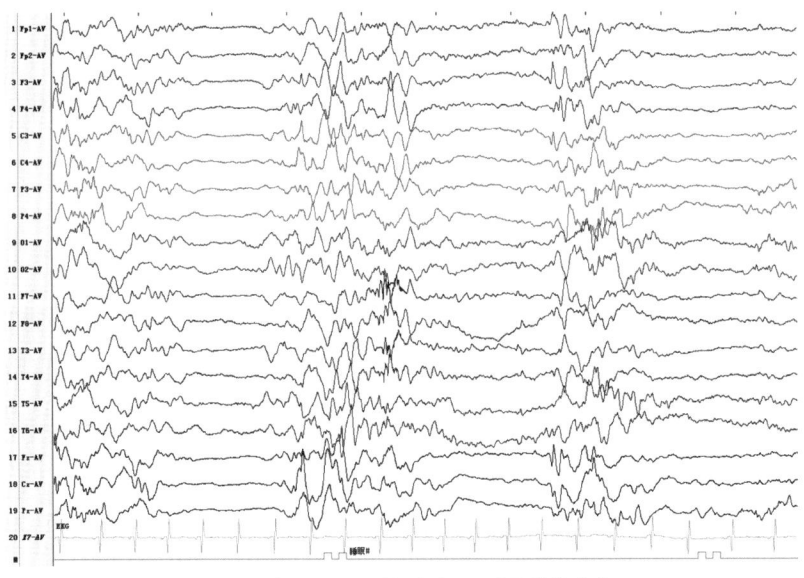

图5-9 患儿25天龄脑电图（暴发抑制）

第五章　不同年龄起病的遗传性癫痫综合征

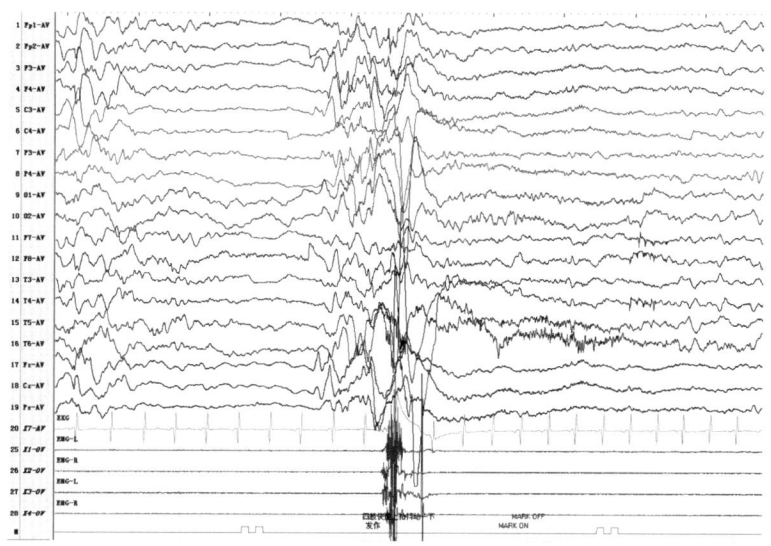

图 5-10　患儿 31 天龄脑电图（癫痫性痉挛）

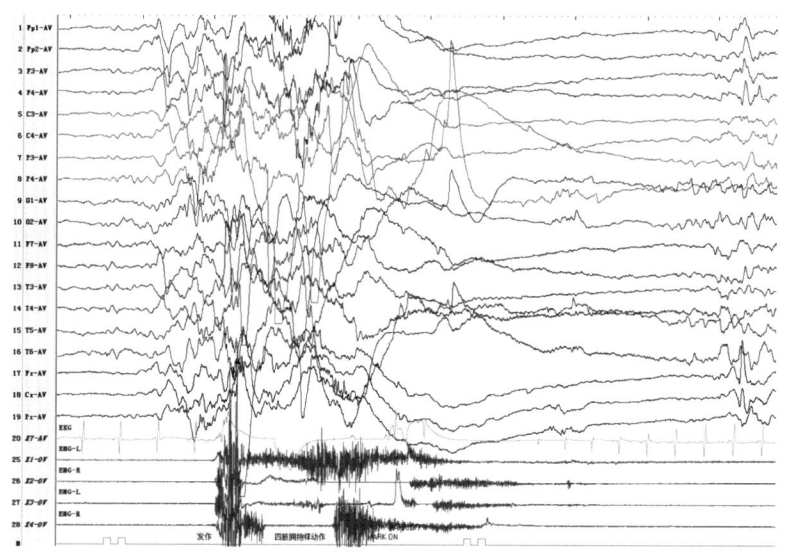

图 5-11　患儿 2 月龄脑电图（强直痉挛发作）

## 二、婴儿癫痫伴游走性局灶性发作

### （一）概述

婴儿癫痫伴游走性局灶性发作（EIMFS）既往又称婴儿游走性部分性癫痫或婴儿恶性游走性部分性发作。本病由意大利学者 Coppola G 等于 1995

年首次报道，2010年ILAE将其命名为EIMFS。本病的病因为遗传因素，已报道23个致病基因可导致EIMFS表型。EIMFS的临床特点为生后6个月内起病，生后40天至3个月为发病高峰期；频繁的、游走性的、多种类型的局灶性发作；脑电图发作期表现为多灶性起源的局灶性发作；智力、运动发育落后或倒退；应用抗癫痫发作药物疗效不佳；通常预后不良，死亡率高。

（二）临床表现

EIMFS的自然病程大致分为3个阶段。第一阶段通常于生后6个月内起病，发作最早可出现在生后第1天，早期发作不频繁。临床表现为局灶性发作伴泛化，可伴自主神经症状，如呼吸暂停、面色潮红或发绀。发作间期脑电图可表现为背景活动减慢，可观察到弥漫性慢波由一侧大脑半球转移到另一侧。第二阶段为生后1个月至1岁，也被描述为"疾风骤雨式的发作阶段"。在该阶段多种类型的局灶性发作逐渐频繁，可1天5～30次成簇发作，亦可连续数天近乎持续性发作。每次发作通常持续1～4分钟，但易形成癫痫持续状态。临床可表现为头眼向一侧偏斜、眼睑眨动、肢体阵挛或强直发作、面色潮红或发绀、咀嚼吞咽动作，还可继发全面强直-阵挛发作。发作期脑电图的放电起源部位呈游走性，也可表现为放电起源部位固定，同时在同侧大脑半球的其他区域或对侧大脑半球出现新的放电。第三阶段年龄跨度较大，为1～5岁，甚至年龄更大。该阶段发作逐渐减少，呈现放电耗竭的特点，可偶尔出现成簇发作或癫痫持续状态，且通常由其他疾病诱发。

（三）辅助检查

1.脑电图：多数EIMFS患儿发病初期监测脑电图即有异常，背景可表现为弥漫性慢波；发作间期可监测到多灶性放电，部分患儿还可监测到典型或不典型的高度失律，可有或无痉挛发作，出现痉挛发作的患儿随年龄增长，发作形式可转变为多灶性游走性局灶性发作。部分患儿发病早期脑电图还可出现不同程度的脑电抑制现象，随病程进展转变为典型的游走性局灶性放电特点；EIMFS患儿发作期脑电图表现为多灶性放电，在一侧半球内或双侧半球之间游走，累及多个部位，临床发作与脑电图放电在时间和部位上密切相关。

2. 头颅 MRI：EIMFS 无特异性神经影像学改变，部分患儿头颅 MRI 可有异常表现，如白质髓鞘化延迟、胼胝体发育不良、弥漫性脑萎缩等。患儿出现弥漫性脑萎缩改变可能与频繁发作或严重的癫痫持续状态造成的惊厥性脑损伤有关。

3. 基因检测：目前已报道 23 个致病基因可导致 EIMFS 表型，其中符合常染色体显性遗传模式但以新生突变为主的致病基因包括 *KCNT1*、*SCN1A*、*SCN2A*、*SCN8A*、*KCNQ2*、*GABRA1*、*GABRB1*、*GABRB3*、*HCN1*、*ATP1A3* 和 *SMC1A*，符合常染色体隐性遗传的致病基因包括 *SLC12A5*、*SLC25A22*、*TBC1D24*、*BRAT1*、*PLCB1*、*ITPA*、*AIMP1*、*KARS*、*QARS* 和 *WWOX*，符合 X 连锁遗传的致病基因包括 *PIGA* 和 *CDKL5*。上述致病基因检测阳性率约为 70%，其中以 *KCNT1* 基因最常见，约占 1/3，尚有少数患儿致病基因不明。

**（四）诊断标准**

EIMFS 的临床诊断可参考以下标准：①生后 6 个月内起病；②游走性的多种类型的局灶性发作；③发作期脑电图表现为多灶性放电，在一侧半球内或双侧半球之间游走，累及多个部位，临床发作与脑电图放电在时间和部位上密切相关；④智力、运动发育落后或倒退；⑤应用抗癫痫发作药物治疗反应不佳。

**（五）鉴别诊断**

注意除外遗传代谢病和已知脑损伤病因导致的癫痫。

**（六）治疗及预后**

目前 EIMFS 尚无特异的治疗方案，多数患者应用抗癫痫发作药物疗效差。

Mikati M A 等报道了 2 例 *KCNT1* 突变的患儿，1 例为 EIMFS，另 1 例为常染色体遗传性夜间发作性额叶癫痫（ADNFLE）。应用奎尼丁后，EIMFS 表型的患儿发作减少约 80%，ADNFLE 表型的患儿发作无明显改善。Bearden D 等报道了 1 例 EIMFS 患儿，该患儿使用奎尼丁后发作明显减少，且智力、运动发育有所改善。国内报道 2 例患儿尝试使用奎尼丁，1 例最长发作控制 1 周，另 1 例无效。目前国际上对奎尼丁治疗 *KCNT1* 突变的

EIMFS 患儿尚未达成共识，且无统一的治疗剂量标准。因奎尼丁会引起心脏不良反应如长 QT 间期综合征的发生，限制了其剂量的增加。

Caraballo R 等报道了 6 例使用溴化钾治疗 EIMFS 的患儿，其中 4 例患儿发作得到控制或有所减少，3 例出现了药物不良反应，如呕吐、困倦和痤疮样皮疹，药物减量后以上不良反应均可缓解。Okuda K 等报道使用溴化钾（80 mg/kg）治疗 2 例 EIMFS 患儿，传统的抗癫痫发作药物无法控制其发作，使用溴化钾后，1 例患儿的发作得到了完全控制，另 1 例发作减少超过 95%。

Vendrame M 等对 5 例 EIMFS 患儿使用卢非酰胺的效果进行了回顾性研究，结果显示，2 例患儿应用卢非酰胺有较好的疗效和耐受性，其癫痫发作减少达 50% 以上。

Cilio M R 等对 2 例 EIMFS 患儿静脉注射左乙拉西坦的有效性和耐受性进行了评估，结论为静脉注射左乙拉西坦可有效减少癫痫持续状态和预防复发。Djuric M 等报道了 2 例对溴化物、司替戊醇和左乙拉西坦联合治疗有效的 EIMFS 患儿。Irahara K 等发现乙酰唑胺对 EIMFS 有效，2 例 EIMFS 患儿合并难治性癫痫性呼吸暂停和严重的低氧血症，对其加用乙酰唑胺治疗后，发作可完全控制。Dimah Saade 等报道 1 例使用大麻二酚的 EIMFS 患儿。患儿曾用过苯巴比妥、卡马西平、氯硝西泮、左乙拉西坦、磷苯妥英钠、托吡酯、吡多醇、司替戊醇及生酮饮食，患儿病情无明显改善。加用大麻二酚后，患儿发作明显减少，且智力、运动发育缓慢进步。

由于本病少见，有关生酮饮食和迷走神经刺激术对本病疗效的报道甚少。Thammongkol S 等对合并难治性癫痫的 EIMFS 患儿尝试生酮饮食治疗，结果显示生酮饮食对部分 EIMFS 患儿有效。Ishii A 等报道了 2 例 *KCNT1* 突变的 EIMFS 患儿，1 例行迷走神经刺激术有效，1 例应用氯氮䓬有效。国内报道 2 例患儿使用氨己烯酸后发作分别控制 2 周和 2 个月。

总体而言，EIMFS 的长期预后不良，部分患儿死于癫痫猝死（sudden unexpected death in epilepsy，SUDEP）或癫痫持续状态，部分患儿死亡原因为并发感染和呼吸系统衰竭。本课题组报道随访 9 例 EIMFS 患儿，末次随访年龄为6月龄至5岁8个月，3例患儿死于癫痫持续状态，1例死于可能的SUDEP。EIMFS患儿死亡年龄与其发病年龄无相关性，部分起病较早的患儿存活时间可较长，随着年龄增大，癫痫发作逐渐"耗竭"。大部分患儿发病后智力、运动发育倒退，发作控制后智力、运动发育极少出现进步。

### （七）典型病例

患儿，女，8月龄，主因"间断抽搐7月余"就诊。

现病史：患儿生后10天出现抽搐发作，表现为双眼凝视、口角向一侧歪、左侧或右侧肢体抽搐，每天10余次。3月龄发作形式改变，表现为眼睑快速眨动，持续10～20秒。7～8月龄发作表现为口角抽搐、双眼向一侧凝视、咬牙、双手握拳，持续数分钟至1小时，严重时伴口唇青紫，1天可发作10～20次。曾用多种抗癫痫发作药物（苯巴比妥、丙戊酸、奥卡西平、拉莫三嗪、氯硝西泮、左乙拉西坦）治疗效果不佳，5月龄时用奥卡西平后发作加重，反复出现30分钟以上的发作。入院时服唑尼沙胺仍发作频繁，间隔约1周连续发作1天。

既往史、个人史：G1P1，足月顺产，围产期无异常。发育落后，至今不能竖头，不能独坐。

家族史：无癫痫家族史。

体格检查：头围44 cm，外貌无异常，追声追物反应差，竖头不稳，不能独坐，四肢肌力和肌张力可，腱反射对称引出。

辅助检查：头颅MRI未见异常。血尿代谢筛查未见异常。视频脑电图见背景节律减慢；醒睡各期多量多灶性中波幅棘波、棘慢波散发或连续发放，以后头部为主；监测到多次左侧后头部或右侧颞区起始的电发作及临床发作，以左侧后头部起始多见。患儿4月龄脑电图见图5-12。基因检测，外周血DNA二代测序靶向捕获癫痫基因检测包发现患儿*SCN1A*基因变异c.659T＞A/ p.V220D，父母该位点未发现变异。患儿及父母Sanger测序验证该变异位点见图5-13。

诊断：癫痫，局灶性发作（多灶起源），婴儿癫痫伴游走性局灶性发作，*SCN1A*基因变异相关。

## 癫痫遗传学 Epilepsy Genetics

治疗与随访:该患儿曾使用丙戊酸、左乙拉西坦、托吡酯、苯巴比妥、奥卡西平、氯硝西泮、伊来西胺、氨己烯酸、扑米酮、唑尼沙胺治疗效果不佳,生酮饮食治疗发作无明显减少。随访中发现患儿发作有热敏感的特点,2岁4个月死于癫痫持续状态。

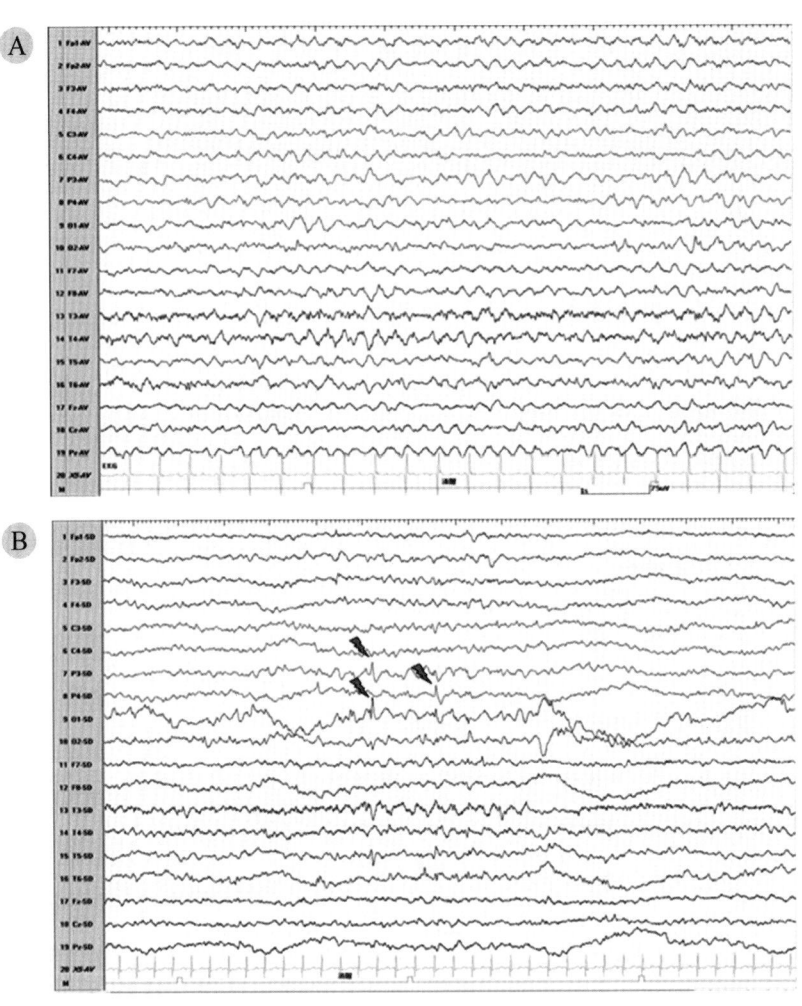

# 第五章 不同年龄起病的遗传性癫痫综合征

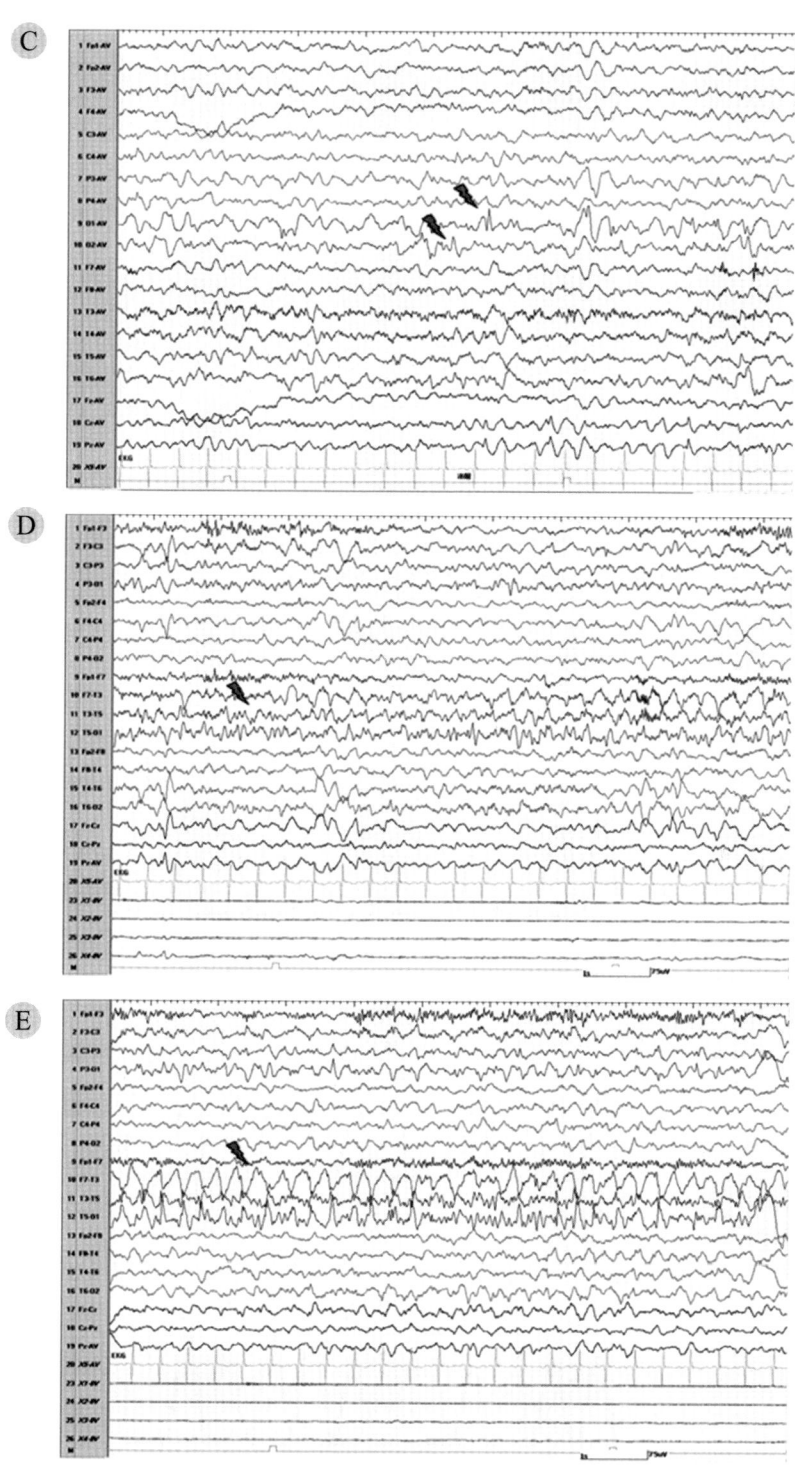

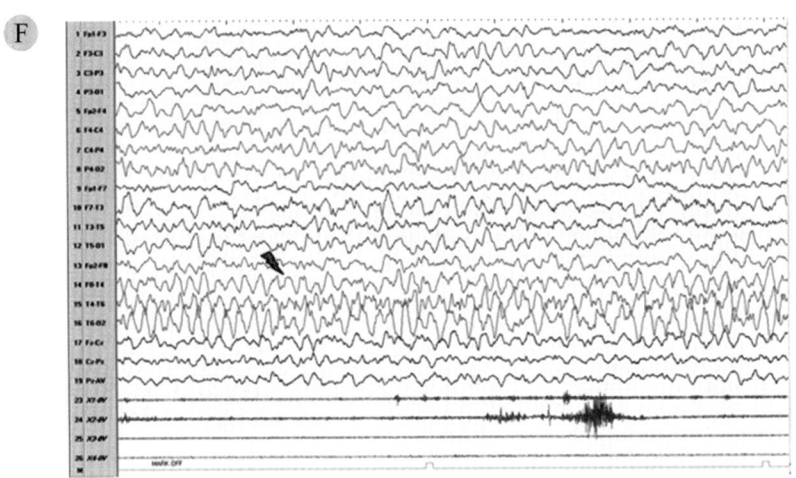

A. 背景节律减慢; B. 游走性多灶性放电, 以后头部为主; C. 游走性多灶性放电, 以后头部为主; D. 左侧后头部起始低波幅快波节律发放, 波幅渐高, 频率渐快; E. 波及并局限于右侧颞区; F. 同期双侧三角肌 (X1、X2) 短暂肌电暴发。

图 5-12　患儿 4 月龄脑电图

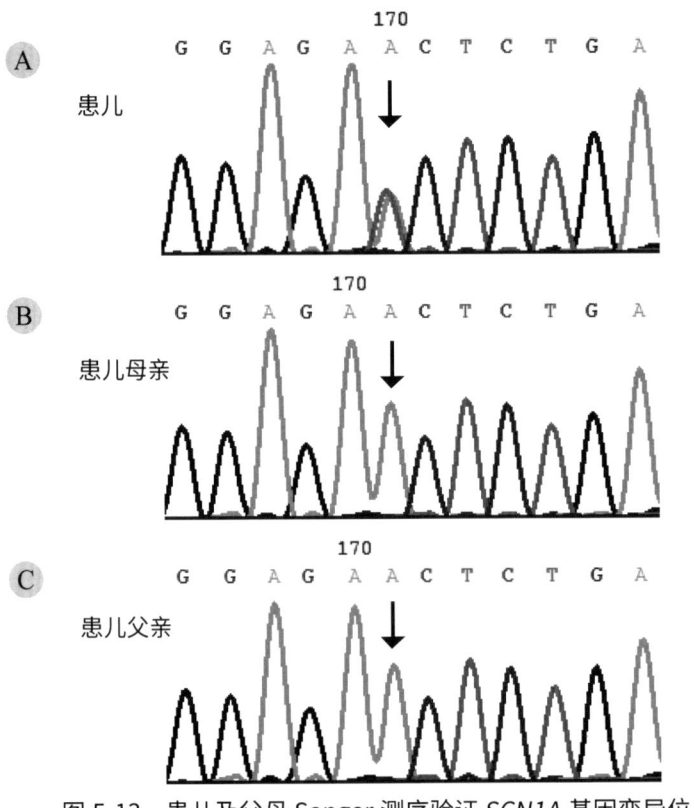

图 5-13　患儿及父母 Sanger 测序验证 *SCN1A* 基因变异位点

## 三、婴儿癫痫性痉挛综合征

### （一）概述

婴儿癫痫性痉挛综合征（IESS）包括 West 综合征和出现癫痫性痉挛但不完全符合 West 综合征诊断的患者。West 综合征由 West 医生于 1841 年首次报道，即存在癫痫性痉挛、脑电图高度失律、发育迟滞或倒退三联征，而临床上常可见到患者出现癫痫性痉挛，但尚未表现出对发育有明显的影响或脑电图无高度失律，影响临床医生对患者的诊断。为此，2022 年 ILAE 提出 IESS 的定义，从而兼顾 West 综合征和缺少三联征表现之一的患者。

IESS 起病年龄是在 1～24 月龄（高峰期为 3～12 月龄），癫痫性痉挛出现的年龄也可能晚于此范围。IESS 发病率约为 3/10 000，基于人群的队列研究显示，在 36 月龄以内起病的癫痫患儿中 IESS 占 10%，且男性的发病率更高。患有婴儿早期发育性癫痫性脑病或其他早发性癫痫的患者在 3～4 月龄后可能具有 IESS 的临床和脑电图特征。且 IESS 患者随年龄增长常可演变为其他癫痫类型或综合征，特别是 Lennox-Gastaut 综合征，或药物难治性局灶性癫痫。IESS 患者常常应用药物难以控制，远期预后差，生长发育迟滞的严重程度主要与病因和治疗是否及时有关，发病前发育正常、病因不明、早期及时治疗的患者预后较好。

### （二）临床表现

癫痫性痉挛是诊断 IESS 的必备性标准，发作时表现为短暂（每次一般持续 < 3 秒）的中轴肌强直性收缩，可以是屈肌、伸肌或混合性的收缩。发作多于觉醒时，可单次发作或成串出现，癫痫性痉挛可对称或不对称，也可能很轻微，如轻微点头或眼睛、下颌的动作。局灶性发作亦可见于 IESS 患儿，且可与之并存，在结节性硬化症或局灶性皮质发育不良等结构性病因致病的患者中更为多见。局灶性发作可以独立于癫痫性痉挛发生，也可以在癫痫性痉挛之前、期间或之后发生。IESS 患者往往伴有严重发育落后，但部分患者在起病前或病程早期可能仅表现为轻度发育落后或正常。

### （三）辅助检查

1.脑电图：发作间期表现为高度失律，部分患者发作间期脑电图可能为多灶性放电而没有典型高度失律。起病早期或者在年龄较大的患儿中，也可能没有高度失律，持续的局灶性放电或局灶性快波活动提示潜在的结构性异常。癫痫性痉挛的发作期脑电图的特征是广泛性高幅尖波或慢波，继而低波幅快活动，亦可出现短暂的电压衰减，且在一串癫痫性痉挛发作期间，高度失律通常会减弱或停止。肌电图有助于区分癫痫性痉挛与肌阵挛发作和强直发作。

2. 影像学检查：IESS 患者有 1/2～2/3 存在脑部获得性或先天性的局灶性、多灶性或弥漫性病变等头颅 MRI 异常。根据患者癫痫发作和脑电图特征，如怀疑有局灶性结构性病变或原因不明的难治性 IESS 患者，应在 2 岁后髓鞘化完全后再次进行影像学检查，即使头颅 MRI 检查正常，应用 PET-CT 等方法亦有可能检测出局灶性结构异常。

3. 代谢和其他实验室检查：代谢性病因是 IESS 罕见但重要的病因，多种代谢性病因可导致 IESS，如吡哆醇依赖症、苯丙酮尿症、生物素酰胺酶缺乏症、线粒体疾病、非酮症高血糖、有机酸血症、Menkes 病、有机酸尿症、氨基酸尿症和先天性糖基化缺陷等。首诊患者在没有明确病因的情况下，应首先考虑吡哆醇依赖症，进行吡哆醇治疗试验，并行全面的血尿代谢检测。

4. 遗传学检查：许多基因变异与 IESS 有关，且常为新生突变，高达 41% 的患者能够确定为遗传性病因，对于常规临床检查无法明确病因的患者，应进行基因检测，迄今已报道共 198 种基因变异可出现 IESS 表型（表 5-2）。此外，一些染色体异常和拷贝数变异亦可导致 IESS，如 21-三体综合征、染色体片段缺失及重复等，因此也要考虑染色体微阵列和常规核型分析。

### （四）诊断标准

根据 2022 年 ILAE 最新修订内容，IESS 的诊断标准如下。

必备性标准：①癫痫发作，1～24 月龄出现屈肌、伸肌或混合性癫痫性痉挛，成串或单次出现；②脑电图示发作间期高度失律，多灶性放电；③发育落后，伴明显的认知、运动发育迟滞。

警示性标准：①发作间期脑电图正常或表现为暴发抑制；②1～2 月龄起病。

# 第五章　不同年龄起病的遗传性癫痫综合征

排除性标准：出现怀疑为癫痫性痉挛的临床症状时同期脑电图正常。

表 5-2　已报道的可表现为 IESS 的基因变异

| | | | | | | | |
|---|---|---|---|---|---|---|---|
| AARS1 | CASK | FCMD | HCN1 | MC4R | PCDH19 | SCA2 | SZT2 |
| ABCB1 | CCDC186 | FGF12 | HEXA | MCCA | PDHC | SCN1A | TBC1D24 |
| ACADS | CCDC88A | FH | HNRNPU | MECP2 | PEHO | SCN1B | TBCD |
| ACTL6B | CDK19 | FLNA | HSD17B4 | MEF2C | PHACTR1 | SCN2A | TBL1XR1 |
| ALDH7A1 | CDKL5 | FOXG1 | IRF2BPL | MOCS1 | PHF21A | SCN3A | TCF4 |
| ALG13 | CHD2 | FOXK2 | ITPA | MOGS | PIGA | SCN8A | TEAD1 |
| ALMS1 | CLCN6 | FRRS1L | KCNA2 | MT-ATP6 | PIGO | SCN10A | TIMM50 |
| AMT | CNKSR2 | GABBR2 | KCNAB2 | MT-ND1 | PIGP | SEMA5A | TLK2 |
| ARSA | CNPY3 | GABRA1 | KCNB1 | NACC1 | PIGQ | SETBP1 | TMTC3 |
| ARV1 | COL4A1 | GABRB2 | KCNC2 | NDP | PIGS | SLC13A5 | TRIM8 |
| ARX | CRHR1 | GABRB3 | KCNQ2 | NECAP1 | PIGW | SLC19A3 | TRPM6 |
| ASAN | CYFIP2 | GFAP | KCNT1 | NEDD4L | PLA2G6 | SLC1A4 | TSC1 |
| ATP1A3 | CYP2C19 | GLRA1 | KCNT2 | NEUROD2 | PLCB1 | SLC25A12 | TSC2 |
| ATP6V1A | DBP | GLUD1 | KCTD3 | NF1 | PNPO | SLC25A22 | TSEN54 |
| ATP7A | DCX | GLYCTK | KIF1A | NPD | PPP1CB | SLC2A1 | TSPAN12 |
| BCS1L | DEPDC5 | GNAO1 | KIF2A | NPRL2 | PPP3CA | SLC35A2 | UBA5 |
| BICD2 | DMD | GNB1 | KIF5A | NR2F1 | PRICKLE1 | SMC1A | WASF1 |
| BRAF | DNM1 | GNB5 | KIF7 | NR3C1 | PRRT2 | SORCS3 | WDR45 |
| BSCL2 | DNMT3A | GPR56 | KPNA7 | NRXN2 | PRUNE1 | SPATA5 | WDR62 |
| BUB1B | DPYS | GRIA3 | KRAS | NSF | PTCH | SPTAN1 | WWOX |
| CACNA1A | DYNC1H1 | GRIN1 | LAMA2 | OSTC | PTPN23 | SRGAP2 | YWHAG |
| CACNA1G | ELN | GRIN2A | LDHD | OSTM1 | PURA | STXBP1 | ZEB2 |
| CACNA2D2 | ETHE1 | GRIN2B | LIPT1 | PACS2 | QARS1 | SUOX | ZNF423 |
| CACNA1A | FARS2 | GRIN2D | MAGI2 | PARS2 | RALGAPA1 | SYNE1 | |
| CAD | FBXO28 | GUF1 | MC2R | PC | RARS2 | SYNJ1 | |

### (五)鉴别诊断

1. 婴儿肌阵挛癫痫：表现为肌阵挛发作，而不是癫痫性痉挛，脑电图背景活动正常，发作间期可见广泛性棘慢波发放。

2. 非癫痫性疾病：良性睡眠肌阵挛、婴儿期良性肌阵挛、婴儿肠绞痛、胃食管反流或 Sandifer 综合征、婴儿期的良性颤抖发作、良性婴儿点头、过度惊吓反应症等。

### (六)治疗及预后

IESS 患者的癫痫性痉挛通常是难治性的，远期预后差，常伴严重的认知、运动发育障碍，癫痫性痉挛的完全停止和高度失律的消失是治疗的 2 个主要目标，激素（ACTH 或糖皮质激素）和氨己烯酸是目前公认的一线治疗药物。对于不伴结节性硬化症的 IESS 患者应首选激素治疗；对于由结节性硬化症引起 IESS 的患者，将氨己烯酸作为一线治疗药物，如果无效，再给予激素治疗。应用激素或氨己烯酸时要仔细考虑用药的风险–效益比。如果一线药物治疗无效或不能耐受，可以应用托吡酯、唑尼沙胺、丙戊酸、拉莫三嗪及苯二氮䓬类等作为添加治疗。不建议使用或慎用卡马西平、奥卡西平、苯妥英钠等药物。生酮饮食应用于 IESS 治疗具有一定的效果，特别是对于一线药物治疗无效的 IESS 患者可尝试应用。对于存在难治性癫痫，有明确致痫灶的 IESS 患者，在药物治疗无效时，应及时进行手术评估并进行手术治疗。药物治疗无效且无切除性手术机会者，可考虑迷走神经电刺激术等姑息性手术。

### (七)典型病例

患儿，男，7 月龄，主因"间断发作 1 月余"就诊。

现病史：患儿 6 月龄无诱因出现发作。表现如下：①癫痫性痉挛：双眼上翻、四肢上抬一下，孤立或成串发作，平均 1～2 串/日，10～20 次/串；②局灶性发作：口角右侧歪斜伴抽动，持续 1 分钟左右缓解。

既往史、个人史：围产期无特殊，现 7 月龄竖头不稳，不会翻身、独坐，追视、追声差。

家族史：无癫痫及热性惊厥家族史。

体格检查：右侧斜颈，右侧胸锁乳突肌处可触及 2 cm×2 cm 包块，头向右侧转动受限。

辅助检查：脑电图，7 月龄时发作间期为高度失律，监测到数次孤立或成串癫痫性痉挛。8 月龄时，发作间期为高度失律，监测到数次癫痫性痉挛或肌阵挛发作（图 5-14，图 5-15）。头颅、脊髓 MRI（6 月龄）示双侧额叶、颞叶蛛网膜下腔间隙略增宽，脊髓内多发异常信号，符合脊髓空洞征 MRI 表现。基因检测，患儿 *ALG13* 基因 c.320A＞G（p.N107S）致病性变异，染色体位置 chrX:110928268，NM_001099922:exon 3，杂合，新生突变。

诊断：癫痫，癫痫性痉挛，局灶性发作，肌阵挛发作，婴儿癫痫性痉挛综合征，*ALG13* 基因变异相关；右侧斜颈；脊髓空洞症？

治疗与随访：左乙拉西坦治疗，癫痫性痉挛无明显改善；进一步应用 ACTH 治疗，仍有频繁癫痫性痉挛及肌阵挛发作，脑电图无改善；后应用氨己烯酸无效。末次随访年龄 2 岁，认知、运动发育迟滞明显，无语言表达，不能独走，眼神交流少。

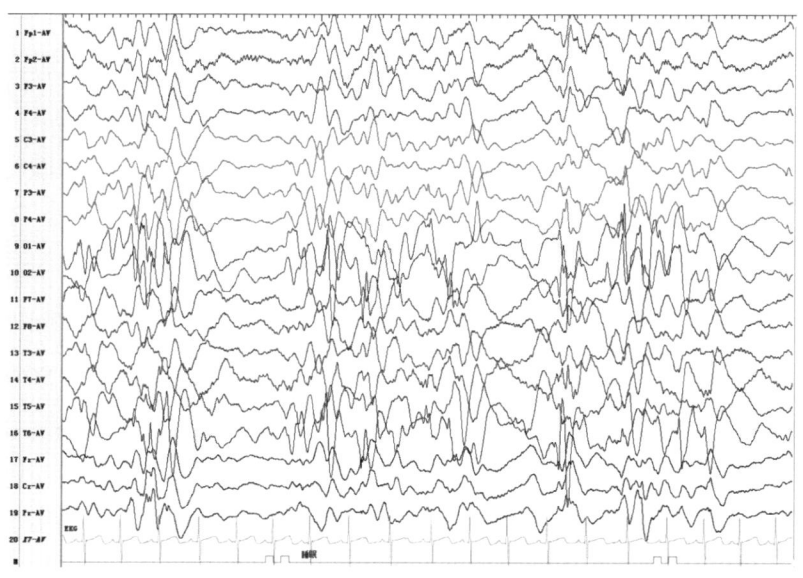

图 5-14　患儿 8 月龄脑电图，婴儿癫痫性痉挛（高度失律）

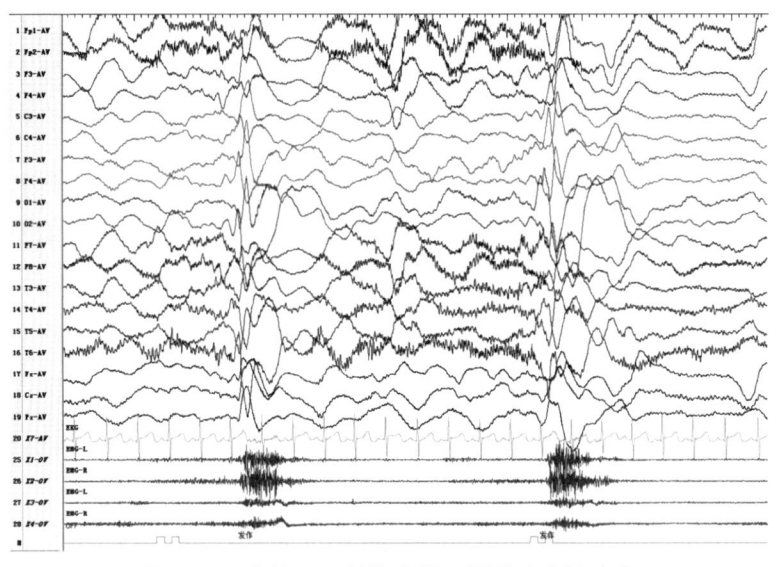

图 5-15 患儿 8 月龄脑电图，婴儿癫痫性痉挛

## 四、Dravet 综合征

### （一）概述

Dravet 综合征于 1978 年由法国医生 Charlotte Dravet 首次报道，既往又称婴儿严重肌阵挛癫痫。由于本病少数患儿病程中可始终不出现肌阵挛，2001 年 ILAE 将本病正式更名为 Dravet 综合征。

Dravet 综合征为婴儿期起病的难治性癫痫综合征，属于发育性癫痫性脑病，患病率为 1/40 900～1/22 000。本病约 80% 的患儿由编码钠离子通道 $\alpha_1$ 亚单位的基因 *SCN1A* 杂合变异所致，其中新生变异占 90%～95%，遗传性变异（包括父母一方为嵌合体变异）占 5%～10%。近年来国际报道少数 Dravet 综合征患儿的致病基因为 *PCDH19*、*GABRG2*、*SCN2A*、*SCN1B*、*GABRA1* 和 *CHD2*。本病的临床特点为 1 岁以内常以热性惊厥起病，1～4 岁出现多种形式的无热发作，包括强直-阵挛发作、半侧阵挛发作、局灶性发作、肌阵挛发作和不典型失神等；发作具有热敏感的特点；病程中易出现癫痫持续状态；多数患儿应用抗癫痫药物疗效差；1 岁以内智力、运动发育正常，以后逐渐出现精神、运动发育落后或倒退。

## (二)临床表现

起病年龄在1岁以内,可早到2～3月龄,高峰起病年龄为6月龄。根据Dravet综合征患者不同年龄临床特点可将其病程分为3个阶段。发病至1岁以内为第一阶段,此阶段为热敏感期,绝大多数患儿发热后诱发全面强直-阵挛发作或半侧阵挛发作,易出现长时间的发作或持续状态,发热期间易反复发作。1～5岁为第二阶段,为发作加重期,多数患儿在此阶段出现无热发作,发作类型多样,可有全面强直-阵挛发作、半侧阵挛发作、局灶性发作、肌阵挛发作及不典型失神,少数患儿可有强直发作及失张力发作。此阶段发作较频繁,易出现癫痫持续状态,发作仍有热敏感特点,约1/3的患儿发作有光敏感特点。5岁以上为第三阶段,此阶段部分患儿发作可呈减少趋势,故又称之为稳定期,多数患儿发作类型以全面强直-阵挛发作和局灶性发作为主,其次为不典型失神和肌阵挛发作,少数患儿可出现失张力发作。随着年龄增长,不典型失神及肌阵挛发作消失,癫痫持续状态次数减少,光敏感随年龄增长也逐渐消失。部分患儿以夜间浅睡期发作为主。

## (三)辅助检查

1. 脑电图:Dravet综合征患儿早期脑电图可完全正常,后逐渐出现背景变慢,发作间期可有局灶性、多灶性或广泛癫痫样放电。少数光敏感患儿闪光刺激可诱发异常放电和/或临床发作。随年龄增长,发作减少,背景弥漫性高波幅慢波逐渐减少,枕区α节律可重新出现。脑电图后头部α节律存在常提示预后良好。

2. 头颅MRI:Dravet综合征患儿头颅MRI多数正常,但少数患儿随年龄增长可出现异常,表现为大脑皮质萎缩,侧脑室增宽,在发作控制欠佳及反复发生癫痫持续状态的患儿中更为常见,少数患儿随年龄增长可出现海马硬化。在发生严重癫痫持续状态导致急性脑病的患儿中,可出现严重脑萎缩,脑室扩大。

3. 基因检测:编码电压门控钠离子通道$α_1$亚单位的基因*SCN1A*(MIM#182389)是Dravet综合征最主要的致病基因,其突变检出率约为80%。少数患儿或其父母一方可携带*SCN1A*嵌合变异。近年来发现,少数

*SCN1A* 突变阴性的 Dravet 综合征患儿携带 *PCDH19* 基因杂合突变，该基因编码原钙黏蛋白 19，目前认为 *PCDH19* 基因是继 *SCN1A* 基因后导致 Dravet 综合征的第二个重要致病基因。随着靶向捕获二代测序和全外显子组测序技术在临床上的应用，发现除 *SCN1A* 和 *PCDH19* 基因外，其他少见的 Dravet 综合征致病基因包括 *GABRG2*、*GABRA1*、*GABRB2*、*SCN2A*、*SCN8A*、*SCN1B*、*STXBP1* 和 *CHD2* 等。

### （四）诊断标准

Dravet 综合征的临床诊断标准如下：①1 岁以内常以热性惊厥起病（起病高峰年龄为 6 月龄）；②1～5 岁出现多种形式的无热惊厥，包括全面强直-阵挛发作、半侧阵挛发作、局灶性发作、肌阵挛发作、不典型失神、强直发作和失张力发作等；③发作具有热敏感的特点；④病程中易反复发生癫痫持续状态；⑤1 岁以内智力、运动发育正常，以后逐渐出现智力、运动发育落后或倒退，可有共济失调和锥体束征；⑥脑电图在 1 岁以前多数正常，1 岁以后出现全导棘慢波、多棘慢波或局灶性、多灶性癫痫样放电；⑦应用抗癫痫药物疗效差。发现 *SCN1A* 变异或其他少见 Dravet 综合征相关致病基因变异，支持临床诊断。

### （五）鉴别诊断

Dravet 综合征早期要注意与热性惊厥鉴别，出现多种形式的无热发作后，要注意与 Lennox-Gastaut 综合征鉴别。

1. 热性惊厥：典型热性惊厥多在 6 月龄到 5 岁前发病，1 岁 6 个月为高峰发病年龄，多表现为全面强直-阵挛发作，持续时间小于 5 分钟，一次热程中多发作一次。而 Dravet 综合征在 1 岁以内多表现为复杂热性惊厥的特点，即可表现为局灶性发作或半侧阵挛发作，发作持续时间可超过 15 分钟，一次热程中反复发作。Dravet 综合征患儿常具备复杂热性惊厥的多个特点，且发病年龄早，6 月龄左右为高峰发病年龄。

2. 肌阵挛-失张力癫痫：肌阵挛-失张力癫痫又称 Doose 综合征，主要由遗传易感性导致。临床特点为 7 月龄～6 岁发病，以 2～4 岁为发病高峰年龄，多数患儿以全面强直-阵挛发作起病，病初发作可十分频繁，随后出现多种全面性发作类型，包括肌阵挛发作、失张力发作、肌阵挛-失张力发作及不典型失神，少数患儿后期可出现强直发作。少数患儿早期可有热性惊厥病史，但病程中的发作多无热敏感特点，可出现不典型失神持续状态，但很少出现惊厥性癫痫持续状态。发病前智力、运动发育正常，头颅影像学无异常。

3.Lennox-Gastaut综合征：Lennox-Gastaut综合征属于癫痫性脑病，病因复杂多样，可由先天性脑结构异常或后天获得性脑损伤导致，少数患儿可由遗传因素导致。部分病例可由West综合征演变而来。主要特点为1～7岁发病，发病高峰年龄为3～5岁，表现多种发作类型，最常见的发作类型有强直发作、不典型失神及失张力发作，也可有肌阵挛和局灶性发作等，发作无热敏感特点；脑电图背景基本节律变慢，可见广泛性1.5～2.5 Hz慢棘慢复合波及广泛性棘波节律暴发。智力、运动发育落后，部分患儿头颅影像学可有异常。

### （六）治疗及预后

Dravet综合征为难治性癫痫综合征，应用抗癫痫药物治疗效果欠佳，发作完全控制较为困难，治疗的主要目的是减少发作频率及减少癫痫持续状态的发生，因此需要多药联合或生酮饮食治疗，并尽可能降低抗癫痫药物的不良反应。英国国家卫生与临床优化研究所（National Institute for Health and Clinical Excellence，NICE）指南及中国癫痫诊疗指南推荐丙戊酸和/或氯巴占为治疗Dravet综合征的一线药物，托吡酯、司替戊醇、左乙拉西坦及唑尼沙胺可作为添加治疗药物，不建议应用卡马西平、奥卡西平、拉莫三嗪等钠通道阻滞剂。新型抗癫痫药物吡仑帕奈对部分Dravet综合征患儿有效。目前美国食品药品监督管理局（Food and Drug Administration，FDA）批准上市的治疗Dravet综合征的新药包括司替戊醇、芬氟拉明和大麻二酚，正在研究中的药物包括克立咪唑、氯卡色林、爱塔乐伦、维拉帕米和TAK-935（soticlestat）。生酮饮食对部分患儿有效。迷走神经刺激术用于难治性癫痫的治疗已被美国FDA批准，在Dravet综合征治疗方面尚缺少成熟的经验，仅有数篇小样本回顾性研究，有效率差异较大。另外，目前针对Dravet综合征*SCN1A*等致病基因治疗正在研发中，并在动物实验中疗效显著。

多数患儿癫痫发作难以完全控制，随年龄增长，其发作形式主要为全面强直-阵挛发作和局灶性发作。少数患儿随年龄增长，发作频率减少，发作持续时间缩短。部分患儿随年龄增长以夜间发作为主。田小娟等随访670例Dravet综合征患儿，末次随访年龄3岁7个月～27岁，13.5%（82/608）的患儿发作曾控制1年以上，中位随访年龄9岁2个月。在发生癫痫持续状态的患儿中，绝大多数患儿经及时止痉及对症治疗后可恢复到发生癫痫持续状态前的发育状态。少数患儿在严重的癫痫持续状态后出现持续昏迷，称为急性脑病，可造成惊厥性脑损伤，遗留严重的神经系统后遗症，甚至合并呼吸衰竭、循环衰竭等多脏器功能衰竭，导致死亡。

多数患儿发病前发育正常，发病后逐渐出现智力、运动发育落后或倒退。多数患儿到青少年时期存在不同程度的智力发育落后（重度50%、中度30%、轻度20%）、行为异常（多动、注意力不集中等）、睡眠障碍，少数可表现为孤独症谱系障碍（22%～46%）。中重度智力发育落后患儿语言功能受累可表现为言语少、理解能力差、口齿不清，少数患儿可无自主语言，或仅能说叠词或短句。青年期Dravet综合征患者主要表现为认知及行为异常，少数可出现抑郁、焦虑等情绪障碍。

Dravet综合征患者运动受累程度可轻可重，可出现共济失调（59%）、锥体束征（22%）；6岁以后可能会出现蹲伏步态；还可出现颈肌张力障碍。颈肌张力障碍及步态异常可能与*SCN1A*突变有关。少数患者还可出现震颤、肌张力增高等帕金森样的症状，可试用左旋多巴改善症状，并进行康复训练。

文献报道Dravet综合征患者死亡率可高达12%，死亡高峰年龄为3～7岁。死因可为癫痫持续状态后多脏器功能衰竭、癫痫猝死（SUDEP）或意外死亡等。其中癫痫持续状态后多脏器功能衰竭和SUDEP是Dravet综合征患者的两大重要死亡原因。SUDEP是指癫痫患者突然发生的、缺乏合理的解剖学及毒理学证据的死亡。Dravet综合征患儿SUDEP发生率高达4.9%，明显高于一般癫痫患儿（SUDEP发生率为0.11‰～0.43‰）。近年来研究认为，*SCN1A*突变可能是SUDEP潜在的高危因素之一。Dravet综合征患儿起病年龄小，可有多种发作形式，并且对抗癫痫药物反应欠佳，也导致其成为

SUDEP 的高危人群。

### （七）典型病例

患儿，男，2 岁，主因"间断抽搐 1 年 6 个月"就诊。

现病史：患儿 6 月龄出现发热，体温 39℃，出现抽搐，表现为双眼左斜，左侧肢体节律性抖动，呼之不应，持续约 5 分钟缓解，后反复发热抽搐 4 次，表现为双眼偏斜，半侧肢体或全身节律性抖动，最长持续 20 分钟，抽搐时体温波动在 37.5～38℃。9 月龄出现无热抽搐，每周 1～2 次，半侧或全身抽搐，24 小时监测脑电图未见异常，加用丙戊酸发作较前减少，但仍有热敏感，1 次热程最多发作 9 次，形式同前。1 岁 2 个月发作较前增多，每月发作 6～10 次，加用卡马西平发作较前增多后减停，之后应用丙戊酸与托吡酯联合治疗，每月发作 3～4 次。1 岁 4 个月开始，发作表现多样，表现为全身抽搐，或双眼向一侧斜，半侧肢体抖动或双眼睑眨动，偶有愣神表现，最长可持续 25 分钟，在太阳光下容易发作，加用拉莫三嗪，效果欠佳。

既往史、个人史：围产期无特殊，发病前发育正常，1 岁会走，但 1 岁 10 个月后出现步态不稳，易摔跤，语言发育落后。

家族史：无癫痫及热性惊厥家族史。

体格检查：步态不稳，左侧巴宾斯基征阳性，余无特殊。

辅助检查：6 月龄、9 月龄、1 岁时，长程脑电图均正常。2 岁时，脑电图背景为弥漫性 θ 波为主的慢波，睡眠期可见双侧额区、中央区或前颞区少量散发棘波，闪光刺激（2～60 Hz）诱发全导高-极高波幅不规则棘慢波、棘波或快波节律。出现连续性棘慢波节律时患儿反应减低，有时伴单下头颈部肌阵挛或眼睑眨动（图 5-16）。头颅 MRI（2 岁）示正常。基因检测，Sanger 测序显示患儿钠离子通道基因 *SCN1A* 第 22 外显子存在杂合突变：c.4298G＞A（p.G1433E），即第 1433 位的甘氨酸被谷氨酸替代，为新生突变（图 5-17）。

诊断：癫痫，局灶性发作，半侧阵挛发作，全面强直-阵挛发作，不典型失神，肌阵挛发作，Dravet 综合征。

治疗与随访：调整抗癫痫药物为丙戊酸、托吡酯和氯硝西泮，发作较前减少，无发热诱因时 2～3 个月无热发作 1 次，为局灶性发作或全面强直-阵挛发作；发热时发作次数增加，为全面强直-阵挛发作；后因发作控制欠佳，加用左乙拉西坦部分有效，生酮饮食效果欠佳停用，3岁后在太阳光下不易诱发发作；末次随访年龄12岁，2～3个月发作1次，为全面强直-阵挛发作，持续半分钟左右。语言、智力发育较同龄儿明显落后，多动，会计算10以内加减法，会说简单句子，在特殊学校上学，走路步态不稳，易摔跤。

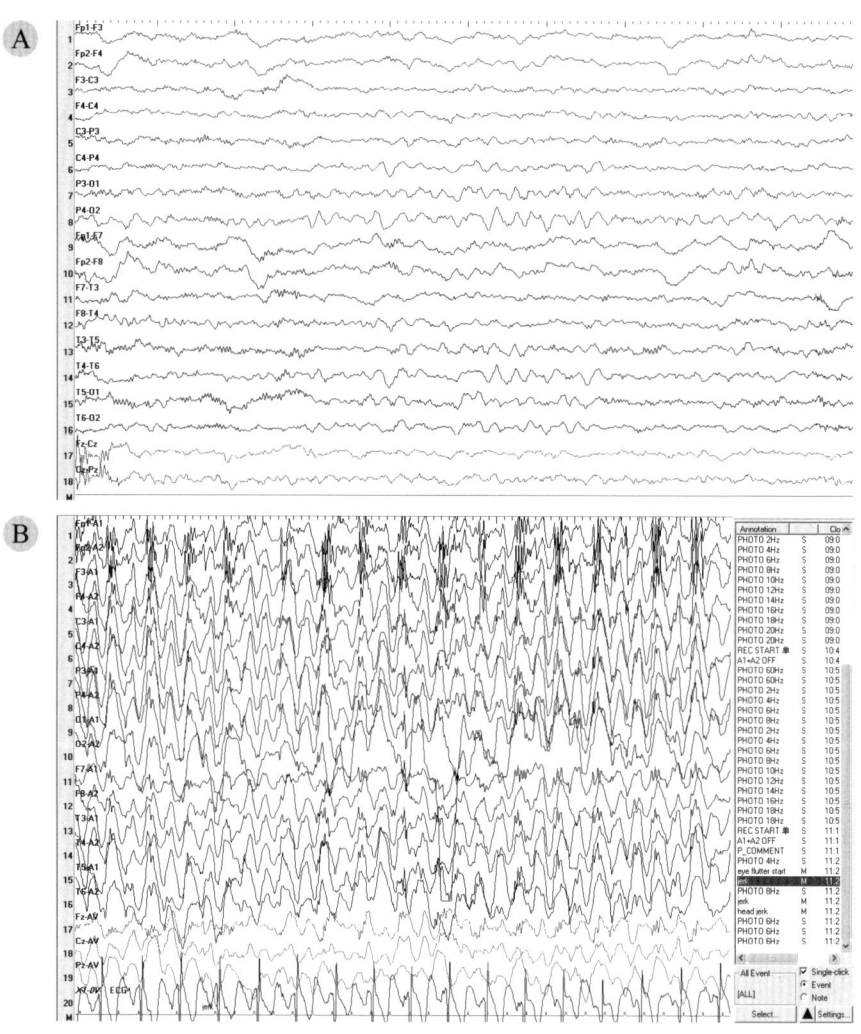

A.背景为弥漫性 θ 波为主的慢波；B.闪光刺激诱发全导连续不规则棘慢波，同期患儿表现为不典型失神伴眼睑肌阵挛发作。

图 5-16　患儿2岁时脑电图

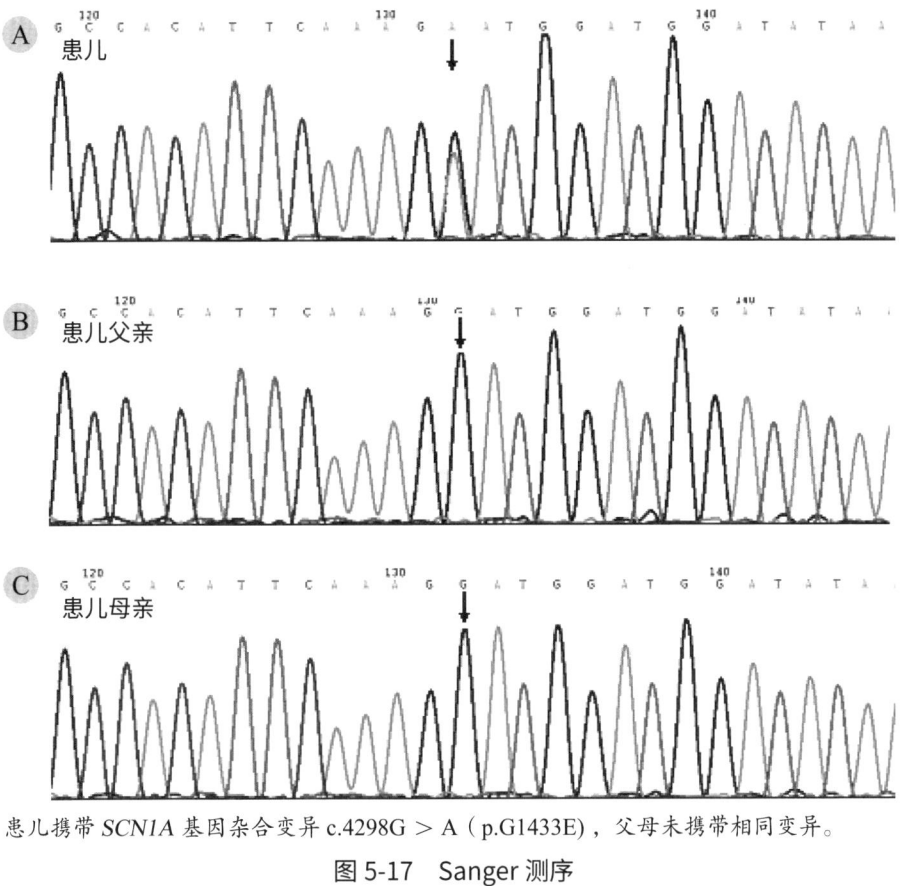

患儿携带 SCN1A 基因杂合变异 c.4298G > A（p.G1433E），父母未携带相同变异。

图 5-17  Sanger 测序

## 【病因特异性癫痫性脑病】

### 一、KCNQ2 相关发育性癫痫性脑病

#### （一）概述

KCNQ2 基因位于染色体 20q13.33，编码电压门控钾离子通道 KQT 样亚家族成员 2，主要在脑中高表达，其中在神经元中表达较高，而在胼胝体和脊髓中表达较低。编码电压门控钾离子通道的基因有 KCNQ1、KCNQ2、KCNQ3、KCNQ4 和 KCNQ5，其中 KCNQ2/KCNQ3 形成的异聚体是 M 型钾离子电流的主要组成部分，在控制中枢和外周神经元的兴奋性过程中起重要作用。1998 年 Singh 等首次报道 KCNQ2 基因是自限性家族性新生儿癫痫

的致病基因，随后有学者发现 *KCNQ2* 基因是该病的主要致病基因。2003 年 Dedek 等报道在 *KCNQ2* 变异的自限性家族性新生儿癫痫家系中出现了早发性癫痫性脑病患者。2012 年日本学者 Saitsu 等采用全外显子组测序的方法，发现 *KCNQ2* 基因为大田原综合征的致病基因之一。随后 Weckhuysen 等采用 Sanger 测序的方法，对 80 例新生儿期或婴儿早期起病的癫痫伴发育落后的患儿进行 *KCNQ2* 基因变异检测，发现 8 例患儿存在 *KCNQ2* 基因变异，提出"*KCNQ2* 相关脑病"的概念，将其归为一种新的新生儿癫痫性脑病。*KCNQ2* 相关的癫痫性脑病包括大田原综合征、婴儿痉挛症、婴儿癫痫伴游走性局灶性发作等，多由新生突变导致，大多预后较差。*KCNQ2* 相关脑病患者的发育落后并不仅仅由癫痫发作导致，还与 *KCNQ2* 基因变异对大脑发育的影响有关，为 *KCNQ2* 相关发育性癫痫性脑病 *KCNQ2*-DEE。

（二）临床表现

*KCNQ2* -DEE 癫痫起病早，超过 70% 的患者在生后 1 周内起病，少数可在新生儿期和婴儿期起病，最晚起病年龄为 6 月龄。*KCNQ2* 变异的癫痫患儿可有多种发作类型，包括局灶性发作、强直-阵挛发作、强直发作、痉挛发作、强直痉挛发作、肌阵挛发作等，其中局灶性发作是最常见的发作类型，痉挛发作次之，其他发作形式仅见于少数患儿，局灶性发作多有丛集性特点。*KCNQ2* -DEE 可诊断的癫痫综合征包括大田原综合征、婴儿痉挛症、婴儿癫痫伴游走性局灶性发作等。

（三）辅助检查

1. 脑电图：*KCNQ2*- DEE 患者的脑电图背景可表现为暴发抑制、高度失律，发作间期脑电图以局灶性或多灶性放电最为常见，少数可出现广泛性放电或睡眠中癫痫性电持续状态。发作期脑电图可监测到多种发作形式，其中以局灶性发作、痉挛发作最为常见。脑电图提示暴发抑制、高度失律者多预后较差。

2. 头颅 MRI：国外文献报道 *KCNQ2* - DEE 的早期头颅影像学检查可发现异常信号，主要在基底节和丘脑区，但大多在 3 岁前可恢复正常，而其他较常见的脑结构异常通常很难恢复，包括额叶发育不良伴额颞区蛛网膜下腔增宽、胼胝体发育不良和后部脑白质减少等。在我国 24 例携带 *KCNQ2* 新生变异且伴智力、运动发育落后的患儿中，发现约半数存在胼胝体发育不良和额颞区蛛网膜下腔增宽，说明额颞叶和胼胝体发育不良是 *KCNQ2* - DEE 常见的脑发育异常。

3.基因检测：

*KCNQ2* 相关疾病以常染色体显性遗传方式遗传。导致 DEE 的 *KCNQ2* 变异多为新生杂合突变，无热点突变。*KCNQ2* 变异可为点突变和片段突变，其中大多数为点突变。点突变可为错义突变、无义突变、框内缺失或插入突变、移码突变。导致 DEE 的 *KCNQ2* 变异大多为错义突变，当这些变异合成的亚基与野生型亚基一起表达时，可引起显性负效应而导致 M 电流降低 > 50%，从而导致 DEE 的 *KCNQ2* 变异多集中在电压传感器 S4 段、孔区、C 端近端段和 B 螺旋附近，这些区域都是决定通道功能的关键部位。

既往多采用 Sanger 测序对 *KCNQ2* 基因进行测序，主要检测外显子及其附近的点突变。采用多重连接依赖的探针扩增技术（MLPA）可检测 *KCNQ2* 基因的片段缺失或重复。随着二代测序技术的发展，目前多在靶向捕获二代测序和全外显子组测序技术或全基因组测序检测中发现 *KCNQ2* 变异，在很大程度上提高了检测效率。

**（四）诊断标准**

*KCNQ2*-DEE 的临床诊断标准如下：①新生儿期或婴儿期癫痫起病（起病高峰年龄为生后 1 周）；②癫痫发作表现为局灶性发作、痉挛发作、强直痉挛发作、肌阵挛、强直发作等；③脑电图和 MRI 异常；④不同程度运动、语言、智力发育落后；⑤基因检测发现 *KCNQ2* 基因的致病性杂合变异。

**（五）鉴别诊断**

*KCNQ2* -DEE 早期要与 *KCNQ2* 相关自限性癫痫进行鉴别，出现明显 DEE 表现时，注意与其他基因如 *SCN2A*、*SCN8A*、*KCNQ3* 基因相关 DEE 进行鉴别。

1.*KCNQ2* 基因相关自限性癫痫：*KCNQ2* 基因变异可导致自限性家族性癫痫如自限性家族性新生儿癫痫、自限性家族性新生儿-婴儿癫痫、自限性家族性婴儿癫痫，这类癫痫在起病年龄上与 KCNQ2-DEE 无明显差别，但这类癫痫仅表现为局灶性发作，脑电图背景正常，颅脑影像学检查无异常，癫痫呈自限性或药物敏感性，癫痫发作多在 1 岁内缓解，智力、运动发育正常，有类似癫痫家族史。导致这类癫痫的 KCNQ2 变异大多为截断突变（剪切位点突变、无义突变、移码突变）或片段缺失，这些变异导致单倍体剂量不足使 M 钾通道电流降低 20%～30%，且遗传自一方父母。

2.其他基因变异导致的 DEE：就个体而言，其他基因如 SCN2A、SCN8A、KCNQ3 基因相关 DEE 表型上与 KCNQ2-DEE 相比较并无特异性差异，鉴别主要依靠基因检测。

### （六）治疗及预后

目前针对 KCNQ2-DEE 尚无特异性治疗药物，主要为抗癫痫治疗和其他对症治疗。癫痫发作随着年龄的增长有减少的趋势，部分患者癫痫发作易控制，其余患者可发展为难治性癫痫。癫痫发作大多在 9 个月～4 岁停止，随后癫痫可能会复发，但通常发作不太频繁。钠通道阻滞剂如卡马西平、奥卡西平、苯妥英钠和拉莫三嗪等对 KCNQ2 相关癫痫的缓解最为有效。近年来奥卡西平为最常用的钠通道阻滞剂之一，部分研究中有效率高达 90%。钾通道开放剂如瑞替加滨能减少 KCNQ2 变异癫痫患者的发作，并能改善智力、运动发育。瑞替加滨于 2011 年被批准用于局灶性癫痫的辅助治疗，但该药在长期（＞5 年）治疗后容易引起皮肤及视网膜色素沉着，已于 2017 年 6 月后停产。目前瑞替加滨已被推荐作为功能缺失 KCNQ2 变异导致严重癫痫表型的靶向治疗药物，且已启动了一项针对新生儿起病 KCNQ2-DEE 的年轻患者的随机、双盲、安慰剂对照试验。

所有 KCNQ2-DEE 患者均存在不同程度的运动、语言、智力发育落后，大多数患者在癫痫起病前就有发育落后表现，在癫痫起病后可出现发育倒退。半数以上无法实现任何发育里程碑，即使在发作控制且脑电图正常后，发育仍无明显进步，其中大部分存在吞咽和咀嚼障碍。少数患者可出现孤独症样表现。对于 KCNQ2-DEE 患者的寿命尚无大样本研究，但是少数患者可出现癫痫猝死。

## （七）典型病例

患儿，女，1岁6个月，主因"间断抽搐1年6个月"就诊。

现病史：患儿生后2天无明显诱因开始出现抽搐，发作表现为多种形式。①头向一侧偏转，口唇发绀，四肢僵硬，持续几十秒自行缓解，发作有丛集性，最频繁时每天20余次；②张口伴双上肢上抬一下，每天数次；③双眼向一侧斜伴眼睑眨动数下，每天数次；④一侧或双侧足部抖动，数秒缓解，每天数次；⑤憋气，面色涨红，哭闹，持续几十秒自行缓解，此种形式仅发生1次。曾用丙戊酸、托吡酯、左乙拉西坦、硝西泮治疗无效，加用苯巴比妥发作减少，后加用奥卡西平发作控制。

既往史、个人史：围产期无特殊。目前竖头不稳，追视、追听欠佳，不会有意识发音。

家族史：否认癫痫及热性惊厥家族史。

体格检查：双上肢肌张力增高，双下肢肌张力减低，余无特殊。

辅助检查：新生儿期，脑电图示暴发抑制，快波节律性活动；生后2个月，脑电图示暴发抑制，检测到癫痫性痉挛和局灶性发作；生后4个月见多灶性异常放电；1岁见多灶性放电，监测到癫痫性痉挛。头颅MRI（1岁1个月）示额颞区皮质发育不良，双侧脑沟增深，胼胝体发育不良。基因检测，患儿钾通道基因*KCNQ2*存在杂合变异（NM_172107）：c.920T>C（p.Leu307Pro），即第307位的异亮氨酸被脯氨酸替代。父母未携带相同变异（图5-18）。

诊断：癫痫，局灶性发作，癫痫性痉挛，早发性婴儿发育性癫痫性脑病。

治疗与随访：末次随访年龄5岁，口服奥卡西平未再出现癫痫发作，运动、语言、智力发育较前无明显进步，仍竖头不稳，追视、追听欠佳，不会有意识发音，吞咽欠佳，不会咀嚼。

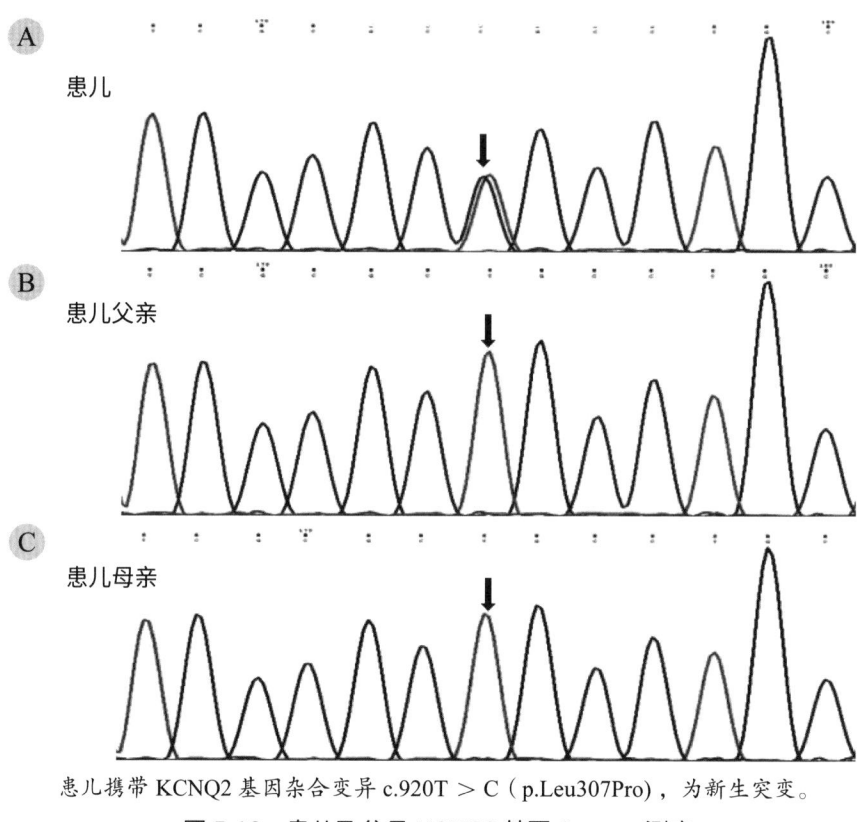

患儿携带 KCNQ2 基因杂合变异 c.920T > C（p.Leu307Pro），为新生突变。

图 5-18　患儿及父母 *KCNQ2* 基因 Sanger 测序

## 二、吡哆醇依赖性发育性癫痫性脑病

### （一）概述

吡哆醇依赖性癫痫（PDE），由 Hunt 等在 1954 年首次报道，是新生儿期及婴儿早期起病的难治性癫痫和癫痫性脑病之一。2006 年，其致病基因 *ALDH7A1* 被发现，确定了 PDE 为 *ALDH7A1* 基因突变引起的常染色体隐性遗传病。2022 年 ILAE 将其纳入新生儿及婴儿期起病的癫痫综合征中的特定病因癫痫综合征，命名为吡哆醇依赖性发育性癫痫性脑病（PD-DEE）。*ALDH7A1* 基因编码 α- 氨基己二酸半醛（α-aminoadipic semialdehyde，α-AASA）脱氢酶，参与体内赖氨酸的分解代谢，该基因突变会引起 α-AASA 累积，后者在体内与 Δ1- 四氢吡啶 -6- 羧酸（Δ1-piperideine-6-carboxylate，P6C）处于自发平衡状态，导致 P6C 继发性累积，并进一步引起体内哌啶酸

(pipecolic acid，PA）累积。因此，*ALDH7A1* 基因所致 PDE 患者血液、尿液、脑脊液中 α-AASA、P6C 及 PA 浓度升高，三者均可作为诊断 PDE 的生化标志物。至今，国际上共报道 400 余例 *ALDH7A1* 基因确诊病例。关于发病率的报道较少，且不同国家的数据悬殊，为 1/700 000～1/20 000。2013 年，我国首例基因确诊的 PDE 患者被报道。

**（二）临床表现**

*ALDH7A1* 基因突变引起 PDE 的患者临床表现无特异性。典型临床表现为新生儿期或婴儿早期即出现难以控制的癫痫发作，发作形式多样，包括局灶性发作、痉挛发作、肌阵挛发作、全面强直-阵挛发作、失张力发作，甚至癫痫持续状态等。癫痫发作对各种抗癫痫发作药物耐受，大剂量吡哆醇可完全控制发作且需终身维持治疗，一旦停用吡哆醇，癫痫发作会在 1～51 天复发。多数患者单次静脉给予 50～100 mg 吡哆醇可在数分钟内终止发作，少数需重复给药，极少数经小剂量用药即可完全终止发作。此外，约 1/3 的患者临床表现不典型，主要包括癫痫发作出现晚；早期对抗癫痫发作药物或极低剂量的吡哆醇有反应；也有发作最初应用吡哆醇无效者；停用吡哆醇后癫痫复发间隔时间长；孤独症样行为等。部分患者母亲孕期曾觉察有异常胎动，提示存在胎儿期癫痫发作的可能，出生时可出现 Apgar 评分减低和低脐带血氧等窒息表现，出生后常伴明显的烦躁、入睡困难和呕吐等脑病表现，易被误诊为缺氧缺血性脑病，应注意鉴别。

**（三）辅助检查**

1.脑电图：缺乏特异性。常见的发作间期脑电图表现为背景活动异常，伴各种阵发性异常，多为广泛性高波幅 δ 暴发伴间断棘慢波和周期性不对称电压衰减，也可见局灶性或多灶性棘慢波、多棘波、暴发抑制、广泛性棘慢波、暴发性高波幅慢波等。少数可表现为高度失律，可有光敏性反应和光阵发性反应。发作期脑电图因发作类型不同而异。少数患儿吡哆醇治疗前、后脑电图均正常。

2.头颅 MRI：可正常或出现多种非特异性异常，包括胼胝体发育不良、脑室扩大、脑萎缩、内侧颞叶硬化、皮质发育不良等。

3. 生化检测：采用液相色谱-串联质谱法检测血液、尿液、脑脊液中的 α-AASA、P6C 及 PA，可用于 *ALDH7A1* 基因突变所致 PDE 的早期诊断。PA 尽管稳定性好，但特异性较差，若存在过氧化物酶功能障碍、高赖氨酸血症或脯氨酸代谢障碍等疾病也可升高。α-AASA、P6C 虽特异性高，但稳定性差，室温下极易降解。新近发现生化标志物 6-氧哌啶酸盐（6-oxo-pipecolate，6-oxo-PIP）和哌啶-6-羧酸盐（Δ2-piperideine-6-carboxylate，Δ2-P6C）稳定性及特异性均较高，尿液、血液和脑脊液中 6-oxo-PIP 和 Δ2-P6C 升高可支持 PDE 诊断。

4. 基因检测：为确诊依据，采用直接聚合酶链反应、二代测序及多重连接探针扩增技术、微阵列比较基因组杂交（aCGH）可发现 *ALDH7A1* 基因点突变或片段缺失/重复。

**（四）诊断标准**

根据 2022 年 ILAE 最新修订内容，PDE 的临床诊断标准如下。

必备性标准：①癫痫发作形式多样，包括局灶/多灶性癫痫、癫痫性痉挛、全面强直发作、全面痉挛发作等，发作频繁且抗癫痫发作药物难治（常出现持续状态），但补充吡哆醇后快速控制；②发作间期 EEG 可见异常的慢波和局灶/多灶性癫痫样放电、暴发抑制等；③实验室检查分子标志物尿液、血浆和/或脑脊液中 α-AASA、P6C 或 PA 增加提示诊断，确诊需依靠基因检测结果提示 *ALDH7A1* 基因致病性突变；④终身应用吡哆醇后癫痫发作显著减少或停止。

警示性标准：①起病年龄＞3 岁（较少见）；②神经科检查缺乏脑病和易激惹症状；③神经发育结果正常。

**（五）鉴别诊断**

PDE 需要与其他对吡哆醇或磷酸吡哆醛（PLP）有治疗反应的疾病相鉴别。

1. 早发性维生素 $B_6$ 依赖性癫痫：致病基因为 *PLPBP/PROSC*，2016 年被发现，既往认为是 PDE 的另一致病基因，也可单独关联为早发性维生素 $B_6$ 依赖性癫痫。癫痫发作起病年龄相对较早，78% 于出生后第一周内发病，而在所有早产儿中，则在出生后 24 小时内出现抽搐。1/3～1/2 的患儿单用

## 第五章 不同年龄起病的遗传性癫痫综合征

吡哆醇不能控制，需联合抗癫痫发作药物治疗。超过半数的 *PLPBP* 基因突变患儿出现了神经发育问题。约 50% 出现乳酸性酸中毒。头颅 MRI 多显示脑发育延迟、脑室扩大、胼胝体发育不全或异位、脑内出血或脑室周围高信号。

2. 磷酸吡哆醇（胺）氧化酶缺乏症：由 *PNPO* 基因突变所致，常染色体隐性遗传。癫痫发作为磷酸吡哆醇（胺）氧化酶缺乏症的主要临床表现之一，且对各种抗癫痫发作药物治疗无反应，吡哆醇治疗无效或仅有部分疗效，发作多可被 PLP 单药控制，PLP 撤药后癫痫发作反复。早产史较常见，出现于 61% 的患儿中；另有 11% 的患儿在胎儿期有明显的异常胎动。超过半数（57%）的患儿发作间期脑电图显示暴发抑制，另有 20% 显示异常的不连续图形。头颅 MRI 可正常或为非特异性异常。

3. Mabry 综合征：Mabry 综合征又称高磷酸酯酶血症伴智力障碍综合征，由糖基磷脂酰肌醇锚定蛋白相关基因（*PIGV*、*PIGO*、*PIGL*、*PIGY*、*PGAP2*、*PGAP3*、*PIGW* 等）突变所致。临床常见癫痫发作（少数病例可无发作），伴中-重度智力、运动发育落后，吡哆醇治疗可能有效。可有特殊面容及体征，可伴/不伴多发先天性畸形，血清碱性磷酸酶明显升高是其重要特征。

4. 低磷酸酯酶症：属罕见遗传性骨矿物质代谢病，由编码组织非特异性碱性磷酸酶的 *ALPL* 基因突变所致。主要特征为碱性磷酸酶极低、癫痫发作、高钙血症、体重不增、乳牙过早脱落或全身骨矿化不全等。临床症状因年龄和严重程度差异较大，常分 6 种临床类型（围产期严重/致死、围产期良性、婴儿期、儿童期、成人期和牙源性低磷酸酶血症）。其中，围产期严重/致死型发病率为 1/15 万，胎儿-新生儿期发病，表现为严重骨矿化不足、颅骨软化、呼吸障碍和吡哆醇依赖性惊厥发作，未经治疗常早期夭折。

5. 高脯氨酸血症Ⅱ型：脯氨酸主要来源于饮食，内源性合成由谷氨酸/鸟氨酸途径代谢转换。高脯氨酸血症Ⅱ型发病率约为 1/70 万，*ALDH4A1* 为其致病基因。高脯氨酸血症Ⅱ型易累及神经系统，主要表现为生长发育障碍、癫痫发作、精神障碍和癫痫性脑病等。癫痫发作通常在新生儿期后出现，并且可能对常见的抗癫痫发作药物或吡哆醇治疗有反应。

### (六) 治疗及预后

1. 吡哆醇：应尽早开始治疗，并应终身补充吡哆醇。少数病例初次应用吡哆醇治疗时，随惊厥停止可出现短暂的昏迷、肌张力减低、呼吸不规则等，因此，有条件者应在脑电图和呼吸监护下给药。一般单次静脉给予 100 mg 吡哆醇，观察临床及脑电图反应，必要时可于 30 分钟后重复给药。如果不能静脉给药，则口服或经肠道给药。有些病例治疗反应出现较晚，或因同期应用了止惊药物而难以判断，因此在没有获得确凿的生化或遗传学结果之前，临床可能需要较长时间的试验性治疗。

长期维持治疗的剂量尚无明确建议。婴儿一般推荐剂量为 15～30 mg/（kg·d），新生儿可高达 200 mg/d，成人可高达 500 mg/d，上述剂量长期治疗的安全性已经得到证实。当遇到急性发热性疾病时，可通过增加吡哆醇剂量（如双倍）来预防或控制暴发性的惊厥发作。更高剂量的吡哆醇治疗可能引起少见的肝功能障碍、感觉或运动周围神经病等不良反应，但多数可逆，建议大剂量治疗［＞ 500 mg/d 或＞ 30 mg/（kg·d）］时，定期复查肝功能，并定期行头颅 MRI 来监测大脑脱髓鞘和代谢改变。

2. PLP：吡哆醇的活性形式，对 PDE 同样有效，有学者建议也可作为 PDE 的一线用药，予 30 mg/（kg·d），分 3 次口服，或主张先用吡哆醇 3 天，如惊厥发作未控制再给予 PLP。

3. 亚叶酸：部分患者应用亚叶酸治疗有效。对于新生儿，特别是对吡哆醇治疗反应不完全或存在暴发性惊厥发作的患者，在吡哆醇治疗过程中添加 3～5 mg/（kg·d）亚叶酸可能有一定益处，年龄略大者可试用 10～30 mg/d。尚不清楚惊厥稳定后长期应用亚叶酸是否有益。

4. 限制赖氨酸摄入：限制赖氨酸同时补充精氨酸摄入的饮食治疗也是一种辅助治疗选择，可能通过减少体内 α-AASA、P6C 等毒性代谢产物的积累，从而改善患者的癫痫发作及智力、运动发育情况。近年来，限制赖氨酸摄入同时补充精氨酸的辅助饮食疗法已初步建立并小范围应用于 PDE 患者中，疗效也已得到初步证实，但由于病例数的限制，确切临床疗效和不良反应等尚需进一步研究证实。

PDE 的预后存在较大的个体差异，大体可分为三类：①惊厥发作完全控制，发育正常；②惊厥发作完全控制，发育延迟或智力障碍；③惊厥发作未完全控制，发育延迟或智力障碍。其中以②最常见，出现于绝大多数患者中。PDE 的预后可能受多种因素的影响，包括起病年龄、治疗是否及时、是否出现并发症、基因型等，其中，不同基因突变位点所致的蛋白活性差异可能是决定性因素。

### （七）典型病例

患儿，男，6月龄，主因"间断抽搐近6个月"就诊。

现病史：患儿生后8天首次发作，表现为清醒时出现哭闹，双眼向一侧斜视，四肢抖动，每次持续数秒至30分钟不等，不伴发热。起病后入院治疗，输液后第2天起未再发作，出院后给予苯巴比妥及左乙拉西坦口服治疗。出院后10余天再次发作，入院输液后发作停止。此后每隔10余天反复经历"发作-入院输液治疗-发作停止-出院"过程。日常口服苯巴比妥及左乙拉西坦治疗无效。6月龄经查找入院输液信息发现每次输液成分中均含有维生素 $B_6$，考虑可能为维生素 $B_6$ 的效果，遂日常口服维生素 $B_6$ 治疗（30 mg/d），同时行基因检测。

既往史、个人史：G1P1，足月顺产，出生史无异常。发育与同龄儿相似。

家族史：无癫痫家族史。

体格检查：未见阳性体征。

辅助检查：脑电图（5月龄）示睡眠期少量广泛性 2.5～3 Hz 中-高波幅棘慢波、多棘慢波阵发（图5-19）。头颅 MRI 未见明显异常。基因检测，患儿 ALDH7A1 基因复合杂合突变，c.1547A＞G（p.Tyr516Cys）遗传自父亲；c.1072C＞T（p.Arg358Ter）遗传自母亲（图5-20）。

诊断：吡哆醇依赖性癫痫，局灶性发作，癫痫持续状态。

治疗与随访：维持维生素 $B_6$ 治疗，且将苯巴比妥及左乙拉西坦减停。1岁时复查脑电图正常。末次随访年龄7岁，维生素 $B_6$ 剂量为 40 mg/d，已6年余无发作。语言、智力发育与同龄儿相仿，多动，目前上小学，学习成绩中等偏上。

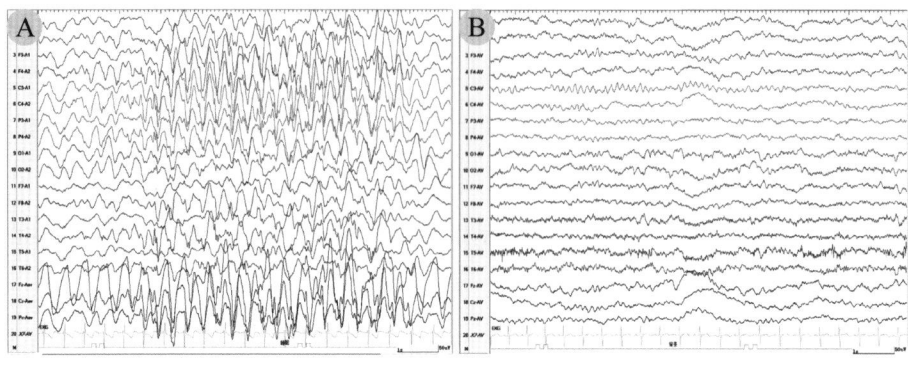

A.5月龄脑电图提示睡眠期少量广泛性2.5～3 Hz中-高波幅棘慢波、多棘慢波阵发；B.1岁复查脑电图正常。

图5-19　PD-DEE患儿脑电图

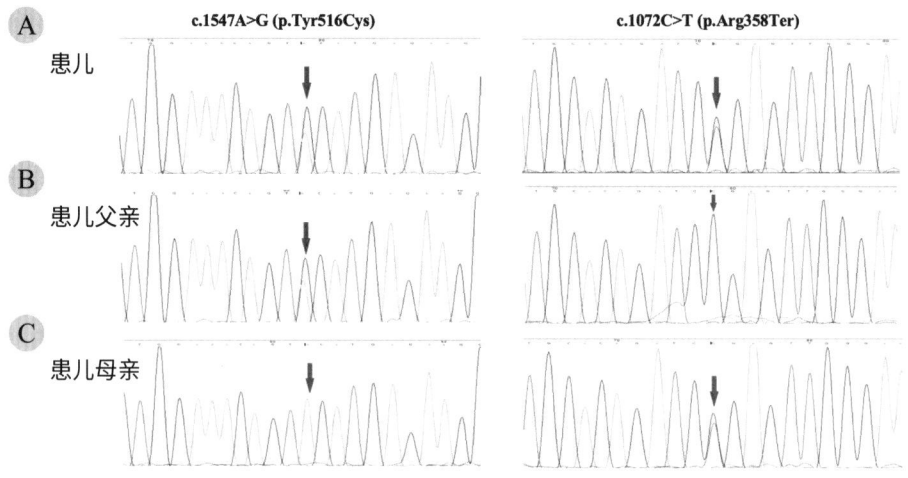

患儿ALDH7A1基因复合杂合突变，c.1547A＞G（p.Tyr516Cys)遗传自父亲；c.1072C＞T（p.Arg358Ter)遗传自母亲。

图5-20　患儿及父母ALDH7A1基因Sanger测序

## 三、5'-磷酸吡哆醇（胺）氧化酶缺乏症相关发育性癫痫性脑病

### （一）概述

磷酸吡哆醇（胺）氧化酶（PNPO）缺乏症，由Kuo和Wang在2002年首次提出，特征为新生儿期即出现严重的癫痫性脑病，癫痫发作应用各种抗癫痫发作药物治疗无反应，吡哆醇治疗无效或仅有部分疗效，发作多可被磷酸吡哆醛（PLP）单药控制，PLP撤药后癫痫发作反复。2005年，PNPO缺乏症的致

# 第五章 不同年龄起病的遗传性癫痫综合征

病基因 *PNPO* 基因被确定，明确本病为常染色体隐性遗传病。2022 年 ILAE 将其纳入新生儿及婴儿期起病的癫痫综合征中的特定病因癫痫综合征，命名为 5'-磷酸吡哆醇（胺）氧化酶缺乏症相关发育性癫痫性脑病（P5PD-DEE）。

*PNPO* 基因定位于 17q21.2，全长约 7.5 kb，包含 7 个外显子，共编码 261 个氨基酸。目前，已有超过 30 种不同的致病位点被报道，以错义突变最常见。PNPO 在磷酸吡哆醇、磷酸吡哆胺合成 PLP 的过程中发挥关键作用，*PNPO* 基因突变导致 PNPO 缺乏，使磷酸吡哆醇和磷酸吡哆胺在肝脏中不能转变为 PLP 而进入血液，并最终导致体内特别是脑内 PLP 生成不足。PLP 作为谷氨酸脱羧酶的辅酶，参与抑制性神经递质 GABA 的合成（图 5-21）。因此，PNPO 缺乏症患儿 GABA 合成明显减少，引起新生儿期严重的癫痫性脑病。此病较为罕见，目前国际上报道 90 余例，国内报道数例。

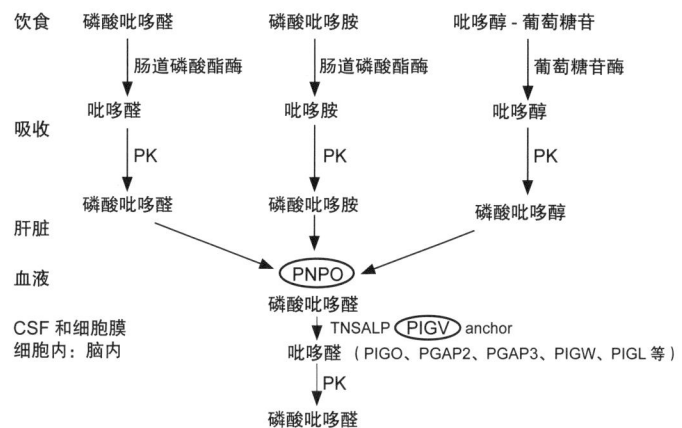

PK，丙酮酸激酶；PNPO，磷酸吡哆醇（胺）氧化酶；TNSALP，组织非特异性碱性磷酸酶；PIGV，磷脂酰肌醇聚糖家族 V；anchor，锚；CSF，脑脊液；PIGO，磷脂酰肌醇聚糖家族 O；PGAP2，糖基磷脂酰肌醇锚定蛋白 2；PGAP3，糖基磷脂酰肌醇锚定蛋白 3；PIGW，磷脂酰肌醇聚糖家族 W；PIGL，磷脂酰肌醇聚糖家族 L。

图 5-21 体内维生素 $B_6$ 的吸收、代谢过程

## （二）临床表现

癫痫发作为 PNPO 缺乏症的主要临床表现之一，多于出生后短时间内出现，既往报道病例中 61% 出现于出生 24 小时内，96% 出现于出生 1 个月内。癫痫发作形式多样，以全面强直-阵挛发作（79%）或肌阵挛发作（55%）为主，

且多不能被常规抗癫痫发作药物或吡哆醇控制。早产史较常见，见于61%的患儿；另有11%的患儿母亲孕期察觉到明显的异常胎动。既往报道病例中，77%的患儿曾应用吡哆醇，其中43%完全控制；41%的患儿曾应用PLP治疗，其中61%完全控制。之所以部分患儿对吡哆醇有反应，可能与其所携带的基因突变对PNPO蛋白构象影响较小，酶功能未完全丧失有关，此时，若大量补充吡哆醇会使体内PNPO的底物（即磷酸吡哆醇）浓度升高，从而转变为PLP发挥作用。此外，由于PLP是维生素$B_6$的唯一活性形式，在血液中与血清白蛋白结合，在组织非特异性碱性磷酸酶的作用下水解为吡哆醛，通过血-脑屏障进入脑及其他组织，并进一步以PLP的形式参与体内140余种反应，包括氨基酸、糖原的代谢及核酸、血红蛋白、鞘磷脂、鞘脂和神经递质（血清素、多巴胺、去甲肾上腺素、GABA）等物质的合成等。因此，PNPO缺乏症患者可出现癫痫、肝大、贫血、低血糖、氨基酸代谢紊乱等相关临床表现。

**（三）辅助检查**

1.脑电图：PNPO缺乏症患者的脑电图表现缺乏特异性，超过半数（57%）的患儿发作间期脑电图显示暴发抑制，其次是多灶性棘波和尖波及广泛性棘慢波，另有部分患儿呈现高度失律，少数患儿脑电图正常。

2.头颅MRI：可正常或出现多种非特异性异常，包括脑室进行性增宽、脑沟加深、脑室周围白质软化、胼胝体发育不良、髓鞘发育延迟、额部脑外间隙宽等。

3.生化检测及代谢筛查：细胞内PLP缺乏引起多种PLP依赖性酶的继发性功能障碍，导致血、尿、脑脊液中的氨基酸、神经递质代谢异常，如甘氨酸裂解酶和苏氨酸脱水酶活性降低，导致脑脊液中甘氨酸、苏氨酸水平升高；芳香族氨基酸脱羧酶功能障碍引起脑脊液中高香草酸（homovanillic acid, HVA）、5-羟吲哚乙酸（5-hydroxy indoleacetic acid, 5-HIAA）水平降低，进一步引起尿中香草酸（vanillic acid, VA）及脑脊液中3-甲氧基酪氨酸水平升高；δ-鸟氨酸转氨酶活性降低，引起血浆和脑脊液中精氨酸水平降低等。上述代谢产物可作为PNPO缺乏症的生化标志物，但特异性差,且在少数患者体内可正常,甚至可与上述改变完全相反,如HVA、5-HIAA在部分患儿体内水平可升高。因此,上述生化标志物对诊断有提示性意义,但并不能明确或排除诊断,最终仍需基因分析确诊。

4. 基因检测:为确诊依据,采用直接聚合酶链反应、二代测序及多重连接探针扩增技术、微阵列比较基因组杂交可发现*PNPO*基因点突变或片段缺失/重复。

**(四)诊断标准**

根据2022年ILAE最新修订内容,PNPO缺乏症的临床诊断标准如下。

必备性标准:①癫痫发作形式多样,包括局灶/多灶性癫痫、癫痫性痉挛、全面强直发作、全面痉挛发作等,发作频繁且抗癫痫发作药难治(常出现持续状态),但补充吡哆醇或PLP后快速控制;②发作间期脑电图可见异常的慢波和局灶/多灶性癫痫样放电、暴发抑制等;③实验室检查脑脊液中PLP含量低提示诊断,确诊需依靠基因检测结果提示*PNPO*基因致病性突变;④终身应用吡哆醇或PLP后癫痫显著减少或停止。

警示性标准:①起病年龄>3岁(较少见);②神经科检查缺乏脑病和易激惹症状;③神经发育正常。

**(五)鉴别诊断**

PNPO缺乏症需要与吡哆醇依赖性癫痫及其他应用吡哆醇或PLP有治疗反应的疾病进行鉴别。

1. 吡哆醇依赖性癫痫:由*ALDH7A1*基因突变所致,常染色体隐性遗传。癫痫发作对各种抗癫痫发作药耐受,大剂量吡哆醇可完全控制发作且需终身维持治疗,一旦停用吡哆醇,癫痫发作会在1~51天复发。发作间期EEG无特异性,少数患儿吡哆醇治疗前、后脑电图均正常。头颅MRI可正常或为非特异性异常。

2. 早发性维生素$B_6$依赖性癫痫:致病基因为*PLPBP/PROSC*,2016年被发现,既往认为是吡哆醇依赖性癫痫的另一致病基因,也可单独关联为早发性维生素$B_6$依赖性癫痫。癫痫发作起病年龄相对较早,78%于出生后第一周内发病,而在所有早产儿中,则在出生后24小时内出现抽搐。1/3~1/2的患儿单用吡哆醇不能控制，需联合抗癫痫发作药治疗。超过半数的 *PLPBP* 基因突变患儿出现了神经发育问题。约 50% 出现乳酸性酸中毒。头颅 MRI 多显示脑发育延迟、脑室扩大、胼胝体发育不全或异位、脑内出血或脑室周围高信号。

3.Mabry 综合征：Mabry 综合征又称高磷酸酯酶血症伴智力障碍综合征，由糖基磷脂酰肌醇锚定蛋白相关基因（*PIGV*、*PIGO*、*PIGL*、*PIGY*、*PGAP2*、*PGAP3*、*PIGW* 等）突变所致。临床常见癫痫发作（少数病例可无发作），伴中-重度智力、运动发育落后，吡哆醇治疗可能有效。可有特殊面容及体征，可伴/不伴多发先天性畸形，血清碱性磷酸酶明显升高是其重要特征。

4.低磷酸酯酶症：属罕见遗传性骨矿物质代谢病，由编码组织非特异性碱性磷酸酶的 *ALPL* 基因突变所致。主要特征为碱性磷酸酶极低、癫痫发作、高钙血症、体重不增、乳牙过早脱落或全身骨矿化不全等。临床症状因年龄和严重程度差异较大，常分6种临床类型（围产期严重/致死、围产期良性、婴儿期、儿童期、成人期和牙源性低磷酸酶血症）。其中，围产期严重/致死型发病率为 1/15 万，胎儿-新生儿期发病，表现为严重骨矿化不足、颅骨软化、呼吸障碍和吡哆醇依赖性惊厥发作，未经治疗常早期夭折。

5.高脯氨酸血症Ⅱ型：脯氨酸主要来源于饮食，内源性合成由谷氨酸/鸟氨酸途径代谢转换。高脯氨酸血症Ⅱ型发病率约为 1/70 万，*ALDH4A1* 为其致病基因。高脯氨酸血症Ⅱ型易累及神经系统，主要表现为生长发育障碍、癫痫发作、精神障碍和癫痫性脑病等。癫痫发作通常在新生儿期后出现，并且可能对常见的抗癫痫发作药物或吡哆醇治疗有反应。

（六）治疗及预后

PNPO 缺乏症患儿需终身补充吡哆醇或 PLP。目前长期治疗的剂量尚无明确建议，主要依据患儿对药物的反应进行调整。吡哆醇有效者用药方法参见吡哆醇依赖性癫痫的治疗。PLP 的剂量多为 30～60 mg/(kg·d)，分 3～4 次口服。患感染性疾病期间可将 PLP 暂时加量以预防或控制发作。与吡哆醇依赖性癫痫应用吡哆醇相似，PNPO 缺乏症患儿初次应用 PLP 后也可能出现严重肌张力减低、呼吸暂停等，同期脑电图示脑电活动被严重抑制。因此，有条件者初始治疗应在脑电图和呼吸监护下进行，及时观察治疗反应及可能出现的呼吸暂停。此外，长期应用PLP可能引起肝功能异常，甚至出现肝硬化，可能与PLP剂量过高或片剂溶于液体的过程中产生毒性降解产物有关，因此推荐PLP应直接以片剂形式口服，或溶解后立即服用。

PNPO缺乏症患儿预后差异较大，多数发作可控制，智力、运动发育可正常（63%）或出现不同程度落后（37%）。但少数患儿应用吡哆醇和PLP均不能完全控制发作，可能因其开始治疗的时间延误过久导致继发性难治性癫痫，因此，早诊断、早治疗有助于获得良好预后。若治疗不及时，患儿多于出生后2～24周死亡，即便存活，也会遗留严重的神经系统后遗症。此外，基因型不同也是影响预后的重要因素。

**（七）典型病例**

患儿，女，8月龄，主因"间断抽搐8个月"就诊。

现病史：出生24小时内出现抽搐，表现形式多样，主要包括眨眼、咂嘴样动作、双手握拳、伴或不伴肢体抖动，病程中有癫痫持续状态，口服左乙拉西坦治疗，未见明显疗效。生后40天出现双上肢舞动，眨眼，10余秒后转为点头伴拥抱动作，成串，每串20～30余下，给予多种抗癫痫发作药物治疗效果欠佳，后调整药物为丙戊酸、托吡酯、氨己烯酸联合治疗，但仍有反复发作，几乎每天都有，最多10天无发作。

既往史、个人史：G2P2，$34^{+5}$w顺产，出生史无异常，发育里程碑较同龄儿严重落后，竖头不稳。

家族史：无癫痫家族史。

体格检查：无特殊。

辅助检查：脑电图，2个月22天时，醒睡各期双侧额中央及中央中线区尖慢波伴扩散，睡眠期著，睡眠期间断性高度失律，监测到成串痉挛发作；3月龄时，可见广泛性间断高波幅不规则慢波，右侧后头部大量异常放电，监测到10多次右侧枕后颞区起始电发作；5月龄时，可见慢波增多，优势节律，左侧半球稍多中波幅尖波、尖慢波，左侧颞区著，右侧半球大量放电，右侧前头部著，监测到1次成串痉挛发作。头颅MRI（6月龄）示脑外间隙增宽，白质髓鞘化落后。血尿代谢（1月龄）未见明显异常。基因检测患儿*PNPO*

基因复合杂合突变 c.445_448del（p.Pro150Argfs*27）遗传自父亲；c.233C＞A（p.Ala78Asp）遗传自母亲（图 5-22）。

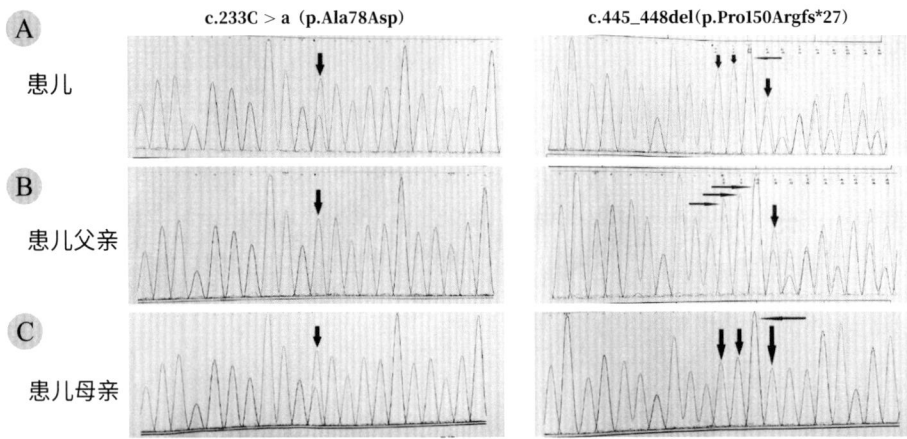

患儿 PNPO 基因复合杂合突变：c.445_448del（p.Pro150Argfs*27）遗传自父亲；c.233C＞A（p.Ala78Asp）遗传自母亲。

图 5-22 患儿及父母 PNPO 基因 Sanger 测序

诊断：PNPO 缺乏症，局灶性发作，痉挛发作，发育落后。

治疗与随访：8 月龄经基因检测确诊为 PNPO 缺乏症，8 月龄起试用维生素 $B_6$，静脉输维生素 $B_6$ 100 mg/d，连用数天发作次数未减少，出院后改用口服维生素 $B_6$ 90 mg/d，连用 10 天未见明显疗效。改用 PLP 联合丙戊酸、托吡酯、氨己烯酸治疗，发作次数减少，经多次调整药物剂量后发作控制。口服 PLP 1 个月后复查脑电图，提示额、中央、顶区放电。末次随访 5 岁，已控制 2 年无发作，日常口服 PLP 750 mg/d，丙戊酸 8 mL/d。目前语言、智力发育较同龄儿落后，可逗笑、翻身、靠墙坐，可追光追物，仅会无意识发声。

## 四、CDKL5 相关发育性癫痫性脑病

### （一）概述

CDKL5 相关发育性癫痫性脑病（CDKL5-developmental and epileptic encephalopathy，CDKL5-DEE），指由 CDKL5 基因致病性突变所致的 DEE，CDKL5 基因位于染色体 Xp22.13，包括 22 个外显子，编码的 CDKL5 为类细胞周期蛋白依赖性蛋白激酶 5，是一种丝氨酸/苏氨酸激酶，功能是调节

轴突生长、树突形态发生和突触形成，并在成年大脑中维持突触功能方面发挥作用。*CDKL5* 基因突变最早于 2004 年首次报道可导致严重癫痫和神经发育障碍，发病率为 1/（40 000 ～ 60 000）活产儿。*CDKL5*-DEE 为 X 连锁显性遗传，女性与男性患者比例为 4 ∶ 1。作为一种 DEE，*CDKL5*-DEE 最显著的特征是早发性癫痫发作，出现癫痫发作的中位年龄为 6 周，90% 的患者在 3 个月以内起病。患者在出生后即可表现出神经发育障碍，早期可能难以评估发育状况，但随着病程进展、出现癫痫发作后日益明显，且癫痫发作常为药物难治性，大多数患者都会遗留严重的智力障碍，预后较差。

90% ～ 95% 的 Rett 综合征患者是由 *MECP2* 基因突变导致的，*CDKL5*-DEE 与 Rett 综合征是两种不同的神经发育障碍疾病，但两者临床表型存在一定重叠，如癫痫、发育落后、胃肠功能紊乱、脊柱侧凸、语言表达少或失语、睡眠障碍等，最初 *CDKL5*-DEE 被认为与 Rett 综合征密切相关，并命名为 Rett 综合征的早发性癫痫变异型（Hanefeld 变异型）。然而相较于 Rett 综合征，大部分 *CDKL5*-DEE 患者的发育落后和癫痫起病时间明显更早，癫痫发作和睡眠障碍更频繁且常见，且眼神交流明显较 Rett 综合征患者少，但 *CDKL5*-DEE 脊柱侧凸少见。将 *CDKL5*-DEE 混作 Rett 综合征的一种亚型，往往可能导致对疾病认识和诊断的延迟，同时影响治疗方案的选择、预后的评估及特殊治疗方法的探索。因此，学者们将 *CDKL5* 基因突变所致疾病表型列为单独的一种具有早发性特点的、严重且特殊的 DEE。

**（二）临床表现**

癫痫发作：*CDKL5*-DEE 患者出现癫痫发作的中位年龄为 6 周，90% 的患者在 3 个月以内起病。癫痫发作起病时的发作类型不一，但最常见的是强直发作、癫痫性痉挛、全面强直-阵挛发作或局灶性发作，随着病程进展，可出现其他发作类型，如肌阵挛、阵挛、失神和失张力发作，且患者应用抗癫痫发作药物治疗难以控制。过度运动-强直-痉挛序贯性癫痫发作是其典型的癫痫发作类型，见于多数但不是所有患者。这种序贯性癫痫发作的第一阶段以过度运动起始，伴有摇摆、蹬踢和喉中发声，持续 10 ～ 60 秒，随后是强直发作，四肢伸展或是上肢伸直及下肢屈曲，持续 20 ～ 45 秒，继而发作演变为一系列的伸肌痉挛，持续 1～15 分钟。类似的多阶段发作类型中，出现成串的强直发作和癫痫性痉挛亦很常见，且发作类型出现的顺序可能不同。发作期间可伴有自主神经症状如面色潮红、瞳孔放大和呼吸不规则。

典型的 *CDKL5*-DEE 患者的癫痫随着年龄增长和病程进展可出现变化，主要分为三个连续的阶段：①患者早期癫痫发作为短暂的强直发作，常伴有面色潮红；②伴强直发作和癫痫性痉挛的癫痫性脑病（可出现序贯性癫痫发作类型）；③晚期为多灶性、肌阵挛癫痫，可存在强直发作、肌阵挛发作、失神发作或多灶性癫痫发作。

发育障碍：几乎所有 *CDKL5*-DEE 患者都存在重至极重度全面性发育落后，大运动、精细运动、沟通交流严重障碍，不到 1/4 的患者能够独立行走和说单字/词。神经系统查体可见弥漫性肌张力低下，面容异常如眼窝深、前额宽、嘴唇突、人中深、指/趾骨鼓起伴锥形手指等。*CDKL5*-DEE 患者可出现皮质视觉障碍，即眼和前视通路正常的视觉功能障碍，常表现为眼神交流少或无眼神交流，追视差。少数患者可伴有运动障碍性疾病，如舞蹈手足徐动症、静坐不能、肌张力障碍和帕金森病等。

### （三）辅助检查

1. 脑电图：*CDKL5*-DEE 患者脑电图特征随着年龄增长及癫痫的变化，亦可出现 3 个连续阶段的变化。阶段一，发作间期脑电图正常，强直发作期表现为广泛性电压减低继而出现额区或中央区的快活动，在这一阶段脑电图没有暴发抑制；阶段二，发作间期脑电图明显异常，表现为双侧慢波或广泛性棘慢波或多棘慢波，这一阶段很少见暴发抑制；阶段三，发作间期为弥漫性高波幅的 δ 慢波，伴有假周期性的棘波、多棘波和棘慢波暴发，以中央、颞区或颞枕区为著。如患者出现过度运动-强直-痉挛序贯性癫痫发作类型，发作期同期脑电图和肌电图有着相对应的变化。

2. 遗传学检测：通过基因包、全外显子组或全基因组测序发现 *CDKL5* 基因的致病性或可能致病性突变。CDKL5 蛋白的氨基端包括一个高度保守的起催化作用的结构域，致病性错义突变集中在该结构域，但致病性截短突变可发生在整个基因编码区。另外，错义突变的临床表型与截短突变相比可能较轻。

3.影像学检查：大部分 *CDKL5*-DEE 患者的颅脑影像学检查通常正常或存在一些非特异性异常，如髓鞘化延迟或脑萎缩，进行影像学检查如头颅 MRI 主要目的是排除其他病因。

**（四）诊断标准**

根据 2022 年 ILAE 最新修订内容，EIDEE 的诊断标准如下。

必备性标准：①癫痫发作，出现强直发作、ES、全面强直-阵挛发作和/或局灶性发作，过度运动-强直-痉挛序贯发作是特征性表型，但不是所有患者均出现此类型发作，癫痫发作表现为药物难治性；②认知、运动严重发育落后；③基因检测确定存在 *CDKL5* 基因致病性或可能致病性突变，在没有确定基因检测结果之前，不能诊断 *CDKL5*-DEE。

警示性标准：① 1 岁内未出现癫痫性痉挛；② 4 月龄后脑电图背景仍正常，无发作间期放电；③癫痫起病年龄＞3 月龄；④起病前发育正常；⑤肌张力正常，无脑病表现。

**（五）鉴别诊断**

*CDKL5*-DEE 主要与其他病因或基因突变导致的 DEE 及 Rett 综合征进行鉴别，这些综合征在表型上具有一些差异及相似之处，但真正明确鉴别诊断需要完善基因检测。

**（六）治疗及预后**

*CDKL5*-DEE 患者的治疗通常指对癫痫发作的治疗，根据国际 *CDKL5* 疾病数据库报道，*CDKL5*-DEE 患者的癫痫发作频率平均为 2 次/日（范围 0～20 次）。患者癫痫发作难以控制，目前还未发现 *CDKL5*-DEE 患者表现出对某种抗癫痫发作药物组合持续有效，任何改善通常只是短期的。

对于 *CDKL5*-DEE，临床上最常用的是广谱抗癫痫发作药如氯巴占、丙戊酸、托吡酯、左乙拉西坦和氨己烯酸等，但没有发现哪种抗癫痫发作药明显有效，即使癫痫发作频率可减少，但往往持续有效时间不超过 3 个月。另外，大麻二酚可能对 *CDKL5*-DEE 有效。伴有癫痫性痉挛的 *CDKL5*-DEE 患者，其癫痫性痉挛及高度失律相较于其他病因患者，对 ACTH、糖皮质激素、氨己烯酸治疗反应较差。

生酮饮食可能对 CDKL5-DEE 患者癫痫发作有一定的短期疗效，但长期疗效较差。迷走神经刺激术对部分患者的癫痫发作有所改善。

目前，有数种针对 CDKL5-DEE 的药物处于二期、三期临床试验中，如 γ-氨基丁酸受体激动剂加奈索酮，于 2022 年 3 月被美国 FDA 批准用于治疗 2 岁及以上 CDKL5-DEE 患者的癫痫发作。

CDKL5-DEE 患者远期预后差，一方面是即使多药联合治疗，癫痫发作仍难以控制，另一方面是认知、运动发育严重落后，以及胃肠功能紊乱、睡眠障碍等，均极大影响患者生活质量。

### （七）典型病例

患儿，女，1 岁，主因"间断抽搐 8 个月"就诊。

现病史：患儿 4 月龄无诱因出现抽搐，表现为点头、四肢上抬，伴喉中发声，成串发作，平均每天 3～5 串，每串 20～50 次；认知、运动发育迟滞，现不能独坐，眼神交流少。应用托吡酯治疗，发作无明显改善；6 月龄应用 ACTH 治疗，发作有减少，呈单次出现；10 月龄加用氨己烯酸治疗，发作较前稍减少，未完全控制，后加用氯巴占、丙戊酸，均无明显改善。

既往史、个人史：围产期无特殊，8 月龄俯卧位能抬头，10 月龄能翻身，现 1 岁不能独坐，眼神交流少，偶可逗笑。

家族史：无癫痫及热性惊厥家族史。

体格检查：无特殊。

辅助检查：脑电图 4 月龄时，发作间期高度失律，监测到频繁癫痫性痉挛；8 月龄时，可见发作间期高度失律图形，监测到数次癫痫性痉挛或肌阵挛发作（图 5-23，图 5-24）；1 岁时，醒睡各期在中-高波幅慢波背景上夹杂大量杂乱多灶及广泛性低-高波幅多棘波、棘慢波、多棘慢波、棘波节律阵发或中-长程发放，后头部著，监测到数次肌阵挛发作、癫痫性痉挛。头颅 MRI（6 月龄）示双侧额叶脑沟稍增宽。基因检测，CDKL5 基因剪接突变，c.826-1G＞A，杂合，染色体位置 chrX: 18616581，NM_003159: exon 11，变异来源于父亲，父亲突变比例为 17%。

# 第五章 不同年龄起病的遗传性癫痫综合征

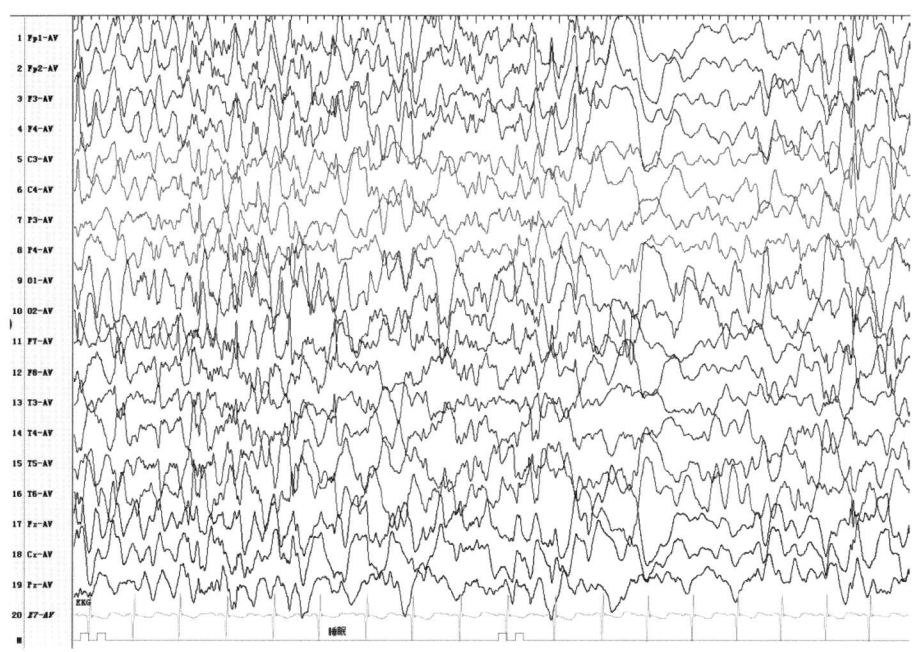

图 5-23 患儿 8 月龄脑电图，高度失律

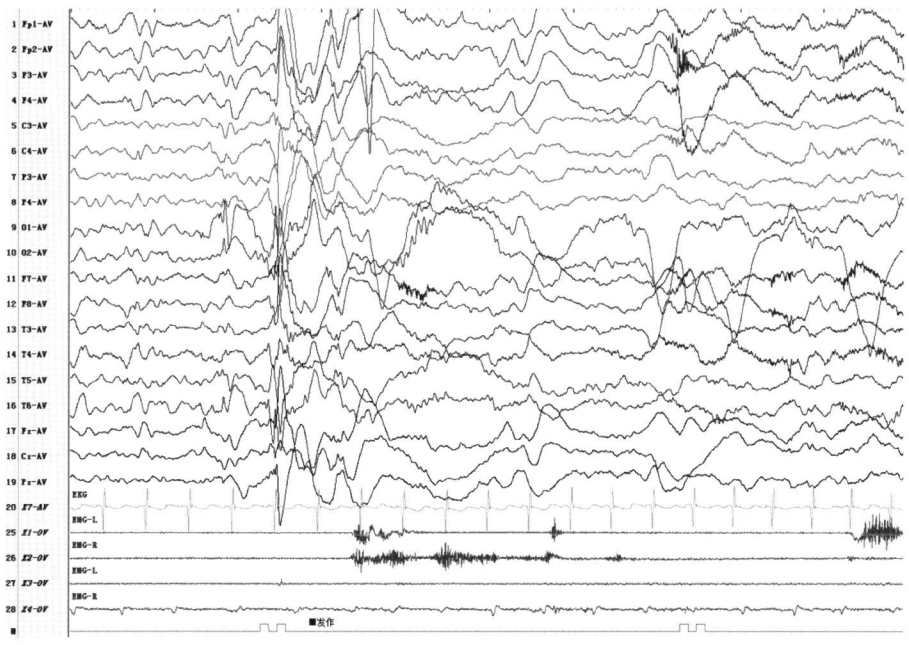

图 5-24 患儿 8 月龄脑电图，癫痫性痉挛

诊断：癫痫，癫痫性痉挛，肌阵挛发作，*CDKL5* 相关发育性癫痫性脑病。

治疗与随访：起病初应用托吡酯治疗，癫痫性痉挛无明显改善；6 月龄应用 ACTH 治疗，癫痫性痉挛有减少，呈单次出现；10 月龄加用氨己烯酸治疗，发作较前稍减少，仍未完全控制；后加用氯巴占、丙戊酸，均无明显改善。末次随访年龄 1 岁 7 个月，每天仍有频繁癫痫性痉挛、肌阵挛发作，认知、运动发育明显落后。

## 五、*PCDH19* 丛集性癫痫

### （一）概述

2008 年澳大利亚 Dibbens 等首次在限于女性的癫痫伴智力低下（epilepsy and mental retardation limited to females，EFMR）家系中报道其致病基因为 *PCDH19* 基因，该基因编码原钙黏蛋白 19。*PCDH19* 基因变异导致的癫痫是一种特殊的 X 连锁遗传性癫痫，多见于女性杂合子发病，少数男性嵌合体也可发病，而男性半合子不患病。"细胞干扰"机制是被广泛认可的关键致病机制。癫痫主要在 3 岁以内起病，典型的特征是通常由发热诱发的丛集性发作。多数患儿出现不同程度的智力障碍，少数智力可正常。2022 年 ILAE 将本病正式更名为 *PCDH19* 丛集性癫痫。

### （二）临床表现

绝大多数为女性发病，很少有男性病例的报道。癫痫通常在婴幼儿期起病，平均起病年龄为 10 月龄（女性为 1.5～60 月龄，男性为 5～96 月龄）。常以局灶性知觉受损发作起病，表现为双上肢强直伸展，头及眼偏斜，脸色苍白，恐惧表情，据报道半数患者伴有尖叫。其次为全面强直-阵挛发作、强直发作，阵挛发作、不典型失神发作、肌阵挛发作相对较少，失张力发作更为少见。少数患儿可出现癫痫持续状态。*PCDH19* 丛集性癫痫的典型特征是对发热敏感的丛集性发作，尤其是在疾病的早期阶段；丛集性发作特点为成群出现的短暂癫痫发作，通常单次发作持续不超过 1 分钟，1 天内多达 10 余次至上百次，在数天内反复发作，间隔数月后再次出现成群发作。多数患儿有热敏感特点，即发热容易诱发癫痫发作或发热时癫痫发作明显增加。女婴幼儿首次出现丛集性热性癫痫应当考虑 *PCDH19* 丛集性癫痫。

## 第五章　不同年龄起病的遗传性癫痫综合征

### （三）辅助检查

1. 脑电图：背景活动减慢，发作间期可见少量的局灶性棘波和慢波，其频率在丛集性发作期会增加。随着年龄的增长，背景活动可能会正常。1/3的患者有光阵发性反应，少数患者有广泛性棘慢波暴发。发作期脑电图记录到的发作通常起源于颞区，也可见于顶枕区、额区或中央区起源的发作。在半数病例为局灶性发作，但脑电图常难以定位。

2. 头颅 MRI：通常正常。

3. 基因检测：*PCDH19* 的致病性变异最初在 EFMR 家系中发现。而目前，所报道的病例中约有半数是新生变异。*PCDH19* 基因位于 Xq22 上，但本病为一种特殊的 X 连锁遗传模式。根据细胞干扰假说，只有杂合子女性和嵌合体的男性受累，半合子男性为无症状携带者。

### （四）诊断标准

根据 2022 年 ILAE 癫痫综合征分类和定义，*PCDH19* 丛集性癫痫的诊断标准如下：①癫痫发作起病年龄，女孩为 1.5～60 月龄，男孩为 5～96 月龄；②癫痫发作类型为局灶性发作（典型表现有恐惧、尖叫）、强直-阵挛发作；③发作具有丛集性特点，可有热敏感性；④*PCDH19* 致病性变异；⑤药物难治性癫痫，智力障碍。

### （五）鉴别诊断

*PCDH19* 丛集性癫痫要与热性惊厥、Dravet 综合征、*SMC1A* 基因变异导致的发育性癫痫性脑病相鉴别。

1. 热性惊厥：典型热性惊厥多在生后 6 个月到 5 岁前发病，1 岁 6 个月为高峰发病年龄，多表现为全面强直-阵挛发作，持续时间小于 5 分钟，一次热程中多发作一次。*PCDH19* 丛集性癫痫发病时间与热性惊厥重叠，但 10 月龄为高峰发病年龄，早期多表现为复杂热性惊厥的特点，即可表现为局灶性发作，发作持续时间短，一次热程中反复发作。

2. Dravet 综合征：Dravet 综合征是一种难治性癫痫综合征，主要由 *SCN1A* 基因致病性变异所致。临床特点为 1 岁以内常以发热诱发的半侧或全面性阵挛发作起病，1 岁后出现多种形式的无热发作，包括肌阵挛发作、不典型失神发作和局灶性发作等；发作具有热敏感的特点；病程中易出现癫痫持续状态；通常为药物难治性癫痫发作；1岁以内智力、运动发育正常，以后逐渐出现精神、运动发育迟滞或倒退。PCDH19丛集性癫痫与Dravet综合征表型有重叠，主要在婴儿期起病，并由发热诱发，可有多种发作类型，起病后发育迟滞。但PCDH19丛集性癫痫起病年龄相对较晚，特征表现为丛集性发作，而不是长时间的局灶性阵挛（半侧阵挛）发作，且肌阵挛发作、癫痫持续状态、光敏感相对少见，远期癫痫发作预后较Dravet综合征要好。另外，PCDH19丛集性癫痫呈一种X连锁的遗传模式，主要影响女性，男性半合子不受累。

3.SMC1A基因变异导致的发育性癫痫性脑病：类似于PCDH19丛集性癫痫，可出现长时间丛集性的多灶性或局灶性和全面性发作，有时持续数天，且对抗癫痫发作药物耐药，但该病没有热敏感特点。另外，患有这种疾病的婴儿有严重的发育性脑病和轻微的体表畸形。

### （六）治疗及预后

PCDH19丛集性癫痫患儿最初通常是药物难治性的，多数需要联合用药。目前多药联合治疗方案多源自于医生的个人经验，并无相关指南提供给临床医生。一项针对PCDH19丛集性癫痫患者的抗癫痫药物疗效的回顾性研究显示，最有效的药物为氯巴占和溴化钾，其次为丙戊酸。在国内报道的PCDH19丛集性癫痫患儿中，丙戊酸有效率最高，其次为左乙拉西坦、氯硝西泮、托吡酯、拉莫三嗪和氯巴占。另外，司替戊醇、拉考沙胺可作为添加治疗药物。奥卡西平和卡马西平有效率较低，且可能加重发作，故该病不推荐首选该药物。目前加奈索酮正处于三期临床试验阶段，其疗效尚待确定。生酮饮食对部分患儿有效。迷走神经刺激术在个别患者中被报道有效。有个案报道PCDH19丛集性癫痫患儿头颅MRI提示局灶性皮质发育不良，行外科手术治疗后发作减少。故建议在具有PCDH19致病性变异的患儿中，若存在结构性病变，尤其是难治性局灶性癫痫患儿，必要时可评估有无外科手术指征。

患儿在丛集性发作期，发作常密集且迁延，调整或添加抗癫痫药物治疗短时间内难以停止发作，可考虑持续静脉泵入小剂量咪达唑仑有效控制正在进行的丛集性发作。另外，有报道患儿在发热时口服糖皮质激素 [泼尼松龙

1～1.5 mg/（kg·d），疗程3天]可预防发作，在丛集性发作时静脉输注糖皮质激素[甲泼尼龙10～30 mg/（kg·d），疗程1～3天]可以迅速缓解症状和缩短发作病程。

PCDH19丛集性癫痫表型存在异质性，预后同样也存在差异。PCDH19丛集性癫痫早期难治，癫痫发作年龄平均在10岁后，无论接受何种治疗，癫痫发作的频率显著下降，至少1/4的患者在青春期到成年中期癫痫发作能够缓解。陈奕等随访的60例PCDH19丛集性癫痫患者中（末次随访年龄为1～22岁），28%的患者2年以上无发作，10%的患儿每1～2年出现丛集性发作1次，62%的患儿每周至数月仍有发作。Trivisano等随访的61例PCDH19丛集性癫痫患者中（末次随访年龄为1.9～42岁），79%的患者每年出现丛集性发作1次，其中20%的患者2年以上无发作。

通常大部分PCDH19丛集性癫痫患儿2岁后生长发育迟滞较显著。青春期后，大多数患者有自发的癫痫发作频率降低，最致残的是智力障碍和行为障碍。Kolc等回顾了195例先前报道的PCDH19丛集性癫痫患者，其中28%的患者智力正常，5%的患者智力处于边缘水平，27%、22%和17%的患者分别有轻度、中度和重度智力障碍，并发现癫痫起病年龄≤1岁与>1岁的患者相比有着更严重的智力障碍。未发现智力障碍程度与癫痫发作的严重程度有明确的关联。少部分患儿出现步态不稳，个别患儿可出现蹲伏步态。孤独症谱系障碍是PCDH19丛集性癫痫常见的共患病。较早的癫痫发作起病年龄和频繁的癫痫发作预示着更严重的孤独症谱系障碍。其他精神行为症状包括注意缺陷多动障碍、焦虑症、强迫症和对立违抗性障碍等。Vlaskamp等报道13%（8/60）的患者在11～28岁（平均21岁）时出现精神障碍，并提出精神分裂症为PCDH19丛集性癫痫患者的晚发特征。综上，该病合并神经精神疾病发生率较高，这凸显出对PCDH19丛集性癫痫相关的精神症状进行全面和标准化评估的重要性，早期康复治疗可能会改善预后。

**（七）典型病例**

患儿，女，11岁11个月，主因"间断抽搐11年"就诊。

现病史：患儿10月龄出现发热，体温38℃，出现抽搐发作，发作表现为口唇青紫，双眼向右斜，双上肢僵硬，手握拳，每次持续10～30秒，每天4～5次，连续发作数天。1岁出现第2次无热丛集性发作，每天4～8次，持续2天。给予口服奥卡西平。1岁3个月（无热）、1岁6个月（发热）、3岁（无热）出现第3、第4、第5次丛集性发作，每天4～10次，数天缓解，先后加服丙戊酸、左乙拉西坦，减停奥卡西平。期间8年余无发作，8岁停服丙戊酸。11岁9个月再次抽搐（体温37.3℃），表现同前，共发作7次，给予左乙拉西坦加量，近3个月无发作。病程中否认洗热水澡、晒太阳诱发发作。

既往史、个人史：围产期无特殊，智力、运动发育正常，现上小学五年级，学习困难。

家族史：无癫痫及热性惊厥家族史。

体格检查：神清，四肢肌力、肌张力正常，双侧巴宾斯基征阴性。

辅助检查：视频脑电图10月龄时，醒睡各期以后头部为主的广泛性慢波混合棘波，多棘波发放，监测到困倦期2次后头部起始的局灶性发作；5岁、6岁、7岁、8岁时为正常儿童脑电图；10岁时，清醒期中线区棘波，棘慢波，广泛性慢波、棘波；11岁9个月时，慢波活动，脑区性，右侧颞区，癫痫样放电，脑区性，双侧顶区，右侧前颞区，发作期见局灶继发全面性发作，右、左侧中后颞区起源强直-阵挛发作，右侧颞区起源局灶性发作。头颅MRI（1岁）正常。基因检测（家系全外显子组测序），患儿 *PCDH19* 基因第1外显子存在无义变异：c.619C＞T（p.Arg207*），即碱基替换导致第207位的精氨酸变为不编码任何氨基酸的终止密码子，使肽链合成提前终止。父母亲均未携带变异。ACMG评级"致病"。Sanger测序验证 *PCDH19* 基因变异位点见图5-25。

诊断：癫痫，局灶性发作，*PCDH19* 丛集性癫痫。

治疗与随访：继续口服左乙拉西坦；末次随访年龄12岁11个月，近1年无抽搐发作。现上小学六年级，学习困难。

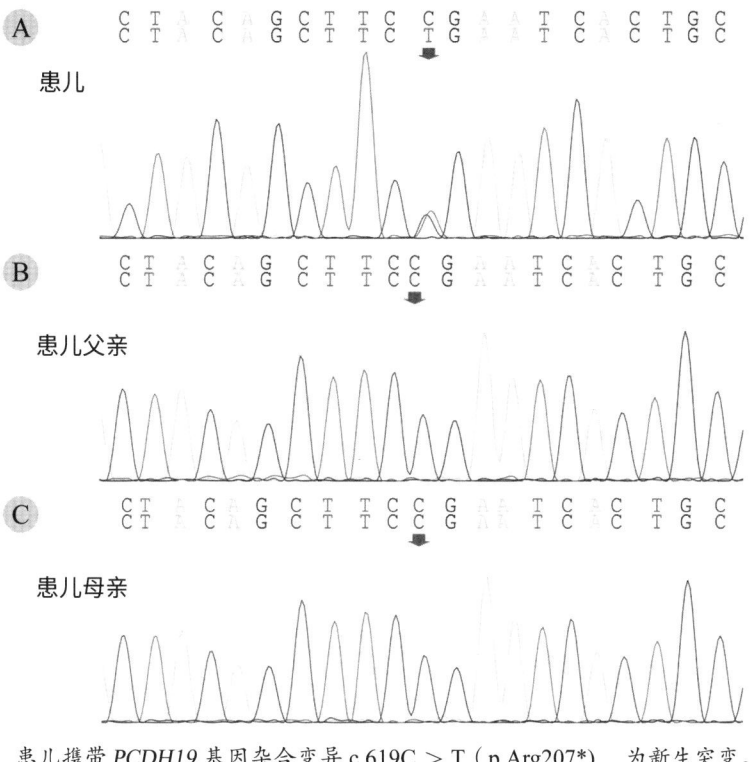

患儿携带 PCDH19 基因杂合变异 c.619C > T（p.Arg207*），为新生突变。

图 5-25  患儿及父母 PCDH19 基因 Sanger 测序

## 六、葡萄糖转运体 1 缺陷综合征

### （一）概述

葡萄糖转运体 1 缺陷综合征（GLUT1-DS）于 1991 年由美国 De Vivo 医生首次报道，是一种由葡萄糖跨脑组织屏障转运受损引起的脑能量衰竭综合征。GLUT1-DS 在丹麦的患病率为 1/83 000，在澳大利亚的患病率为 1/9000，预测新生儿的患病率为（1.65～2.22）/100 000。本病在 81%～89% 的病例中发现了 SLC2A1 的杂合变异和较少见的隐性致病性变异，另有 11%～14% 的基因缺失或重复的病例可通过多重连接探针扩增和染色体微阵列检测来确诊。本病的临床特点为婴儿期起病的癫痫、神经生长发育受损、小头畸形和复杂运动障碍；症状以特定年龄模式发展，发育性脑病伴婴儿癫痫发作、复杂性运动障碍、智力障碍和获得性小头畸形为婴儿期早期的特征性表现，运动障碍（阵发性或持续性）、智力低下、伴或不伴癫痫发作通常成为儿童和青少年 GLUT1-DS 患者的主要症状；药物难治性癫痫是 GLUT1-DS 最常见的特征性表现，仅能通过生酮饮食治疗。生酮饮食可完全控制住癫痫发作，且在一定程度上可能会进一步改善认知功能的下降，但许多患者仍然会遗留不同程度的智力残疾。

### （二）临床表现

GLUT1-DS 根据临床表现可分为经典型（也称严重婴儿型，GLUT1-DS 1 型）和非经典型（GLUT1-DS 2 型）。经典型 GLUT1-DS 占 85%～90%，以发育性脑病伴婴儿癫痫发作、复杂运动障碍疾病、智力障碍和获得性小头畸形为主要表现。癫痫发作常于 1～6 月龄出现，包括全面强直-阵挛、肌阵挛、不典型失神、失张力、局灶性发作等多种发作类型，其中全面性癫痫发作比局灶性癫痫发作更为频繁。此外，对于肌阵挛-失张力癫痫或药物难治性失神癫痫患者，尤其是存在认知问题时，亦应考虑本病。癫痫发作应用典型的抗癫痫发作药物没有反应，但对生酮饮食反应良好。任何出现癫痫和运动障碍的儿童都应考虑 GLUT1-DS 可能。其他临床特征包括婴儿期早期的头-眼注视扫视（包括快速、多方向的眼球运动，伴随着头部同一方向的运动）和小头畸形（见于 50% 的病例）、头部生长减慢及锥体系、锥体外系和小脑受累体征，通常存在与禁食相关或清晨发病的病史。非经典型 GLUT1-DS 占 10%～15%，表型较为温和，儿童期发病，表现为智力低下和运动障碍（持续性或阵发性），包括共济失调、舞蹈症、肌张力不全等，不伴癫痫发作，症状的出现和加重多与饥饿或劳累有关，罕见的症状包括肝脾大、脑萎缩、周期性呕吐、白内障、视网膜功能障碍、阵发性运动障碍相关的溶血性贫血等。

### （三）辅助检查

1. 脑电图：发作间期脑电图通常是正常的。有研究表示脑电图存在年龄特异性改变，婴儿期表现为背景节律减慢，伴或不伴发作间期局灶性或广泛性棘慢波发放。2 岁以上的儿童可见广泛性 2.5～4 Hz 棘慢波发放。与饥饿状态下的脑电图相比，进食后癫痫样放电状况明显改善对 GLUT1-DS 的诊断具有较高的提示意义。

2. 头颅 MRI：虽然 GLUT1-DS 患者在影像学上可能存在一些异常，但是不具有特异性，目前还未发现具有诊断意义的影像学特点，只能作为辅助诊断的一项指标。大约25%的患者有神经影像异常，包括皮质下U型纤维高信号，血管周围间隙明显，脑室增宽，以及髓鞘化延迟。$^{18}$F-脱氧葡萄糖正电子发射断层扫描可表现出一种特异性的影像特征，包括大脑皮质、小脑和丘脑的信号减低，纹状体代谢明显升高。磁共振波谱成像也可应用于GLUT1-DS脑能量代谢的诊断评估，主要表现为患者丘脑谷氨酸/肌酐（Glx/Cr）比值高于正常，且需要对照研究来评估诊断的敏感性和特异性。

3.基因检测：81%～89%的病例中发现了*SLC2A1*的杂合变异和较少见的隐性致病性变异，另有11%～14%的基因缺失或重复的病例可通过多重连接探针扩增和染色体微阵列检测来确诊。基因突变的类型往往与表型的严重性相关，错义突变为轻度和中度严重；剪接位点、无义突变及插入、缺失和外显子缺失为中度和重度；完整基因微缺失为重度。值得注意的是，一部分GLUT1-DS患者基因检测结果为阴性，这可能与GLUT1的蛋白组装缺陷、蛋白折叠错误、胞内向胞内运输障碍及活化异常相关。当临床表型高度可疑但腰椎穿刺和基因检测未能确诊时，应考虑其他检查，包括红细胞摄取试验和红细胞表面葡萄糖转运体1的测定。

**（四）诊断标准**

根据2022年ILAE最新修订内容，GLUT1-DS的临床诊断标准如下。

必备性标准：①3岁前起病的局灶性或全面性癫痫发作，也可以伴有失神发作；②*SLC2A1*致病性突变或空腹血糖低和脑脊液/血浆葡萄糖比值低，需要注意的是，腰椎穿刺要求在空腹4～6小时的条件下进行，并且血糖需在腰椎穿刺前测定，以避免应激相关性血糖升高。既往认为，在排除感染、脑膜癌及其他引起脑脊液葡萄糖降低的情况后，脑脊液葡萄糖＜2.2 mmol/L、脑脊液血浆/葡萄糖比值＜0.45可以作为其诊断标准。随着越来越多不典型的临床表型被发现，在GLUT1-DS中，诊断GLUT1-DS脑脊液葡萄糖的第五百分位值为1.8～2.9 mmol/L，脑脊液/血浆葡萄糖比值的第五百分位值为0.41～0.51。③病程中出现智力障碍。

警示性标准：①局灶性神经系统异常（除了Todd瘫痪）；②药物控制

癫痫有效，生酮饮食治疗癫痫无效，缺乏运动障碍症状如共济失调、阵发性运动诱发的运动障碍、肌张力障碍等。

排除性标准：排除其他的低血糖病因。

**（五）鉴别诊断**

GLUT1-DS 与其他引起神经低血糖的疾病（如先天性高胰岛素血症）、其他有新生儿癫痫伴获得性小头畸形表现的疾病（如 Rett 综合征、Angelman 综合征和婴儿型神经元蜡样质脂褐质沉积症）、婴儿肌阵挛癫痫等疾病进行鉴别诊断。

1. 先天性高胰岛素血症：以低血糖状态下不恰当的胰岛素分泌为特征，是婴幼儿期及儿童期持续复发性低血糖的最主要病因。患者临床表现多样，程度轻重不一，可表现为非特异性喂养困难、多汗、苍白、肌张力低下、呼吸暂停等多种临床症状。最常见的致病基因是与 ATP 敏感性钾通道型高胰岛素血症相关的 *ABCC8*、*KCNJ11*。治疗主要包括静脉输注葡萄糖、二氮嗪、生长抑素类似物、胰高血糖素等药物治疗。

2. Rett 综合征：Rett 综合征是一种以女性发病为主的神经系统发育障碍性疾病，该病在女性中的发病率为 1/1 5000～1/10 000，临床特征包括智力低下、语言功能丧失、手部刻板动作、步态异常等，目前临床尚无治愈手段，以改善症状为主。本病主要累及女性，男性患者少见。Rett 最主要的致病基因为 X 染色体上的 *MeCP2*，而 *CDKL5* 和 *FOXG1* 常见于不典型 Rett 综合征。

3. 婴儿肌阵挛癫痫：婴儿肌阵挛癫痫起病年龄为 4 月龄至 3 岁，起病高峰年龄为 6～18 月龄。男孩更常见。以肌阵挛发作为首发症状，可由突然出现噪声、惊吓或触摸诱发，较少由闪光刺激诱发。在大多数情况下，该病癫痫发作有自限性，脑电图（最好有视频和肌电监测）是确认肌阵挛癫痫性质的必备性检查。GLUT1-DS 可出现除肌阵挛外的其他癫痫类型、轻至中度小头畸形、低脑脊液葡萄糖和低脑脊液/血浆葡萄糖比值，以及 *SLC2A1* 的致病变异。

**（六）治疗及预后**

生酮饮食是目前治疗 GLUT1-DS 最普遍的方法。研究显示，神经系统结果受到开始治疗年龄的影响，在较小年龄接受有效治疗的受累个体具有更好的结果。另外，建议每天、每周或根据需要监测血酮浓度，以记录酮症的状态，建议血液β-羟基丁酸盐浓度为3～5 mmol/L，以确保适当的酮症症状。生酮饮食的同时，建议每日补充50 mg/kg左旋肉碱，适当补水并避免使用碳酸酐酶抑制剂，以尽量减少发生肾结石的可能性。GLUT1-DS专家共识不推荐单独使用任何抗癫痫发作药物，建议抗癫痫发作药物与生酮饮食联合治疗。常用的抗癫痫发作药物是左乙拉西坦、丙戊酸，其次是拉莫三嗪。目前以增强GLUT1的表达和功能为目标的针对小分子和其他生物制剂的Ⅲ期临床试验正在相继开展，其中包括三庚酸甘油酯、α-硫辛酸等药物试验，但目前尚缺乏足够的临床支持性数据。文献也报道了乙酰唑胺和左旋多巴治疗GLUT1-DS的阵发性运动障碍。

GLUT1-DS为药物难治性癫痫。儿童期和成年后癫痫发作频率趋于下降，而智力障碍、运动障碍和偏头痛可能成为主要特征。达到充分酮症状态的生酮饮食可完全控制癫痫发作。尽管这种疗法可能会进一步改善认知功能的下降，但许多患者仍然会遗留不同程度的智力残疾。

**（七）典型病例**

患儿，男，2岁5个月，主因"间断眼球异常运动1年5个月，间断抽搐9个月"就诊。

现病史：患儿1年5个月前（1岁）在急性上呼吸道感染后出现眼球运动异常，表现为双眼快速向左向右运动，可持续2～3分钟，自行缓解，不伴有眼球震颤、肢体异常运动，无明确意识改变、二便失禁等，3天后再次出现类似发作。11月余前（1岁6个月）再次出现类似发作，最长持续5分钟。9个月前（1岁8个月）在晨起后无明显诱因出现四肢无力，不能走路，发作时神志不清，不伴肢体抖动，进食0.5～2小时后可逐渐缓解，几乎每天晨起均有发作，晚间加餐或提前进餐后发作症状不明显，持续20天后不再发作，之后出现头后伸伴眼球上翻动作，每日发作次数波动持续至今。

既往史、个人史：既往史无特殊。G2P1，胎龄39周，因"羊水少"剖宫产娩出，出生体重2.6 kg，无缺氧窒息及病理性黄疸。抬头、独坐时间较同龄儿晚半月左右，18个月可独走，12个月可说简单话，目前仍只能说单音节词。

家族史：家族史无特殊。

体格检查：神经系统体格检查无特殊。

辅助检查：头颅MRI（1岁7个月）示双侧顶叶脑白质内多发扩大的血管周围间隙。脑电图1岁9个月时，可见广泛性棘慢波、慢波发放，右侧前头部著，清醒期明显，监测到清醒期多次肌阵挛发作，间断闪光刺激可诱发光阵发反应及光惊厥反应（图5-26）；2岁5个月时，可见背景弥漫性θ波为主的慢波，监测到频繁肌阵挛发作及数次肌阵挛-失张力发作，间断闪光刺激可诱发（图5-27）；4岁5个月时，可见广泛性棘慢波、多棘慢波阵发，颞区著，间断闪光刺激可诱发光阵发反应，监测到频繁肌阵挛发作，过度换气及间断闪光刺激可诱发光惊厥反应（图5-28）。脑脊液检查（1岁9个月），葡萄糖1.85 mmol/L，同期末梢血糖4.0 mmol/L，比值<0.65。基因检测，*SCL2A1*出现1个异常位点c.1199G>A（p.Arg400His），即第400位的精氨酸被组氨酸替代。父母未携带相同变异。

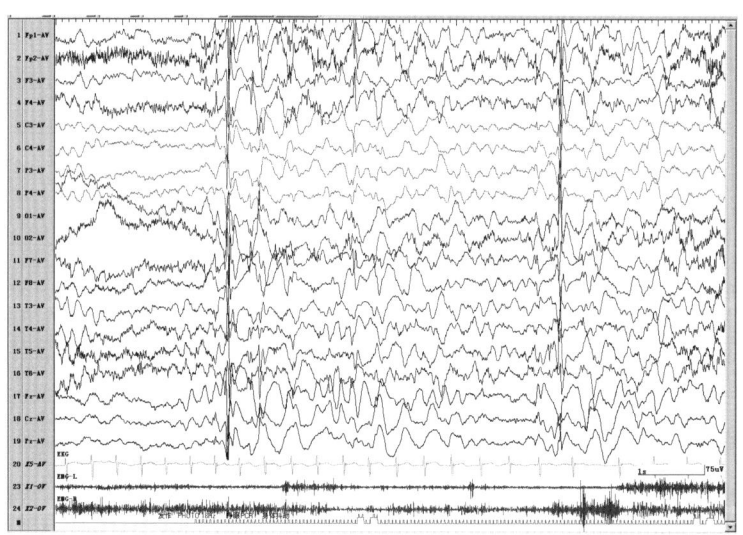

监测到肌阵挛发作，表现为一侧肢体或全身抖动、点头一下，同期脑电图广泛性中-极高波幅棘慢波阵发0.5~1.5秒，伴或不伴肌电暴发。

图5-26 1岁9个月脑电图

# 第五章 不同年龄起病的遗传性癫痫综合征

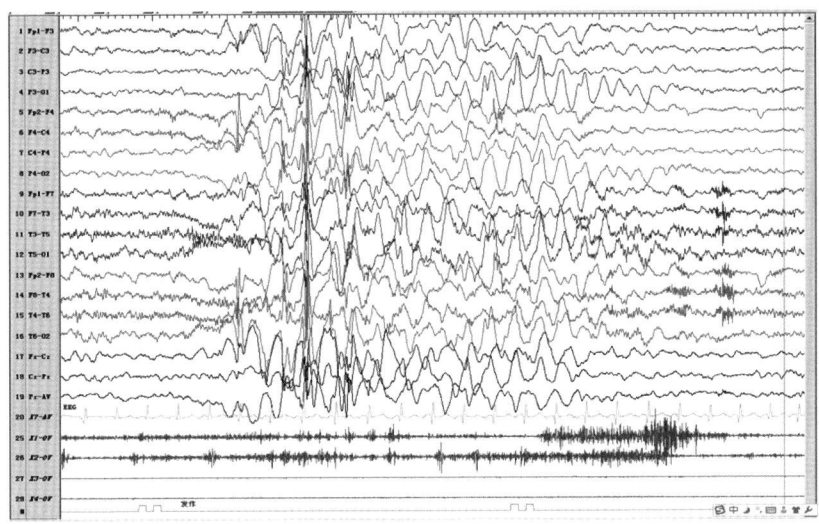

监测到清醒期肌阵挛发作及数次肌阵挛-失张力发作,表现为快速点头或头向后仰一下或数下,同期脑电图广泛性2~4Hz高-极高波幅棘慢波、多棘慢波阵发1~3秒,伴肌电暴发50~100毫秒,有时紧随电压衰减200~500毫秒。

图5-27　2岁5个月脑电图

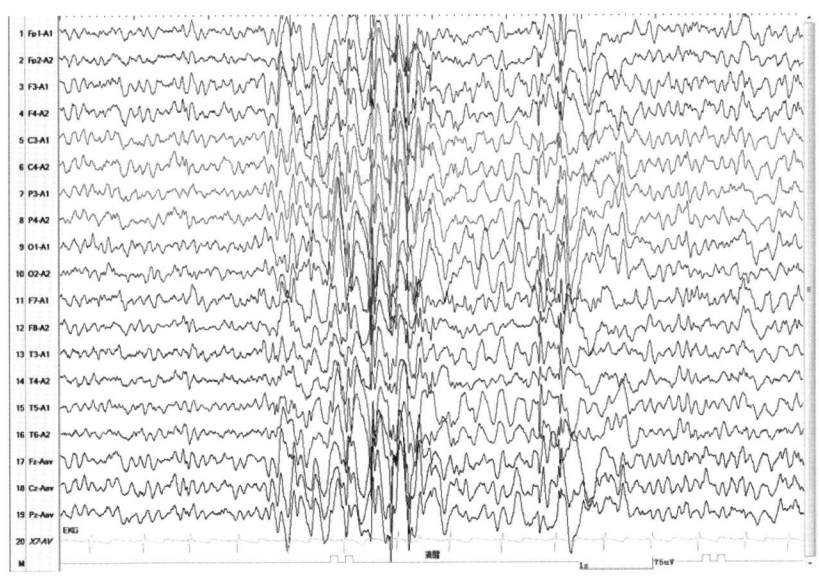

图5-28　4岁5个月脑电图,清醒期广泛性放电

诊断：癫痫，肌阵挛发作，葡萄糖转运体Ⅰ缺陷综合征，发育落后（轻度），*SCL2A1*新生变异相关。

治疗与随访：患儿自确诊后坚持生酮饮食，格塞尔发育量表评估适应性、大运动、语言、个人社交轻度落后，精细运动中度落后。末次随访年龄为4岁5个月，仍有癫痫发作，表现为愣神或头后仰，或点头单次发作，每日发作10余次。

（杨小玲　张月华　杨志仙）

## 第三节 儿童期起病的癫痫综合征

### 【自限性局灶性癫痫综合征】

#### 一、自限性癫痫伴中央颞区棘波

##### （一）概述

自限性癫痫伴中央颞区棘波（self-limited epilepsy with centrotemporal spikes，SeLECTS）是一种年龄依赖性疾病，几乎所有儿童的发作和脑电图放电在青春期前可自发缓解，因此，早期称之为良性Rolandic区癫痫、儿童良性癫痫伴中央颞区棘波。由于部分患儿存在共患病，包括学习困难、智力障碍、精神心理问题（如孤独症谱系障碍），2022年ILAE将此病正式更名为SeLECTS。SeLECTS是儿童期自限性局灶性癫痫（SeLFE）最常见的癫痫综合征，占所有儿童癫痫的6%～7%。遗传因素在此综合征中发挥着重要作用，但大多数患者尚没有发现明确的致病性基因，目前已发现的最主要的致病性基因为 *GRIN2A*。此病典型临床特点为4～10岁起病、睡眠期局灶性发作、认知及神经系统检查正常；发作间期脑电图特征为中央颞区（又称Rolandic区）棘波；抗癫痫发作药治疗反应好；预后好，青春期可自愈。

##### （二）临床表现

癫痫发作年龄为3～14岁，90%患者在4～10岁起病，起病高峰年龄为7岁。12岁以后起病的患者十分少见。男孩较多见，约占60%。发作的核心特征是起源于Rolandic区（中央前回和后回的下部）的局灶性发作，有单侧口面部感觉运动症状，主要表现为单侧面部肌肉阵挛性抽搐，常伴有单侧舌肌、唇部、牙龈、面颊内侧、口角麻木或感觉异常，抽搐可伴有口角、舌肌、唇部向一侧偏斜，若咽喉部受累可导致发声困难或构音障碍，唾液分泌增多导致流涎、喉咙中发声；发作可累及同侧肢体，上肢多见；通常不伴有意识障碍。发作时间短暂，持续 1～3 分钟缓解。局灶性发作偶可扩散，累及双侧肢体迅速进展为全面强直-阵挛发作，可伴有意识障碍、大小便失禁。局灶性运动性或局灶继发全面强直-阵挛发作的惊厥持续状态通常不会超过 30 分钟。癫痫发作后可能会出现 Todd 瘫痪。大多数发作均出现在入睡后 1 小时内或觉醒前 1～2 小时。发作往往不频繁，大多数患者发作总次数少于 10 次。如果存在癫痫持续状态（超过 30 分钟）、发作频繁（超过每日一次）或仅在清醒期发作需要重新评估当前诊断。个人史、出生史和既往史常正常。癫痫发作前患者发育、认知往往正常。SeLECTS 可出现在既往存在神经认知损伤的儿童中，但两者非因果关系。

**（三）辅助检查**

1. 脑电图：背景活动通常正常，且睡眠期生理波形、睡眠周期结构正常。典型的放电为位于 Rolandic 区的高波幅（100～300 μV）、双相或三相棘波，其后可跟随高波幅慢波。放电通常为单侧，也可为双侧同步或不同步放电，可向附近区域扩散。Rolandic 区外的其他区域，如中线区、额区、枕区也可存在异常放电。病程中放电位置可发生演变，有时位于中央区，有时位于中颞区，也可由一侧半球向另一侧半球迁徙。清醒期放电较少或无，思睡期和慢波睡眠期放电显著增多是该综合征脑电图的典型表现，且放电可波及范围广泛，演变为双侧放电，因此，睡眠期脑电图记录对诊断至关重要。临床发作少而睡眠期放电多，两者往往不平行，亦是本综合征的重要特征之一。

2. 头颅 MRI：大多正常或提示非特异性改变，如白质异常、侧脑室扩大和双侧海马不对称等。如果经电-临床诊断该综合征，且无不典型特征，则无须神经影像学检查。当存在不典型特征，如临床表现、发育情况、脑电图存在持续局灶性慢波或持续单侧放电，应该考虑其他综合征或结构性病变（局灶性皮质发育不良、灰质异位、脑部肿瘤等），建议行头颅 MRI 进一步评估。

3. 遗传学检测：目前研究均证实 SeLECTS 患者的癫痫或热性惊厥家族史阳性率较高（约 25%），且该综合征年龄依赖性的脑电图局灶性放电特征均表明遗传因素发挥着重要作用。然而，目前大多数患者没有发现明确的致病性单基因或拷贝数变异，可能涉及复杂遗传方式，多种易感基因和环境因素共同发挥作用。因此，不建议 SeLECTS 患者常规行遗传学检测。目前，编码 N-甲基-D-天冬氨酸离子能谷氨酸受体 2A 的基因 *GRIN2A* 被认为是 SeLECTS 相关最主要的致病基因，但多项研究表明 *GRIN2A* 变异在 SeLECTS 患者中的检出率并不高，为 4.9%～7.9%。此外，*GRIN2A* 变异导致的表型谱范围广泛，从正常或表型较轻的癫痫和语言障碍伴发育正常到严重的发育性癫痫性脑病，通常为癫痫失语疾病谱。其他与 SeLECTS 相关的基因还包括 *ELP4*、*SRPX2*、*KCNQ2/KCNQ3*、*DEPDC5*、*RBFOX1/3*、*GABRG2*、*ADGRV1* 等。此外，极少数患者存在拷贝数变异。

**（四）诊断标准**

根据 2022 年 ILAE 最新修订内容，SeLECTS 的临床诊断标准如下。

必备性标准：①以涉及额顶叶岛盖为特征的局灶性发作和/或睡眠中局灶继发全面强直-阵挛发作；②发作间期脑电图可见高波幅、双相或三相中央颞区棘波，睡眠期癫痫样放电可增多；③青春期发作自发缓解，无发育倒退。

排除性标准：①清醒期全面强直-阵挛发作；②如病程中出现不典型失神发作，需评估脑电图及神经认知发育情况，提示可能演变为癫痫性脑病伴睡眠期棘慢波激活（epileptic encephalopathy with spike-and-wave activation in sleep，EE-SWAS）；③癫痫发作伴有味幻觉、恐惧和自主神经症状；④起病年龄小于 3 岁或大于 14 岁；⑤神经认知退化伴脑电图睡眠期持续棘慢波，提示 EE-SWAS；⑥头颅 MRI 发现致痫性脑结构性病变。

**（五）鉴别诊断**

SeLECTS 需要与其他 SeLFE、脑结构异常引起的局灶性癫痫、发育性癫痫性脑病伴睡眠期棘慢波激活（developmental and epileptic encephalopathy with spike-and-wave activation in sleep，DEE-SWAS）或 EE-SWAS、脆性 X 综合征进行鉴别。

1.其他 SeLFE：大多数情况下，SeLFE 患儿具有某一种特定综合征的特征，但部分患者可以合并多种综合征，脑电图模式可能存在重叠，且发作部位可随年龄的变化改变，由某一种综合征演变为另一种综合征，如 SeLECTS 可由自限性癫痫伴自主神经发作（self-limited epilepsy with autonomic seizures，SeLEAS）演变而来。SeLEAS患者起病年龄常在3～6岁，早于SeLECTS，如果患者局灶性非运动性癫痫发作持续时间长，伴有明显的自主神经症状，特别是发作性呕吐，则应考虑SeLEAS。

2.脑结构异常引起的局灶性癫痫：局灶性皮质发育不良、灰质异位、脑部肿瘤相关癫痫患者也可存在Rolandic区放电。如果患者存在持续单侧放电，应该考虑结构性病变，行头颅MRI以鉴别。

3.DEE-SWAS/EE-SWAS：DEE-SWAS患者可能存在与SeLECTS相似的癫痫发作，但起病前存在神经认知损伤，起病后发育倒退，脑电图存在睡眠期持续棘慢波放电。少数SeLECTS患者可进展为EE-SWAS，通过神经认知和发育评估、脑电图放电模式进行鉴别。

4.脆性X综合征：脆性X综合征脑电图可能与SeLECTS相似，存在智力障碍的男孩应注意排除该病。脆性X综合征患者最常见的发作类型为局灶性知觉损害，较少出现知觉保留的局灶性发作或局灶继发全面强直-阵挛发作。遗传学检测脆性X综合征患者存在*FMR1*基因变异。

### （六）治疗及预后

SeLECTS是一种自限性疾病，癫痫发作几乎均可在青春期自发缓解，且预后好，应权衡抗癫痫发作药物治疗的利弊进而决定是否进行治疗。目前，较为统一的结论为对于发作不频繁且仅在夜间发作或仅有1次发作的SeLECTS患者，一般无须长期应用抗癫痫发作药物治疗；当发病年龄较大，接近自然缓解年龄时，往往也无须进行治疗。对于起病年龄小（≤4岁），发作频繁（初始3次发作间隔时间短），发作持续时间长，反复出现局灶继发全面强直-阵挛发作，存在神经认知损伤、语言倒退、学习障碍等合并症时，则应考虑积极应用抗癫痫发作药。另外，需重视家长和患儿的治疗意愿，共同决策。

对于需要治疗的SeLECTS患者，通常一种抗癫痫发作药物即可控制发作，应尽可能使用单药治疗，很少需要联合用药。然而，对于SeLECTS患者抗癫痫发作药物的选择，目前缺乏可靠的随机对照研究，不同国家的一线药物选择存在较大差异。国内治疗SeLECTS的一线药物为奥卡西平、丙戊酸和左乙拉西坦，不建议选用托吡酯、苯巴比妥等可能影响认知的药物。

奥卡西平是局灶性发作的首选药物，但需注意奥卡西平可能会导致部分患儿出现睡眠期棘慢波持续发放或加重癫痫发作，因此，对于睡眠期放电指数较高的患儿应充分评估应用奥卡西平的风险和效益。ILAE推荐丙戊酸作为SeLECTS初始单药治疗药物，然而丙戊酸存在代谢紊乱不良反应，如体重增加、月经不规律和多囊卵巢综合征等，尤其是肥胖和女性青少年患者应谨慎选用，有研究认为小剂量丙戊酸可有效控制SeLECTS癫痫发作且不良反应发生率低。左乙拉西坦具有药物代谢动力学稳定、药物相互作用小、不良反应小的优势，对于不适于选用奥卡西平和丙戊酸的患者，可考虑首选左乙拉西坦。对于单药治疗发作控制不佳的患者，可能需要联合用药，最常用丙戊酸联合左乙拉西坦。

SeLECTS总体预后良好，青春期可自发缓解是远期预后典型特点，绝大多数患者16岁左右癫痫发作即可缓解，脑电图异常放电可持续存在2～3年，多数在19岁前可恢复正常。癫痫活动期患者可能会存在行为、神经心理缺陷等合并症，尤其是语言和执行能力方面，但随着年龄增长逐渐改善，成年后社交行为等方面几乎不受影响，但是也有研究表明部分患者可能会遗留认知和行为损伤，甚至出现冲动行为和抑郁等情绪障碍。少数患者（1%～7%）可发生不典型演变，出现不典型失神、负性肌阵挛（局灶性失张力发作）等多种发作类型，癫痫发作频率增多，且睡眠期癫痫样放电增多可达持续性棘慢波发放，逐渐演变为EE-SWAS。

**（七）典型病例**

患儿，女，4岁5个月，主因"间断抽搐2年余"就诊。

现病史：患儿2岁4个月出现抽搐，刚入睡10分钟后出现，表现为右侧口角抽搐、流涎、喉咙中发声，持续2～3分钟后缓解。当地医院查脑电图示Rolandic区放电，左侧颞区著，考虑诊断为癫痫，予左乙拉西坦治疗，后2年无发作。4岁5个月时再次出现睡眠期发作，表现为四肢抖动，持续约3分钟缓解，伴发热，体温39℃。

既往史、个人史：足月顺产，围产期无特殊，起病前发育正常，起病后无倒退。

家族史：患儿母亲幼时有癫痫史，8岁起病，服用3年抗癫痫发作药物（具体不详）后至今未再发作，母亲现体健。

体格检查：无特殊。

辅助检查：脑电图，1岁1个月时，清醒期双侧后头部慢波活动发放，广泛性棘慢波、多棘慢波、慢波发放，监测到清醒期数次肌阵挛发作；2岁4个月时，可见中央颞区放电，左侧中颞区著（图5-29）。头颅MRI（2岁）示正常。基因检测，患儿N-甲基-D天冬氨酸受体的NR2A亚基 *GRIN2A* 第3外显子存在杂合变异c.2028T＞A（p.Y676X），即第676位的酪氨酸发生无义突变，母亲携带相同变异，父亲未携带相同变异。

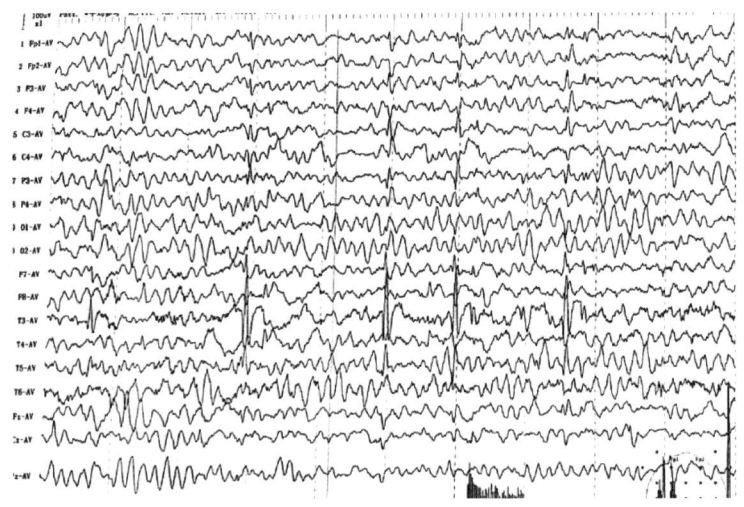

图5-29 患儿2岁4个月脑电图（Rolandic区放电，左侧中颞区著）

诊断：癫痫，局灶性发作，儿童自限性癫痫伴中央颞区棘波，*GRIN2A* 遗传性变异相关。

治疗与随访：给予左乙拉西坦加量，3个月后（4岁8个月）患儿出现新的发作形式，表现为清醒期浑身无力、四肢发软，走路时摔倒，1～2秒后缓解，发作频繁，每日最多发作8次，几乎每天均有发作，复查脑电图示双侧Rolandic区及中线区棘波、棘慢波、多棘慢波发放，睡眠期放电指数为50%，出现睡眠期棘波激活放电，伴有显著语言倒退，考虑患儿发生不典型

## 第五章　不同年龄起病的遗传性癫痫综合征

演变为伴睡眠期棘波激活的癫痫性脑病，加用丙戊酸联合治疗。末次随访年龄为4岁11个月，复查脑电图示双侧Rolandic区棘波、棘慢波、多棘慢波发放，睡眠期放电指数为65%（图5-30）。智力发育较同龄儿明显落后，左乙拉西坦联合丙戊酸控制不佳，加用氯硝西泮联合治疗。

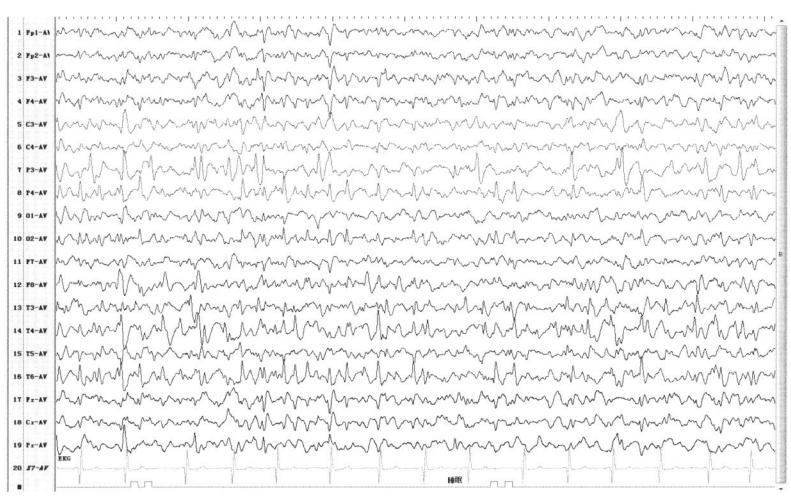

图5-30　患儿4岁11个月脑电图（双侧Rolandic区放电，放电指数为65%）

## 二、自限性癫痫伴自主神经发作

### （一）概述

自限性癫痫伴自主神经发作（SeLEAS）属于SeLFE疾病谱，具有年龄依赖性，既往称之为Panayiotopoulos综合征或早发型儿童良性枕叶癫痫，2022年ILAE将本病正式更名SeLEAS。SeLEAS是儿童无热非惊厥发作持续状态最常见的癫痫综合征，在不同年龄段发病率不同，占3~6岁儿童癫痫的13%，1~14岁儿童癫痫的5%。SeLEAS可能与基因变异有关，然而目前尚未发现明确相关的致病性基因。本病典型临床特点为儿童早期起病、局灶性自主神经发作和自主神经癫痫持续状态、认知及神经系统检查正常；发作间期脑电图特征为局灶性或多灶性棘波，后头部多见；癫痫发作呈自限性，通常在起病几年内自行缓解。

### （二）临床表现

SeLEAS起病年龄为1~14岁，起病高峰年龄为4~5岁，76%的病例在3～6岁起病。男女发病率无差异。发作的核心特征是局灶性自主神经发作，发作通常以自主神经症状开始，主要表现为呕吐，其他自主神经症状包括面色苍白、瞳孔散大、流涎、头痛等。发作开始时，意识和语言正常，患儿可自己描述"感到恶心"，继而可出现一般性癫痫发作症状，常有头眼偏斜，之后还可出现单侧肢体阵挛或局灶继发全面性发作，可出现不同程度的意识障碍；超过70%的癫痫发作发生于睡眠中；发作持续时间较长，通常大于10分钟，接近半数超过30分钟，达到自主神经癫痫持续状态。癫痫发作频率较低，约25%的病例仅发作1次，大多数癫痫发作总次数不超过5次。癫痫发作前发育、认知功能正常。

**（三）辅助检查**

1. 脑电图：一般情况下背景活动正常，弥漫性慢波可见于发作后脑电图。典型发作间期脑电图放电为多灶性尖波或棘慢波发放，可出现在任何脑区，最多见于后头部的不同位置，在少数情况下也可出现在同侧或对侧的前头部。病程中放电部位可出现明显变化，可转移至中央颞区或额极区，有时可泛化至全脑。2/3的病例中至少可见一次枕区阵发电活动，枕区棘波更为多见，另有1/3的病例从未发现枕区棘波。闭眼（中心视觉中断和失对焦）常常可以诱发后头部放电，但此现象并非本综合征特有。思睡期和慢波睡眠期放电增多，睡眠期脑电图是诊断所必需的。

2. 头颅MRI：常无神经影像学特异性改变。若存在反复癫痫发作并存在其他不典型临床表现，需完善头颅MRI进一步评估，以排除其他可能的疾病。

3. 遗传学检测：研究发现，SeLEAS患者家系中其一级亲属有热性惊厥史的比例较正常人高，且先证者兄弟姐妹患SeLFE的比例也较高。然而，目前大多数患者基因检测未能找到明确的致病基因，仅有少部分病例报道了罕见的 *SCN1A* 致病性基因变异。

**（四）诊断标准**

根据2022年ILAE最新修订内容，SeLEAS的临床诊断标准如下。

必备性标准：①局灶性自主神经发作，伴或不伴知觉障碍；②发作间期脑电图可见高波幅、局灶或多灶癫痫样放电，困倦期和睡眠期癫痫样放电增多；③青春期早期至中期自发缓解，无发育倒退。

排除性标准：①起病年龄小于 1 岁或大于 14 岁；②神经认知退化伴脑电图睡眠期持续棘慢波发放，提示 EE-SWAS；③头颅 MRI 发现致痫性脑结构性病变。

**（五）鉴别诊断**

SeLEAS 需要与脑结构异常引起的局灶性癫痫、其他 SeLFE、伴可变灶的家族性局灶性癫痫等进行鉴别。

1. 脑结构异常引起的局灶性癫痫：儿童早期起病的颞叶癫痫和枕叶癫痫可伴有发作性呕吐，此类结构性病例中常可见神经、精神症状学异常，以及神经影像学、脑电图背景活动异常等。此外，此类患者可能经常出现另一些不伴有自主神经症状的发作类型。

2. 其他 SeLFE：若癫痫样放电主要位于中央颞区，结合相应的临床症状应诊断为 SeLECTS。儿童枕叶视觉癫痫（childhood occipital visual epilepsy，COVE）尽管发作间期脑电图放电特点可以与 SeLEAS 相同，但临床表现完全不同。COVE 伴有显著的视觉症状，而无自主神经受累的临床表现。SeLEAS 即使出现视觉症状，也只是伴随其他典型的临床和行为表现而出现，其中以呕吐等自主神经症状为主。视觉症状并非发作的主要症状。光敏性枕叶癫痫（photosensitivity occipital lobe epilepsy，POLE）可以与 SeLEAS 具有相同的自主神经功能障碍及发作性呕吐等，但这些症状发生之前多数病例存在由闪光刺激诱发的简单视幻觉症状。

3. 伴可变灶的家族性局灶性癫痫：此类患者家系中的其他成员有不同的局灶性癫痫发作，但 SeLEAS 患者通常不存在局灶性癫痫发作家族史。

**（六）治疗及预后**

SeLEAS 急性期的首要任务是控制癫痫发作，其中半数发作为短暂性，可自然缓解，另有半数发作可发展为自主神经癫痫持续状态，需要采取恰当而有效的评估和治疗措施。苯二氮䓬类药物中以地西泮静脉和直肠应用为首选治疗方法。由于 SeLEAS 是一种自限性疾病，癫痫发作不频繁且几乎均可在青春期自发缓解，即使长时间发作或 2 次以上发作的患儿，也不推荐使用抗癫痫发作药物进行长时间预防性治疗。若反复发作或家长坚持要求治疗，可考虑预防治疗。尽管目前没有证据表明某种药物单药治疗的绝对优势，但多数学者倾向于选择应用卡马西平、丙戊酸。

尽管 SeLEAS 患者易出现自主神经癫痫持续状态，但总体预后良好，多数病例在发作后 1～2 年缓解且无神经系统发育异常。大约 20% 的病例可演变为其他 SeLFE 综合征，其中 SeLECTS 最常见，极少数会演变为癫痫性脑病伴睡眠期棘慢波激活。

（七）典型病例

患儿，男，7 岁，主因"间断发作半年"就诊。

现病史：患儿 6 岁 3 个月出现刚睡醒时发作，表现为头眼向右偏斜，呕吐，呼之不应，持续约 1.5 小时后缓解。半年后再次发作，表现同前，持续 3～4 小时，缓解后呕吐数次。

既往史、个人史：围产期无特殊，发病前发育正常，起病后无倒退。

家族史：无癫痫及热性惊厥家族史。

体格检查：无特殊。

辅助检查：脑电图（6 岁 3 个月），右侧额区棘波、棘慢波发放，睡眠期放电明显增多（图 5-31）。头颅 MRI（6 岁）正常。基因检测未做。

诊断：癫痫，局灶性发作，儿童自限性癫痫伴自主神经发作。

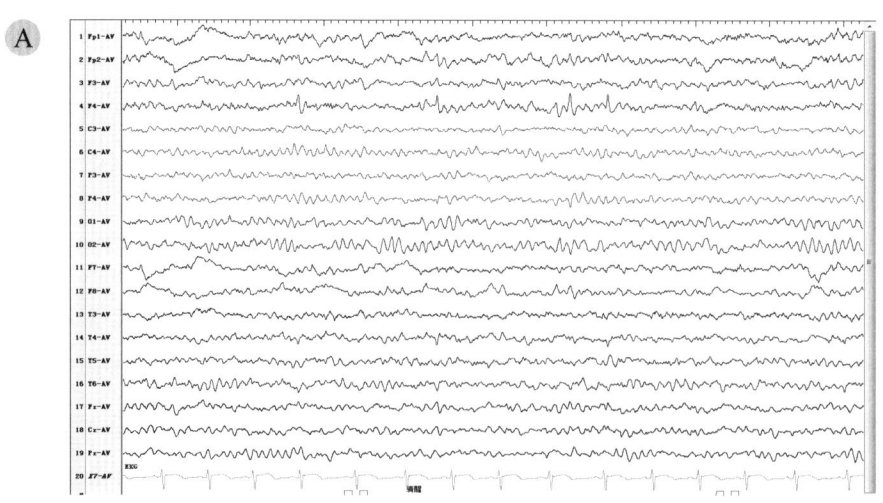

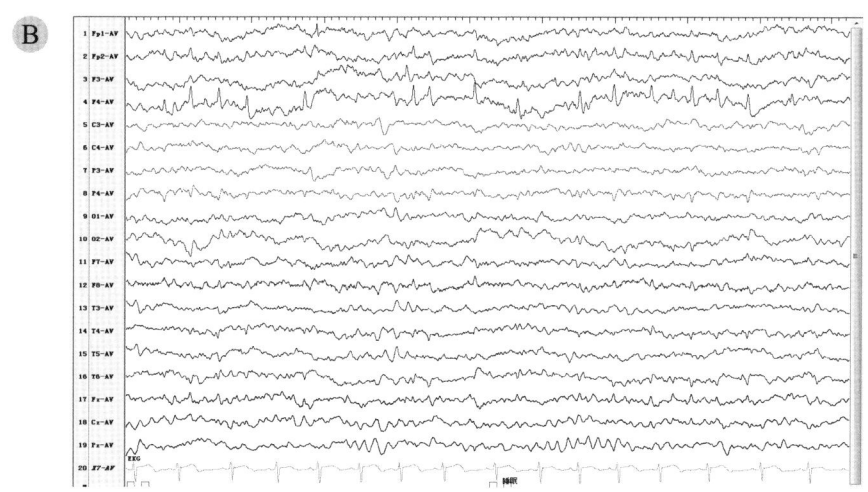

A. 右侧额区棘波、棘慢波发放；B. 睡眠期右额区局灶性棘波、棘慢波放电增多。

图 5-31　患儿 6 岁 3 个月时脑电图

治疗与随访：末次随访年龄为 9 岁，患儿 2 年 8 个月无发作，未用抗癫痫发作药物治疗，智力、运动发育正常。脑电图示右侧额、颞区不同步棘波、棘慢波放电，睡眠期著，右侧额区著。

### 三、儿童枕叶视觉癫痫

#### （一）概述

儿童枕叶视觉癫痫（COVE）既往又被称晚发型儿童良性枕叶癫痫、Gastaut 综合征或特发性儿童枕叶癫痫（Gastaut 型），是一种较罕见的儿童癫痫易感综合征。COVE 是与年龄相关，大部分病例呈自限性的，由复杂的多基因遗传决定的局灶性癫痫综合征。COVE 在所有癫痫中的发生率可能为 0.2%～0.9%，高达 1/3 的患儿有热性惊厥或癫痫家族史，目前尚未发现与之关联的致病基因。COVE 的临床特点为清醒期频繁出现以视觉症状为主的短暂的癫痫发作，主要表现为简单的视幻觉或黑矇，伴随眼球持续偏转、震颤、眼睑扑动等眼部的运动性发作，发作后常出现偏头痛样症状；癫痫发作可以控制，通常在起病后 2～7 年缓解；患儿的发育和认知通常正常。

#### （二）临床表现

起病年龄为 1～19 岁，高峰期为 8～9 岁，无性别差异。COVE 的发作特点为时间短（通常为数秒，多数持续时间＜3分钟，很少达20分钟），未经治疗的情况下发作频繁。发作的临床表现以视觉症状为主，多出现在清醒期，典型的视觉症状为视野周边出现彩色圆圈，逐渐累及其他区域的视野，并可水平移动，随后可能出现眼睛偏斜或头部转动（向发作起源半球的同一侧偏转）。也可出现其他与枕叶起始癫痫相关的伴随症状包括发作期失明、复杂的幻觉或幻视（如复视、视物变形或变小）、眼眶疼痛、眼睑颤动或反复眨眼；发作可扩散至枕叶外导致偏身感觉异常、知觉损害（14%）和偏侧阵挛发作（43%）或局灶进展为双侧强直-阵挛发作。约1/4的患者可伴有失神发作。发作期或发作后可能出现头痛、恶心或呕吐等症状，50%的患者可出现偏头痛样的发作后头痛。虽然既往有轻度认知障碍的报道，但COVE患儿的发育与认知往往正常。头围和神经系统查体正常。

### （三）辅助检查

1. 脑电图：发作间期背景活动正常。一侧或双侧枕区可见尖波或棘慢波发放，左右可不同步，也可能仅在睡眠期出现。20%的患儿还存在中央颞区、额区或广泛性放电。多数患儿睡眠期放电异常增多，20%～90%的患儿出现失对焦敏感（失对焦状态下癫痫样放电增多），但失对焦敏感不是COVE的特有特征。过度换气和闪光刺激对枕区放电发放无明显影响。COVE少数或可演变为伴睡眠中棘慢波激活的发育性癫痫性脑病，因此，如果发生认知倒退，应进行睡眠脑电图检查。发作期的脑电图表现为背景中枕区棘波或棘慢波减少，突然出现单侧枕区低波幅的棘波快节律。在眼阵挛或发作期失明时可能会出现慢棘慢波发放。随着病情控制，超过半数的患儿在临床发作消失后，发作间期的癫痫样放电可持续存在，有时可持续数年。

2. 头颅MRI：COVE患者的神经影像学表现正常，为排除其他结构性病因，需要进行头颅MRI。

3. 基因检测：尚未发现与之关联的致病基因，COVE患者不一定需要进行基因检测。高达1/3的患儿有热性惊厥或癫痫家族史，9%～16%的患儿有偏头痛家族史，推测其病因可能是复杂的多基因遗传。

## 第五章　不同年龄起病的遗传性癫痫综合征

### （四）诊断标准

根据 2022 年 ILAE 最新修订内容，COVE 的临床诊断标准如下。

必备性标准：①伴有基本视觉症状（彩色圆圈）的局灶性感觉性癫痫发作，伴或不伴知觉损害、运动发作（头眼偏转）；②癫痫发作大部分或只出现在觉醒期；③脑电图显示清醒期或睡眠期出现枕区棘波或棘慢波放电。

警示性标准：①清醒期长时间的全面强直-阵挛发作＞15 分钟；②非发作后阶段的持续局灶性慢化；③发病年龄＜6 岁或＞14 岁；④智力障碍；⑤任何明显的神经系统检查异常。

排除性标准：①出现跌倒发作（强直或失张力）、不典型失神或进行性肌阵挛发作；②发病年龄＜1 岁或＞19 岁；③起病前出现神经认知倒退或神经系统检查表现为持续性视野缺损；④头颅 MRI 提示致痫病灶或枕叶钙化；⑤病程中出现神经认知倒退、肌阵挛、共济失调、痉挛发作。

### （五）鉴别诊断

COVE 需要与脑结构异常的乳糜泻、癫痫和脑钙化综合征、视觉先兆性偏头痛、可逆性后部脑病综合征等疾病相鉴别。

1. 乳糜泻、癫痫和脑钙化综合征：一种罕见的临床综合征，具有一定的地域差异，具有种族和地域限制，与环境因素相关。主要临床表现为乳糜泻、枕叶癫痫和双侧枕叶钙化。区别于 COVE，此综合征除枕叶癫痫外，还具有乳糜泻、头部 CT 可见枕叶钙化灶。

2. 视觉先兆性偏头痛：视觉先兆性偏头痛是先兆性偏头痛中最常见的类型，一般在偏头痛发作之前，或者头痛发作时出现视觉先兆。视觉先兆性偏头痛与 COVE 相比，其视觉症状持续时间更长且进展缓慢，视觉的主要特征表现为线形、锯齿形或城堡样光谱，而不是 COVE 中视觉大小变化或水平移动的彩色圆圈或闪光。

3. 可逆性后部脑病综合征：可逆性后部脑病综合征指一些特定的临床状态引起的、可逆的、脑皮质下的血管源性水肿，常合并头痛、意识障碍、癫痫及视力受损等各种急性神经症状。病因多样，可由恶性高血压、肾衰竭或应用某些药物引起，在 MRI 上表现为片状脑组织水肿。区别于 COVE，可逆性后部脑病综合征表现为急性症状性癫痫发作，随着高血压的控制而恢复正常。

### （六）治疗及预后

COVE发作相对较频繁，因此建议早期使用抗癫痫发作药物。50%～80%的患儿癫痫发作在青春期缓解。既往文献认为卡马西平或奥卡西平为治疗COVE的最合适用药；在没有抗癫痫发作药物干预的情况下，患者将会不可避免地出现继发性双侧强直-阵挛发作。COVE减停抗癫痫发作药物的指征：在最后一次发作2～3年后，可建议缓慢减少药物剂量，但如果再次发作，则应恢复治疗。

关于COVE的预后尚不清楚。但现有数据表明，50%～60%的患者在发病后2～4年出现缓解，超过90%的患者对卡马西平或奥卡西平有显著的反应。如果未正规服用抗癫痫发作药物，有40%～50%的患者可能继续存在伴有视觉症状的癫痫发作和罕见的继发双侧强直-阵挛发作。继发双侧强直-阵挛发作的发生与较低的缓解率相关。尽管COVE患者神经生理学功能无显著异常，但对注意力、记忆力等方面仍有影响。

### （七）典型病例

患儿，女，6岁，主因"间断抽搐1年"就诊。

现病史：患儿1年前（5岁）无明显诱因出现抽搐，表现为眼睛看见五颜六色的圆圈，几秒后出现困乏、头痛的症状，双侧颞部为著，有时伴恶心、呕吐，无意识丧失，持续半小时至1小时，休息后好转，最频繁1～2天发作一次，最长半年无发作。5岁8个月口服奥卡西平治疗，效果欠佳。

既往史、个人史：围产期无特殊，发病前后精神、运动发育正常。

家族史：其母有偏头痛病史，无癫痫家族史。

体格检查：神经系统体格检查无特殊。

辅助检查：脑电图，6岁7个月时可见左侧后颞区、枕区棘波、棘慢波发放，睡眠期著；8岁时，可见左枕区棘波、棘慢波及δ波夹杂棘波发放，思睡期左侧前头部棘波偶发（图5-32）；11岁时，可见右侧枕区、后颞区棘波、棘慢波、慢波发放（图5-33）；12岁时，背景左右不对称，右侧波幅低，双侧后头部棘波、棘慢波、多棘慢波发放,左侧著,睡眠期著;15岁时双侧枕区不对称,右侧波幅低,节律差,醒睡各期左侧枕区及后颞区棘波棘慢波/尖慢波、多棘波/多棘慢波发放,睡眠期著(图5-34)。头颅MRI正常。

诊断:癫痫,局灶性发作,儿童枕叶视觉癫痫。

治疗与随访:患儿服用奥卡西平2年,效果欠佳,后加用托吡酯联合治疗。末次随访年龄为15岁,至今已5年未发作,起病前后精神、运动发育正常。

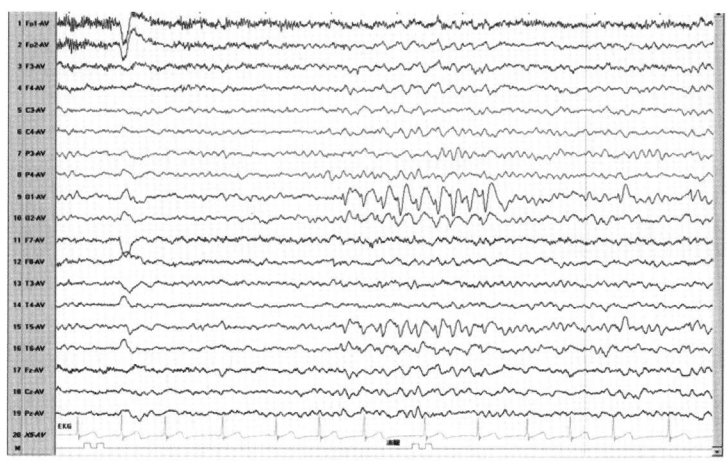

图5-32 8岁脑电图(左枕区棘波、棘慢波及δ波夹杂棘波发放)

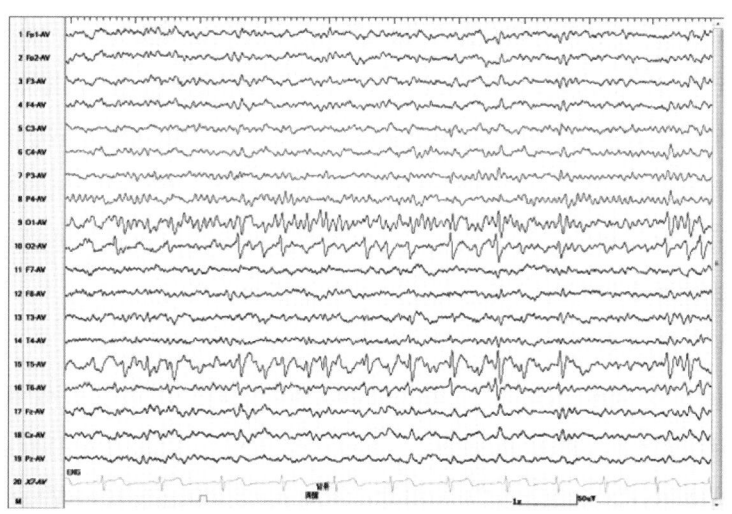

图5-33 11岁脑电图(右侧枕区、后颞区棘波、棘慢波、慢波发放)

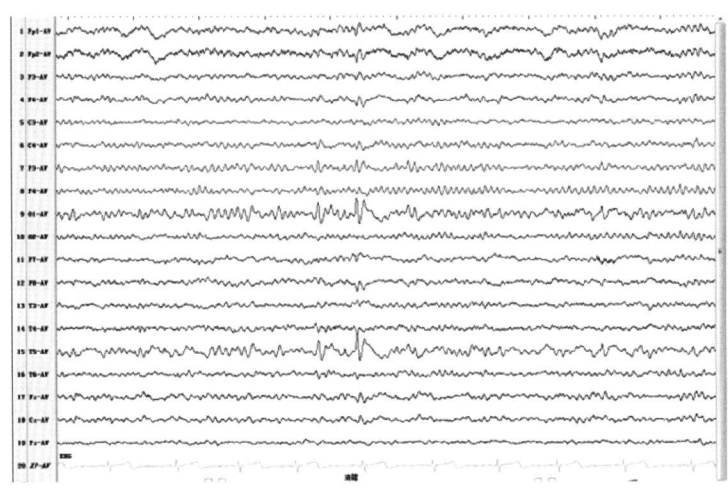

图 5-34　15 岁脑电图（左侧枕区、后颞区放电）

### 四、光敏性枕叶癫痫

#### （一）概述

光敏性枕叶癫痫（POLE）既往又称特发性光敏性枕叶癫痫，是一种罕见的与年龄相关的反射性癫痫综合征。1881 年 Gowers 首次描述了光刺激诱发的枕叶癫痫发作，但 POLE 的特征性临床表现直至 20 世纪 90 年代才逐渐被认识。目前，POLE 的流行病学数据有限，预估 POLE 患病率占儿童癫痫的 0.7%。尽管文献报道 1/3 的 POLE 患儿有家族史，且报道家系中多代成员受累，但 POLE 尚未发现明确的致病基因。本病的临床特点：间断闪光刺激、电视或电子游戏诱发的枕叶受累的局灶性癫痫发作；癫痫发作开始时患儿通常出现视觉先兆、不自主头部运动、不伴知觉损害；POLE 患儿的智力、运动发育及神经系统检查均正常；POLE 预后差异大，少数患儿可能在青春期后仍有癫痫发作，需要长期使用抗癫痫发作药物。

#### （二）临床表现

起病年龄为 1～50 岁，起病高峰年龄为 4～17 岁，以女性居多。POLE 癫痫发作的持续时间短暂（一般＜3 分钟），通常是电子游戏、电视或其他光刺激（如闪烁的阳光）引起。其发作的症状学与枕叶起始的自发性发作症状学相同，表现为视觉发作、幻觉、视力模糊或失明等视觉感官症状，这些症状可单独存在或合并出现。其中最典型的视觉症状由彩色和圆形斑点（圆形或球形）的基本幻觉组成，也可能出现其他形状（正方形或三角形），这些症状可以是静止的，也可以伴随头眼的动作而移动。POLE 可能逐渐出现头部症状（包括头痛）、自主神经症状（如上腹部感觉或呕吐）、知觉损害或局灶进展为双侧强直-阵挛发作。很少患儿于睡眠中在无间断闪光刺激情况下出现发作。POLE 也可能出现肌阵挛、失神和全面强直-阵挛发作。文献报道，部分 POLE 患者可能与青少年肌阵挛癫痫或其他类型的枕叶癫痫共存，少部分自限性癫痫伴中央颞区棘波，随病程进展可能发展为 COVE。

### （三）辅助检查

1. 脑电图：脑电图背景活动正常。发作间期可见枕区棘波、棘慢波放电，也可见中央颞区或广泛性放电。所有的患者具有光敏性，间断闪光刺激可诱发光阵发反应：局限于枕区的后头部放电或以后头部为主的放电或广泛性放电。发作期的脑电图通常起源于出现视觉症状的视野和头眼偏转方向的对侧枕叶，枕区的发作期放电可扩散至同侧颞叶或对侧枕叶。值得注意的是，间断闪光刺激可诱发 POLE 患者如肢体肌阵挛、失神等其他发作类型，如果不使用视频脑电图检查，可能会导致漏诊。

2. 头颅 MRI：正常。

3. 基因检测：与特发性全面性癫痫、自限性癫痫伴中央颞区棘波的临床特点有很多共同之处。POLE 没有已知的致病基因。截至 2022 年 9 月，仅有一篇文献在 4 个携带 RORB 突变家系中（共 11 例患者）报道了 4 例诊断为 POLE 的患者，提示 RORB 可能为 POLE 的致病基因之一。

### （四）诊断标准

根据 2022 年 ILAE 最新修订内容，POLE 的临床诊断标准如下。

必备性标准：①电子游戏、电视或其他光刺激诱发的局灶性视觉性癫痫发作，常伴有基本的视觉症状（彩色的圆圈、视幻觉）、知觉损害、运动发作（头眼偏转），可能演变为双侧强直-阵挛发作；②闭眼或间断闪光刺激可增强枕部癫痫样活动。

警示性标准：①癫痫发作持续时间长（＞15 分钟）；②不局限于发作

后的持续性局灶性慢活动，或低频闪光刺激（1～2 Hz）诱发脑电图异常；③发病年龄＜4岁或＞17岁；④起病前中度至重度智力障碍；⑤任何明显的神经系统检查异常。

排除性标准：①出现眼睑肌阵挛或进行性肌阵挛发作；②发病年龄＜1岁或＞50岁；③起病前出现神经认知倒退；④永久性视野视觉缺损；⑤头部MRI可见致痫灶。

### （五）鉴别诊断

1. 眼睑肌阵挛癫痫：眼睑肌阵挛癫痫以频繁的眼睑肌阵挛、伴或不伴失神发作、合眼或间断闪光刺激诱发三联征为特征。眼睑肌阵挛癫痫区别于POLE为伴有突出的眼睑肌阵挛，且不伴有视觉症状和头眼偏转。

2. 自限性癫痫伴自主神经发作：自限性癫痫伴自主神经发作是一种儿童早期起病的局灶性自限性癫痫，脑电图显示高波幅局灶性棘波，睡眠期可出现多灶性放电。大部分患儿癫痫发作频率低，其中25%的患者仅发作一次，易出现癫痫持续状态。自限性癫痫伴自主神经发作与POLE的区别在于自限性癫痫伴自主神经发作在癫痫发作起始时，出现明显的干呕、呕吐和其他自主神经症状。

3. 儿童枕叶视觉癫痫：儿童枕叶视觉癫痫在儿童后期起病，临床特征为清醒期频繁出现短暂的癫痫发作，伴视觉症状，无知觉改变，发作后出现偏头痛样症状。癫痫发作可以控制，一般在起病后2～7年缓解。儿童枕叶视觉癫痫与POLE的区别在于儿童枕叶视觉癫痫存在频繁的伴有视觉症状的局灶性感觉性癫痫发作，发作不由间断闪光刺激诱发。

### （六）治疗及预后

与其他光敏性癫痫的患者类似，应建议避免发作的诱发因素（去迪斯科舞厅、观看特殊电视或视频屏幕、戴有色眼镜），需要特别强调的是应注意避免打视频游戏和看电视。临床实践中，视觉诱发的发作应用对全面性发作治疗有效的药物有反应，特别是丙戊酸、拉莫三嗪、乙琥胺，而苯二氮䓬类为次选药物，苯巴比妥治疗效果欠佳。虽然丙戊酸是治疗一般光敏性癫痫的首选药物，但目前尚不确定POLE是否也是如此。文献报道，丙戊酸耐药的

POLE 患者在加用卡马西平后无癫痫发作。左乙拉西坦可能是治疗 POLE 另一有效的药物，尤其是考虑到其对广泛性和局灶性癫痫发作及光敏性的治疗作用。治疗过程中药物剂量逐渐加量的方法在本病尤为重要，尤其是对儿童和青少年患者，似乎对视觉敏感患者用相对较低剂量的抗癫痫发作药物即可达到治疗目的。

POLE 患者癫痫发作的频率和整体预后在个体之间差异显著，预后可能主要取决于光敏性的严重程度和暴露在有害的视觉刺激下的严重程度。有罕见的病例报道显示，正常年轻人和偏头痛的患者只有在脑电图强有力的间断闪光刺激测试后才会出现枕叶癫痫发作。尽管长期暴露在诱发因素中且没有抗癫痫发作药物治疗，一些患者一生中可能只有 1 次或 2 次的枕叶癫痫发作。对于伴有自发性癫痫发作的患者，可能需要抗癫痫发作药物治疗 1～3 年，同时严格避免或谨慎接触暴露因素。还有一些患者持续存在间断闪光刺激诱发的癫痫发作。

### （七）典型病例

患儿，男，14 岁，主因"间断抽搐 2 年，共 3 次"就诊。

现病史：患儿 2 年前在玩游戏时出现抽搐，表现为摔倒在地、牙关紧闭、口吐白沫、双手握拳伴四肢抖动，持续 10～20 分钟自行缓解，事后患儿回忆发作前其出现眼痛、眼前发黑等症状，间隔 1 年 7 个月后（5 个月前）看电视时再次出现抽搐，发作时无人在场，家长描述事后其躺在地上。12 天前患儿玩游戏时再次出现上述表现。每次发作后患儿均诉头痛且伴有非喷射性呕吐等症状。

既往史、个人史：围产期无特殊，发病前后发育正常，学习成绩一般。

家族史：患儿母亲小时候有 2 次癫痫发作的病史，发作表现为双眼上翻、口吐白沫、双手握拳伴四肢抖动，未治疗。

体格检查：神经系统体格检查正常。

辅助检查：脑电图（14 岁）示广泛性多棘慢波暴发，闭眼及闪光刺激可诱发（图 5-35）。睁眼 16 Hz 闪光刺激诱发 1 次后头部起始局灶继发双侧强直-阵挛发作（图 5-36）。表现为突然凝视、头后仰、牙关紧闭、双手握拳、摔倒、口吐白沫、面色发青、意识丧失、四肢强直-阵挛，同期脑电图为 IPS 1.5 秒时广泛性高波幅不规则多棘慢波暴发→双侧后头部（左侧著）波及广泛性 20～24 Hz 高波幅棘波节律持续 3 秒，波幅渐高，频率渐慢，慢波逐渐插入，持续约 60 秒。头颅 MRI 正常。

诊断：癫痫（光敏性），局灶性发作，局灶继发双侧强直-阵挛发作；光敏性枕叶癫痫。

治疗与随访：因患儿发作均伴有诱发因素，无自发性发作，患儿未服用抗癫痫发作药物。

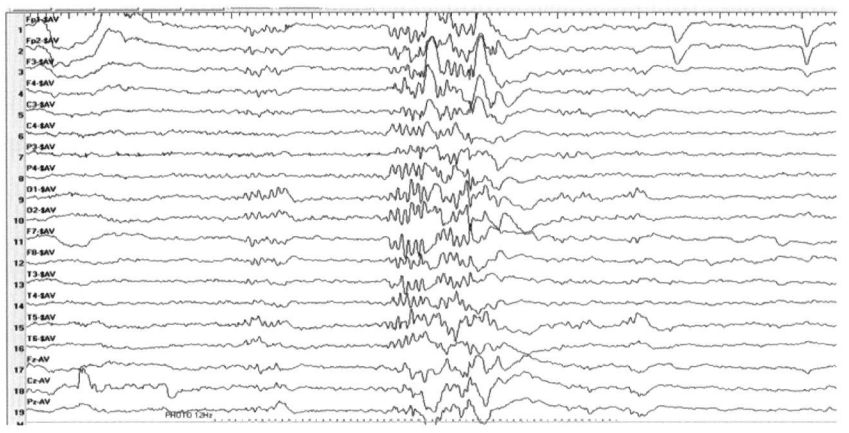

睁眼间断闪光刺激 12 Hz 状态下诱发广泛性不规则多棘慢波阵发。

图 5-35　患儿脑电图

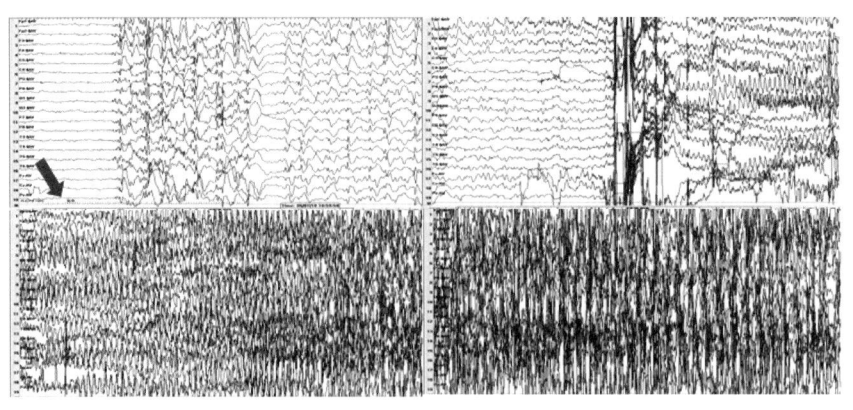

睁眼间断闪光刺激 16 Hz 诱发 1 次临床发作。

图 5-36　光敏性枕叶癫痫脑电图

# 第五章 不同年龄起病的遗传性癫痫综合征

## 【遗传性全面性癫痫综合征】

### 一、眼睑肌阵挛癫痫

#### （一）概述

眼睑肌阵挛癫痫（EEM）既往又被称为 Jeavons 综合征，于 1932 年首次被描述，英国 Peter Jeavons 医生于 1977 年首次明确了其主要特征。2022 年 ILAE 新分类将其命名为儿童癫痫综合征中的一个单独综合征，即眼睑肌阵挛癫痫，并将向日葵综合征归纳为 EEM 的一个亚组。EEM 属于遗传性全面性癫痫，其占遗传性全面性癫痫的 7.3%～12.9%，占所有癫痫的 2.7%。EEM 常常被误认为是抽动障碍或眼部疾病，且患者常常延迟至出现全面强直-阵挛发作才就医，故误诊、漏诊率较高。EEM 与其他特发性全面性癫痫有共同的遗传性病因，25%～83% 的患者可有癫痫发作或癫痫家族史。近年来国际上报道的 EEM 的致病基因包括 *CHD2*、*SYNGAP1*、*KIAA2022*、*KCNB1*、*NAA10*、*SLC2A1*、*RORB*。本病的临床特点：眼睑肌阵挛伴或不伴失神发作、合眼敏感、光敏性，部分患者可出现肌阵挛发作、全面强直-痉挛发作，仅有少数患者可有失张力或强直发作；抗癫痫发作药物可消除其他发作类型，但很难消除眼睑肌阵挛症状；发作可持续多年甚至终身，认知能力一般无明显损伤。

#### （二）临床表现

首次癫痫发作年龄通常为 2～14 岁，发病高峰年龄为 6～8 岁，性别比为 2∶1（女∶男）。EEM 的主要特征为眼睑肌阵挛发作，表现为由合眼及强光/阳光诱发的短暂、重复、3～6 Hz 节律性眼睑肌阵挛性抽搐，同时可伴眼球上视及头后仰，发作持续时间多数 < 6 秒，每天多次发作，频繁时每小时可有多次发作。失神通常是短暂且不明显的，需要结合视频脑电图进行仔细观察才可被发现。此外，部分患者可有间断闪光刺激诱发或自发的肌阵挛发作、全面强直-痉挛发作，仅有少部分患者出现强直、失张力发作。同时，3%～13% 的患者可有热性惊厥史。

#### （三）辅助检查

1.脑电图：背景活动正常；如有明显的脑电图背景减慢应考虑其他诊断。

发作间期可见短暂（3～6 Hz）、不规则的广泛性多棘慢波频繁暴发。部分患者发作间期可见合眼或持续合眼诱发的后头部尖样 α 活动，也可扩散至额区，推测可能由枕叶皮质的 α 波发生器功能异常所致。文献也报道了一部分患者以后头部为主的局灶性放电，或在全面性放电之前，有持续 0.2～1 秒的后头部放电。除以后头部为主的局灶性放电，文献中也报道了一部分以额区为主的局灶性放电，这可能在男性患者中更为常见。EEM 发作期的脑电图为广泛性 3～6 Hz 棘慢波或多棘慢波暴发，合眼即刻出现，持续 3～6 秒，伴快速节律性眼睑肌阵挛。间断闪光刺激和合眼很容易诱发电-临床发作。年轻患者常有光敏性。但随着年龄增长和抗癫痫发作药物的使用，患者光敏性不再显著。同样，合眼敏感也会随年龄增长而减弱。过度换气也可引起癫痫样放电。

2. 头颅 MRI：具有典型临床表现的患者无须行 MRI。MRI 无相应的致病病灶。

3. 基因检测：*SYNGAP1*（MIM#603384）是 EEM 最常见的致病基因，该基因编码脑特异性突触 Ras-GTP 酶激活蛋白，该蛋白是 N-甲基-D-天冬氨酸受体复合物的成员，对于神经发育及兴奋性谷氨酸能神经传递通路十分重要。近年来，文献共报道 50 多例 *SYNGAP1* 突变具有 EEM 表型的患者。*CHD2* 为 EEM 另一常见致病基因，该基因编码染色质解螺旋 DNA 结合蛋白家族成员，典型功能是通过染色质的表观遗传变化调节基因表达。随着靶向捕获二代测序和全外显子组测序技术在临床上的应用，除 *SYNGAP1* 和 *CHD2* 外，其他少见的 EEM 致病基因如 *KIAA2022*、*KCNB1*、*NAA10*、*SLC2A1*、*RORB* 也逐渐被发现。

（四）诊断标准

根据 2022 年 ILAE 最新修订内容，EEM 的临床诊断标准如下。

必备性标准：①眼睑肌阵挛伴或不伴短暂的失神发作；②合眼和间断闪光刺激诱发快速（3～6 Hz）广泛性多棘波或多棘慢波。

警示性标准：①未经治疗的患者在办公室强光下合眼无法诱发眼睑肌阵挛发作，有累及四肢的肌阵挛发作则强烈考虑青少年肌阵挛癫痫；②局灶性神经系统改变；③潜在相关的神经影像异常，偶然的发现除外。

排除性标准：①出现肌阵挛失神发作或局灶性发作；②脑电图表现为局部慢波、持续一侧局灶性棘波广泛性＜2.5 Hz 慢棘慢波（除外结束前较高频率的暴发）、不局限于发作后的弥漫性背景慢化或典型临床发作缺乏脑电图相关性；③发病年龄＜2 岁或＞14 岁；④致病性的神经影像学病灶；⑤癫痫病程中进行性认知下降。

### （五）鉴别诊断

EEM 需要与伴失神发作的特发性全面性癫痫综合征（如儿童失神癫痫、青少年失神癫痫和青少年肌阵挛癫痫）、光敏性枕叶癫痫、其他早发性光敏性肌阵挛癫痫、面部抽搐和强迫性眨眼等其他情况相鉴别。

1. 伴失神发作的特发性全面性癫痫：主要包括儿童失神癫痫、青少年失神癫痫和青少年肌阵挛癫痫，EEM 的脑电图可出现光敏性，但无明显的眼睑肌阵挛。

2. 光敏性枕叶癫痫：是一种罕见的癫痫综合征，在儿童期和青春期起病，其特征是间断闪光刺激诱发的枕叶受累的局灶性发作。患者的智力、运动发育及神经系统检查均正常。癫痫发作开始时患儿出现视觉先兆、不自主头部运动，不伴知觉损害。区别于 EEM，光敏性枕叶癫痫患者表现为视觉诱发的癫痫发作，不伴有眼睑肌阵挛。

3. 其他早发性光敏性肌阵挛癫痫：如罕见的单基因癫痫-神经元蜡样质脂褐质沉积症，是一组神经退行性溶酶体贮积障碍并导致脂色素（脂褐质）过度沉积的疾病，依据起病年龄可分为婴儿型、晚婴型、青少年型和成人型。临床特点为进行性智力、运动倒退及肌阵挛、多种类型的癫痫发作和视力恶化，头颅 MRI 显示大脑皮质和小脑萎缩。该类疾病诊断基于基因检测和（在某些类型中）酶活性分析，淋巴细胞或组织电镜观察有助于非经典型病例诊断。

### （六）治疗及预后

高达 80% 的患者为药物难治性癫痫，需要多种抗癫痫发作药物治疗。目前临床上 EEM 通常是根据经验选择抗癫痫发作药物治疗。丙戊酸和苯二氮䓬类药物被认为是治疗 EEM 最常用的抗癫痫发作药物。然而，鉴于丙戊酸致畸潜力、与生殖内分泌疾病的关联及其他一些不良反应，丙戊酸在女性人群中的应用可能有限。目前，仅有一项开放标记试验评估了左乙拉西坦作为单药或联合用药在 EEM 中的缓解率，评估结果显示缓解率为 80%。鉴于左乙拉西坦可用于治疗特发性全面性癫痫和光敏性癫痫，左乙拉西坦似乎对 EEM 有良好的安全性和有效性。拉莫三嗪和托吡酯对治疗 EEM 可能有效。对于药物难治性癫痫，以上药物常需要联合治疗且疗效不一致。需要警惕的是，卡马西平、奥卡西平、加巴喷丁、氨己烯酸、苯妥英钠是 EEM 的禁忌用药，会加重癫痫发作。大麻素可能诱发眼睑肌阵挛持续状态，应谨慎使用。

其他如生酮饮食、迷走神经刺激术疗效尚不明。在有显著间断闪光刺激诱发的患者中，行为管理在避免过量药物治疗中扮演着重要作用。减少环境中光线暴露的措施（如戴宽边帽和面罩式太阳镜），对此类患者十分重要。此外，使用特制的蓝色镜片（Z1）可以减弱部分患者的光敏反应。

EEM 的预后与青少年肌阵挛癫痫相似，可能需终身用药。EEM 大多数（但不一定全部）为药物难治性癫痫，全面强直-痉挛发作可通过抗癫痫发作药物控制，而眼睑肌阵挛发作则无法完全控制。在 EEM 患者中，合眼敏感和光敏性的持续存在可能预示着 EEM 会发展为药物难治性癫痫。

### （七）典型病例

患儿，女，2 岁，主因"发现异常行为 1 个月，自幼发育落后"就诊。

现病史：患儿自幼发育落后，于当地医院行康复治疗，查脑电图示癫痫样放电（两枕区著），未服用 ASMs 治疗；患儿未见临床发作。1 个月前患儿出现异常行为，表现为吃饭时出现头反复后仰，每次 1 下，每日 30～50 次，多单独出现，无面色及眼神改变；突然一侧上肢抖动一下，不伴跌倒及持物掉落，视频脑电图监测示眼睑肌阵挛发作，给予丙戊酸口服。现患儿 2 岁，不能独站，可扶站，不能独走，双手反复出现刻板动作，反应较差，交流较少。

既往史、个人史：围产期无特殊，发病前发育落后，5 个月抬头，6 个月翻身，8 个月独坐，1 岁时会叫"爸爸""妈妈"，2 岁仅可扶站，不能独走，语言明显落后于同龄儿。

家族史：无癫痫及热性惊厥家族史。

体格检查：无神经系统阳性体征。

辅助检查：头颅 MRI 正常。脑电图，1 岁 8 个月时可见背景各导弥漫性快波，未见枕区优势节律，发作间期广泛性及以颞区为主多灶性棘波、多棘波、棘慢波、慢波发放（图 5-37）；2 岁时，可见后头部、颞区为主多灶及广泛性多棘波、棘慢波、慢波发放，间断闪光刺激可诱发放电，监测到清醒期多次眼睑肌阵挛发作，偶见失神发作（图 5-38）；2 岁 8 个月时，背景差，以枕区、颞区及额区为主多灶性及广泛性棘波、多棘波、尖慢波发放；4 岁 2 个月时，睡眠周期或睡眠结构异常，背景弥漫性混合慢波，醒睡各期广泛性及多灶性（后头部著）棘波、尖波、棘慢波/尖慢波、尖形慢波、快波节律，睡眠期著（图 5-39）。

基因检测，患儿 *SYNGAP1* 存在杂合突变：c.1984C＞T（p.Gln662*），可使氨基酸翻译提前终止或影响 mRNA 的表达，为无义突变。父母未携带相同变异。根据 ACMG 变异分类标准，可以归类为致病性变异。

诊断：生长发育迟滞，癫痫，眼睑肌阵挛发作，眼睑肌阵挛癫痫。

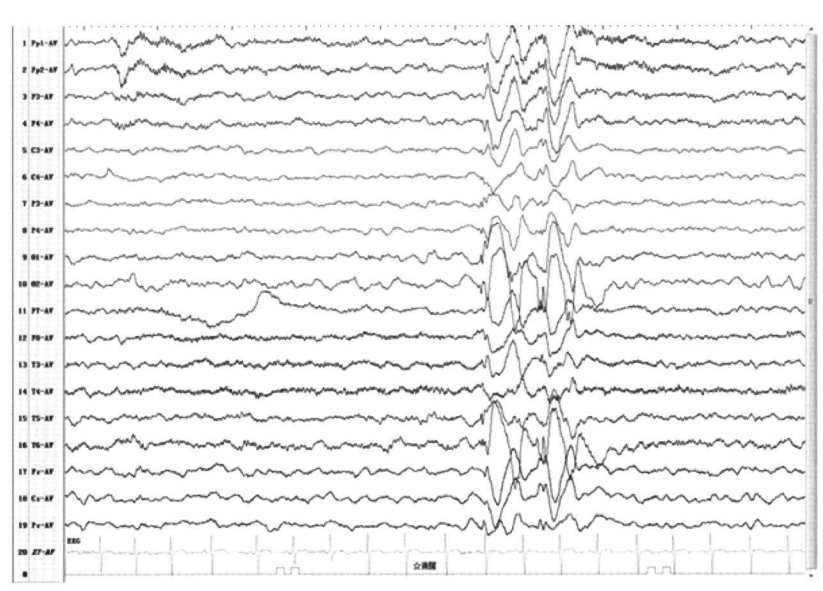

图 5-37　1 岁 8 个月脑电图（示发作间期广泛性放电）

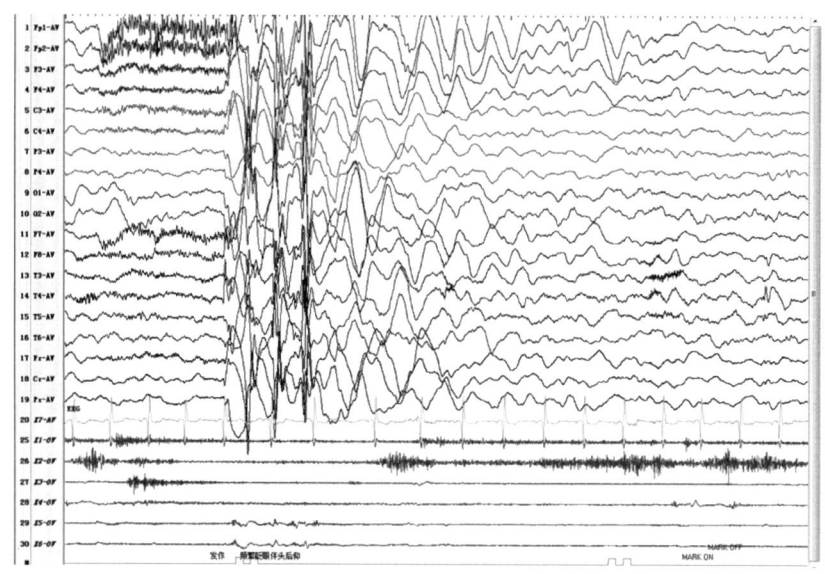

图 5-38  2 岁脑电图（示清醒期多次眼睑肌阵挛发作）

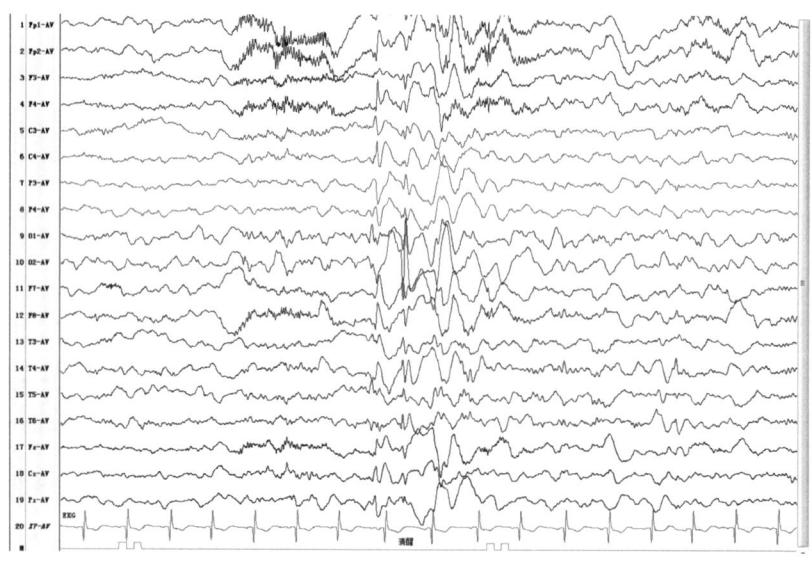

图 5-39  4 岁 2 个月脑电图（示清醒期发作间期广泛性放电）

治疗与随访：患儿自 2 岁一直服用丙戊酸，口服药物 8 个月后癫痫发作得到控制，至今已 1 年 4 个月无发作。患儿定期康复治疗，2 岁半能独走，语言发育明显落后于同龄儿，现在只会说"dada"。

## 二、肌阵挛失神癫痫

### （一）概述

肌阵挛失神癫痫（EMA）是以肌阵挛失神发作为主要或唯一发作类型的癫痫综合征，占所有癫痫患者的0.5%～1%。1969年肌阵挛失神发作由Tassinari医生首次报道，1985年以肌阵挛失神发作为主要发作类型且有特定临床表现的一组患者被单独提出，之后在1989年肌阵挛失神癫痫作为独立的综合征被正式认可，并归类为症状性或隐源性一组中。2022年ILAE将其纳入儿童期起病的特发性全面性癫痫综合征中。本病20%的病例有家族史，通常为全面性癫痫发作，少有热性惊厥的家族史。尽管EMA是遗传性癫痫，但绝大多数病例考虑是多基因及环境因素共同作用致病。

本病的发病高峰年龄约为7岁，范围为1～12岁，个别病例可早至1岁前起病。男性多见，约占70%。一般既往史及出生史无特殊。大约一半病例就诊时存在生长发育迟滞，如发作控制不佳可随年龄的增加日益明显，最终约70%的患儿存在智力障碍。神经系统查体多正常。

### （二）临床表现

主要特征是频繁的肌阵挛失神发作，每日数次至数十次，多者可达百余次，每次发作持续10～60秒，短者可为数秒。最突出且恒定的症状为双侧上肢的连续肌阵挛性抖动，同时伴有患儿不同程度的意识减低或丧失；发作期脑电图为3 Hz左右（范围为2.5～4 Hz）的双侧对称、节律性的广泛性棘慢波和/或多棘慢波阵发（与典型失神发作图形相似），通常突发突止，同步肌电图可记录到与棘慢波有良好锁时关系的节律性肌电暴发，当发作伴有强直成分时，肌电表现为持续增强的基础上，复合间断的短暂暴发后短暂抑制，反复出现。发作多见于清醒期，思睡期及睡眠Ⅰ期亦可出现。发作表现和体位相关，如果站立或取坐位时发作，在双上肢明显抖动的同时可伴节律性身体前倾或后倒，但一般不会跌倒。如果身体或头部有偏斜的不对称表现时，要注意与局灶性发作鉴别。肌阵挛性抽动通常双侧对称出现，也可以单侧出现。除上肢外，下肢及眼睑也可以发生节律性抽动，但一定是次要表现。发作时偶尔可合并自主神经功能障碍，如呼吸改变、小便失禁或复杂手部自动症。在约 1/3 的患者中，肌阵挛失神发作是唯一的发作类型，其余可与全面强直-阵挛发作、肌阵挛发作或失神发作等共存。全面强直-阵挛发作可在起病时或病程中出现。局灶性发作为排除性诊断标准。罕见出现肌阵挛失神发作持续状态。

### （三）辅助检查

1. 脑电图：多数具有与年龄相符的正常背景活动。发作期图形为 3 Hz 左右（范围为 2.5～4 Hz）棘慢波、多棘慢波阵发，通常前头部波幅最高呈梯度性，突发突止，广泛性棘慢波与同步的肌阵挛成分存在准确和恒定的锁时关系，通常在放电 1 秒后开始出现节律性抖动，幅度渐强。与其他全面性癫痫类似，发作间期睡眠期放电呈片段性发放，即以前头部为主的脑区性发放、非突发突止的短暂阵发或局灶或多灶散在的异常波，这些零散出现的放电与广泛同步性放电形态相似或一致。亦可有少量局灶性、多灶性放电，但放电部位不能持续出现于一个部位或具有明显的侧别性，除非是合并年龄相关的自限性 Rolandic 区放电。过度换气可诱发广泛性放电或伴肌阵挛失神发作，约 14% 的患者肌阵挛失神发作可被间断闪光刺激诱发。睡眠剥夺、嗜睡和睡眠状态可激活放电。患儿睡眠结构通常良好，睡眠生理波正常。

2. 头颅 MRI：多数正常，部分患儿可存在轻度弥漫性脑萎缩等特异性异常，如有明确的致痫性神经影像病变为排除因素。

3. 基因检测：无明确致病基因，与特发性全面性癫痫遗传机制类似，推测为多基因复杂遗传。此外，在不能入组 EMA 但有肌阵挛失神发作的癫痫中，有报道单基因变异如 *SETD1B*、*AGDH*、*SLC2A1*、*SYNGAP1* 等和拷贝数变异与肌阵挛失神发作相关。

### （四）诊断标准

根据 2022 年 ILAE 最新癫痫综合征分类与定义，EMA 的诊断标准如下。

必备性标准：①肌阵挛失神发作为最主要的发作形式；②发作期脑电图为广泛性 3 Hz 棘慢波，与肌阵挛发作存在明确锁时关系。

警示性标准：神经系统查体有中度或以上的智力障碍，局灶性神经体征。

排除性标准：①出现局灶性发作、肌阵挛-失张力发作、强直发作；②脑电图出现局灶性慢波、持续于一侧的棘波或大部分的广泛性棘慢波频率 < 2 Hz，以及非发作后状态的弥漫性慢波背景；③神经影像学伴明确的致痫性病变；④进展性的认知倒退。

### （五）鉴别诊断

对肌阵挛失神发作的识别需要临床观察，尤其依赖脑电图-肌电图结合的多导记录，其特征性的组合模式非常具有特异性。

1. 儿童失神癫痫：儿童失神癫痫的典型失神发作与 EMA 的发作期图形十分相似，当伴有阵挛成分时，要注意是以愣神的临床表现为主，抖动的表现为辅，且抖动部位多在颈部以上的头面部，较轻微；而肌阵挛失神发作最突出的临床表现是双上肢节律性抖动，同时可伴有强直成分，导致上肢抖动且逐渐上抬。

2. Lennox-Gastaut 综合征（LGS）：LGS 的不典型失神发作混合节律性抽动或失张力表现时，要注意与肌阵挛失神发作相鉴别。LGS 的不典型失神发作图形频率偏慢，一般为广泛性 1.5～2.5 Hz 放电，且不具明显的突发突止特征，除此之外，LGS 患儿脑电图背景常明显慢化，发作间期可有广泛性棘波节律，发作类型可有强直发作，有助于排除 EMA。

3. 发育性癫痫性脑病：一些发育性癫痫性脑病在病程中出现肌阵挛失神发作，但不是主要发作类型。

### （六）治疗及预后

EMA 预后具有异质性，整体预后不及其他遗传性全面性癫痫或特发性癫痫。如果发作形式仅表现为肌阵挛失神发作，且对药物治疗反应良好，通常预后更好。全面强直-阵挛发作的出现是 EMA 患者预后不良的提示因素。如发作控制不佳智力障碍可能会随年龄增长而更加明显，最终会有大概 70% 的病例出现学习障碍，但不会有进展性的认知倒退。

经典的治疗是丙戊酸单药或联合乙琥胺治疗。控制不佳时，可与拉莫三嗪联合使用。一部分病例联合应用苯巴比妥、苯二氮䓬类药物、左乙拉西坦，托吡酯或唑尼沙胺也可能有效。对常规抗癫痫发作药难治性的肌阵挛失神发作加用卢非酰胺可能有效。

## （七）典型病例

患儿，男，11岁，主因"间断抽搐8年余"就诊。

现病史：患儿2岁时无明显诱因出现双上肢抖动，头后仰、双眼上翻、意识丧失，持续数秒缓解，每天最多30～40次。间断就诊，但未确诊。5岁时确诊癫痫，给予口服丙戊酸、左乙拉西坦，效果不佳，仍有发作。后减停左乙拉西坦，加用拉莫三嗪后发作控制。

既往史、个人史：围产期无特殊，发病前发育正常，3个月抬头，5个月独坐，1岁独走，1岁6个月可说简单话。无热性惊厥史。

家族史：哥哥18岁，体健；妹妹11岁，曾有热性惊厥史，现无抽搐发作；姑姑家孩子有抽搐伴可疑小头畸形。

体格检查：发育正常，无特殊。

辅助检查：神经影像学检查正常。遗传学检查正常。脑电图，9岁时，第一次视频脑电图背景正常，发作间期见广泛性棘慢波、多棘慢波发放，双侧颞区不同步棘慢波、尖慢波，发作期，清醒期频繁肌阵挛失神发作、2次肌阵挛发作（图5-40）；患儿10岁发作间期，清醒及睡眠期少量双侧前头部棘波、尖波散发，清醒期双侧颞区棘慢波、慢波（图5-41）；患儿11岁脑电图，背景正常，发作间期可见少量广泛性或双侧前头部棘波、棘慢波，未监测到临床发作（图5-42）。

诊断：癫痫，肌阵挛失神发作，肌阵挛发作，肌阵挛失神癫痫。

治疗与随访：调整抗癫痫发作药为丙戊酸、拉莫三嗪后，发作控制，连续数次脑电图仅少量广泛性或散在局灶性放电。起病后语言、智力、运动发育均正常。

# 第五章 不同年龄起病的遗传性癫痫综合征

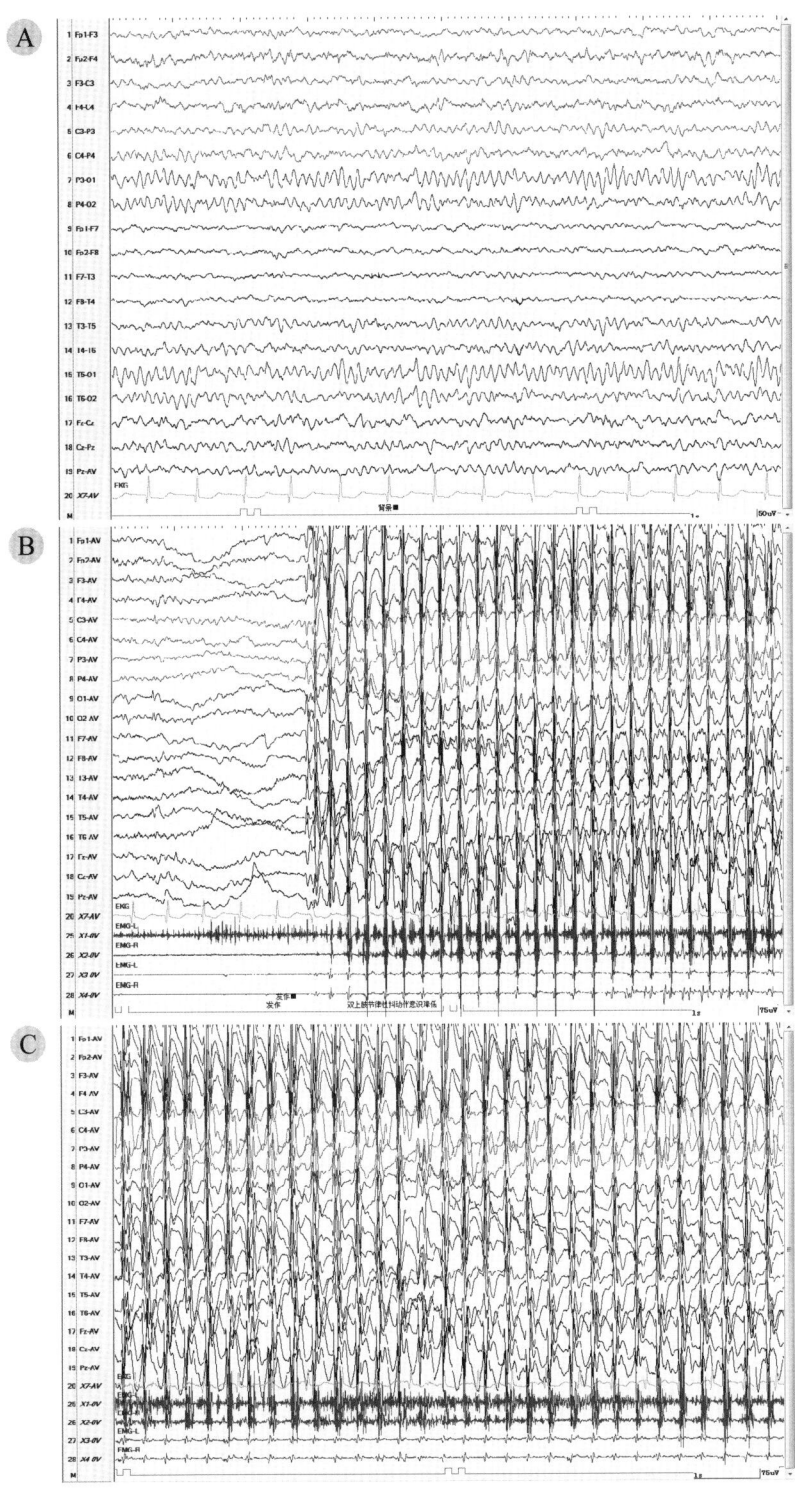

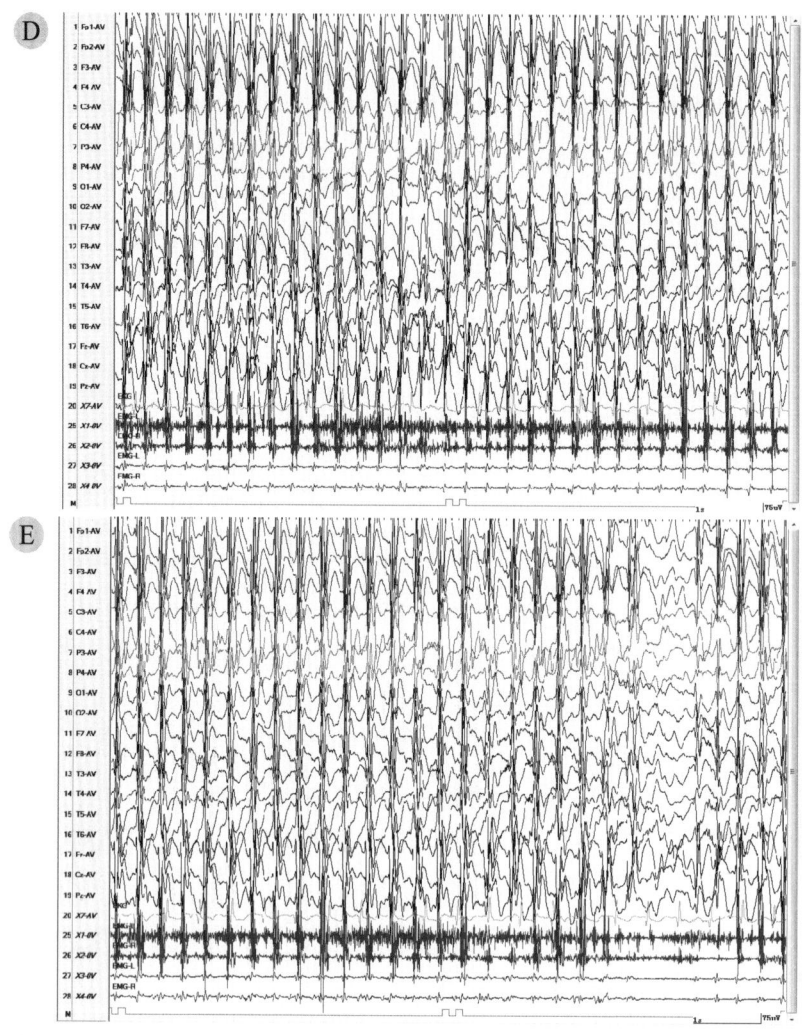

A.背景：双侧枕区10～11Hz低-中波幅α节律；B～E.肌阵挛失神发作脑电图：患儿双上肢节律性抖动伴意识减低，同期脑电图广泛性3～4Hz棘慢波阵发，持续30余秒（纸速，10秒/屏；肌电，依次为双侧三角肌、股四头肌）。

图5-40 患儿9岁脑电图

# 第五章 不同年龄起病的遗传性癫痫综合征

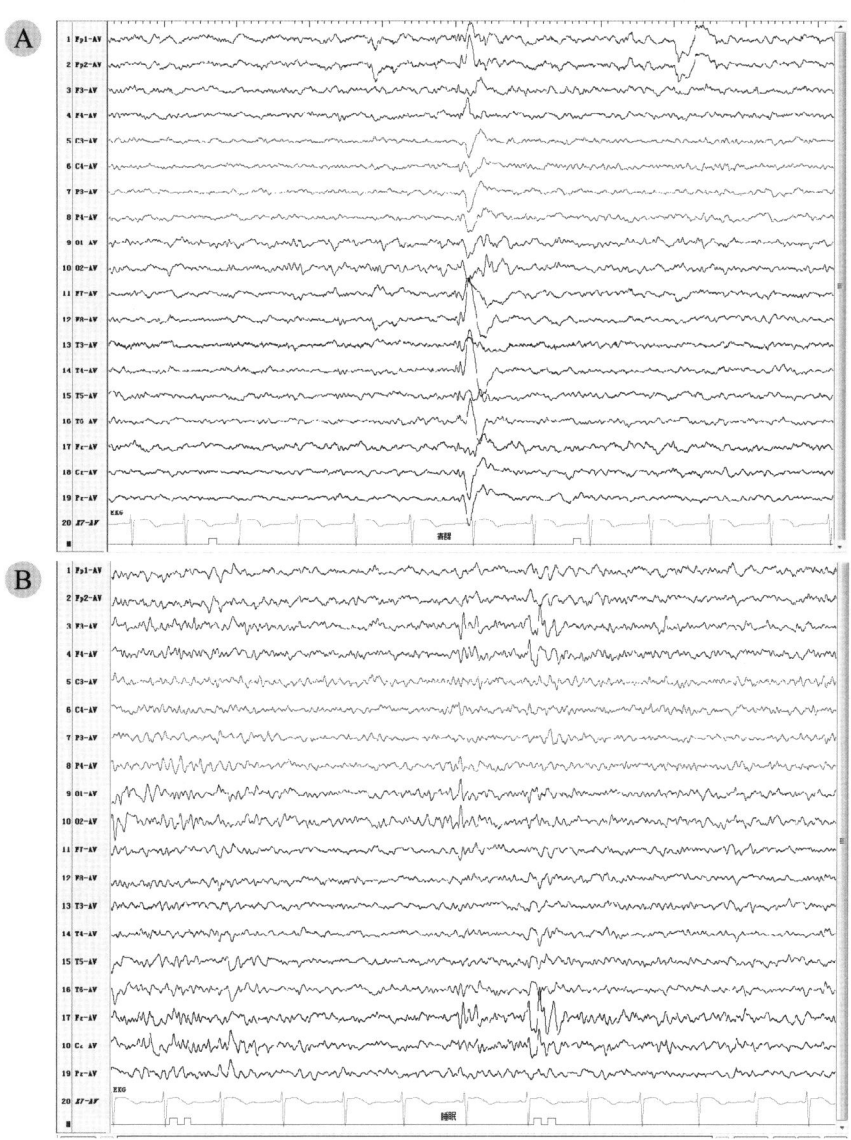

图 5-41 患儿 10 岁发作间期脑电图

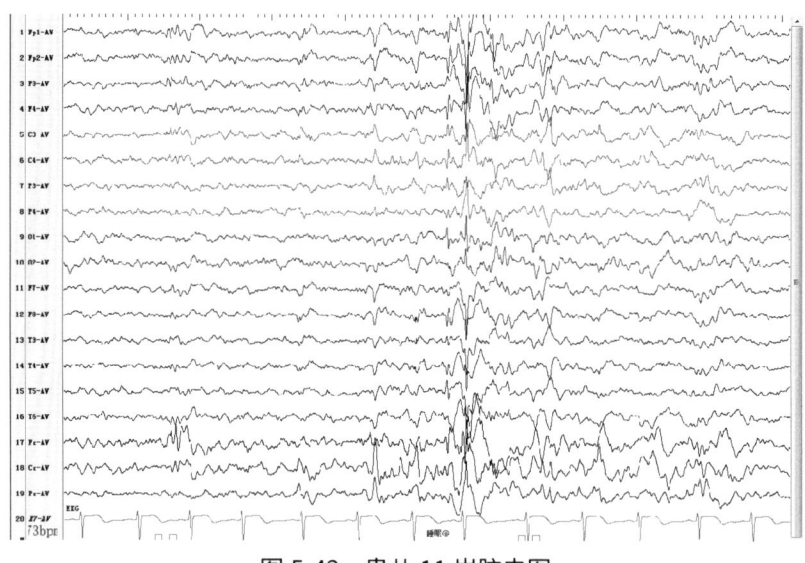

图 5-42　患儿 11 岁脑电图

## 【发育性癫痫性脑病或癫痫性脑病】

### 一、肌阵挛-失张力癫痫

#### （一）概述

肌阵挛-失张力癫痫（MAE）于 1970 年由德国医生 Hermann Doose 首次报道，故既往又称 Doose 综合征。2022 年 ILAE 将本病归为儿童期发育性癫痫性脑病 / 癫痫性脑病或进行性神经系统功能退化组。MAE 为儿童早期起病的癫痫综合征，属于发育性癫痫性脑病，在儿童中患病率为 1/10 000，约占儿童期起病癫痫的 2%，多数患儿为散发病例。病因不明，但目前认为遗传因素在发病中起主要作用，多数为复杂遗传，少数可发现单基因变异。如 *SCN1A*、*SCN1B*、*SCN2A*、*CHD2*、*SLC2A1*、*SLC6A1*、*SYNGAP1*、*STX1B*、*NEXMIF* 等。本病的临床特点：通常于 2～6 岁起病，发病前通常智力、运动发育正常，头颅影像学无异常。多数患儿以全面强直-阵挛发作起病，病初发作可非常频繁，随后出现多种全面性发作类型，包括肌阵挛发作、失张力发作、肌阵挛-失张力发作及不典型失神发作。脑电图表现为广泛性不规则的 2.5～3 Hz（多）棘慢复合波。本病预后变化大，约 2/3 的患者应用抗癫痫药物治疗有效，发作最终可缓解，预后良好。少数患者后期可出现强直发作,进展为Lennox-Gastaut综合征。多数患者智力正常或接近正常,少数发作不能控制的患者,出现智力发育落后。

(二) **临床表现**

MAE多数于2～6岁（范围为6月龄～8岁）起病,男孩多见。大约1/4的患儿有热性惊厥病史,这种病史与更有利的长期预后相关。2/3的患儿病前智力、运动发育正常,神经系统无异常,通常病前不会出现中到重度智力、运动发育落后。全面强直-痉挛发作通常突然起病,许多患者的癫痫为"疾风暴雨"式发作,多以GTCS或阵挛发作起病,最初数月发作可十分频繁,多在日间发作,随后出现肌阵挛、肌阵挛-失张力、失张力、失神发作,可由肌阵挛、肌阵挛-失张力、失张力发作导致跌倒。病程可持续1～3年,此后患儿好转,可在仅有全面强直-痉挛发作持续一段时间之后,发作自然停止。MAE常表现多种发作类型,肌阵挛-失张力发作是诊断的必备条件,其特征是近端肌肉的短暂肌阵挛,常伴有轻微发声,随之为非常短暂的失张力性表现,可能是轻微点头或更明显的跌倒。单纯的失张力发作也很常见,在发作前期没有肌阵挛表现,直接导致突然的短暂的轴向肌张力丧失,伴有点头或突然跌倒。一些患者在病程后期出现强直发作,提示长期预后不良。

非惊厥性癫痫持续状态也很常见,表现持续数小时至数天的意识水平受损,伴有不典型失神、肌阵挛和失张力发作的特点,呈嗜睡、站立不稳、流涎、言语障碍和面部及上肢的不规则肌阵挛。反复发作的非惊厥性癫痫持续状态提示预后不良。若出现痉挛发作或局灶性发作则可以排除本病。

(三) **辅助检查**

1.脑电图：MAE脑电图特点为全导广泛性放电,而无多灶性或固定的局灶性放电,少数可有少量不固定的局灶性放电,但临床上无局灶性发作。起病时背景活动正常、可见与年龄相符的后头部优势节律。双侧顶区θ节律是MAE的特征,但并非所有患者都有。随着癫痫发作频率的增加,可能会出现广泛性、更高波幅的背景慢化。发作间期异常包括广泛性2～6 Hz棘慢复合波或多棘慢复合波阵发,持续2～6秒。广泛不规则棘慢波长程发放应考虑非惊厥性癫痫持续状态。广泛性放电可能片段化,睡眠期广泛性放电很少出现棘慢复合波发放激活。广泛阵发性快波活动，包括睡眠期弥漫性或双侧快的（10 Hz 或以上）多棘波暴发较少见，出现此情况多考虑 Lennox-Gastaut 综合征。通常不会出现广泛的 < 2 Hz 慢棘慢波复合波。过度换气可能诱发广泛性棘慢复合波和失神发作，光敏性少见。肌阵挛-张力性发作的发作期脑电图表现为肌阵挛对应的广泛性多棘波或棘波发放，紧接着失张力成分对应的高波幅慢波。建议同步记录肌电图和脑电图发作期改变；多棘波与颈部肌肉的短暂肌阵挛相关，而慢波与近端肢体肌肉活动的丧失相关。失神发作与广泛性 2～6 Hz 的棘慢复合波相关。非惊厥性癫痫持续状态期时脑电图表现为长时程高波幅、不规则广泛性 2～3 Hz 棘慢复合波活动伴背景慢波。

2. 头颅 MRI：正常。

3. 基因检测：MAE 患儿可见于遗传性癫痫伴热性惊厥附加症家系中。在大多数儿童中，MAE 具有复杂的多基因遗传模式。在少数患儿可发现致病性基因变异出现在 *SCN1A*、*SCN1B*、*SCN2A*、*CHD2*、*SLC2A1*、*SLC6A1*、*SYNGAP1*、*STX1B*、*SMARCA2*、*GABRB3*、*GABRG2*、*KCNA2*、*KCNT1*、*STXBP1*、*MECP2*、*AP2M1*、*NEXMIF* 等中。发病前即有发育落后的患儿易发现致病基因。

**（四）诊断标准**

MAE 诊断标准如下。

必备性标准：①肌阵挛-失张力发作；②脑电图显示广泛性 2～6 Hz 棘波或多棘慢波发放。

排除性标准：①既往诊断"癫痫性痉挛"或"婴儿癫痫性痉挛综合征"，局灶性发作；②脑电图显示持续性局灶性异常，高度失律；③起病年龄 < 6 月龄或 > 8 岁；④头颅 MRI 提示痫灶。

**（五）鉴别诊断**

1.Lennox-Gastaut 综合征：此病的病程早期出现强直性发作，脑电图显示 < 2.5 Hz 慢棘慢复合波和睡眠期广泛的阵发性快波活动。此外，此病的患儿癫痫发作之前生长发育迟滞更常见，且可能有婴儿癫痫性痉挛综合征病史。

2. 婴儿肌阵挛癫痫：婴儿肌阵挛癫痫一般比 MAE 起病早，无肌阵挛-失张力和不典型失神发作。

3.Dravet 综合征：Dravet 综合征的特征是 1 岁内常以发热诱发的长时间的、半侧阵挛性发作，无肌阵挛-失张力发作，1～4 岁出现多种形式的无热发作，发作热敏感特点突出，易发生癫痫持续状态。

### （六）治疗及预后

丙戊酸对 MAE 各种发作类型可能均有效，应作为首选。若丙戊酸不能控制发作，可联合应用拉莫三嗪，二者能起到协同作用，能有效控制多数患儿的发作。托吡酯对部分患儿发作有一定疗效。乙琥胺是治疗肌阵挛和 / 或不典型失神最有效的药物。有文献报道，唑尼沙胺、氯硝西泮和左乙拉西坦对部分患儿可能有效。尽管多数 MAE 患儿通过抗癫痫药物治疗可控制发作，但少数应用抗癫痫药物疗效差、发作频繁、出现认知障碍，符合发育性和癫痫性脑病的表现者，可尝试促肾上腺皮质激素（ACTH）或皮质类治疗。应用上述方法疗效不佳者，可应用生酮饮食治疗，部分发作可减少甚至控制。卡马西平、苯妥英钠会增加发作频率和诱发肌阵挛持续状态，不应使用；应避免使用苯巴比妥，因其与丙戊酸在代谢方面有相互影响。

尽管癫痫发作最初是耐药的，但 2/3 的患儿通常在发病后 3 年内病情缓解，并且可以停用抗癫痫发作药物治疗。在剩余 1/3 患儿中，经常会出现持续性癫痫发作、认知障碍、攻击性和多动症。一旦癫痫发作得到控制，脑电图得到改善，就可看到发育的进步。发育可能会恢复到疾病前的功能水平，或者儿童可能会出现不同程度的智力残疾。预后较差的预测因素包括出现强直发作、反复非惊厥性癫痫持续状态，以及脑电图显示非常频繁或几乎连续的不规则广泛性棘波、慢棘波或广泛性阵发性快速活动。

### （七）典型病例

患儿，男，4 岁 2 个月，主因"间断抽搐发作 6 个月"就诊。

现病史：患儿 3 岁 9 个月出现抽搐发作，有 4 种发作形式，表现为全面强直-阵挛发作，双眼凝视，面色青紫，牙关紧闭，四肢僵直，双上肢抖动，意识丧失，持续 2～3 分钟；愣神，持续数秒，有时伴手中物品落地；跌倒发作；突然点头或头后仰。加用丙戊酸后发作表现减少，加用氯硝西泮及拉莫三嗪效果不佳。

既往史、个人史：围产期无特殊，发病前智力、运动发育正常，发病后语言倒退，有时一天不说话。

家族史：患儿母亲1岁时有1次热性惊厥，患儿表姐5岁前曾有3次热性惊厥。

体格检查：未见异常。

辅助检查：脑电图（4岁），背景为弥漫性θ波为主的慢波，枕区优势节律不明显。发作间期大量全导1.5～3 Hz棘慢波、多棘慢波暴发，觉醒后增多。监测到频繁肌阵挛发作、不典型失神发作和肌阵挛-失张力发作（图5-43，图5-44）。头颅MRI（4岁）未见异常。

诊断：癫痫，全面强直-阵挛发作，肌阵挛发作，肌阵挛-失张力发作，不典型失神，肌阵挛-失张力癫痫。

治疗与随访：住院予ACTH静脉点滴，用药1周后患儿发作完全控制。末次随访年龄7岁，患儿无发作，智力、运动发育正常，上小学，成绩中等。

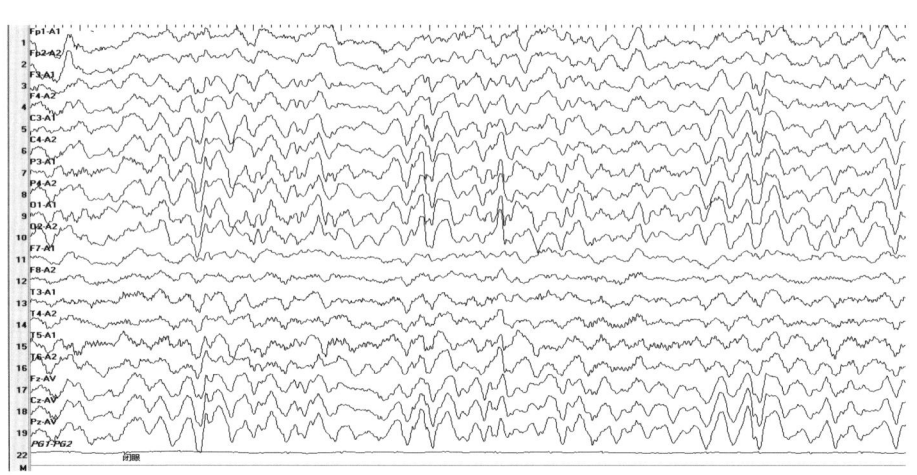

背景弥漫性慢波夹杂低波幅快波。

图5-43 患儿4岁时脑电图

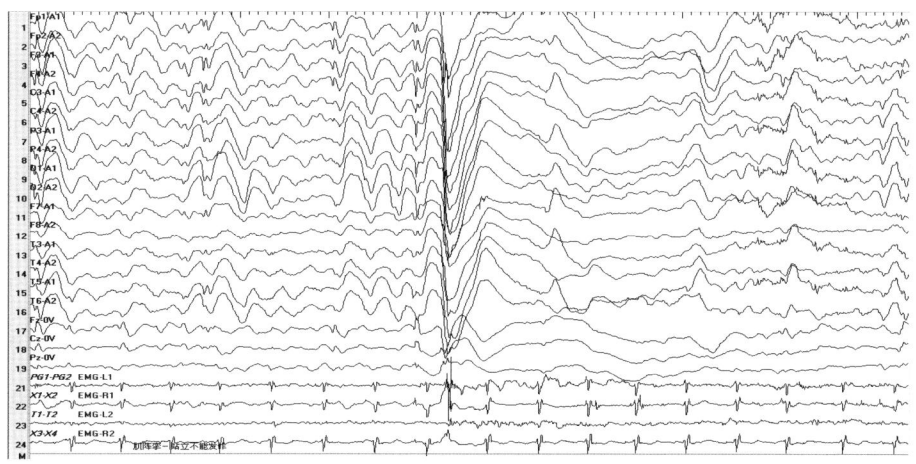

监测到肌阵挛-失张力发作，同期脑电图为广泛性高-极高波幅多棘慢波、棘慢波暴发。

图 5-44　患儿 4 岁时脑电图

## 二、Lennox-Gastaut 综合征

### （一）概述

Lennox-Gastaut 综合征（LGS）是一种儿童期起病的严重的发育性癫痫性脑病。Gibbs 于 1939 年首先发现了部分癫痫患儿脑电图表现为不规律、较慢的棘慢波（＜3 Hz）暴发，随后 Lennox 和 Davis 报道了这类患儿都表现出全面性慢棘慢波放电，多种类型的癫痫发作，Gastaut 等详尽地描述了该病的临床特征，后人为纪念 Gastaut 等在该癫痫性脑病研究方面的贡献，将该疾病命名为 Lennox-Gastaut 综合征，该命名被 ILAE 采纳。

本病相对罕见，发病率为（0.1～0.28）/100 000，在儿童中的发病率约为 2/100 000。LGS 的病因复杂，约 75% 的患者可找到相关的结构性病因，包括缺血缺氧性脑病、脑皮质发育异常、外伤、感染等；另外 25% 患者病因不明，可能由遗传因素导致。LGS 有三大临床特点：强直发作为主的多种难治性癫痫发作；不同程度的认知损害和智力障碍；脑电图特征为双侧或广泛性棘慢波及睡眠中快波节律阵发。LGS 是临床最难以治疗的癫痫性脑病之一，患者常需要多药联合治疗，部分患者可通过手术切除致痫灶，胼胝体切开术及神经电调控技术控制癫痫发作。

## （二）临床表现

LGS多发生于1～8岁儿童，以2～5岁多见。LGS患者表现为多种类型的癫痫发作和智力障碍。LGS最常见也最具特征性的发作类型为强直发作，出现在睡眠期，表现为躯体中轴、双侧肢体近端或全身肌肉持续性的收缩，肌肉僵直，没有阵挛成分，通常持续2～10秒，偶尔可达数分钟。不典型失神发作表现为短时间的意识障碍，意识障碍程度较轻，可伴有运动症状，发作持续时间可能超过20秒；失张力发作表现为头部、躯干或肢体肌肉张力突然丧失或减低。临床表现轻重不一，轻者可仅有点头动作，重者则可导致站立时突然跌倒，失张力发作可导致头部严重损伤，跌倒发作易导致患者外伤。非惊厥性癫痫持续状态也是LGS常见的发作形式，患者表现为反应迟钝、语言及动作减少。20%～60%的LGS患者在诊断时存在明显的智力障碍或生长发育迟滞，通常呈进行性加重，研究发现在发病5年内，75%～99%的LGS患者都存在严重的智力问题。

## （三）辅助检查

1. 脑电图：脑电图表现背景异常、发作间期癫痫样放电，以及与发作类型相关的多种发作期异常。①背景活动异常主要表现为频率减慢、节律差，或呈弥漫性θ频段的慢波；②发作间期出现弥漫性1.5～2.5 Hz慢棘慢波，若持续左右不对称的出现，有定侧及定位价值，提示可能存在一侧脑结构的异常；③睡眠中的棘波节律阵发，为LGS最具特征性的脑电图改变，多出现在非快速动眼期，表现为10～20 Hz低-高波幅的快节律暴发，持续0.5～10秒，若是持续5秒以上，可伴有强直发作。

2. 头颅MRI：围产期脑损伤、颅脑肿瘤、皮质发育畸形均可导致LGS，因此头颅MRI结果对于明确病因、指导治疗具有重要意义。

3. 基因检测：部分未发现明确获得性脑损伤病因的LGS患者需检测致病基因变异，包括离子通道相关基因（*SCN1A*、*SCN2A*、*SCN8A*、*CACNA1A*等）、突触传递相关基因（*STXBP1*、*DNM1*、*GABRB3*、*SLC6A1*等）、生长发育相关基因的变异（*CHD2*、*FOXG-1*、*ALG13*、*WDR45*等）。另外，拷贝数变异和染色体异常（如15q重复、Xq28重复）也可导致LGS，因此染色体微阵列或低深度全基因组测序检查也很有必要。

**（四）诊断标准**

根据 2022 年 ILAE 最新修订内容，LGS 的临床诊断标准如下。

必备性标准：①多种难以控制的癫痫发作形式，强直发作、失张力发作、不典型失神发作等，其中强直发作是必备的发作类型；②智力发育迟滞，常伴行为异常；③脑电图表现为发作间期弥漫性棘慢波（1.5～2.5 Hz）及睡眠中棘波节律阵发。

警示性标准：①脑电图上低频闪光刺激可诱发光阵发反应，考虑神经元蜡样质脂褐质沉积症 2 型（CLN2）；②起病年龄＞8 岁。

排除性标准：不伴全面性棘慢波放电的持续性局灶性异常。

**（五）鉴别诊断**

1. 婴儿癫痫性痉挛综合征：病程中可能发展为 LGS，转型期往往难以区分。与痉挛发作不同的是，强直发作通常持续超过 3 秒，且睡醒时不会成簇发作。

2. 肌阵挛-失张力癫痫：多数患者癫痫发作前发育正常，存在肌阵挛-失张力发作，脑电图表现为＞3 Hz 的广泛性棘慢波发放。

3. Dravet 综合征：特点是 1 岁以内发热诱发的长时程半侧阵挛性发作，如果存在强直发作，则一般为疾病后期才会出现。

4. 其他伴有多种癫痫发作类型的早发性发育性癫痫性脑病。

5. 发育性癫痫性脑病或癫痫性脑病伴睡眠期棘波活动：与发育倒退和睡眠期显著的癫痫样异常活动有关，伴有几乎持续的弥漫性棘慢波发放。

6. 20 号环状染色体综合征：为药物难治性癫痫、智力障碍和行为异常。其强直发作通常发生在睡眠期，清醒期常表现为非惊厥性癫痫持续状态。

7. 额叶癫痫：可表现为不对称性双侧强直发作，无慢棘慢波及广泛阵发性快波活动。

8. 罕见的代谢障碍可能导致 LGS 表型：CLN2 患儿一般起病时发育正常或表现为孤立语言发育落后，癫痫发作后会出现进行性运动和认知倒退及共济失调。脑电图特征性的是 1～3 Hz 闪光刺激可诱发光阵发反应。

## (六)治疗及预后

LGS是一种难治性癫痫综合征,应用抗癫痫发作药物治疗效果欠佳,发作完全控制较为困难,常需要多种药物联用。丙戊酸是治疗LGS的一线药物,主要对跌倒发作、不典型失神和肌阵挛发作等多种发作形式有效。拉莫三嗪、氯巴占、托吡酯等可作为添加治疗药物。不建议应用卡马西平、奥卡西平、普瑞巴林、氨己烯酸、替加宾,目前无证据证明这些药物对LGS有效,且有加重LGS的风险。目前美国FDA批准上市的治疗LGS的新药包括大麻二酚、卢非酰胺和非尔氨酯,但是目前在国内均未上市。生酮饮食和迷走神经刺激术对部分患儿有效。胼胝体切开术对于失张力发作、跌倒发作及全面强直-阵挛发作疗效较好。

部分LGS由婴儿癫痫性痉挛综合征或者大田原综合征演化而来,早期可不表现出典型的LGS症状,这往往会造成患者不能接受及时诊断和治疗。多数LGS患者的发作难以控制,尽管抗癫痫发作药物可以降低发作频率、缩短发作时间,但是往往难以达到无发作状态。一项回顾性研究显示,68例LGS患者的患病时间中位数为19.3年,且其中94.7%的患者存在智力障碍或生长发育迟滞,这就造成相对于其他癫痫综合征,LGS患者的疾病花费和家庭负担要更重。发病年龄越早,尤其是发生在2岁以前,频繁的发作及放电可能影响到神经元发育和突触形成,智力受损和发作不易控制的概率越高;如果脑电图背景活动不好,无规律,而棘慢波暴发或连发,预后则更差。伴有影像学上的局灶性改变的LGS患者,通过病灶切除术则可以达到70%～80%的癫痫发作控制率。

## (七)典型病例

患儿,女,5岁,主因"间断抽搐3年余"就诊。

现病史:患儿自幼发育落后,9月龄出现清醒时左上肢抖动后强直,伴发热,持续10分钟后自行缓解,此后出现多次伴或不伴发热的类似发作形式。4岁3个月时出现清醒时突然愣神,不伴意识丧失,并出现语言刻板重复。予以多种抗癫痫发作药物(奥卡西平、丙戊酸、左乙拉西坦),治疗效果欠佳。

既往史、个人史:围产期无特殊,发病前发育落后,1岁时有意识叫"爸爸妈妈",1岁6个月可独走,目前仅会说简单句,双脚跳,精细运动差,仅会伸1指。

家族史:无癫痫家族史。

体格检查:无特殊。

辅助检查:脑电图,2岁11个月时可见背景慢,多灶性棘波、棘慢波、多棘慢波发放,右侧著;3岁6个月时,可见背景慢,多灶性棘慢波、多棘慢波发放;4岁5个月时,可见背景慢,多灶性及广泛性棘波、棘慢波、多棘慢波、棘波节律发放,右侧颞区显著,监测到2次强直发作。头颅MRI(3岁7个月),胼胝体体积减小,双侧侧脑室后角旁白质信号稍高,脱髓鞘?血尿代谢筛查未见明显异常。

Trios全外显子组基因检测+CNV分析,患儿WDR45基因杂合突变c.984C＞G(p.C328W),为错义突变,患儿父母该位点无变异。根据ACMG指南,该位点被判定为疑似致病性突变(Likely Pathogenic)PS2+PM2+PP3。

诊断:癫痫,局灶性发作,强直发作,不典型失神,LGS,生长发育迟滞。

治疗与随访:逐渐减停奥卡西平,行丙戊酸联合拉莫三嗪治疗,目前拉莫三嗪加量中,仍未能控制。

## 三、发育性癫痫性脑病/癫痫性脑病伴睡眠期棘慢波激活

### (一)概述

1971年,Patry、Lyagoubi和Tassinari首先在6例儿童中描述了一种慢波睡眠期接近持续的棘慢波放电的特殊脑电图现象,且放电期间不伴有任何临床症状。1977年,Tassinari等提出术语"睡眠中癫痫性电持续状态"(electrical status epilepticus during sleep,ESES)用来描述这一放电现象。随后,ESES就被广泛用于描述睡眠期广泛且接近持续的癫痫样放电现象,占慢波睡眠期的85%以上。由于ESES放电往往伴随严重的认知损伤,Tassinari等提出用"ESES相关脑病"来描述脑电图出现ESES现象且伴有相应临床症状的疾病,比较公认的综合征主要包括自限性癫痫伴中央颞区棘波变异型、获得性癫痫性失语(又称landau-kleffner综合征)和癫痫性脑病伴睡眠期持续性棘慢波(continuous spike and wave during slow wave sleep,CSWS)。2022年ILAE

将这类谱系疾病命名为"发育性癫痫性脑病伴睡眠期棘慢波激活（DEE-SWAS）"和"癫痫性脑病伴睡眠期棘慢波激活（EE-SWAS）"，临床特征为认知、语言、行为和运动功能的各种组合倒退，且与睡眠中显著棘慢波活动密切相关。EE-SWAS 患者起病前发育正常，DEE-SWAS 发生在已有神经发育障碍的患者中。EE-SWAS 和 DEE-SWAS 相对少见，占儿童癫痫的 0.5%～0.6%。某些特定的局灶性癫痫综合征，如自限性癫痫伴中央颞区棘波、自限性癫痫伴自主神经症状或其他结构性局灶性癫痫，可能会演变为 EE-SWAS。

**（二）临床表现**

DEE-SWAS 和 EE-SWAS 起病年龄 2～12 岁，起病高峰年龄 4～5 岁，起病 1～2 年后逐渐出现睡眠期棘慢波激活且伴随认知和/或行为损伤。男女发病率相同。临床特征为癫痫发作、睡眠期癫痫性活动显著激活或增强达 SWAS 及神经心理功能障碍，可仅限于语言落后，也可涉及行为、注意力、认知等多方面的全面性倒退。DEE-SWAS 和 EE-SWAS 没有固定的癫痫发作形式，主要取决于潜在的病因。病程早期发作往往不频繁且相对容易控制，通常为局灶运动性发作伴或不伴知觉损害，以及局灶继发双侧强直-阵挛发作，病程中随着多种发作形式的出现，发作越来越难以控制，包括局灶性发作伴或不伴知觉损害、典型或不典型失神发作、负性肌阵挛等。若出现睡眠期强直发作，需谨慎诊断，进一步评估脑电图，与 Lennox-Gastaut 综合征进行鉴别。需要注意的是，获得性癫痫性失语癫痫发作频率一般较低且相对易控制，20%～30% 可能一直无癫痫发作。

**（三）辅助检查**

1.脑电图：可表现为局灶性或弥漫性的背景节律性慢化，并常伴有局灶性或多灶性异常波，也可能是正常背景。清醒期常为局灶性、不连续的癫痫样放电。但在思睡期和睡眠期，癫痫样活动明显激活，在非快速眼动（non-rapid eye movement，NREM）睡眠期出现慢（1.5～2 Hz）棘慢波，可达广泛且接近持续的放电。经典的 SWAS 放电通常是双侧对称、1.5～2 Hz 的棘慢波接近持续发放，亦可表现为非典型特征，包括半球间不对称、单侧甚至

## 第五章　不同年龄起病的遗传性癫痫综合征

更为局限的放电。正常睡眠结构（如顶尖波、睡眠纺锤波和K-综合波）常缺失或被掩盖难以区分。睡眠期脑电图是诊断必需的。目前，对于SWAS诊断的临界值及标准尚未达成一致，最常用的评估方法之一仍为Tassinari等于2000年提出的棘慢波指数（spike-wave index，SWI），最初定义为整夜脑电图记录中棘慢波放电所占比例，且SWI达85%～100%被认为是SWAS。目前，比较公认的SWI临界值仍为最初提出的85%；然而，低比率的睡眠期SWAS也可能与认知和行为功能显著倒退有关，因此，亦有文献使用较低的临界值，为25%～85%。

2. 头颅MRI：神经影像学检查可正常，也可能存在潜在的结构性病因，主要与发育性（如外侧裂多小脑回）或获得性脑结构异常有关。既往研究报道，45%～59%的ESES患儿可发现神经影像学异常。其中，CSWS患儿存在结构性异常的比例往往更高，最常见的为丘脑损伤及早期发育性脑损伤，如围产期缺血缺氧性脑病等，占21%～78%；25%左右存在皮质发育畸形；另有10%～15%存在髓鞘发育异常。与ESES疾病谱相关的脑损伤主要涉及围产期脑或早期（2岁以内）脑损伤，尤其以血管性病因为主；涉及丘脑的早期发育性损伤，特别是与血管相关的病因，对SWAS睡眠期增强和癫痫发作都起着重要作用。

3. 遗传学检测：近年来，越来越多的遗传学病因（包括单基因变异和拷贝数变异）被报道与SWAS相关，目前为止，国际上共报道十余种单基因变异与ESES相关，其中神经元编码电压门控或配体门控离子通道相关的基因最常见，如*GRIN2A*、*KCNQ2*、*KCNA2*、*SCN2A*、*KCNB1*等。早期癫痫相关基因研究发现致病基因主要集中在离子通道基因上，至今离子通道仍然占据癫痫遗传学病因的重要部分。研究表明，在癫痫中发现约25%的基因编码离子通道，其中最常见的为钠、钾、钙离子通道。离子通道类基因变异可能会导致其编码的通道亚基蛋白数量或功能异常，影响通道失活与恢复的时间、受体分布位置与密度等，导致大脑的神经元兴奋性异常进而导致癫痫发作。这些基因变异导致的临床表型可能起病即为SWAS相关综合征，如*GRIN2A*、*KCNA2*等；更多的是可导致其他多种DEE/EE，如*KCNQ2*所致的婴儿癫痫性痉挛综合征、大田原综合征等，少部分患儿病程中可出现SWAS放电伴或不伴相应癫痫发作，伴有发育进一步倒退。另外，ESES还可出现在其他少见基因所致的综合征中，如*SLC9A6*变异所致Christianson综合征（X连锁遗传智力障碍）、*COH1*变异所致Cohen综合征（以肥胖、肌张力降低、智力障碍和特征性面容为特征）、*OPA3*变异所致Costeff综合征（常染色体隐性遗传神经退行性疾病，特征是早发性视神经萎缩和手足徐动症、晚发性共济失调和痉挛）和*ZEB2*所致的Mowat-Wilson综合征（以特征性面容为主要表现，其他还包括胼胝体发育不良、癫痫发作、先天性心脏缺陷等）等。同样，这些基因变异可导致EE-SWAS和DEE-SWAS，也可以原发综合征为主要表现，仅在病程中出现SWAS放电现象伴或不伴癫痫发作。

### （四）诊断标准

根据2022年ILAE最新修订内容，EE-SWAS和DEE-SWAS的临床诊断标准如下。

必备性标准：①NREM睡眠期脑电图示慢（1.5～2 Hz）棘慢波异常放电；②与脑电图SWAS放电相关的认知、行为或运动发育倒退或停滞；③青春期前脑电图SWAS放电可缓解，但仍有异常放电。

警示性标准：①睡眠期强直发作；②睡眠期广泛性阵发快波活动（考虑LGS），清醒期及睡眠期广泛性＜2.5 Hz慢棘慢波（考虑LGS）；③起病年龄大于1岁或小于2岁。

排除性标准：①癫痫性痉挛；②起病年龄小于1岁或大于12岁。

### （五）鉴别诊断

EE-SWAS和DEE-SWAS需要与自限性局灶性癫痫、脑结构异常引起的局灶性癫痫、LGS和其他原因导致的认知损伤进行鉴别。

1. 自限性局灶性癫痫：可表现为睡眠期癫痫样放电显著激活，但自限性局灶性癫痫脑电图不存在SWAS放电模式，且不伴随同步的认知或行为倒退。

2. 脑结构异常引起的局灶性癫痫：可能表现为大量睡眠期激活的局灶性异常波，但不存在与SWAS相关的认知或行为倒退。

3. LGS：可通过脑电图放电模式进行鉴别，LGS 患者脑电图表现为清醒期和睡眠期显著的棘慢波、睡眠期广泛阵发性快活动，并有强直发作。

4. 其他情况：伴或不伴智力障碍的孤独症谱系障碍儿童可在睡眠中表现出癫痫样放电异常激活，但不会伴有智力的进一步倒退。其他原因导致的认知倒退需鉴别。

**（六）治疗及预后**

尽管 SWAS 具有年龄依赖性，脑电图放电在青春期前即可自发缓解，但部分患儿会遗留不同程度的认知损伤。现在认为，相比于癫痫发作，SWAS 放电是造成认知损伤的重要原因，脑电图放电的减少有益于改善认知功能长期预后。因此，EE-SWAS 和 DEE-SWAS 患者应接受早期和充分的治疗，治疗的目的不仅在于控制癫痫发作，同时应及时有效地抑制脑电图放电，以防止进一步的认知下降甚至导致可能恢复的技能丢失。临床医生对于 SWAS 疾病谱的治疗策略差异很大，主要是由于目前的治疗方法多基于病例报告和小样本研究，尚没有随机对照试验提供充分的证据。目前，SWAS 主要的治疗方法包括抗癫痫发作药物、苯二氮䓬类药物、激素、生酮饮食和外科手术治疗等。

治疗 SWAS 最常用的抗癫痫发作药物包括丙戊酸、左乙拉西坦和乙琥胺。需要注意的是，某些抗癫痫发作药物，如苯巴比妥、卡马西平和奥卡西平被认为会加重 ESES 癫痫患者的癫痫样放电，甚至会诱导癫痫发作，尽管尚没有充分的证据，但应谨慎使用这类药物。大量研究表明，抗癫痫发作药物可在一定程度上控制癫痫发作、改善脑电图和认知功能，但治疗作用有限，尤其是对改善睡眠期脑电图放电和神经心理功能有一定局限性。苯二氮䓬类药物相较于其他抗癫痫发作药物对 SWAS 有更高的有效率。用于治疗 SWAS 的苯二氮䓬类药物主要有氯硝西泮、地西泮和氯巴占。

目前已有大量国内外文献证实激素治疗 SWAS 的有效性，常用的激素包括氢化可的松、促肾上腺皮质激素等，不同研究中用药剂量和疗程未达成统一，尚缺乏激素类药物治疗 SWAS 的指南共识。国内目前多采用静脉甲泼尼龙 $15\sim20$ mg／（kg·d）冲击治疗 3 天，间歇期予氢化可的松 $1\sim2$ mg／（kg·d）口服 4 天为 1 个疗程，连用 3 个疗程；疗程结束后予泼尼松 $1\sim$

2 mg／（kg·d）序贯口服，2 周后逐渐减量，总疗程 6 个月。总的来说，普遍认为激素短期疗效较好，但复发率较高，目前缺乏长期治疗疗效，且长期应用激素可导致低钾血症、骨质疏松和向心性肥胖等多种不良反应，因此限制了其应用。一般抗癫痫发作药物及苯二氮䓬类药物治疗无效或疗效不明显时，患者出现显著神经心理功能损伤时则需要考虑激素治疗，可视情况多次应用激素冲击治疗。

癫痫外科手术应被视为结构性 ESES 癫痫患者早期治疗选择之一，但是需要仔细的术前评估，因此仅适用于少数患者，对于结构性损伤位置定位准确的患者，癫痫手术对控制发作和癫痫样放电及发育倒退的改善可能非常有效。

目前有关生酮饮食和静脉注射免疫球蛋白免疫调节治疗的研究数据非常有限，有研究报道了少数患者治疗有效。迄今为止，疗效差异大、成本高和免疫球蛋白相关的并发症风险限制了该方法的广泛使用。

EE-SWAS 和 DEE-SWAS 具有年龄依赖性的特点，即使在结构性病因患儿中，青春期前癫痫发作亦会自发缓解，脑电图放电在 1～2 年后逐渐恢复正常。神经认知和行为异常通常随着脑电图中 SWAS 的缓解而得到改善，然而许多患者仍会遗留不同程度的功能损害，约一半患者自理能力可受限。病程和病因是影响认知预后最重要的因素。病程超过 2 年者预后不良的风险更高；起病较早的患者预后也较差。当脑电图模式消失后，部分患者临床可能仍没有明显改善。此外，在癫痫发作和 SWAS 缓解后，遗留的神经心理功能损害可能持续存在数月至 7 年。

（七）典型病例

患儿，女，2 岁 11 个月，主因"间断抽搐 2 年 6 个月"就诊。

现病史：患儿 5 月龄出现抽搐，表现为双眼上翻，凝视，全身强直，双手握拳抖动，口周发绀，持续约 10 分钟缓解，缓解后入睡，不伴发热。十余天后出现发热后发作，体温 38.5℃，1 天内发作 4 次，表现同前，持续约 5 分钟缓解。当地医院完善脑电图，示发作间期癫痫样放电，双侧后头部著，右侧著，考虑诊断为癫痫，予奥卡西平（1 mL 2 次／日）治疗，控制 3 个月无发作。9月龄时再次出现发热后抽搐1次，体温39.5℃，表现为右上肢抖动，右下肢僵直，持续约5分钟。半个月后出现无热发作1次，表现为双眼向左斜视，口周发绀，喉咙中发声，数分钟缓解，予奥卡西平加量（3 mL 2次/日），后仍有反复发作，最长40分钟，镇静后缓解，期间出现过1次发热后抽搐，持续约40分钟，镇静后缓解。1岁1个月时出现清醒期全身快速抖动一下，加用丙戊酸（2.5 mL 2次/日）联合治疗，仍有发作，丙戊酸加量（3 mL 2次/日），效果不佳，后奥卡西平逐渐减量，加用左乙拉西坦（3 mL 2次/日）治疗，2岁时出现睡眠期，表现为右侧面部抽搐，持续1～5分钟缓解；近期发作频繁，2～4日/次，末次发作为5天前。

既往史、个人史：足月顺产，围产期无特殊，起病前发育正常，6月龄独坐，11月龄可扶站，13月龄可独走，1岁10个月出现运动显著倒退，大运动及精细动作差。

家族史：无癫痫家族史。

体格检查：步态不稳，无特殊。

辅助检查：脑电图，6月龄时发作间期癫痫样放电，双侧后头部著，右侧著。1岁1个月时清醒期双侧后头部慢波活动发放；广泛性棘慢波、多棘慢波、慢波发放；监测到清醒期数次肌阵挛发作。1岁7个月时双侧Rolandic区及顶中线区棘慢波、慢波发放，睡眠期著；睡眠期少量广泛性棘慢波、慢波发放。2岁7个月时双侧Rolandic区及中线区棘波、棘慢波、多棘慢波发放，睡眠期著，NREM期放电指数约65%。3岁6个月时双侧Rolandic区及中线区棘波、棘慢波、多棘慢波发放，睡眠期著，NREM期放电指数约70%。3岁9个月时双侧Rolandic区及中线区棘波、棘慢波、多棘慢波发放，睡眠期著，NREM期放电指数约80%（图5-45）。

头颅MRI（2岁）正常。基因检测，患儿钾离子通道基因*KCNA2*第3外显子存在杂合突变：c.1214C＞T（p.P405L），即第405位的脯氨酸（Pro）被异亮氨酸（Leu）替代。父母未携带相同变异。Sanger测序，患儿携带*KCNA2*基因杂合变异c.1214C＞T（p.P405L），为新生变异（图5-46）。

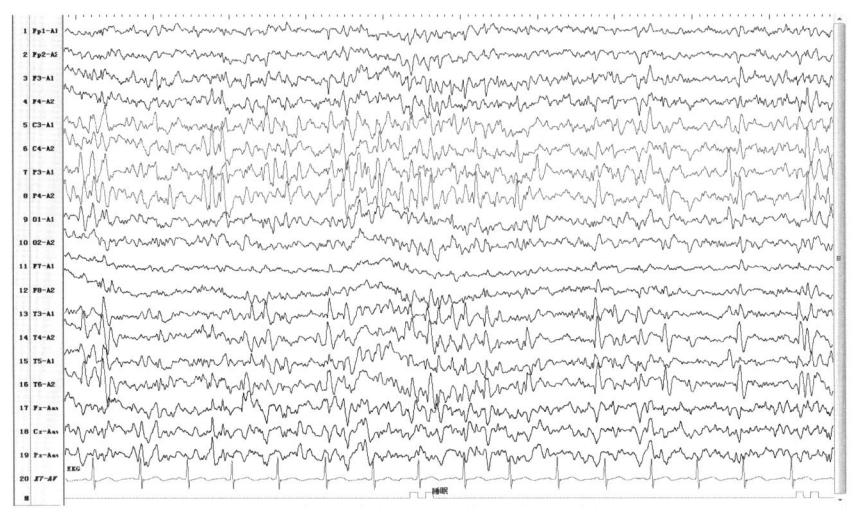

双侧 Rolandic 区棘波、棘慢波、多棘波,放电指数 80%。

图 5-45 患儿 3 岁时脑电图

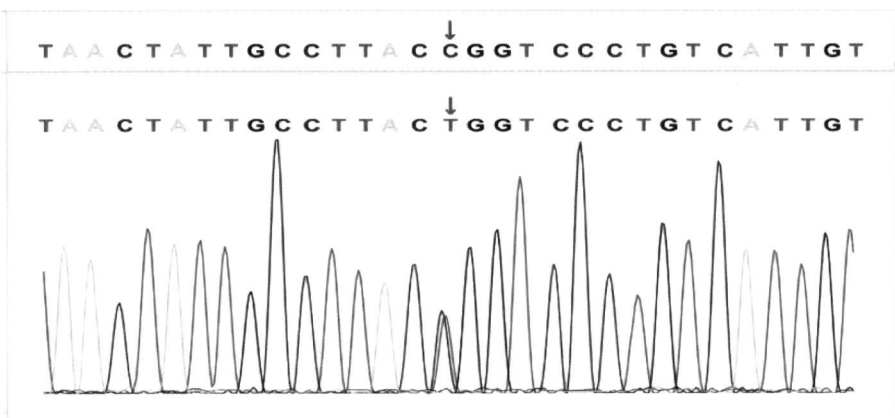

患儿携带 *KCNA2* 基因杂合变异 c.1214C > T(p.P405L),为新生突变。

图 5-46 Sanger 测序

诊断:癫痫,局灶性发作,肌阵挛发作,伴睡眠期棘波激活的癫痫性脑病。

治疗与随访:丙戊酸、左乙拉西坦加量,控制欠佳,加用氯硝西泮联合治疗,末次随访年龄 4 岁 9 个月,近 3 个月发作频繁,予氯硝西泮加量。语言、运动发育较同龄儿落后,步态不稳,易摔跤。

(龚 潘 杨志仙 张月华)

## 第四节 起病年龄可变的癫痫综合征

### 【遗传性、结构性或遗传-结构性病因的局灶性癫痫综合征】

#### 一、睡眠相关过度运动性癫痫

（一）概述

睡眠相关过度运动性癫痫（sleep-related hypermotor epilepsy，SHE）是一种主要在睡眠中发作的局灶性癫痫，在成人中非家族性 SHE 的发病率为 1.8‰~1.9‰。其特征是复杂的，常常是奇异的运动行为或持续的肌张力障碍姿势。首次被描述于 1981 年，最初该病被认为是睡眠运动障碍，并被命名为夜间阵发性肌张力障碍（nocturnal paroxysmal dystonia，NPD）。由于脑电图提示该类癫痫夜间额叶受累，研究者于 1990 年提出了该病的额叶起源，并采用了夜间额叶癫痫（nocturnal frontal lobe epilepsy，NFLE）这一术语。2014 年，为了更好地描述这种疾病的电-临床特征并制定更准确的诊断标准，研究者组织了一次由国际癫痫、睡眠和流行病学专家组成的共识会议，在这次会议上，该综合征被重新命名为 SHE，作为一种独立于病因（遗传、结构或两者）和所涉及的大脑区域的独特综合征。SHE 涵盖并取代了以前的 NPD、NFLE 和常染色体遗传夜间发作性额叶癫痫等癫痫综合征，并包括遗传性和结构性病因。其异常的癫痫症状，在睡眠中发作，并且脑电图和头颅 MRI 常无明显异常，使得 SHE 发作与其他非癫痫性夜间发作事件（睡眠障碍）很难区分。

（二）临床表现

SHE 的特点是在睡眠中出现一连串的运动性发作。这种发作通常突发突止、持续时间短（＜2 分钟），意识保持并有典型的过度运动或非对称肌张力障碍/强直。癫痫起病年龄大多在 20 岁前，多在青春期（11~14 岁）起病，但也可发生在 2 月龄到 64 岁，男性略多见。癫痫发作短暂且有刻板的运动模式。最常见的临床表现是过度运动，包括肢体的踢打、摇晃、扭转，可伴有自主神经症状、发声和面部表情改变，非对称性强直及肌张力障碍。SHE 发作类型包括阵发性觉醒、夜间阵发性肌张力障碍和阵发性夜间游荡。阵发性觉醒以短暂和突然的复发性运动性阵发性行为为特征；夜间阵发性肌张力障碍为具有复杂肌张力障碍运动特征的运动性发作；阵发性夜间梦游，为刻板、激动的梦游症。同一例患者可以仅表现出一种发作类型，也可以是两种或三种类型共存。意识通常保留，但患者无法控制运动行为。有时可能会跳下床并重复来回跑，这种现象被称为癫痫性梦游。SHE 发作主要发生在非快速动眼睡眠期。虽然在睡眠中发作是这种综合征的特征，但 27%～45% 的患者在一生中的某个时刻可出现清醒期发作。神经系统检查、围产期病史、发育里程碑和认知水平通常都正常。但曾有合并智力障碍和神经精神症状或行为问题的报道。

### （三）辅助检查

1. 脑电图：背景通常正常。多数（50%～90%）患者清醒期脑电图无癫痫样放电，睡眠中约 50% 的患者额叶可见发作间期癫痫样异常活动。发作期可能受运动伪差影响，不能显示明确的发作期模式，也可出现不断演变的尖慢波或棘慢波放电、节律性慢活动，或额区弥漫性低电压，发作后可出现局灶性慢波。长程视频脑电图检查是睡眠期识别刻板的发作症状以确认诊断的最佳手段，特别是在没有明确的相应头皮发作期脑电图的情况时。颅内脑电图（如立体脑电图）检查表明发作期放电可能始于多个额叶外区域（岛盖、颞叶和顶叶皮质）。

2. 头颅 MRI：通常正常，偶尔发现脑结构异常，其中最常见的是局灶性皮质发育不良，获得性结构病变少见。

3. 基因检测：SHE 包括散发性和家族性，以散发性常见，两者之间无表型差异，患者的常染色体显性遗传率为 8%～43%。遗传性 SHE 的致病基因包括 GATOR1 复合体基因（*DEPDC5*，较少见的 *NPRL2* 或 *NPRL3*）、乙酰胆碱受体亚单位基因（*CHRNA4*，较少见的 *CHRNB2* 或 *CHRNA2*）、钠离子激活的钾离子通道基因 *KCNT1*、促肾上腺皮质激素释放激素（CRH）、*STX1B* 基因、*CABP4* 基因、*PPT1* 基因等。携带 *GATOR1* 复合基因致病性变异的患者可能伴发局灶性皮质发育不良，可以考虑癫痫外科手术。携带 *KCNT1* 致病变异的个体可表现为更严重的 SHE 表型，可伴有智力障碍、精神障碍及退行性疾病，而且在家系中有更高的外显率。罕见的常染色体隐性遗传性 SHE 家系已被报道，并发现了家系中 *PRIMA1* 基因的致病变异。

**（四）诊断标准**

SHE 发作突发突止，发作持续时间通常很短（<2 分钟），伴随特定的临床表现。癫痫通常与睡眠有关（每晚发作几次），清醒时也可能发作；主要发生在非快速眼动睡眠期，很少发生在快速眼动睡眠期间。"过度运动"症状是 SHE 发作的主要临床模式，包括不对称强直或张力障碍姿势和/或过度运动性行为。癫痫发作期和发作后的意识水平通常不改变。因为发作间期和发作期脑电图无明显的相关性，所以诊断 SHE 的主要标准是病史和临床症状。根据共识专家意见和Ⅲ级研究制定了 SHE 诊断确定性标准，诊断的确定性可分为 3 个级别：目击（拟诊）SHE、视频记录（临床诊断）SHE 和视频脑电图记录（确诊）SHE。

1. 目击（拟诊）：怀疑诊断为 SHE 的首要条件是出现由明显和过度运动性行为组成的发作。如果提供可靠的临床症状，需怀疑 SHE 的可能。

2. 视频记录（临床诊断）：临床诊断 SHE 需要有过度运动行为的音频视频记录，视频记录中至少应记录 1 个事件发生过程，最好记录 2 个完整过程（由目击者确认为典型事件），包括整个事件的开始和清晰的可视化。如果捕捉到的事件是轻微运动事件或阵发性觉醒，或者捕捉到的事件很少，临床诊断可能不可靠。

3. 视频脑电图记录（确诊）：确诊为 SHE 需要在睡眠剥夺后的白天睡眠或晚上睡眠记录中记录事件及视频脑电图，当在睡眠中记录到过度运动性癫痫，与明确的癫痫放电或发作间期癫痫样异常有关时，就可以确诊 SHE。

根据 2022 年 ILAE 最新修订内容，SHE 的临床诊断标准如下。

必备性标准：短暂性局灶性运动性癫痫发作，主要发生在睡眠期，伴有过度运动或非对称的强直/肌张力障碍特征。

警示性标准：①癫痫发作主要在清醒期；②额区以外的脑区频繁癫痫样放电，广泛性癫痫样放电；③起病年龄＜10岁或＞20岁；④起病时中度至重度智力障碍；⑤局灶性神经学检查异常。

排除性标准：①仅在清醒时出现全面性发作；②起病年龄＜2月龄或＞64岁。

### （五）鉴别诊断

1.非快速眼动睡眠障碍：在癫痫确诊前，SHE常被误诊为睡眠障碍。SHE患者的癫痫发作持续时间短（＜2分钟），突发突止。发作具有刻板性；可在夜间出现成簇发作（从入睡到清晨）；发作中意识保留。非快速眼动睡眠障碍持续时间较长（＞10分钟），每次发作的特点各不相同，且发作频率较低；夜间常为单次发作，入睡后1~2小时出现，患者发作中意识丧失，事后无法回忆。

2.心因性非痫性发作（psychogenic nonpileptic seizures，PNES）：SHE患者可被误诊为PNES，其原因在于前者在出现运动症状时多半仍有可能保留意识，且发作期脑电图可能没有明确的放电模式。SHE与PNES的区别在于，前者的运动症状具有刻板性、短暂性、在全程睡眠中呈丛集性发作，而PNES发作缺乏刻板性，且在清醒时发生。

3.快速眼动睡眠行为障碍：这是一种快速眼动期的睡眠障碍，常发生在患者的后半生（＞50岁）。其过度运动的症状并不刻板，且伴有生动的梦境。

4.伴可变灶的家族性局灶性癫痫（familial focal epilepsy with variable foci，FFEVF）：同类型的癫痫发作既可出现在SHE中，又可出现在FFEVF家族中的某个患者，但家系性SHE与FFEVF的区别在于前者家族中所有患者都有符合SHE特点的癫痫发作。

5.其他主要在睡眠期发作的局灶性癫痫：无SHE特征性的过度运动及不对称肌强直/肌张力障碍。

### （六）治疗及预后

1.药物治疗：目前证实有效的抗癫痫发作药物包括卡马西平、奥卡西平、托吡酯、拉考沙胺、乙酰唑胺、拉莫三嗪和唑尼沙胺等。而一些非抗癫痫发作药物，如尼古丁、奎尼丁、过氧化物酶体增殖物激活受体 α（peroxisome proliferator-activated receptor α, PPARα）等也有小样本临床研究证实有效。卡马西平是 SHE 的首选治疗药物，对常染色体显性 SHE 尤其有效，夜间服用低剂量卡马西平即可起效，但仍有 1/3 的患者对其耐药。奥卡西平是卡马西平的结构类似物，能抑制尼古丁受体的 $α_2β_4$ 亚单位。拉考沙胺不仅作用于电压门控钠离子通道的缓慢失活，也可抑制碳酸酐酶，在难治性 SHE 中可能有效。乙酰唑胺作为卡马西平的添加疗法，可用于常染色体显性 SHE 家族。拉莫三嗪选择性阻断 $α_4β_2$-神经元烟碱型乙酰胆碱受体，可能对于 SHE 尤其是 *CHRNB2* 及 *CHRNA4* 相关基因突变者更为有效。奎尼丁是一种抗心律失常药，是电压门控钠、钾通道阻滞剂，可能作为 SHE 的靶向治疗。目前尚无证据支持奎尼丁用于携带 *KCNT1* 突变的 SHE 患者。核受体转录因子 PPARα 可通过调节含有 $β_2$ 亚基的神经元烟碱型乙酰胆碱受体抑制尼古丁诱导的电生理效应。调脂药物非诺贝特是 PPARα 的激动剂，可以作为癫痫治疗的一种新靶点。西罗莫司通过抑制 mTOR 来阻断 T 细胞和 B 细胞的活化和增殖，或许对 *DEPDC5* 突变的 SHE 患者有效。

2.手术治疗：然而约 30% 的 SHE 患者对抗癫痫发作药物不敏感，对于难治性 SHE 患者考虑手术，可控制癫痫发作及改善睡眠质量。

SHE 被认为是一种相对良性的癫痫综合征，但仍有约一半患者存在神经心理缺陷，包括如语言及部分额外和选择性额叶功能受损。严重者可能影响记忆和执行功能。而且由于夜间睡眠不连续，75% 的 SHE 患者可能存在日间嗜睡现象。癫痫猝死在 SHE 中的发生率为每年 0.36/1 000，与普通人群中癫痫猝死发生率类似。此外，一些异常严重的 SHE 患者会出现精神、行为和认知障碍，智力低下，心理或行为问题（冲动、攻击、多动），有患者会出现言语延迟。

**（七）典型病例**

患儿，男，4岁10个月，主因"间断抽搐4年余"就诊。

现病史：患儿4月龄首次出现发作，表现为清醒时出现双眼上翻，四肢屈曲抖动，呼之不应，持续1～2分钟缓解，不伴发热，24小时内发作7次。平时最短间隔1个月，最长间隔2年9个月发作一次。同一天可发作1～2次，至今共发作7次。先后给予托吡酯及左乙拉西坦口服治疗。患儿3岁7个月将托吡酯减停，仅口服左乙拉西坦维持治疗。末次发作为1周前。患儿2周前（4岁10个月）清醒或睡眠时出现惊恐表情、呼吸急促、双眼凝视、抱住大人，持续5～10秒后打人乱踢，3～5秒后缓解。至今每天均会出现发作，10余次/日。

既往史、个人史：G1P1，足月剖宫产，出生史无异常。发育里程碑与同龄儿相似。

家族史：患儿父亲高中时在久坐突然站立或站立突然运动时会出现肢体不协调。

体格检查：未见明显阳性体征。

辅助检查：脑电图，4月龄时，可见醒睡各期广泛性放电；2岁、3岁、4岁时正常；4岁9个月时，可见醒睡各期左侧额极、额、前颞区慢波、棘慢波；4岁10个月时，睡眠期双侧前头部尖波、尖慢波，左侧著，监测到觉醒后1次左侧前头部起始局灶性发作。头颅MRI，左侧基底节异常信号。基因检测，患儿 *PRRT2* 基因杂合突变 c.649dupC（p.R217Pfs*8），遗传自父亲（图5-47）；*NPRL2* 基因新生杂合突变 c.684-1G＞A，父母未携带相同变异（图5-48）。

诊断：癫痫，局灶性发作，左额局灶皮质发育不良？自限性家族性婴儿癫痫，睡眠相关过度运动性癫痫。

治疗与随访：4岁10个月起加用奥卡西平治疗，逐渐加量至10 mL/d，6天后癫痫发作得到控制。加用奥卡西平1年后复查脑电图正常，开始将左乙拉西坦逐渐减停。末次随访6岁5个月，已1年7个月无发作，日常口服奥卡西平10 mL/d。目前语言、智力发育与同龄儿相仿。

第五章 不同年龄起病的遗传性癫痫综合征

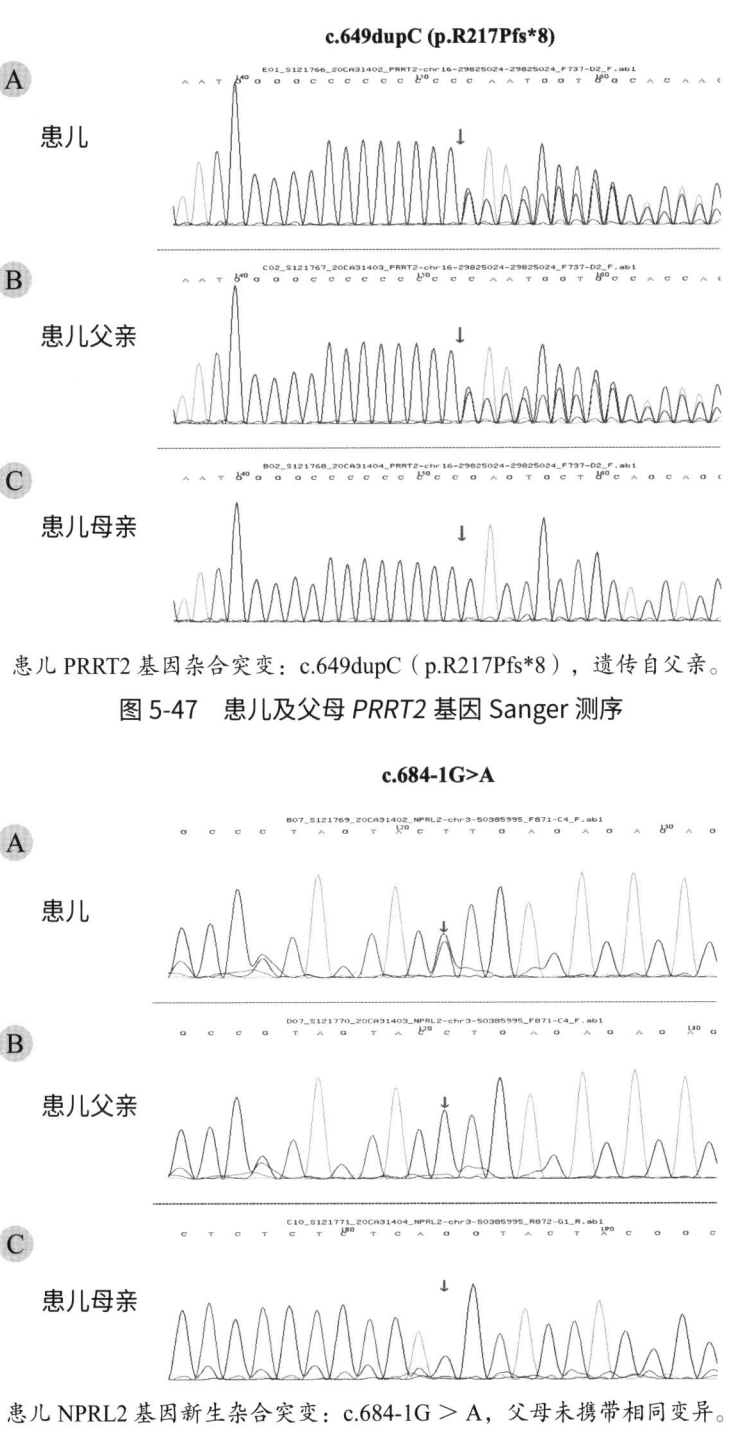

患儿 PRRT2 基因杂合突变：c.649dupC（p.R217Pfs*8），遗传自父亲。

图 5-47 患儿及父母 *PRRT2* 基因 Sanger 测序

患儿 NPRL2 基因新生杂合突变：c.684-1G＞A，父母未携带相同变异。

图 5-48 患儿及父母 *NPRL2* 基因 Sanger 测序

## 二、家族性内侧颞叶癫痫

### （一）概述

家族性颞叶癫痫分为家族性内侧颞叶癫痫（familial mesial temporal lobe epilepsy，FMTLE）和伴有听觉特征的常染色体显性遗传局灶性癫痫（autosomal dominant partial epilepsy with auditory features，ADEAF），后者目前称为伴听觉特征的癫痫（epilepsy with auditory features，EAF）。FMTLE最早由澳大利亚学者于1996年描述，是一种常见的局灶性癫痫综合征，具有复杂的遗传模式，通常发生在青春期或成年期。该综合征通常与局灶性知觉保留发作（尤其是强烈的似曾相识感）有关，其症状定位在内侧颞叶。头颅MRI无明显异常，FMTLE约占新诊断的MRI阴性的内侧颞叶癫痫的1/5，对治疗反应性好。据报道，某些家系的临床表现具有异质性，包括既往热性惊厥史、海马萎缩，使用抗癫痫发作药治疗效果不佳等。

### （二）临床表现

起病年龄为3～63岁，常在青少年或成年期起病。患者以女性居多。通常情况下，FMTLE患者智力发育正常。热性惊厥史在具有典型临床症状的患者中并不常见，但可见于病情更重及药物难治性癫痫患者中。

发作表现为局灶性知觉性发作，70%以上的患者有似曾相识感。与似曾相识相关的表现通常包括梦境感觉、恐惧或惊恐、运动减少、视错觉或听错觉，以及自主神经症状（上升性上腹部不适感、恶心、心动过速、出汗、面部潮红或面色苍白）。这些癫痫发作可能发展为意识丧失，少数可能进展为双侧强直-阵挛发作。在大多数典型的FMTLE患者中，癫痫症状轻微且发作频率低。

### （三）辅助检查

1.脑电图：大约60%的患者脑电图正常或表现为轻度的颞区慢波。其余患者表现为发作间期颞区癫痫样放电，多为单侧，一些患者睡眠期癫痫样放电被激活。

2.头颅MRI：典型患者无明显的MRI异常。海马萎缩或T2高信号通常提示药物治疗反应性较差。

# 第五章　不同年龄起病的遗传性癫痫综合征

3.遗传学检查：单卵双生子较双卵双生子有更高的临床一致性，这为遗传病因学提供了证据。该综合征发生在先证者亲属中的频率低于孟德尔显性遗传模型所预测的频率，而且只有少数家庭的频率与隐性遗传一致。因此，FMTLE被认为是一种复杂（多基因或多因素）遗传的遗传综合征。已有报道GATOR1蛋白复合体相关基因中*DEPDC5*致病变异的罕见家族，另有报道*PIK3R2*基因相关但尚待进一步确定。

## （四）诊断标准

根据2022年ILAE最新修订内容，FMTLE的临床诊断标准如下。

必备性标准：①局灶性知觉保留发作（以似曾相识感为著）、感觉性或自主神经性发作；②头颅MRI正常或海马萎缩/硬化；③有起源于颞叶内侧局灶性发作的家族史。

警示性标准：①广泛性癫痫样放电；②智力发育障碍；③神经系统检查可见局灶性异常。

排除性标准：全面性起源的发作。

## （五）鉴别诊断

1.伴可变灶的家族性局灶性癫痫（FFEVF）：虽然与内侧颞叶癫痫（MTLE）相符的癫痫发作可发生在FFEVF家族中每一个患者身上，但要诊断FMTLE，家族中所有受累患者必须有与MTLE相符的癫痫发作。

2.MTLE伴脑结构异常：FMTLE患者与MTLE发作相一致，但有家族史且在头颅MRI上常没有结构性异常，罕见病例可有海马萎缩/硬化。

3.生理性似曾相识感：生理性似曾相识与癫痫性似曾相识的不同之处在于通常症状轻微、短暂，且罕见出现（每年一次或更少），不会成簇出现，也不伴有其他特征（包括进展到其他发作类型），且常由特定诱发情景（如到一个新的地方，完成特定的动作）。

## （六）治疗及预后

临床首次诊断癫痫发作并完成家系成员调查的队列研究显示，FMTLE的预后通常良好。许多患者认为他们经历的似曾相识体验是生理现象而没有寻求治疗。在这种情况下，癫痫发作对日常生活几乎没有影响。通常在出现局灶性进展为双侧强直-阵挛发作后、询问之前未被确认的发作及家族史才能确诊。症状轻微的患者可能不需要药物治疗。

当需要治疗时，大多数患者在接受第一种抗癫痫发作药物后癫痫发作可以得到控制，很少患者需要药物联合治疗，只有在特殊情况下才需要癫痫手术治疗。接受手术治疗患者的癫痫发作结局与散发性 MTLE 患者无明显差异。

### （七）典型病例

患儿，男，1 岁 10 个月，主因"间断发作 2 周"就诊。

现病史：患儿 2 周前无明显诱因出现入睡后发作，表现为咂嘴、吞咽、偶伴眨眼，持续数十秒，每日 1 至数次，每天均发作。

既往史、个人史：围产期无特殊，发病前发育正常，起病后无倒退。

家族史：患儿母亲，34 岁，27 岁时无诱因出现癫痫发作，表现为睡眠中"全身抽"，仅有 1 次为清醒期发作，发作过程均不能回忆，约 1 年 1 次，末次发作为 1 年前。追问病史，有时出现"如同陷入某一境地、不知身在何处，自己下意识来回现实来"，1～2 年 1 次或有时几个月数次。末次为半年前。头颅 MRI 正常，29 岁时脑电图背景正常，发作间期为左侧颞区放电。目前口服拉莫三嗪每次 100 mg，2 次/日，仍偶有发作。患儿小姨，现 21 岁，4 岁时一次热性惊厥，10 岁时出现"笑、摔倒、一侧肢体抽"，一天 1～2 次，持续 10 余天后消失，当时短暂用药具体不详。目前在读大学。患儿姥姥，生后 7 天左右"抽过"。

体格检查：无神经系统阳性体征。

辅助检查：脑电图（1 岁 10 个月），背景活动正常，发作间期左侧颞区放电，监测到 2 次局灶性发作（发作起始不易确定），同期症状为咂嘴、吞咽，全程持续 40 秒左右。头颅 MRI 正常。

基因检测：*NPRL3* 基因杂合突变：c.548-3T＞G，遗传自母亲。

诊断：癫痫，局灶性发作，家族性内侧颞叶癫痫。

治疗与随访：患儿开始服用拉考沙胺口服液，逐渐加量中，疗效尚待观察。

## 三、伴可变灶的家族性局灶性癫痫

### (一) 概述

伴可变灶的家族性局灶性癫痫（FFEVF）是一种常染色体显性遗传伴外显不全的家族性局灶性癫痫综合征，该综合征既往被称为"家族性部分癫痫伴可变病灶"和"常染色体显性遗传性部分性癫痫伴可变病灶"。其特征是同一家系的不同患者的局灶性发作可起源于不同皮质区域（最常见的是额叶或颞叶），且严重程度不同，但同一患者局灶性发作类型单一，脑电图局灶性放电位置恒定。患者癫痫发作在清醒、睡眠期均可出现，局灶性发作可伴或不伴意识障碍，颞叶起源的局灶性发作可伴有精神或感觉异常。

FFEVF 患者癫痫发作年龄通常为 10～20 岁，但即使在同一个家系中患者起病年龄也存在很大的差异，从 1 月龄到 52 岁不等，患者组成无性别差异。患者病因包括遗传性和结构性，其中遗传性病因主要指 GATOR1 蛋白复合体相关基因，包括 *DEPDC5*、*NPRL2* 和 *NPRL3*，且在携带这些基因变异的患者中，部分可发现有局灶性皮质发育不良。患者应用抗癫痫发作药物治疗大多有效，但仍可有 30% 患者表现为药物难治性癫痫，对于有局灶性皮质发育不良且存在药物难治性癫痫的患者，在合理筛选和评估后，外科手术可以完全控制发作。

### (二) 临床表现

FFEVF 患者局灶性发作起病年龄通常为 10～20 岁（起病高峰年龄为 12～13.5 岁），范围为 1 月龄至 52 岁，有明确的家族史，同一家系中多个成员受累。发作特征取决于患者具体所累及的局灶性脑区，局灶性认知、感觉、自主神经或运动性癫痫发作均可出现，同一家系的不同患者发作类型、起源及严重程度可不同，但一个患者个体通常只有单一的局灶性发作类型。癫痫发作可起始于睡眠期、清醒期或两者皆有，且 60%～86% 的患者可出现由局灶性发作进展为双侧强直-阵挛发作。大部分患者神经系统检查通常无异常，早期生长发育、智力、认知水平往往正常，但少数患者可伴有轻度智力障碍、自闭症谱系障碍或行为问题等。

### (三) 辅助检查

1. 脑电图：背景正常。发作间期通常为局灶性癫痫样放电（额、颞叶或中央区多于枕叶），且放电位置固定，睡眠期、睡眠剥夺可出现放电增多。发作间期的癫痫样放电也可在家系中未出现癫痫发作的高危人群中发现，占16%～18%。发作期放电部位则与患者局灶性发作及对应的局灶性脑区相关。

2. 影像学检查：通常正常，也可出现局灶性皮质发育不良，通常为Ⅱ型。研究报道携带 *DEPDC5*、*NPRL2* 和 *NPRL3* 基因变异的患者中，部分可有局灶性皮质发育不良，常见于额叶、运动前回、额上回、额下回、前额近中间、中央前回或岛叶或扣带回。

3. 遗传学检查：FFEVF的病因可能是遗传性或同时伴有局灶性皮质发育不良。GATOR1蛋白复合体相关基因（*DEPDC5*、*NPRL2* 和 *NPRL3*）变异可导致FFEVF已被确认，遗传模式是常染色体显性遗传伴外显不全。此外，GATOR1蛋白复合体可影响mTOR通路，一些携带 *TSC1* 或 *TSC2* 基因致病性变异的家系也符合FFEVF的诊断标准。

### (四) 诊断标准

根据2022年ILAE最新修订内容，FFEVF的诊断标准如下。

必备性标准：①局灶性癫痫发作；②颅脑影像学检查正常或存在局灶性皮质发育不良；③家系中有起源于不同皮质、脑区的局灶性发作患者。

警示性标准：①全面性放电；②新生儿期起病；③神经系统检查存在局灶性异常（如某个肢体运动、感觉、神经反射异常）。

排除性标准：①全面性起源的癫痫；②中度或重度智力障碍；③家族中局灶性发作仅出现于生后20月龄以内。

### (五) 鉴别诊断

1. 家族性睡眠相关过度运动性癫痫（SHE）：在患有FFEVF的家系中，虽然常见与SHE相一致的夜间癫痫发作，但一个家系中不同成员的发作表现可能不同，而对于家族性SHE，家族中所有受累个体都必须有符合SHE诊断的癫痫发作特征，如剧烈的运动亢进或非对称的强直/肌张力障碍特征。此外，部分FFEVF患者以清醒期发作为主。

## 第五章 不同年龄起病的遗传性癫痫综合征

2.家族性内侧颞叶癫痫：家系中所有受累个体都必须具有相类似特征，且患者局灶性发作时有一定意识、知觉保留，出现似曾相识感，或伴有感觉性及自主神经性发作。

3.家族性伴听觉特征的癫痫：家系中所有受累个体都有符合伴听觉特征的癫痫诊断的癫痫发作，如局灶性感觉性发作（听觉）和/或局灶性认知发作（感觉性失语症）。

### （六）治疗及预后

大多数 FFEVF 患者应用常规抗癫痫发作药物治疗有效，但仍有高达 30% 的患者表现为药物难治性癫痫。药物难治性癫痫常见于伴有局灶性皮质发育不良的患者，且这些患者中出现智力障碍及精神行为异常的概率更高，大部分患者癫痫发作术后可完全控制。而对于存在手术禁忌证或不适用于手术治疗的伴局灶性皮质发育不良患者，生酮饮食可能有一定的疗效。整体来说 FFEVF 患者有着较好的预后，大多患者的癫痫发作可控制，且对认知、运动发育影响较小。

GATOR1 蛋白复合体是雷帕霉素靶蛋白复合物 1（mTORC1）通路抑制因子，GATOR1 蛋白复合体相关基因变异（*DEPDC5*、*NPRL2*、*NPRL3*）可导致 FFEVF，而一些患者可表现为睡眠相关过度运动性癫痫、Rolandic 区相关局灶性癫痫、婴儿癫痫性痉挛综合征等。*DEPDC5*、*NPRL2*、*NPRL3* 基因变异导致 GATOR1 蛋白结构发生改变，对 mTORC1 的抑制作用减弱和消失，而 mTORC1 是 mTOR 通路的靶蛋白之一。西罗莫司、依维莫司作为 mTOR 通路的抑制剂应用于结节性硬化症伴癫痫发作的治疗，这两种药物根据作用机制，推测可能对于 GATOR1 蛋白复合体相关癫痫发作患者有效，但目前疗效的确定仍处于实验室研究阶段。此外，研究发现，对于 GATOR1 蛋白复合体相关癫痫患者，卡马西平有效率可达 35%。

### （七）典型病例

患儿，女，3 岁 5 个月，主因"间断抽搐 4 月余"就诊。

现病史：患儿 4 月余前（3 岁 1 个月）无诱因于清醒时出现抽搐发作，表现为大叫一声，惊恐状表情，双眼凝视，双手抖动，持续数十秒自行缓解，每天发作 3～4 次，发作时有意识，发作后可自述该过程；伴情绪异常，表现为烦躁、易怒，摔东西，多动；起病前后认知、运动发育正常。

既往史、个人史：围产期无特殊，认知、运动发育正常，6 月龄可独坐，1 岁 6 个月可独走，现会成句表达需求，走跑无异常。

家族史：患者父亲表型正常，父亲家系中有癫痫病史患者，患者叔叔及表哥曾有抽搐发作，具体表现及治疗不详。

体格检查：无特殊。

辅助检查：脑电图（3 岁 2 个月），醒睡各期双侧额、额极及额中线区多量中-高波幅尖慢波、棘慢波、棘波节律发放，右侧著，监测到清醒期 1 次右侧前头部起始局灶性发作（图 5-49～图 5-51）。头颅 MRI（3 岁 1 个月）未见异常。

基因检测，*DEPDC5* 基因 c.4689_4690del（p.T1563fs*3）杂合变异，来源于无表型的父亲，染色体位置 chr22:32302360-32302361，NM_001242896: exon 43，已报道的致病性变异。

诊断：癫痫（局灶性发作、伴可变灶的家族性局灶性癫痫），*DEPDC5* 基因变异相关可能。

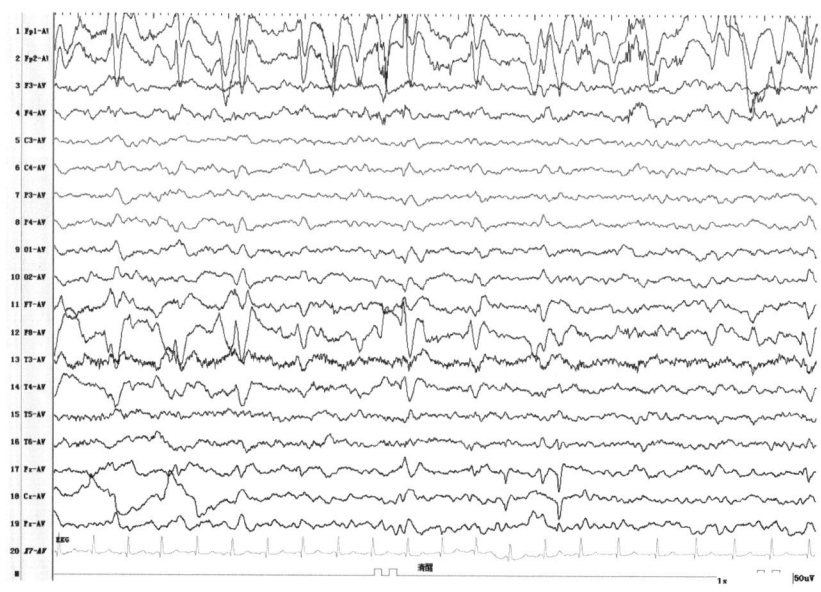

图 5-49　脑电图示发作间期前头部放电（清醒）

# 第五章 不同年龄起病的遗传性癫痫综合征

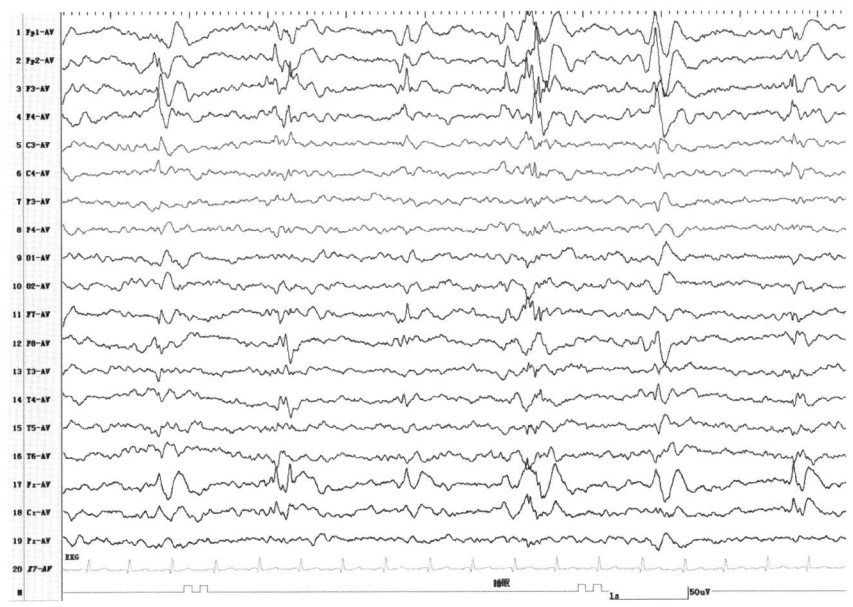

图 5-50 脑电图示发作间期前头部放电（睡眠）

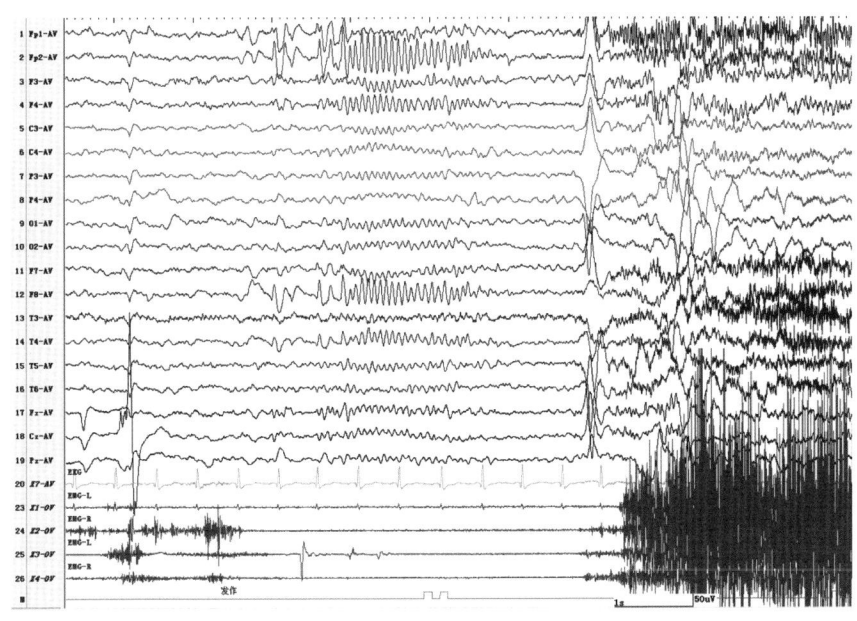

图 5-51 脑电图监测到右侧前头部起始局灶性发作

治疗与随访：发作前后应用奥卡西平、苯巴比妥、托吡酯治疗，癫痫发作无明显好转，末次随访年龄 4 岁，后加用左乙拉西坦、丙戊酸，发作频率较前明显降低，起病前后发育均正常。

## 四、伴听觉特征的癫痫

### （一）概述

伴听觉特征的癫痫（EAF）于1995年由Ottman等首次报道，既往又被称为伴有听觉特征的常染色体显性遗传局灶性癫痫（ADEAF）或常染色体显性遗传外侧颞叶癫痫（autosomal dominant lateral temporal lobe epilepsy, ADLTLE）。2022年ILAE新分类提出了EAF这一术语以包括ADLTLE和ADEAF，也将遗传形式定义为家族性EAF（FEAF）。EAF是一种局灶性癫痫综合征，多为散发的EAF，也少见一些FEAF，并且为不完全外显率的ADEAF。近年来，国际上报道的与EAF相关的致病基因包括 *LGI1*、*RELN*、*MICAL1*、*DEPDC5*、*CNTNAP2* 和 *SCN1A*，其中 *LGI1*（表位蛋白）或 *RELN* 的致病性变异（或微缺失）约占ADEAF病例的一半。本病的临床特点为出现在青春期或成年期，无特殊既往史，以伴有听觉症状和/或获得性失语的局灶性知觉保留发作为特征，可因特定的声音而诱发癫痫发作；很少会出现局灶进展为双侧强直-阵挛发作，早期的发育里程碑和智力/认知水平通常正常。

### （二）临床表现

首次癫痫发作时间多在青春期或成年早期（10~30岁），男女患病比例大致相同，既往史、出生史和新生儿史一般正常。早期的发育里程碑和智力/认知水平通常正常。局灶性知觉保留感觉（听觉）和/或认知（感觉性失语症）发作是这种综合征的必备性发作类型。听觉症状通常包括简单的未成形的声音（如哼哼声、嗡嗡声或铃声），或较少见的听觉错觉（如音量变化），或复杂的声音（如特定的歌曲或声音）。发作性感觉性失语症包括在没有意识障碍的情况下不能理解口语。可出现视物改变（面部/物体扭曲）和眩晕等其他局灶性癫痫症状，但自主神经、体验性感觉症状和运动性症状不常见。另外，可在睡眠期间出现全面强直-阵挛发作，但发生次数极少。局灶性知觉保留发作为主的癫痫发作可能不会被认为是癫痫发作。因此，详细的病史询问对于了解之前的癫痫发作类型非常重要。一些患者也可出现由声音（如电话铃声）诱发的反射性癫痫发作。

### （三）辅助检查

1. 脑电图：大多数患者发作间期脑电图正常。异常脑电图特征是局灶性（通常为颞区）尖慢波或棘波；这些波形也可以泛化。异常脑电图电活动可被过度呼吸、睡眠剥夺和睡眠诱发。发作期脑电图特征少有报道。

2. 头颅MRI：神经影像学检查结果通常正常，很少发现结构性病因。有报道一个家系中部分患者存在颞叶外侧皮质异常。

3. 基因检测：*LGI1*是EAF最主要的致病基因，目前已报道40多个与EAF相关的*LGI1*的致病性变异。这些突变均为功能缺失型突变，且大多位于LGI1蛋白的LRR结构域（第3～5号外显子），*LGI1*单倍剂量不足是导致EAF的可能机制。*RELN*是到目前为止发现的第二个EAF的主要致病基因，在调节神经元迁移和神经元的可塑性中发挥重要作用。除*LGI1*、*RELN*，国际上报道的与EAF相关的致病基因还包括*MICAL1*、*DEPDC5*、*CNTNAP2*和*SCN1A*等。

### （四）诊断标准

根据2022年ILAE最新修订内容，EAF的临床诊断标准如下。

必备性标准：①局灶性知觉保留感觉（听觉）和/或认知（感觉性失语症）发作是诊断EAF的必备性发作类型；②影像学MRI表现为正常或局灶性皮质发育不良；③起源于皮质的局灶性发作家族史，不同家庭成员皮质病灶不同。

警示性标准：①全面性放电；②新生儿时期发病；③神经系统检测可见局灶性异常。

排除性标准：①全面性起源的发作其他局灶性起源的发作；②中度或重度智力发育障碍。③家族史中局灶性发作仅出现于出生后20月龄内。

### （五）鉴别诊断

EAF需与伴可变灶的家族性局灶性癫痫（FFEVF）、耳鸣和精神疾病相互鉴别。

1. FFEVF：FFEVF是一种常染色体显性遗传伴外显不全的家族性局灶性

癫痫综合征，其特征是同一家系受累成员之间局灶性发作可起源于不同皮质区域（最常见的是额叶或颞叶），严重程度不同，但同一患者局灶性癫痫发作类型单一。虽然FFEVF家系成员可能合并出现EAF的癫痫发作，但要诊断FEAF，该家族中所有受影响的个体必具备符合EAF的癫痫发作。

2.耳鸣：为常见症状，可在患者的家庭中偶有发生。与局灶性感觉性听觉发作相比，外周听觉系统障碍时通常会出现持续时间较长的耳鸣，而EAF还出现伴有发作性听觉癫痫发作的其他特征。

3.精神疾病：幻听与EAF的区别在于，精神疾病的幻听具有慢性和复杂性。

### （六）治疗与预后

针对局灶性发作的抗癫痫发作药物有良好的反应，如卡马西平或奥卡西平单药治疗。值得注意的是，停药通常会导致临床复发，且并不总是对重新开始治疗有反应。对于结构性病变相关的EAF可以采用手术治疗。

关于散发性和家族性EAF预后的研究很少，大多是由少数个体的孤立家系报告组成。在目前国际上报道的最大的EAF患者队列研究中，123例EAF患者（大部分是散发的）被随访，中位随访时间为11年，总缓解率为34.1%。长期预后不良的预测因素包括发病年龄早（＜10岁）、发作间期的脑电图显示局灶性癫痫样放电、伴复杂听幻觉的局灶性知觉保留认知性发作。

## 【特定病因的局灶性癫痫综合征】

### （一）概述

伴海马硬化的内侧颞叶癫痫（mesial temporal lobe epilepsy with hippocampal scleroses，MTLE-HS）是一种成人常见的局灶性癫痫，也可见于儿童。内侧颞叶癫痫（MTLE）的概念由Bancaud等于1965年首次提出，2022年MTLE-HS被归类到起病年龄可变的癫痫综合征组中。虽然遗传性、遗传-结构性和免疫性等病理因素等都可能导致海马硬化，但MTLE-HS综合征需要确切的海马硬化影像学证据方能确诊。通常为药物难治性癫痫，外科手术可能使癫痫发作达到完全缓解。

## （二）临床表现

发病群体通常为青少年和年轻人。无性别差异。既往史、出生史和新生儿史一般正常。大部分患者神经系统查体正常。可伴有儿童早期热性惊厥史，儿童长时间热性惊厥可引起本病。早期发育里程碑正常。可存在认知共患病，优势侧颞叶（通常为左侧）受累时，可出现言语记忆缺陷，非优势侧颞叶受累时，可有视觉记忆缺陷。

癫痫发作为局灶性发作，可出现局灶性知觉保留或知觉受损发作的症状学。局灶性知觉保留发作表现为自主神经发作（如胃气上升感、腹部不适感、恶心或干呕、面色苍白或潮红、心动过速）、知觉异常（如似曾相识感、似曾陌生感等）、情绪（如恐惧）或感觉（如嗅觉、味觉）发作。局灶性知觉保留发作可能是唯一的初始发作类型，很难被认为是癫痫发作，并可能在诊断为癫痫之前已发作一段时间。在局灶性知觉受损发作过程中，通常有动作停止和自动症，可能是口周（咀嚼、咂嘴、吞咽）、发音（非优势侧中的言语）或姿势。上肢自动症可能累及单侧，癫痫灶可能定位于同侧半球。还可出现对侧上肢肌张力障碍和头眼向对侧偏转，在一些患者中，可能会在头向对侧偏转前先向同侧偏转。非优势侧起始发作时言语功能被保留，而优势侧起始发作时常可出现失语。癫痫发作通常持续 1~5 分钟，局灶性知觉发作可能更短。局灶性知觉受损发作停止后，患者可能会经历持续几分钟的意识混乱。癫痫发作可继发双侧强直-阵挛发作。

## （三）辅助检查

1.脑电图：背景正常或可有局灶性颞区慢波。局灶性慢波可被过度换气增强。前颞区或中颞区放电是特征性脑电图模式，睡眠时常有癫痫样放电增加。可存在颞区间断节律性 δ 活动。癫痫样放电有时可由过度换气激活。放电可以双侧独立或同步。发作期脑电图通常背景消失，局部电压降低和低电压快活动，进而演变为节律性额颞 α 波或 θ 波，伴或不伴叠加的棘波或尖慢波。临床症状或体征可先于脑电图发作节律出现。发作后期常见同侧慢波。

2.影像学检查：特点是海马体积减小及海马信号增强；多达 15% 的患

者可能有海马硬化并存在局灶性皮质发育不良或获得性疾病（"双重病理"）等其他结构异常。因此，应仔细寻找其他病灶。

3.遗传学检查：主要是获得性病因，通常不涉及基因。但热性惊厥、遗传性癫痫伴热性惊厥附加症及Dravet综合征长时程癫痫发作时可使受累个体更易发生MTLE-HS，需注意检测*SCN1A*等热敏感相关基因。此时，遗传性病因的确定并不一定是药物难治性癫痫手术的禁忌证，但可以为相关咨询提供信息。

### （四）诊断标准

根据2022年ILAE最新修订内容，MTLE-HS的临床诊断标准如下。

必备性标准：①发作表现为局灶性知觉保留或知觉受损发作，且最初症状学特征可定位于颞叶内侧脑网络；②头颅MRI见海马硬化（双侧或单侧）。

警示性标准：①癫痫发作，最初的症状特征定位于颞叶内侧以外的脑网络（如咽喉不适、阵挛或肌张力障碍动作、躯体感觉症状、过度运动、视觉症状、听觉症状、痴笑）；②脑电图，尽管反复行脑电图检查，仍缺乏颞区异常放电、全面性异常放电，高波幅中央颞区棘波伴有水平偶极子，发作间期放电异常或局灶性慢波出现在颞区以外或颞区后方的区域；③首发年龄小于2岁；④中到重度的智力发育障碍；⑤局灶神经异常如轻偏瘫（包括面部的不对称）。

排除性标准：①全面性起源的发作；②在脑电图上记录到全面性放电，在颞叶以外的区域记录到发作。

### （五）鉴别诊断

1.病毒性如疱疹病毒和自身免疫性边缘性脑炎可以出现伴有颞叶症状学的癫痫发作，但随后会发展为急性或亚急性脑病则有助于鉴别。

2.非海马硬化病因的MTLE：如局灶性皮质发育不良和遗传病因所致的家族性MTLE。

3.传导至内侧颞叶网络的颞叶外癫痫发作：特别是眶额回和岛-盖区起源，但也可起源于枕叶或顶叶。

4.非癫痫性发作需要与没有进展为意识受损或出现运动症状的癫痫发作

# 第五章 不同年龄起病的遗传性癫痫综合征

进行鉴别，同时需要注意焦虑和情绪障碍是 MTLE 患者常见的共患病。

## （六）治疗及预后

MTLE-HS 通常为药物难治性癫痫。抗癫痫发作药物的选择针对局灶性发作进行选药，卡马西平、奥卡西平、左乙拉西坦、拉莫三嗪、托吡酯等可作为药物治疗选择，当使用 1～2 种抗癫痫发作药物无效后，则进行手术评估，明确的病灶外科手术切除后效果好。

## （七）典型病例

患儿，女，2 岁 9 个月，主因"间断抽搐 1 年 11 个月"就诊。

现病史：患儿 10 月龄出现发热，体温 37.8 ℃，出现抽搐，表现为双眼左斜、牙关紧闭、口唇发绀、颜面苍白、右手握拳，伴右上肢僵直、左手及双足不自主乱动，持续 10 余分钟予地西泮止惊后缓解，当日发作 2 次。后反复发热抽搐，发热时发作持续时间长，最长持续 30 分钟，抽搐时体温在 37.5 ℃以上，1 岁 5 个月出现无热抽搐，表现为表情漠然、瞳孔散大、呼之不应、四肢不自主运动，伴口周青紫，有时伴肠鸣音，持续约 1 分钟。加用奥卡西平及左乙拉西坦，仍间断发作，2～3 天发作 1 次。

既往史、个人史：围产期无特殊，大运动里程碑同正常同龄儿，发病前发育正常，注意力不集中，语言落后于同龄儿。

家族史：患儿母亲及姥爷幼时有发热抽搐及无热抽搐，发育同正常同龄人。患儿姥爷同母异父的弟弟，幼年时发热及无热均有发作，其儿子有癫痫病史，服用丙戊酸后发作控制。

体格检查：无特殊。

辅助检查：脑电图，1 岁 8 个月时，广泛性放电，左侧颞区为著，左侧颞区及蝶骨电极放电，以前中颞区、蝶骨电极为著；2 岁 5 个月时，睡眠期左侧前颞区慢波、尖慢波发放（图 5-52）；5 岁时，睡眠期左侧前颞区为主棘波发放（图 5-53）。头颅 MRI，2 岁时，左侧海马改变，海马硬化可能大；3 岁时，左侧海马改变，海马硬化可能大，较前未见明确改变，右侧额叶皮质下白质异常信号，考虑髓鞘化不良可能性大；5 岁时，左侧海马改变，海马硬化可能大，较前未见明确改变（图 5-54）。基因检测，*GABRG2* 基因存在杂合突变，c.269C＞T（p.Thr90Met），来自母亲。患儿姥爷携带相同变异。（患儿母亲、姥爷幼时均有发热或无热发作）。

诊断：热敏感癫痫，局灶性发作，全面强直-阵挛发作，遗传性癫痫伴热性惊厥附加症。

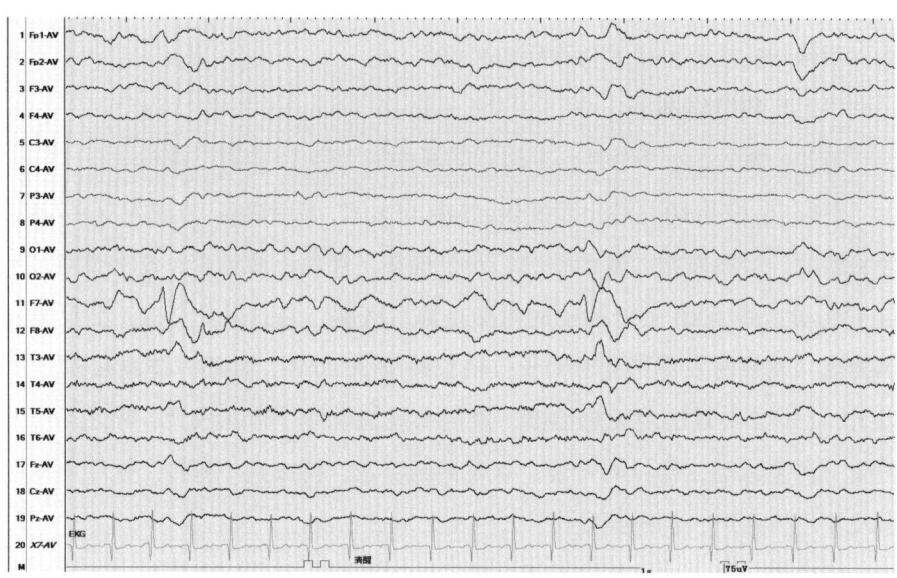

图 5-52　患儿 2 岁 5 个月脑电图（睡眠期左侧前颞区慢波、尖慢波发放）

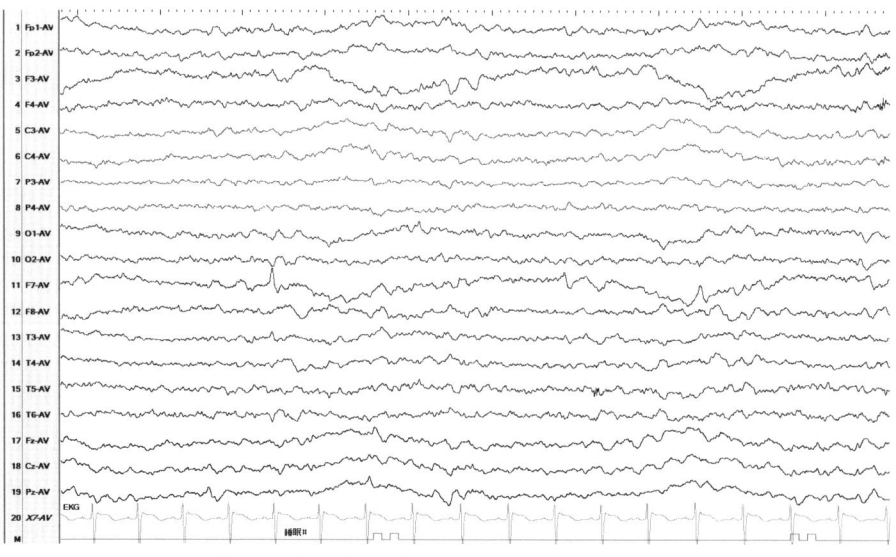

图 5-53　患儿 5 岁脑电图（睡眠期左侧前颞区为主棘波发放）

第五章　不同年龄起病的遗传性癫痫综合征

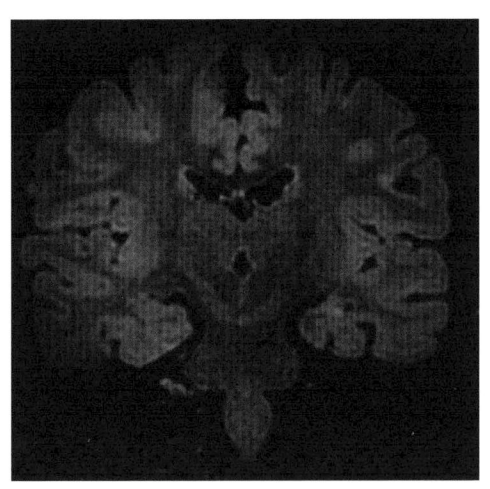

图 5-54　患儿头颅 MRI（左侧海马改变，海马硬化可能大，较前未见明确改变）

治疗与随访：在奥卡西平及左乙拉西坦治疗基础上，加用丙戊酸，发作控制 17 天，减停奥卡西平，自觉发作增多，最多 1 个月发作 17 次，再次加用奥卡西平，效果欠佳；后调整抗癫痫发作药物为丙戊酸、拉莫三嗪联合左乙拉西坦口服，半个月左右发作 1 次，7 岁左右曾间断诉心悸、害怕、紧张；后调整药物为丙戊酸、拉莫三嗪联合氯巴占。

末次随访年龄 8 岁，2～3 个月发作 1 次，为全面强直-阵挛发作，持续半分钟左右。智力、运动发育基本同正常同龄儿，上小学，成绩中等。

## 【兼有全面性和局灶性的癫痫综合征】

### （一）概述

阅读诱发的癫痫（epilepsy with read induced seizure，EwRIS）于 1956 年由 Bickford 最先报道，是反射性癫痫综合征的一种特殊形式。2022 年 ILAE 新分类将 EwRIS 归为一种罕见的全面伴局灶性癫痫综合征。目前，EwRIS 的发病率不详。荟萃分析的结论表明，EwRIS 为良性特发性癫痫综合征，以语言优势半球颞-顶叶受累为主，但也累及其他与阅读相关的脑功能区。EwRIS 的遗传方式可能为多基因遗传，20%～40% 的 EwRIS 患者有阳性癫痫家族史，且通常是遗传性全面性癫痫（GGE）或特发性全面性癫痫。本病的临床特点为由阅读诱发的、累及口面部肌肉的反射性肌阵挛发作，症状可能会随着阅读持续而进一步加重，并可能出现全面强直-阵挛发作；该病因为特定任务引发的症状可能会导致将癫痫发作误诊为心因性非痫性发作、抽搐或口吃；抗癫痫发作药物治疗可有效控制癫痫发作，一般预后良好，不会有自发性癫痫发作。

### （二）临床表现

起病年龄通常为10～50岁，起病高峰年龄为17～18岁，男性多于女性（约2∶1）。EwRIS癫痫发作的临床特点为清醒状态下，经过一定容量的阅读后出现感觉异常和运动异常（强直或肌阵挛），以与阅读和讲话相关的舌、颌、唇、面和咽喉肌肉组织受累为主。如果患者继续坚持阅读，这种运动性发作会转变为全面强直-阵挛发作。在同一患者中，口面部肌阵挛不仅可以通过阅读诱发，也可通过其他与语言有关的任务诱发（语言诱发的癫痫），例如，通过说话（紧张或争辩时）、写作或做出复杂的决定等。手部肌阵挛可见于有书写障碍癫痫的患者。在个别患者中，触发因素可能是特定的。例如，当默读时可能会发生癫痫发作，而不是在大声阅读时；当阅读某种特定的语言时癫痫发作，而不是做运算时；当阅读乐谱时，或者当阅读某种语言时。少数EwRIS患者可同时出现眼部和视觉发作性症状（如眨眼、注视困难、眼球震颤、复杂视幻觉）或罕见的自发性肌阵挛。尽管原发的EwRIS中运动发作现象的起源部位仍不明确，但是上述眼球运动发作和视觉发作均为典型局灶性发作，与枕叶和角回区域有关。

### （三）辅助检查

1.脑电图：脑电背景正常，80%发作间期无癫痫样放电，可见少量散发局限性棘慢波，睡眠期或觉醒时可被诱发。阅读诱发实验可诱发广泛性棘慢波阵发，在中央区、顶区、颞区突出，可位于一侧、双侧同步或左右交替出现。约75%的病例发作期脑电图表现为全面性发作期放电，约25%的病例有双侧不对称或单侧放电（全部偏向优势半球；10%的病例有局灶性颞顶叶放电）。发作期的脑电图很难与伴发的肌源性伪差相鉴别，且由于口面部肌阵挛轻微的发作性质和视频脑电中面部特征分辨率有限，视频中可能很难看出癫痫发作的具体临床表现。

2. 头颅 MRI：神经影像学表现正常。如果临床表现不典型，应考虑行影像学检查以排除结构性病因。

3. 基因检测：EwRIS 的遗传方式为多基因复杂遗传。一项对 75 例具有家系资料的患者进行了荟萃分析，结果发现 34 例（45%）有亲属受累。既往文献报道 20%～40% 的 EwRIS 患者有阳性癫痫家族史，通常是 IGE 或 GGE，这反映出遗传对 EwRIS 的病因非常重要。

**（四）诊断标准**

根据 2022 年 ILAE 最新修订内容，EwRIS 的临床诊断标准如下。

必备性标准：①阅读/语言相关任务引发的影响口面部肌肉的反射性肌阵挛发作，症状可能会随着阅读持续而进一步加重，可能出现全面强直-阵挛发作；②发病时的发育和认知水平通常正常，神经系统检查正常；③头颅 MRI 正常。

警示性标准：①影响上肢的显著的肌阵挛发作；②年龄＞20 岁。

排除性标准：①除了全面强直-阵挛发作外的所有其他发作类型；②脑电图背景活动减慢，排除全面强直-阵挛发作的发作后阶段脑电图改变。

**（五）鉴别诊断**

EwRIS 要与非癫痫性口吃、青少年肌阵挛癫痫相鉴别。

1. 非癫痫性口吃：非癫痫性口吃的特征是不自觉的重复，延长声音、音节、单词或短语，以及不自觉的沉默停顿，在此期间，口吃者无法发出声音。

2. 青少年肌阵挛癫痫：发病年龄主要集中在 8～22 岁，平均发病年龄为 15 岁。发病初期症状往往是醒后不久即出现肌阵挛或起床不久手中所拿的物品突然不自主地掉落，85% 的患儿在起病数月或数年后出现全面强直-阵挛发作，10%～15% 的患儿有失神发作。在 EwRIS 中，肌阵挛发作几乎全部（即 80%～90%）与阅读或语言有关，且局限于下颌，并且不是主要发生在早晨。在青少年肌阵挛患者中，肌阵挛发作多自发发生，主要影响上肢，早晨更常见，在脑电图上可以看到光阵发反应。

**（六）治疗及预后**

EwRIS 可以通过避免某些刺激而得到治疗，此种情况在全面强直-阵挛发作发生较晚或不发生的患者中更为明显。EwRIS 患者会逐渐学会处理阅读问题，会在必要时停止阅读以避免癫痫发作。既往文献报道，如果避免暴露因素无法控制癫痫发作，抗癫痫发作药物治疗首选丙戊酸（有 15 例获得有效治疗），有 10 例患者从氯硝西泮、地西泮治疗中得到满意疗效。

由于这种综合征很罕见（仅有病例报道），对其病程知之甚少。根据文献的描述，认为应用抗癫痫发作药物疗效好，一般预后良好，并且少数老年患者有缓解的可能性。既往文献的随访研究显示，29 例经过 10 年以上随访观察发现预后良好，一项针对 18 例患者的研究，经过 4～40 年随访的研究结果进一步证实上述结论。

## 【发育性癫痫性脑病／癫痫性脑病或进行性神经系统功能退化】

### （一）概述

进行性肌阵挛癫痫（PME）属于起病年龄可变的癫痫综合征，其临床特点包括肌阵挛、形式多样的癫痫发作、进行性神经功能倒退，预后不良。PME 的病因包括一组与遗传因素密切相关的神经系统疾病，该组疾病通常在儿童或青少年时期起病，少数也可早到婴幼儿期起病。在成人及儿童癫痫患者中 PME 约占 1%。2005 年 Shahwan 等根据 PME 的起病年龄和临床表现总结了 PME 的病因，包括神经元蜡样质脂褐质沉积症、Unverricht-Lundborg 病、Lafora 病、唾液酸贮积症（又称樱桃红斑肌阵挛综合征）、肌阵挛性癫痫伴破碎红纤维综合征（MERRF）、齿状核红核苍白球丘脑下部萎缩（dentatorubral-pallidoluysian atrophy，DRPLA）、神经型戈谢病和 C 型尼曼-皮克病等。近年来随着二代测序技术在临床上的广泛应用，新发现了多种基因突变可导致 PME 表型（*GOSR2*、*ASAH1*、*KCNC1*、*KCTD7*、*TBC1D24*、*SCARB2*、*PRICKLE1*、*CARS2*、*SERPINI1* 等），提高了对 PME 病因学的认识，为 PME 的精确诊断、预后判断及遗传咨询提供了重要依据。PME 的病因多为神经遗传病，尚无特效治疗方法。PME 中的肌阵挛和癫痫发作通常很难控制，且对抗癫痫发作药有耐药倾向。PME 患者多数病情呈进展性，多数预后不良。

### （二）临床表现

PME 起病年龄 2～50 岁，以青少年期发病常见。PME 不同病因起病年龄不同，如病因为神经元蜡样质脂褐质沉积症 2 型，发病年龄可早到 2 岁。PME 的肌阵挛可为非癫痫性，表现多灶性、节段性或全身性，可自发出现，亦可由外部刺激或自主运动诱发。癫痫发作类型包括肌阵挛发作、全面强直-阵挛发作、不典型失神或局灶性发作等。肌阵挛随病程进展进行性加重。起病前发育正常，起病后出现智力倒退、小脑共济失调等进行性神经功能倒退表现。常见不同病因导致的 PME 临床特点见表 5-3。

### （三）辅助检查

1. 脑电图：PME 起病后背景活动进行性恶化，基本节律逐渐变慢甚至解体，呈现弥漫性低-高波幅快慢混合波。可出现广泛性 3～6 Hz 棘慢复合波。同步肌电图记录显示有些肌阵挛与脑电图阵发性棘慢波、多棘慢波有良好的相关性，并可伴有增大的体感诱发电位，提示为皮质起源的癫痫性肌阵挛；亦有些肌阵挛与脑电图阵发性电活动无明显相关性，肌阵挛抽动时缺乏脑电图改变的证据，推测为皮质下起源的肌阵挛，使用抽动锁定的逆向平均技术分析有助于鉴别诊断。肌阵挛常有光敏性反应。常见不同病因导致的 PME 其脑电图特点见表 5-3。

表 5-3　与进行性肌阵挛癫痫相关的常见神经遗传病主要临床和脑电图特点

| 疾病 | 临床特点 | 脑电图特点 |
| --- | --- | --- |
| 神经元蜡样质脂褐质沉积症 | 起病年龄 2～50 岁，肌阵挛发作、局灶性发作、视力下降、共济失调、进行性痴呆，皮肤或脑组织内可见异常包涵体 | 背景异常，广泛性阵发性异常，光敏性反应，部分有枕区巨大视觉诱发电位 |
| Unverricht-Lundborg 病 | 起病年龄 6～15 岁，强直-阵挛发作、肌阵挛发作，运动障碍、智力倒退和共济失调 | 背景活动减慢，广泛性 3～5 Hz 阵发性棘慢复合波、多棘慢复合波，过度换气和闪光刺激增加，枕区局灶性棘波 |
| Lafora 病 | 起病年龄 10～18 岁，痴呆、局灶性发作、肌阵挛、强直-阵挛发作、共济失调，组织活检可见 Lafora 小体 | 背景异常，广泛性、局灶性和多灶性阵发性异常，枕区突出，光敏性反应，肌阵挛与放电无明显相关，棘慢复合波在睡眠期不增多 |

续表

| 疾病 | 临床特点 | 脑电图特点 |
|---|---|---|
| 涎酸沉积症（樱桃红斑肌阵挛综合征） | 起病年龄多在10～20岁，肌阵挛、强直-阵挛发作、共济失调、眼底樱桃红斑，骨髓或淋巴细胞内可见异常包涵体 | 背景低电压快波，很少有广泛性棘慢复合波发放，可见颅顶10～20 Hz正相小棘波光敏性反应，巨大体感诱发电位 |
| 肌阵挛癫痫伴破碎红纤维综合征 | 起病年龄5～50岁，肌力减弱、共济失调、肌阵挛及其他全面性发作，智力低下、耳聋、眼震、深感觉障碍，血乳酸、丙酮酸增高，肌肉内特殊红染肌纤维 | 背景活动异常，广泛和局灶性阵发性异常枕区明显，巨大体感诱发电位 |
| 齿状核红核苍白球丘脑下部萎缩 | 起病年龄3～69岁，肌阵挛、共济失调、不自主运动、眼球运动障碍、痴呆 | 背景异常、广泛或局灶性阵发性异常，光敏性反应，巨大体感诱发电位 |
| 神经型戈谢病 | 起病年龄6～8岁，共济失调、智力倒退，肌阵挛、强直-阵挛发作、局灶性发作，骨髓可见戈谢细胞 | 背景活动异常，广泛和多灶性阵发性异常光敏性反应，肌阵挛与放电无明显相关 |

2. 头颅MRI：患者发病早期头颅MRI可正常，随病程进展出现大脑皮质和/或小脑萎缩，侧脑室增宽。少数患者可出现脑白质异常信号，如晚婴型神经元蜡样质脂褐质沉积症可出现侧脑室旁白质T2W相和Flair相高信号。

3. 酶学检测：部分PME相关神经遗传病可通过血溶酶体酶学检测明确诊断，如神经元蜡样质脂褐质沉积症Ⅰ型（CLN1）患者棕榈酰蛋白硫酯酶活性下降，CLN2患者三肽基肽酶1活性下降，神经型戈谢病患者β-葡萄糖苷酶活性下降，尼曼-皮克病患者鞘磷脂酶活性下降。

4. 基因检测：PME的病因复杂，涉及致病基因种类多。目前已经明确的神经元蜡样质脂褐质沉积症相关致病基因有13种，见表5-4。其他PME相关的神经遗传病致病基因见表5-5，其中 SCARB2、PRICKLE1、GOSR2、ASAH1、KCNC1、KCTD7、CARS2、TBC1D24、SERPINI1 为近年来发现的PME新致病基因。临床上可采用PME致病基因检测包或家系全外显子组测序发现PME患者的致病基因。值得注意的是，对于临床疑似PME相关神经遗传性疾病，而全外显子组测序阴性的患儿，通过再次仔细分析患儿的临床表型、对全外显子组测序数据进行再分析、结合最新的文献和HGMD（the human gene mutation database）数据库、对特异性疾病致病基因进行一代测序、三核苷酸重复变异检测等，或者进行全基因组测序，可以增加PME致病基因的检出阳性率。

表5-4 神经元蜡样质脂褐质沉积症分类系统

| 分型 | 起病表型 | 基因 | 基因编码产物 | 电镜特征 |
| --- | --- | --- | --- | --- |
| CLN1 | I、LI、J、A（Kufs病） | PPT1 | 棕榈酰蛋白硫酯酶1 | 耐高渗颗粒沉积 |
| CLN2 | LI、J | TPP1 | 三肽基肽酶1 | 曲线体沉积物 |
| CLN3 | J、A（Kufs病） | CLN3 | Battenin | 指纹体沉积物 |
| CLN4 | A（Parrys病） | DNAJC5 | 热休克蛋白家族成员C5 | 耐高渗颗粒沉积，混合* |
| CLN5 | LI、J、A | CLN5 | CLN蛋白5 | 指纹体沉积物 |
| CLN6 | LI、A（Kufs病） | CLN6 | CLN蛋白6 | 曲线体、指纹体、直线体复合物 |
| CLN7 | LI、J | MFSD8 | 溶酶体膜蛋白 | 曲线体、指纹体、直线体复合物 |
| CLN8 | LI | CLN8 | CLN蛋白8 | 曲线体沉积物或耐高渗颗粒沉积 |
| CLN9 | J | 未知 | 未知 | 耐高渗颗粒沉积、曲线体沉积物 |
| CLN10 | C、LI、J、A | CTSD | 组织蛋白酶D | 耐高渗颗粒沉积 |
| CLN11 | A（Kufs病） | GRN | 颗粒体蛋白 | 指纹体沉积物 |
| CLN12 | J | ATP13A2 | 溶酶体P5型ATP水解酶 | 耐高渗颗粒沉积，混合 |
| CLN13 | A（Kufs病） | CTSF | 组织蛋白酶F | 指纹体沉积物或无 |
| CLN14 | I | KCTD7 | 钾通道蛋白 | 耐高渗颗粒沉积混合、指纹体沉积物 |

注：C，先天型（congenital）；I，婴儿型（infantile）；LI，晚婴型（late-infantile）；J，青少年型（juvenile）；A，成人型（adult）。

*混合为同时存在耐高渗颗粒沉积、曲线体沉积物、指纹体沉积物、直线体复合物。

表 5-5 进行性肌阵挛癫痫相关致病基因

| 疾病 | 遗传方式 | 基因 | 基因编码产物 |
|---|---|---|---|
| Unverricht-Lundborg 病 | 常隐 | CSTB | 半胱氨酸蛋白酶抑制剂超家族成员 |
| Lafora 病 | 常隐 | EPM2A | laforin 碳水化合物双重结合特异性磷酸酶 |
|  |  | EPM2B | malinE3 泛素连接酶 |
| 唾液酸贮积症 | 常隐 | NEU1 | α-N-乙酰神经氨酸裂合酶-1 |
| 肌阵挛性癫痫伴破碎样红纤维综合征 | 母系遗传 | MT-TK | 线粒体转移 RNA |
| 齿状核红核苍白球丘脑下部萎缩 | 常显 | ATN1 | 多聚谷氨酰胺片段 |
| 神经型戈谢病 | 常隐 | GBA | β-葡萄糖苷酶 |
| C 型尼曼—皮克病 | 常隐 | NPC1 | 尼曼皮克 C1 蛋白 |
|  |  | NPC2 | 附睾分泌蛋白 E1 |
| 动作性肌阵挛—肾衰综合征 | 常隐 | SCARB2 | 溶酶体膜 2 型蛋白 |
| 进行性肌阵挛癫痫—共济失调综合征 | 常隐 | PRICKLE1 | 细胞极性信号通路的核心成员 |
| 北海进行性肌阵挛癫痫 | 常隐 | GOSR2 | 高尔基 SNAP 受体复合体成员 2 |
| 脊肌萎缩症 -PME | 常隐 | ASAH1 | 溶酶体酸性神经酰胺酶 |
| KCNC1 基因突变相关 PME | 常显 | KCNC1 | 电压门控钾通道亚家族 C 成员 |
| KCTD7 基因突变相关 PME | 常隐 | KCTD7 | 钾通道四聚体结构域包含蛋白 7 |
| CARS2 基因突变相关 PME | 常隐 | CARS2 | 线粒体半胱氨酰-tRNA 合成酶 2 |
| 家族性脑病伴神经系统包涵体 | 常显 | SERPINI1 | 丝氨酸蛋白酶抑制剂 |
| TBC1D24 基因突变相关 PME | 常隐 | TBC1D24 | TBC1 结构域家族成员 24 |

**（四）诊断标准**

1. 发病年龄 2～50 岁，多在青少年期。

2. 显著和持续的肌阵挛，可为癫痫性和非癫痫性。

3. 癫痫除肌阵挛发作必备外，可有多种发作类型，包括全面强直-阵挛发作、局灶性发作、不典型失神等。

4. 进行性神经和认知功能倒退，小脑共济失调。

5. 脑电图显示广泛性棘慢波或多棘慢波。

## 第五章　不同年龄起病的遗传性癫痫综合征

### （五）鉴别诊断

以肌阵挛为首发症状的PME早期应注意与特发性或非特异性的肌阵挛癫痫鉴别，共济失调应注意与脊髓小脑共济失调相鉴别。发病年龄、病程进展过程、伴随的神经系统表现、脑电图特点及有关的基因检测等辅助检查有助于PME的诊断及与其他疾病的鉴别。

### （六）治疗及预后

PME的病因多为神经遗传病，多无特效治疗方法。目前的治疗主要包括控制癫痫发作和肌阵挛、对症支持治疗和康复治疗，多数预后不良。PME中的肌阵挛和癫痫发作通常很难控制，且对抗癫痫药有耐药倾向。丙戊酸为首选药物，氯硝西泮通常用于添加治疗。已经证实高剂量的吡拉西坦可能仅对治疗肌阵挛有效。左乙拉西坦可能对肌阵挛和全面性癫痫发作均有效。托吡酯和唑尼沙胺作为添加治疗可能有效。迷走神经刺激术可能有效，但不作为常规治疗方案。要避免使用已明确会加重肌阵挛的药物，包括氨己烯酸、奥卡西平、卡马西平、苯妥英钠和加巴喷丁。拉莫三嗪对肌阵挛的效果无法预测，须谨慎使用。在线粒体疾病（如MERRF等）中，因丙戊酸干扰线粒体能量代谢，应避免使用。在肌阵挛暴发性加重或肌阵挛持续状态时，患者应避免所有的噪声和明亮的光线，应在安静的房间内接受治疗，急诊处理包括静脉注射苯二氮䓬类药物（地西泮、劳拉西泮、氯硝西泮、咪达唑仑）、丙戊酸和左乙拉西坦。布瓦西坦是一种SV2A配体，作用机制不同于左乙拉西坦，在实验模型中具有对癫痫和肌阵挛重要的抗癫痫活性，已经被FDA批准为孤儿药，用于治疗症状性肌阵挛，并被欧洲药品管理局批准为治疗进行性肌阵挛癫痫。未来的基因治疗和酶替代治疗或许可以帮助改善PME相关的进行性疾病的病程。

### （七）典型病例

患儿，男，6岁，主因"间断愣神或全身突然抖动一下1年"就诊。

现病史：患儿5岁时无明显诱因出现愣神，持续10秒左右，家长未予重视；5岁7个月时愣神频繁，有时伴跌倒，持物落地，身体突然抖动一下，脑电图监测到不典型失神发作，有时伴肌阵挛发作，口服丙戊酸发作控制。6岁时再次发作，表现为双腿无力，突然跌倒，持续数秒缓解，每天发作10余次，且患儿偶有睡眠中突然坐起，后继续入睡的表现，加用左乙拉西坦后发作无明显减少。家长诉患儿有持物手抖表现。

既往史、个人史：围产期无特殊，发病前发育正常，发病后发育落后、认知倒退。

家族史：无癫痫及热性惊厥家族史。

体格检查：反应迟钝，行走步态不稳，指鼻试验不配合，无眼球震颤，双下肢肌张力偏高，腱反射活跃，巴宾斯基征阴性。

辅助检查：脑电图背景明显慢于同龄儿（图5-55）；醒-睡各期脑区性双侧前头部、枕区、广泛性左右可不同步棘波、棘慢波、尖慢波，前头部著；监测到清醒期频繁不典型失神发作，有时伴肌阵挛发作（图5-56）；监测到非癫痫性肌阵挛（图5-57）。头颅MRI显示大脑皮质及小脑脑沟偏深，提示脑萎缩（图5-58）。基因检测，患儿及父母家系全外显子组测序结果显示，患儿 *CLN6* 基因存在复合杂合变异。① c.179T＞C（p.Phe60Ser），即第60位的苯丙氨酸（Phe）被丝氨酸（Ser）替代，此变异来源于母亲，ACMG评级为临床意义未明；② c.407G＞A（p.Arg136His），即第136位的精氨酸（Arg）被组氨酸（His）替代，此变异来源于父亲，ACMG评级为临床意义未明；关联疾病为神经元蜡样质脂褐质沉积症6型。患儿表型与该基因临床表型相符。

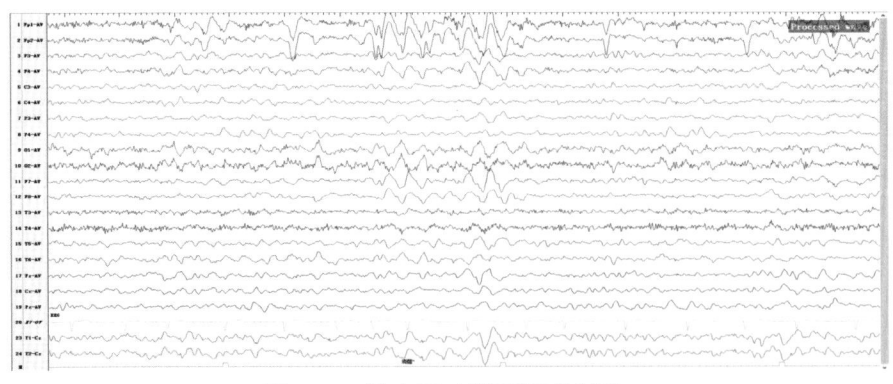

图5-55　脑电图（背景明显减慢）

# 第五章　不同年龄起病的遗传性癫痫综合征

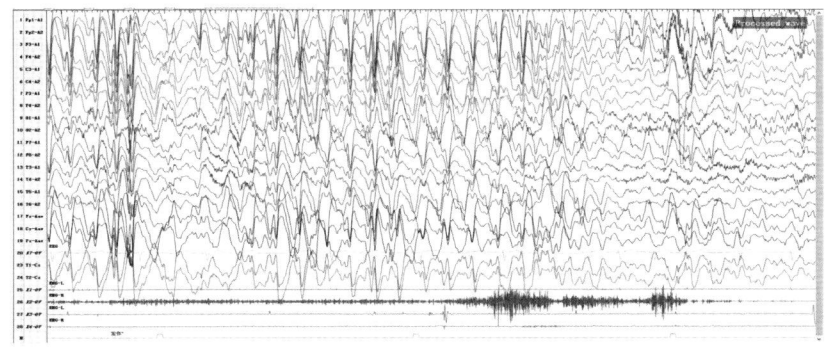

图 5-56　脑电图（监测到不典型失神伴肌阵挛发作）

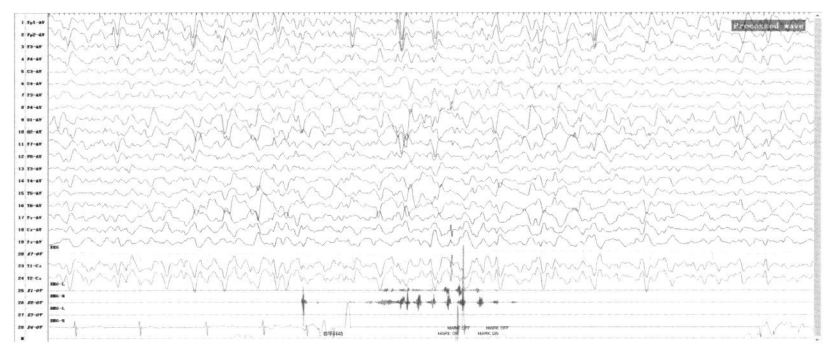

图 5-57　脑电图（监测到非癫痫性肌阵挛）

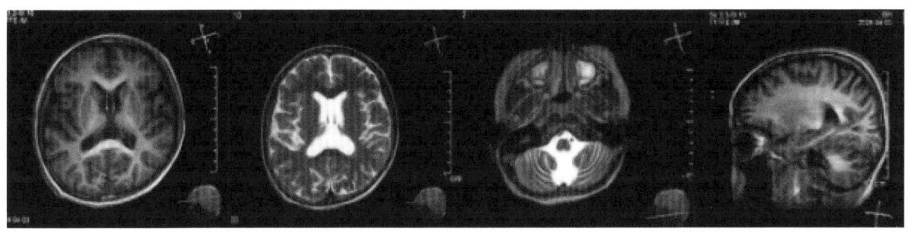

图 5-58　头颅 MRI（患儿大脑皮质及小脑脑沟偏深，提示脑萎缩）

诊断：癫痫，肌阵挛发作，不典型失神发作，进行性肌阵挛癫痫；神经元蜡样质脂褐质沉积症，*CLN6* 基因变异相关。

治疗与随访：调整抗癫痫药物丙戊酸、左乙拉西坦的药物剂量，发作较前减少。语言、智力发育较同龄儿明显落后，现不能双脚跳，说话语速较慢。

（杨志仙　张月华）

癫痫遗传学 Epilepsy Genetics

# 第五节 特发性全面性癫痫综合征

## 【儿童失神癫痫】

### （一）概述

1770 年 Tissot 首次描述了儿童失神癫痫（CAE），其中最早提到了癫痫综合征的概念。1989 年 ILAE 在将 CAE 归类为特发性全面性癫痫（IGE）。2022 年 ILAE 疾病分类和定义工作组沿用惯例，保留了 IGE 这一分类，其包含 CAE、青少年失神癫痫、青少年肌阵挛癫痫及仅有全面强直-阵挛发作的癫痫这 4 个综合征。IGE 是遗传性全面性癫痫的一个亚组，其患者占所有癫痫患者的 15%～20%，其病因具有遗传基础，通常有较为良好的癫痫控制预后，不会发展为癫痫性脑病，并且各综合征具有相似的脑电图特征。CAE 的年发病率为（6.3～8.0）/10 万，其患者约占学龄儿童癫痫患者的 18%。CAE 于学龄前至学龄期起病，特征性发作类型为典型失神发作，可由过度换气诱发，发作短暂而频繁，患儿起病前发育正常，多于 12 岁前缓解。

### （二）临床表现

CAE 的起病年龄为 4～10 岁，起病高峰年龄为 5～7 岁，少数病例可早至 2 岁或晚至 13 岁发病。CAE 患儿中女孩更多见，占 60%～75%。10%～15% 的患儿有热性惊厥史。患儿通常发育正常，神经系统检查正常，但可合并学习困难、注意缺陷多动障碍、焦虑及抑郁。

典型的失神发作表现为突然发生的完全性意识丧失，伴有凝视、面无表情和活动中断；86% 伴有口部和/或手部自动症，76.5% 出现眨眼、睁眼及轻微的眼睑或口周肌阵挛；有时伴有二便失禁及姿势不能维持；大多数患儿在发作结束后可立即恢复正常活动。失神发作的持续时间一般为 3～20 秒，中位时间为 10 秒，很少超过 30 秒。通常每天发作多次，但往往未被充分认识。

未经治疗时，充分的过度换气能够诱发失神发作。全面强直-阵挛发作很少发生在儿童期频繁的失神发作之前或期间，而更多见于青春期失神发作缓解之后，并可能预示着演变为另一种IGE综合征。CAE中无单独的肌阵挛发作，仅在失神发作时可出现轻微的肌阵挛症状。

CAE通常药物治疗有效，多数患儿在青春期早期发作缓解。失神发作缺乏运动自动症，可能与较差的预后有关。

**(三) 辅助检查**

1. 脑电图：背景活动正常。发作间期21%～30%的病例出现一侧或双侧2.5～4 Hz的枕区间歇性节律性δ活动。超过半数的患儿可见少量散发的局限性棘慢复合波，以额区最明显。睡眠期较多广泛性2.5～4 Hz棘慢波散发或阵发，常呈片段化，但局灶性或多灶性放电的位置不固定。光敏性不常见，闪光刺激可在21%的患儿中诱发广泛性棘慢波。发作期脑电图特征为双侧对称同步的3 Hz棘慢复合波或双棘慢复合波，波幅以前头部最高；约43%的患儿发作起始时频率稍快，为3.5～4.5 Hz，而约21%患儿以稍慢的2.5 Hz起始；发作结束前频率稍减慢至2.5～2.8 Hz。持续4～10秒，多为8～10秒，发作后背景活动无抑制或慢波现象。

2. 头颅MRI：CAE患儿头颅MRI是正常的，且并非诊断所必需。若患儿有不典型的临床表现，发作呈耐药性，或脑电图有持续的局灶性慢化，则应进行神经影像学检查。

3. 基因检测：CAE的病因有很强的遗传性因素，通常为多基因复杂遗传，可受到环境因素的影响，基因检测并非常规检查。通过IGE的家系研究及大型队列研究，发现少数单基因和拷贝数变异提高了CAE的发病风险，包括*GABRG2*、*GABRA1*、*SLC2A1*、15q11.2、15q13.3和16p13.11微缺失。若失神发作起病早于4岁，尤其是存在智力障碍、运动障碍或耐药性等不典型表现，或有明确的癫痫发作家族史，应检测*SLC2A1*以排查葡萄糖转运体1缺陷综合征，约有10%的早发失神发作由本病所致。若患儿有明显的学习障碍，需考虑染色体微阵列检测，以发现致病性拷贝数变异。

### (四)诊断标准

根据2022年ILAE癫痫综合征分类和定义,CAE的诊断标准如下。

**必备性标准**:①典型失神发作;②失神发作起始时脑电图广泛性3 Hz(范围2.5～4 Hz)棘慢波。

**警示性标准**:该综合征的绝大多数患者缺乏,但少数患者可以出现,警告条目越多诊断越不可靠。①在频繁失神发作之前或期间出现全面强直-阵挛发作,发作性凝视常常持续30秒以上,发作后意识蒙胧或疲倦,未经治疗的患儿发作频率低于每日发作;②脑电图固定的单侧痫样放电,未经治疗的患儿进行充分的、≥3分钟的过度换气不能诱发广泛性2.5～4 Hz棘慢波,在有广泛性2.5～4 Hz棘慢波的儿童中记录到典型的发作性凝视,但无相应的脑电图改变,在没有应用镇静药物的情况下,脑电图背景持续性减慢;③起病年龄在2～3岁或11～13岁;④轻度智力障碍;⑤神经系统查体异常;⑥神经影像学检查异常。

**排除性标准**:①存在突出的肌阵挛发作、眼睑肌阵挛发作、肌阵挛-失神发作、失张力发作、强直发作、不典型失神发作、局灶性意识障碍发作;②脑电图弥漫性背景慢化;③起病年龄<2岁或>13岁;④中至重度智力障碍;⑤认知发育停滞或倒退;⑥脑脊液葡萄糖水平降低和/或 *SLC2A1* 致病性变异(通常不需检测,但对于发病年龄≤3岁、小头畸形和/或智力障碍的儿童强烈建议进行检测)。

### (五)鉴别诊断

1.青少年失神癫痫:青少年失神癫痫与CAE同属于IGE,亦以失神发作为主要发作类型。青少年失神癫痫通常在10岁以后起病,失神发作的频率较CAE低,常每天少于1次,发作时意识障碍的程度较轻。青少年失神癫痫出现全面强直-阵挛发作和失神持续状态的风险更高。脑电图有助于区分CAE和青少年失神癫痫,大多数未经治疗的CAE患儿中,短暂(<1秒)的不规则放电、发作节律的短暂中断、不同频率或形态的波形的发生情况都明显少于青少年失神癫痫患者。

2.葡萄糖转运体1缺陷综合征:在4岁以下起病的失神发作中,约10%

的病例为 *SLC2A1* 致病性变异所致，因此诊断早发失神发作时应注意鉴别。此病因葡萄糖在血-脑屏障中发生转运障碍，导致一系列神经系统症状，包括婴儿期起病的癫痫、运动障碍和智力障碍，半数患儿存在小头畸形。失神发作常伴有肌阵挛成分，此外常有肌阵挛发作、肌阵挛-失张力发作、全面强直-阵挛发作及不典型失神发作等多种发作类型。发作频率不一，但有耐药性，需应用生酮饮食治疗。禁食后脑脊液葡萄糖水平及脑脊液葡萄糖/血浆葡萄糖比值降低。建议进行基因检测明确诊断。

3.肌阵挛失神癫痫：属于遗传性全面性癫痫，发病高峰年龄约为7岁（范围1～12岁），男性更易受累（70%），约70%的患儿出现智力障碍，预后不确定，约40%能够缓解。肌阵挛失神癫痫的特征性且诊断所必备的发作类型为肌阵挛失神发作，其特点是失神伴有双上肢节律性抽动，手臂强直外展并逐渐抬高，同期脑电图为广泛性3 Hz棘慢复合波暴发，棘波与肌阵挛成分具有锁时关系。

4.眼睑肌阵挛癫痫：既往称为Jeavons综合征，属于遗传性全面性癫痫，发病高峰年龄为6～8岁（范围2～14岁），男女受累比例为1：2，约半数患儿有智力障碍或注意力问题，发作常耐药，可成为终身性疾病。特征性的眼睑肌阵挛发作常由合眼和闪光刺激诱发，表现为眼睑有节律地快速（3～6 Hz）抽动，同时眼球上视，头部轻度后仰，伴或不伴意识损伤，发作短暂（通常1～3秒）而频繁；同期脑电图为广泛性3～6 Hz棘慢复合波或多棘慢复合波暴发。高达20%的患儿会出现眼睑肌阵挛持续状态，大多数病例有全面强直-阵挛发作。

5.有不典型失神发作的其他全面性癫痫：多为（发育性）癫痫性脑病，如Lennox-Gastaut综合征。不典型失神发作可持续较长时间，有时意识损伤程度较轻，发作起始和终止均缓慢；同期脑电图为广泛性1.5～2.5 Hz的慢棘慢波发放，可有不规则棘慢波、多棘慢波或弥漫性高幅慢波。

（六）治疗及预后

CAE通常抗癫痫发作药物治疗有效。《临床诊疗指南——癫痫病分册》（2015修订版）和《新诊断儿童癫痫的初始单药治疗专家共识》中，推荐丙戊酸为失神发作和 CAE 的首选治疗药物。然而，随着近年来认识到宫内暴露于丙戊酸的胎儿具有发生严重发育障碍高风险，IGE 的选药策略有所改变。2022 年 NICE 指南中，建议失神发作和 CAE 患儿将乙琥胺作为一线治疗药物；若无效，在男性患儿和小于 10 岁的女性患儿中选择丙戊酸作为二线单药或添加治疗；若二线治疗不成功，可将拉莫三嗪或左乙拉西坦作为三线单药或添加治疗。若发作难治，还可尝试托吡酯和唑尼沙胺。一项荟萃分析显示，丙戊酸和乙琥胺治疗儿童失神发作的无发作率高于拉莫三嗪。由于乙琥胺未在我国上市，仍可首选丙戊酸治疗 CAE，但应向女性患儿的家属说明发育和致畸等相关风险；若患儿存在过敏、肥胖等不适宜应用丙戊酸的情况，可选择拉莫三嗪。

60% 的患儿在发病后 2 年内或青春期早期病情缓解，不会进展为癫痫性脑病。发作未缓解的患者可能演变成其他 IGE 综合征，如青少年肌阵挛癫痫。此外，部分患儿存在精神心理合并症，如注意缺陷多动障碍、学习困难等，可影响至成年。

**（七）典型病例**

患儿，男，7 岁 6 个月，主因"间断愣神发作 1 月余"就诊。

现病史：1 月余来患儿无明显诱因出现发作性愣神，表现为双眼凝视，呼之不应，原进行中的动作停止，可伴咀嚼及双手摸索样动作，无发绀、肢体僵硬或抽动，不致跌倒，持续 5～15 秒自行缓解，缓解后精神如常，继续之前的活动，对发作不能回忆。病初家长未重视，患儿发作逐渐增多，近期每天可观察到 10 余次，且有 2 次伴尿失禁。患儿自发病以来学习成绩有所下降。

既往史、个人史：围产期无特殊，发育正常，1 岁余曾有热性惊厥 1 次，目前读小学二年级，成绩优秀。

家族史：无癫痫及热性惊厥家族史。

体格检查：神清语利，内科及神经系统查体均无明显异常。嘱过度换气约 40 秒时，患儿出现双眼凝视，呼之不应，吹气动作停止，持续约 10 秒缓解。

辅助检查：实验室检查如血常规、全血生化、血氨、乳酸、同型半胱氨

# 第五章 不同年龄起病的遗传性癫痫综合征

酸及甲状腺功能均正常，血尿代谢筛查未见异常。脑电图，背景活动正常；闪光刺激未见相关异常波，过度换气诱发 1 次发作；发作间期睡眠期稍多量广泛性中−高幅棘慢波阵发；共监测到 8 次发作，表现为双眼凝视，呼之不应，动作停止，可伴双手摸索，持续 5～15 秒缓解，同期脑电图为广泛性高幅 3 Hz 棘慢波暴发（图 5-59）。头颅 MRI 正常。基因检测（外院送检），未发现与临床表型高度符合的致病性变异。

诊断：癫痫，失神发作，儿童失神癫痫。

治疗与随访：口服丙戊酸抗癫痫发作，约 2 周后患儿失神发作得到控制，患儿正常上学，成绩恢复。半年后复查脑电图示发作间期癫痫样放电明显减少，过度换气未诱发临床发作。

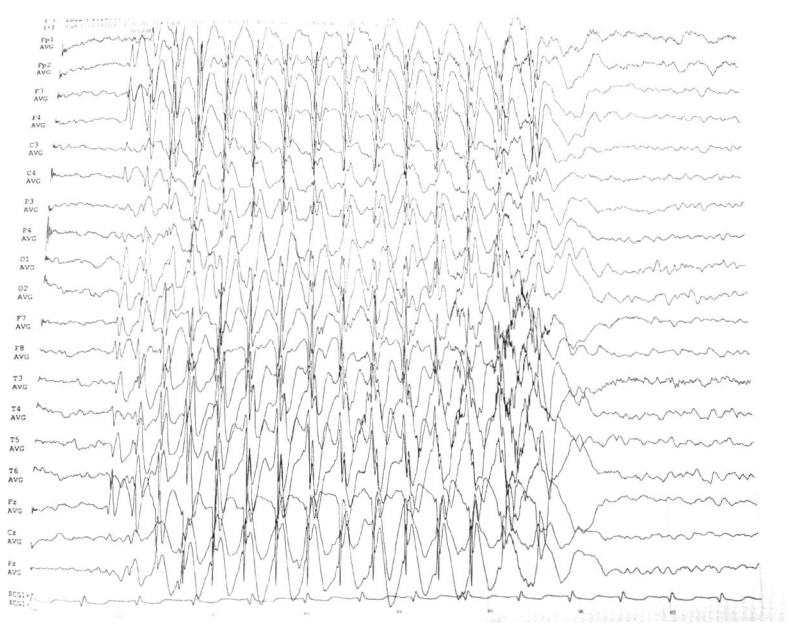

图 5-59　患儿脑电图（发作期监测到失神发作）

## 【青少年失神癫痫】

### （一）概述

青少年失神癫痫（JAE）属于特发性全面性癫痫（IGE），病因具有遗传基础。JAE 比儿童失神癫痫（CAE）少见，占儿童和青少年新发癫痫的

2.4%～3.1%，但可能由于发作被忽略而存在诊断不足的情况。JAE 的特点是典型失神发作伴广泛性 3 Hz 棘慢波发放，发作频率较 CAE 低；全面强直-阵挛发作（GTCS）见于 90% 以上的病例。患者神经系统检查无异常，发育和认知正常，但可出现多动症和学习困难。虽然多数患者应用抗发作药物可以控制癫痫发作，但可能需要终身治疗。

（二）临床表现

JAE 的起病年龄为 8～20 岁，起病高峰年龄为 9～13 岁，特殊病例可在成年后发病。发病年龄小于 10 岁时，应注意与 CAE 相鉴别。女性较男性更易受累。患者发病前发育和认知通常是正常的。6%～33% 的病例有热性惊厥史。

失神发作是诊断 JAE 所必需的，表现为突然发生的意识障碍，凝视伴面部表情丧失，活动中断，伴或不伴口部自动症，发作结束后立即恢复正常活动。其意识障碍的程度较 CAE 轻，患者在意识未完全丧失时可对指令有反应，但难以完成复杂的任务。发作时可出现细微的肌阵挛。典型失神发作的持续时间是 5～30 秒，偶可持续更长时间，最长可达 40 秒以上。发作频率一般低于每日发作。约 20% 的患者会发生失神持续状态，或出现频繁成簇的失神发作。高达 90% 以上的病例有 GTCS，通常于失神发作起病后不久出现，但 14%～27% 的病例可在失神发作之前出现。GTCS 的发作频率不一，多发生于觉醒期。无肌阵挛发作等其他发作类型。

（三）辅助检查

1. 脑电图：背景活动正常。发作间期 3～4 Hz（范围 3～5.5 Hz）广泛性棘慢波阵发，睡眠期可片段化。片段化的棘慢波可呈局灶性或多灶性，但不在同一区域持续出现。在清醒和睡眠记录中，睡眠剥夺会使广泛性放电增强。JAE 间期放电较 CAE 频繁。多棘慢波主要见于困倦期和睡眠期。无慢（< 2.5 Hz）棘慢波。在未经治疗的患者中，约 87% 进行过度换气可诱发失神发作。闪光刺激在 25% 的患者中可诱发广泛性棘慢波。典型失神发作时为双侧对称同步节律性的 3 Hz 棘慢复合波暴发，常有多棘慢复合波，起始时频率较快，为 3～5.5 Hz。JAE 放电的不规则性比 CAE 高 8 倍。

## 第五章　不同年龄起病的遗传性癫痫综合征

2. 头颅 MRI：JAE 患者头颅 MRI 是正常的，若临床及脑电图表现典型，则影像学检查并非诊断所必需。若有不典型表现和耐药性发作，或脑电图有持续的局灶性慢化，则应进行影像学检查。

3. 基因检测：临床遗传学研究表明，JAE 有很强的遗传因素，且与 CAE 有重叠。部分患者有家族史，受累家族成员常患有 IGE。JAE 通常为多基因复杂遗传，可受到环境因素的影响。已发现少数单基因变异会提高 JAE 的发病风险，包括 *GABRG2*、*GABRA1*、*CACNA1A*、*SLC2A1* 等。遗传学检测并非诊断和评估的常规检查，当有不典型表现如智力障碍和耐药性时，应进行基因检测。

**（四）诊断标准**

根据 2022 年 ILAE 的癫痫综合征分类和定义，JAE 的诊断标准如下。

必备性标准：①典型失神发作；②脑电图广泛性 3～5.5 Hz 棘慢波阵发。

警示性标准：该综合征的绝大多数患者缺乏，但少数患者可出现，警告条目越多诊断越不可靠。①发作性凝视常常持续 30 秒以上或发作后意识蒙眬或疲倦，失神发作频率每天＞10 次；②未经治疗的患者进行充分的、≥3 分钟的过度换气不能诱发广泛性 3～5.5 Hz 棘慢波，在没有应用镇静药物的情况下，脑电图背景持续性减慢；③轻度智力障碍；④神经系统查体异常；⑤神经影像学检查异常；⑥在没有使用对 GTCS 有效的抗癫痫发作药物治疗的情况下，病程中无 GTCS。

排除性标准：①存在突出的肌阵挛发作、眼睑肌阵挛发作、肌阵挛-失神发作、失张力发作、强直发作、不典型失神发作、局灶性意识障碍发作；②脑电图有持续的单侧局灶性癫痫样放电，弥漫性背景慢化，记录到典型的凝视发作，但同期无相关脑电改变；③起病年龄＜8 岁或＞20 岁；④中度至重度智力障碍；⑤认知发育停滞或倒退；⑥脑脊液葡萄糖降低和/或 *SLC2A1* 致病性变异（通常不需检测，但小头畸形和/或智力障碍者强烈建议其进行检测）。

**（五）鉴别诊断**

1. CAE：CAE 与 JAE 同属于 IGE，亦以典型失神发作为主要发作类型。

CAE 起病年龄较早，为 4～10 岁，起病高峰年龄为 5～7 岁。失神发作的频率较高，未经治疗时通常每天发作多次，发作时意识障碍程度较重；发生 GTCS 的比例较低。两者脑电图表现相似，但 JAE 无枕区间歇性节律性 δ 活动，广泛性癫痫样放电的频率稍高，且更不规则。

2. 青少年肌阵挛癫痫（JME）：JME 亦属于 IGE，起病年龄与 JAE 相近，为 10～24 岁。JME 中肌阵挛发作突出，易发生于晨醒后或睡眠不足时，而 JAE 无肌阵挛发作。

3. 仅有全面强直-阵挛发作的癫痫亦属于 IGE，起病年龄与 JAE 相近，为 10～25 岁。由于 JAE 患者发生 GTCS 的比例高，且失神发作有时易被忽视，故应鉴别。仅有全面强直-阵挛发作的癫痫的 GTCS 常由睡眠不足引起，多发生于醒后 2 小时内，疲劳和酒精亦会降低发作阈值，发作通常不频繁，有时一年一次或更少。主要区别是仅有全面强直-阵挛发作的癫痫无失神发作。脑电图为广泛性 3～5.5 Hz 棘慢波或多棘慢波发放。

4. 肌阵挛失神癫痫：属于遗传性全面性癫痫，发病高峰年龄约为 7 岁（范围 1～12 岁），约 70% 的患儿出现智力障碍，预后不确定，约 40% 能够缓解。肌阵挛失神癫痫的特征性发作类型为肌阵挛失神发作，表现为失神伴有双上肢节律性抽动，手臂强直性伸展并逐渐抬高，同期脑电图为广泛性 3 Hz 棘慢复合波暴发，棘波与肌阵挛成分具有锁时关系。

5. 眼睑肌阵挛癫痫：属于遗传性全面性癫痫，发病高峰年龄为 6～8 岁（范围 2～14 岁），约半数患儿有智力障碍或注意力问题，发作常耐药，可成为终身性疾病。眼睑肌阵挛癫痫特征性的眼睑肌阵挛发作表现为眼睑有节律地快速（＞4 Hz）抽动，同时眼球上视，头部轻度后仰，伴或不伴意识损伤，发作短暂（通常 1～3 秒）但非常频繁，可出现持续状态，具有光敏性，常由合眼和闪光刺激诱发；同期脑电图为广泛性 3～6 Hz 棘慢波或多棘慢波暴发。大多数病例有 GTCS。

### （六）治疗及预后

JAE 通常药物治疗有效。《临床诊疗指南——癫痫病分册》（2015 修订版）推荐乙琥胺或丙戊酸作为失神发作及相关综合征的一线治疗药物。但由于JAE中GTCS的发生率高，目前不建议将乙琥胺作为初始单药使用，而应使用广谱抗癫痫发作药物。JAE通常在青春期早期起病，且可能需要治疗至育龄期，因此2022年NICE指南中建议有生育潜力的女性失神发作及IGE患者将拉莫三嗪或左乙拉西坦作为一线治疗药物，避免应用丙戊酸，除非其他选择无效或不能耐受，若应用则需了解其致畸风险并进行有效避孕；男性失神发作和IGE患者可选择丙戊酸作为一线治疗药物；若无效或不耐受，可考虑唑尼沙胺、托吡酯、氯巴占、氯硝西泮或联合用药。一项荟萃分析显示，丙戊酸治疗儿童和青少年失神发作的无发作率高于拉莫三嗪。避免使用卡马西平、奥卡西平、苯妥英钠、苯巴比妥、加巴喷丁和氨己烯酸。

长期随访显示，JAE的预后可能劣于预期。一项纳入46例患者的研究中，随访5年时仅7例（15.2%）达到无发作，而22例（47.8%）发作耐药、控制不佳，患者病程中平均使用抗癫痫发作药物（3.8±2.3）种。另一项纳入36例患者的研究中，14例（38.9%）治疗后2年无发作，但停药的6例均复发，且重新用药后缓解率更低。因此，JAE可能需要终身治疗。此外，JAE患者即使癫痫发作得到控制，合并多动症和学习困难的比例较高，抑郁症和焦虑症的发生率也较高。

**（七）典型病例**

患儿，女，11岁3个月，主因"间断愣神发作2月余，3天前抽搐1次"就诊。

现病史：2月余来患儿无明显诱因出现发作性愣神，表现为双眼凝视，动作停止，有时伴轻微眨眼、咀嚼及双手摸索样动作，不伴肢体抽动、手中掉物、跌倒，持续10～30秒自行缓解，缓解后精神如常，继续之前的活动，自诉感到"断片、脑中空白"，对发作不能回忆。病初2～3天发作1次，近期次数增多，频繁时每天1～3次。3天前患儿吃早餐时突发抽搐1次，表现为面部朝下倒地，呼之不应，双眼上翻，肢体僵硬，继而双上肢节律性抽动，持续约2分钟自行缓解，其后疲倦入睡，半小时醒后精神恢复如常。

既往史、个人史：围产期无特殊，发育正常，既往体健，目前读小学五年级，成绩优秀，未月经初潮。

家族史：无癫痫及热性惊厥家族史。

体格检查：神清语利，内科及神经系统查体均无明显异常。嘱过度换气近1分钟后患儿出现双眼凝视，反应减低，吹气动作停止，持续约15秒缓解。

辅助检查：实验室检查如血常规、全血生化、血氨、乳酸、同型半胱氨酸及甲状腺功能均正常。脑电图，背景活动正常，为双侧枕区9～10 Hz的α节律；闪光刺激未见相关异常波，过度换气诱发2次发作；发作间期睡眠期多量广泛性中-高幅棘慢波、多棘慢波阵发，前头部为著（图5-60）；共监测到4次失神发作，表现为双眼凝视，反应减低，动作减慢或停止，2次伴有轻微咂嘴、双手摸索动作，持续10～25秒缓解，同期脑电图为广泛性高幅3～3.5 Hz棘慢波暴发（图5-61）。头颅MRI正常。

诊断：癫痫，失神发作，全面强直-阵挛发作，JAE。

治疗与随访：口服拉莫三嗪抗癫痫发作，约3周后患儿失神发作得到控制，未再出现GTCS，患儿正常上学，成绩未下降。半年后复查脑电图示睡眠期癫痫样放电较前减少，过度换气未诱发出临床发作。

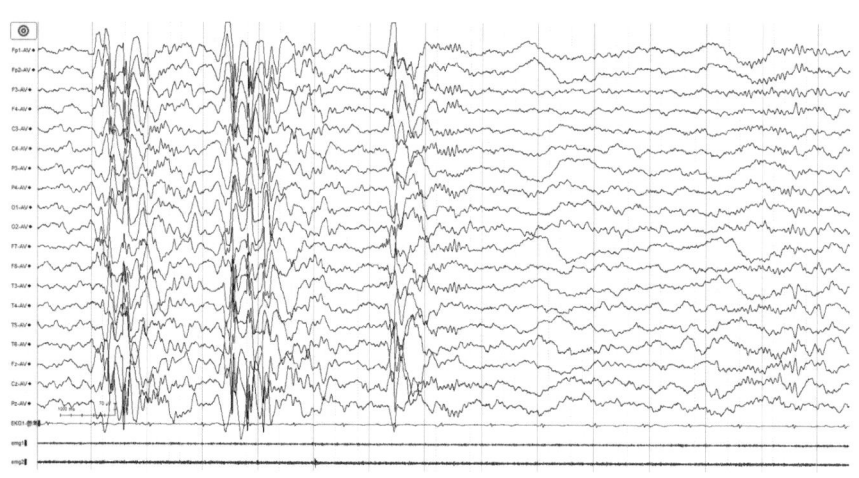

图5-60　患儿发作间期脑电图

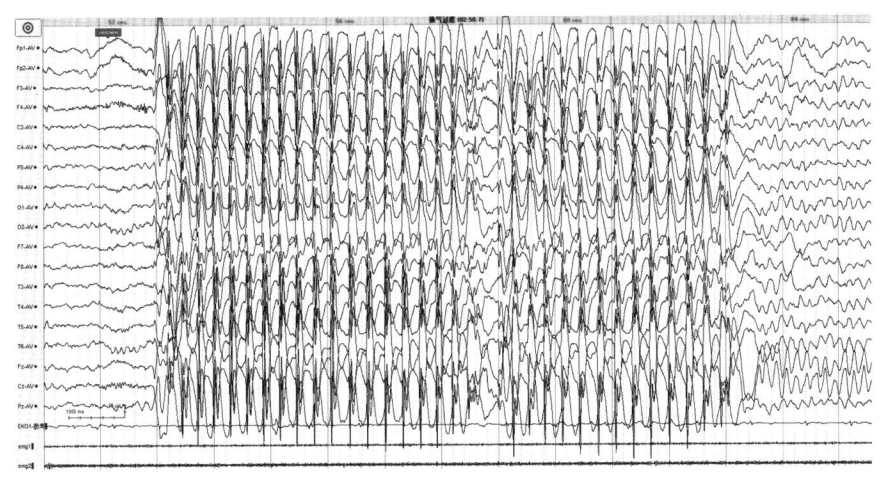

图5-61　患儿脑电图（过度换气第53秒诱发1次失神发作）

## 【青少年肌阵挛癫痫】

### （一）概述

青少年肌阵挛癫痫（JME）属于特发性全面性癫痫（IGE），病因具有遗传基础。JME是最常见的青少年和成年起病的IGE综合征，发病率为3/10 000人，约占所有癫痫的9.3%。JME有肌阵挛发作和全面强直-阵挛发作（GTCS）。肌阵挛发作常在醒后不久和疲劳时发生，睡眠不足是重要的诱发因素。脑电图为广泛性3～5.5 Hz棘慢波和多棘慢波，光敏性常见。通常需要终身治疗。

### （二）临床表现

JME的起病年龄为10～24岁，少数病例可早至8岁或晚至40岁。男女无差别。5%～15%的病例从儿童失神癫痫（CAE）演变而来。4%～5%有热性惊厥史。患者的发育和认知通常是正常的，有时可有特定认知领域如执行、决策、注意力的损害。极少数情况下，JME亦可发生于轻度智力障碍者，其中约10%存在复发性染色体微缺失。此外，JME患者中焦虑、抑郁、冲动的发生率也较普通人群高。

肌阵挛发作是诊断JME所必需的，最常发生于醒后1小时内，入睡前精神放松和思睡时也易发作，睡眠不足是常见的诱发和加重因素，少数患者情绪紧张或进行长时间智力活动也可诱发。肌阵挛发作可累及双侧或以一侧肢体明显，常累及上肢和肩部，表现为不自主抖动、动作不稳、掉物等，有时累及下肢并导致跌倒，发作时无意识障碍。可见反射性肌阵挛发作，由闪光刺激或动作诱发。肌阵挛持续状态罕见。有时患者和家属没有意识到肌阵挛样抽动是癫痫性发作，而在出现 GTCS 后回顾病史方认识到，从而导致诊断延误。90% 以上的病例有 GTCS，发作频率不一，多于醒后或睡眠不足时发作。常在发作前有一系列频率和幅度均逐渐增加的肌阵挛发作，形成肌阵挛-强直-阵挛发作；GTCS 持续状态少见。1/3 的病例有失神发作，持续时间短暂（3～8 秒），意识障碍的程度较 CAE 轻，发作频率低于每日发作，失神持续状态罕见。

**（三）辅助检查**

1. 脑电图：①背景活动正常，仅在 GTCS 发作后可见弥漫性背景活动减慢。②肌阵挛发作期表现为广泛性 3～5.5 Hz 多棘慢复合波暴发，超过 25% 的患者可为 2.5～3 Hz 多棘慢复合波，多棘慢复合波常在连续 2～4 个棘波后跟随 1 个慢波，棘波频率为 10～20 Hz，双侧对称，以额、中央区最明显；肌电图显示肌阵挛与棘波成分相关。失神发作时为广泛性 3～5.5 Hz 多棘慢波或棘慢波。GTCS 的强直期为广泛性节律性棘波，随后是与阵挛同步的棘慢波。③发作间期广泛性棘慢波，尤其是典型的多棘慢波是诊断所必需的，清醒期和睡眠期均可见广泛性 3～5.5 Hz 不规则多棘慢波、棘慢波。睡眠期放电常片段化，呈局灶性或多灶性，但不在同一区域持续出现。20% 的病例有局灶性或多灶性棘波和棘慢波，主要在额区，并且可在不同的脑电图记录中转移部位。发作间期的癫痫样放电可由睡眠剥夺引起，某些患者清醒期脑电图正常，可通过睡眠剥夺以记录到广泛性棘慢波。癫痫样放电与状态密切相关，清醒时常在闭眼后 1～2 秒出现，若保持闭目状态则会减少或消失（合眼敏感）；入睡前至浅睡期增多，非快速眼动睡眠 II 期明显减少；晨醒后明显增多，部分患者可在醒后 1～2 小时出现频繁连续的棘慢波暴发，伴不同程度的肌阵挛发作。④闪光刺激在 1/3 的病例中诱发光阵发反应，未经治疗的患者经专门测试可高达 90%，女性的光敏性为男性的 2～3 倍；闪光刺激可诱发肌阵挛发作、眼睑肌阵挛发作,但很少诱发 GTCS。过度通气可诱发广泛性棘慢波或多棘慢波发放,但很少有临床失神发作。

2. 头颅 MRI:JME 患者头颅 MRI 是正常的,若临床及脑电图表现典型,则影像学检查并非诊断所必需。若有不典型表现和耐药性发作,或脑电图有持续的局灶性慢化,则应进行影像学检查。

3. 基因检测:临床遗传学研究表明,JME 有很强的遗传因素,通常为多基因复杂遗传。少数患者有家族史,受累家族成员常患有 IGE,但不一定为 JEM。在个别病例中有 *CACNB4*、*GABRA1*、*GABRD* 和 *EFHC* 等单基因变异的报道,然而通过大规模队列研究,其中许多基因的致病性已被否定。目前遗传学研究主要关注易感性等位基因,这些变异对癫痫的发生有影响,但并非单基因致病。复发性拷贝数变异,如 15q13.3、15q11.2 和 16p13.11 微缺失,亦可增强 JME 的易感性。因此,遗传学检测并非诊断和评估的常规检查。

**(四)诊断标准**

根据 2022 年 ILAE 的癫痫综合征分类和定义,JME 的诊断标准如下。

必备性标准:①肌阵挛发作;②脑电图广泛性 3～5.5 Hz 棘慢波或多棘慢波发放。

警示性标准(该综合征的绝大多数患者缺乏,但少数患者可出现,警告条目越多诊断越不可靠):① GTCS 持续状态,GTCS 起始时有固定刻板的局灶性发作症状(如总是累及同一侧肢体的同一部位),固定的局灶性肌阵挛;②起病年龄为 8～9 岁或 25～40 岁;③轻度智力障碍;④神经系统查体异常;⑤神经影像学检查异常。

排除性标准:①存在肌阵挛-失神发作、失张力发作、强直发作、不典型失神发作、局灶性意识障碍发作、肌阵挛主要或仅在睡眠中发生、肌阵挛发作仅发生于阅读中、皮质震颤伴肌阵挛;②脑电图监测到惯常的肌阵挛样事件,但同期无相关的多棘慢波和棘慢波发放,脑电图局灶性慢化,持续单侧局灶性癫痫样放电,广泛性＜ 2.5 Hz 慢棘慢波,弥漫性背景活动减慢(并非仅在发作结束后);③起病年龄＜ 8 岁或＞ 40 岁(少数 CAE 会演变为 JME,患者此前会有失神发作,但在 8 岁之前不会出现 GTCS 或肌阵挛发作);

④中度至重度智力障碍；⑤进行性认知倒退，进行性肌阵挛伴精细运动功能受损。

**（五）鉴别诊断**

1. 肌阵挛失神癫痫：属于遗传性全面性癫痫，发病高峰年龄约为 7 岁（范围 1～12 岁），约 70% 的患儿出现智力障碍，预后不确定，约 40% 能够缓解。肌阵挛失神癫痫的特征性发作类型为肌阵挛失神发作，表现为失神伴有双上肢节律性抽动，手臂强直性伸展并逐渐抬高，同期脑电图为广泛性 3 Hz 棘慢复合波暴发，棘波与肌阵挛成分具有锁时关系。

2. 眼睑肌阵挛癫痫：属于遗传性全面性癫痫，发病高峰年龄为 6～8 岁（范围 2～14 岁），约半数患儿有智力障碍或注意力问题，发作常耐药，可成为终身性疾病。特征性的眼睑肌阵挛发作表现为眼睑有节律地快速（>4 Hz）抽动，同时眼球上视、头部轻度后仰，伴或不伴意识损伤，发作短暂（通常 1～3 秒）但非常频繁，可出现持续状态，具有光敏性，常由合眼和闪光刺激诱发；同期脑电图为广泛性 3～6 Hz 棘慢波或多棘慢波暴发。大多数病例有 GTCS。

3. 青少年失神癫痫和仅有全面强直-阵挛发作的癫痫：二者与 JME 同属于 IGE，且起病年龄均与 JME 相近，脑电图发作间期均为广泛性 2.5～5.5 Hz 棘慢波发放。青少年失神癫痫患者中发生 GTCS 的比例高，仅有全面强直-阵挛发作的癫痫有 GTCS；区别是青少年失神癫痫和仅有全面强直-阵挛发作的癫痫无肌阵挛发作。

4. 进行性肌阵挛癫痫：若患者出现认知倒退和持续性、不规则性、耐药性肌阵挛，脑电图背景活动变慢或在低频率（<3 Hz）的闪光刺激下出现光阵发反应，则应考虑本病。

5. 阅读诱发的癫痫：若肌阵挛性抽搐均发生在阅读期间，则应考虑本病。

6. 晚发的 Lennox-Gastaut 综合征：亦可有肌阵挛发作及 GTCS，若有强直发作和/或脑电图广泛性慢棘慢波、快活动阵发，则应考虑本病。

7. 家族性成人肌阵挛癫痫：又称成人肌阵挛癫痫伴皮质震颤。本病与 JME 表现相似，但有突出的皮质震颤，严重程度不一，常随着年龄增长而加重，影响四肢、面部和发声，这种震颤常被误认为由丙戊酸或拉莫三嗪所引起。15%～100%的患者有GTCS。可进行基因检测协助诊断。

8.非癫痫性疾病：包括精神性非癫痫性发作、睡眠中的肢体抽动、脊髓固有的肌阵挛、运动障碍，以及中毒和代谢性、遗传性（如21-三体综合征）和神经退行性疾病（如阿尔茨海默病），均可有肌阵挛样发作，但发作期脑电图无相关癫痫样放电。

### （六）治疗及预后

65%～92%的患者应用适宜的抗癫痫发作药物治疗有效。肌阵挛发作可能比GTCS更难控制。2022年NICE指南中对于肌阵挛发作及其相关综合征推荐丙戊酸作为一线治疗药物，但建议有生育潜力的女性避免应用丙戊酸，除非其他选择无效或不能耐受，并需了解其致畸风险及进行有效避孕；若丙戊酸不合适、无效或不耐受，可应用二线治疗药物左乙拉西坦或托吡酯（应注意托吡酯的安全性不如左乙拉西坦，并会减弱激素避孕药的效果）；若一线和二线治疗不合适、无效或不耐受，可考虑唑尼沙胺、氯巴占、氯硝西泮、吡拉西坦。钠通道阻滞剂如卡马西平、奥卡西平和苯妥英钠常加重JME患者的肌阵挛发作和失神发作，应避免使用；拉莫三嗪也可能会加重某些JME患者的肌阵挛发作。

一项纳入145例JME患者的研究中，仅32例（22.1%）治疗后2年无发作，停药的10例中8例复发，且重新用药后仅2例再次缓解。耐药性的风险因素包括失神发作、精神合并症、早期有CAE病史、运动引起的发作及癫痫发病时年龄较小。因此，目前认为JME是终身性疾病，通常需要终身治疗，只有少数患者能够在远期成功停药。

### （七）典型病例

患儿，女，12岁10个月，主因"发作性上肢抖动10月余，1个月来抽搐2次"就诊。

现病史：10月余来患儿无明显诱因出现发作性上肢抖动，表现为双侧或单侧上肢、肩部、手指触电样快速抽动一下，常连续出现数下至十余下，同期意识无丧失，缓解后精神、活动如常，多发生于晨醒后10分钟左右，每日均有发作，但患儿及家长未予重视，未就诊。近1个月来患儿晨醒后间断无热抽搐2次，表现为双上肢抖动数下后僵硬，继而发生节律性抽动，呼之不应，持续1~2分钟自行缓解，之后疲倦入睡，醒后精神如常，发作前一晚均因写作业而入睡较晚。否认愣神等其他发作表现。自起病以来患儿睡眠欠佳，上课有时精神不集中，学习成绩有所下降。

既往史、个人史：围产期无特殊，既往体健；发育正常，11.5岁月经初潮，月经周期较规律；目前读初中一年级，成绩中上。

家族史：无癫痫及热性惊厥家族史。

体格检查：神清语利，内科及神经系统查体均无明显异常。

辅助检查：实验室检查如血常规、全血生化、血氨、乳酸、同型半胱氨酸及甲状腺功能均正常。智力测试，学龄韦克斯勒智力量表得分为98分，为平常水平。脑电图，背景活动正常，为双侧枕区10~11 Hz的α节律；闪光刺激诱发光阵发反应，未出现临床发作（图5-62）；发作间期，清醒期及睡眠期多量广泛性3.5~5 Hz高幅棘慢波、多棘慢波暴发，觉醒期明显增多（图5-63）；发作期，监测到觉醒后50余次发作，表现为双侧或单侧上肢、肩部、手指快速抽动一下，可连续成簇出现，同期脑电图为广泛性高幅3.5~5 Hz棘慢波、多棘慢波暴发，三角肌肌电暴发与棘波同步（图5-64）。头颅MRI正常。基因检测（WES+CNV）未发现与临床表型高度符合的致病性变异。

诊断：癫痫，肌阵挛发作，肌阵挛-强直-阵挛发作，JME。

治疗与随访：口服左乙拉西坦抗癫痫发作治疗1个月，患儿肌阵挛发作无明显减少，且于睡眠不足后再次发现GTCS 1次。与家长及患儿沟通后，加用丙戊酸钠缓释片联合治疗，患儿肌阵挛发作逐渐得到控制，1年多来未出现GTCS。患儿正常上学，成绩进步；月经周期较规律，未生痤疮和发胖。监测血常规、肝肾功能正常，丙戊酸血药浓度65~72 mg/L，卵巢、子宫B超无明显异常。发作控制半年后复查脑电图示发作间期仍有广泛性高幅3~5 Hz棘慢波、多棘慢波发放，较前有所减少，未监测到临床发作。

# 第五章 不同年龄起病的遗传性癫痫综合征

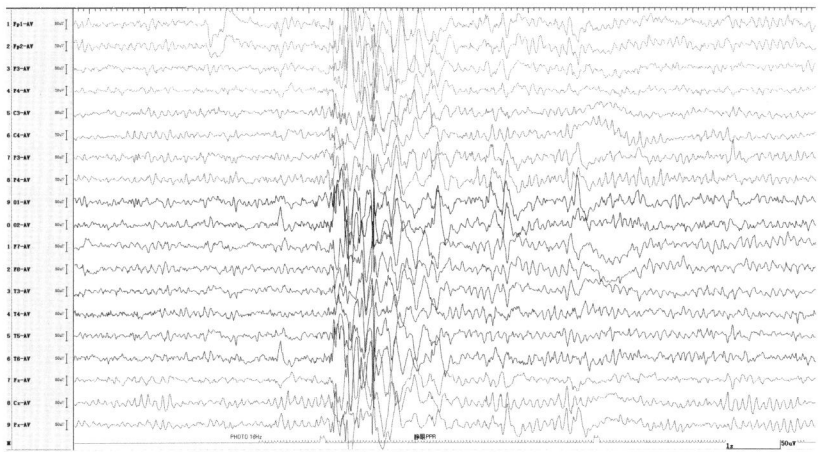

图 5-62 患儿脑电图（患儿睁眼，18 Hz 闪光刺激诱发广泛性光阵发反应）

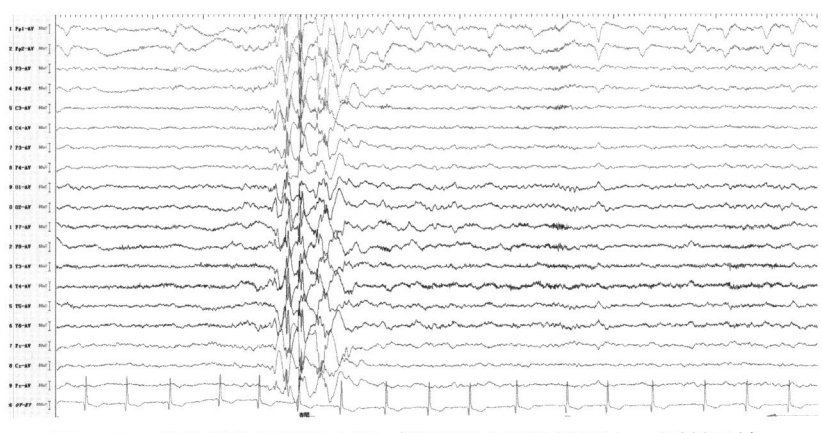

图 5-63 患儿发作间期脑电图（清醒期广泛性棘慢波、多棘慢波）

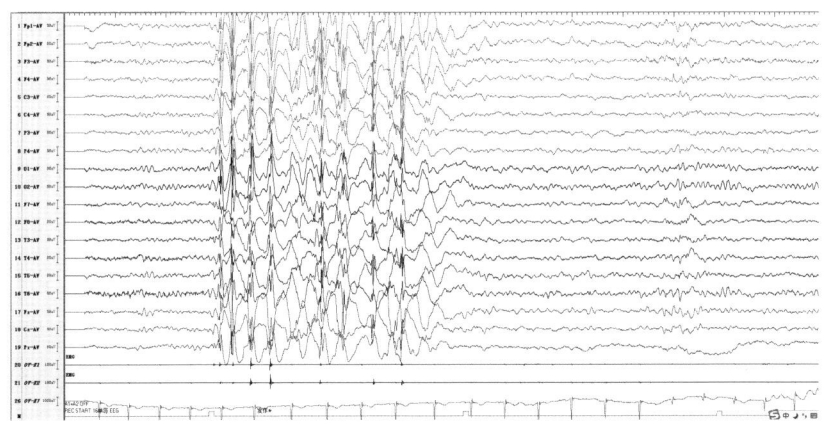

图 5-64 患儿发作期脑电图（成簇肌阵挛发作）

## 【仅有全面强直-阵挛发作的癫痫】

### （一）概述

仅有全面强直-阵挛发作的癫痫（GTCA）既往称为癫痫伴醒后大发作，与儿童失神癫痫、青少年失神癫痫、青少年肌阵挛癫痫同属于特发性全面性癫痫（IGE），病因具有遗传基础。GTCA 是较为常见的 IGE，但其发病率缺乏流行病学数据，有报道指出约占青少年期起病 IGE 的 1/3。患者具有发作频率不一的全面强直-阵挛发作（GTCS），常由睡眠不足引起，而无其他发作类型。脑电图为广泛性 3～5.5 Hz 棘慢波或多棘慢波发放。本病缓解率较低，可能需要终身治疗。

### （二）临床表现

GTCA 的起病年龄为 10～25 岁，亦可早至 5 岁或晚至 40 岁，约 80% 的患者在 10～20 岁首次出现，平均起病年龄较青少年失神癫痫及青少年肌阵挛癫痫晚 2 年左右。受累性别无明显差异。患者围产期和既往史正常，部分有热性惊厥史。通常认知正常，有时可有特定认知领域如执行、决策、注意力的损害。GTCA 亦可发生于智力障碍者，这种情况下应进行基因检测等相关检查以排除特定病因。此外，焦虑和抑郁的发生率也较高。

GTCS 是诊断 GTCA 所必需的，发作与睡眠-觉醒的状态转换有关，多发生在醒后 2 小时内，也可见于清醒期和睡眠期。睡眠剥夺、疲劳和酒精会降低发作阈值。发作一般不频繁，有时为每年一次或频率更低。通常抗癫痫发作药物治疗有效，但可能需要终身治疗。其他发作类型，如失神发作、肌阵挛发作是排除性的，若存在则应考虑其他 IGE 综合征。

### （三）辅助检查

1.脑电图：背景活动正常。仅在发作后可见广泛性慢化；在同一部位出现持续的局灶性慢化应注意脑结构异常。发作间期广泛性 3～5.5 Hz 棘慢波或多棘慢波为诊断所必需，过度换气、思睡期、浅睡期和觉醒后增多，呈 1～3 秒的短程暴发。睡眠剥夺可增强癫痫样放电，有时需行睡眠监测或唤醒后立即做过度换气和闪光刺激以提高脑电图的阳性率。睡眠期癫痫样放电可片段化，呈局灶性或多灶性，但不在同一区域持续出现。无慢（＜2.5 Hz）棘慢波。

闪光刺激可有光阵发反应。GTCS发作期脑电常被伪差所掩盖，在强直阶段为广泛性10 Hz左右棘波节律，随后是与阵挛同步的2～3 Hz棘慢复合波，发作后可出现不规则的慢化。

2. 头颅MRI：GTCA患者头颅MRI是正常的，若临床及脑电图表现典型，影像学检查并非诊断所必需。若有不典型表现和耐药性发作，或脑电图有持续的局灶性慢化，则应进行影像学检查。

3. 基因检测：GTCA的病因具有很强的遗传因素，通常为多基因复杂遗传。有研究报道约12%的患者有一级亲属癫痫家族史，受累家族成员常患有IGE或GGE。遗传学检测并非诊断和评估的常规检查，若发作具有耐药性，应行染色体微阵列检测以寻找复发性拷贝数变异。

**（四）诊断标准**

根据2022年ILAE的癫痫综合征分类和定义，GTCA的诊断标准如下。

必备性标准：①GTCS；②脑电图广泛性3～5.5Hz棘慢波或多棘慢波。

警示性标准（该综合征的绝大多数患者缺乏，但少数患者可出现，警告条目越多诊断越不可靠）：①发作起始时有固定刻板的局灶性发作症状（如总是累及同一侧肢体的同一部位）；②起病年龄为5～9岁或26～40岁；③轻度智力障碍；④潜在相关的神经系统查体异常；⑤潜在相关的神经影像学检查异常。

排除性标准：①全面性肌阵挛-强直-阵挛发作，其他发作类型；②脑电图有局灶性慢化，持续的单侧局灶性癫痫样放电，广泛性＜2.5 Hz慢棘慢波，弥漫性背景活动减慢（并非仅在发作结束后）；③起病年龄＜5岁或＞40岁；④中度至重度智力障碍；⑤进行性认知倒退；⑥神经影像学检查异常，有致病性病变。

**（五）鉴别诊断**

1. 青少年肌阵挛癫痫：属于IGE，起病年龄与GTCA相近，为10～24岁，90%以上的病例有GTCS，发作频率不一。区别在于青少年肌阵挛癫痫中肌阵挛发作突出，易发生于晨醒后或睡眠不足时，而GTCA无肌阵挛发作。

2. 青少年失神癫痫：也属于IGE，起病年龄与GTCA相近，为8～20

岁，起病高峰年龄为 5～7 岁，90% 以上的病例有 GTCS，发作频率不一。区别是青少年失神癫痫中典型失神发作突出，为诊断所必需，而 GTCA 无失神发作。

3. 热性惊厥附加症：若患者既往有热性惊厥病史并持续到 6 岁以后，伴或不伴无热的强直-阵挛发作，则应考虑本病。

4. 精神性非癫痫性发作：若患者发作时意识保留、有异相的肢体运动，发作中没有全身僵硬、骨盆耸动、头和躯干的侧向转动，发作过程缺乏演变，则应考虑非癫痫性发作，同期脑电图无相关痫性活动。

5. 晕厥：晕厥有时伴有运动症状，短暂的强直和阵挛动作可被误认为强直-阵挛发作，偶可出现尿失禁，但很少发生舌咬伤，通过发作诱因、是否突发突止和脑电图可进行鉴别。若容易在体育活动和锻炼时发作，应注意排查心血管疾病，如长 QT 间期综合征常导致晕厥和抽搐。

### （六）治疗及预后

GTCA 通常药物治疗有效。《临床诊疗指南——癫痫病分册》（2015 修订版）推荐丙戊酸或拉莫三嗪作为 GTCA 的一线治疗药物。2022 年 NICE 指南建议 GTCS 和 IGE 的男性患者选择丙戊酸作为一线治疗药物；女性患者，包括需要治疗至育龄的女童，以拉莫三嗪或左乙拉西坦为一线治疗药物，有生育潜力的女性避免应用丙戊酸，除非其他选择无效或不能耐受，若应用则需了解其致畸风险并进行有效避孕；若一线治疗不成功，则以拉莫三嗪或左乙拉西坦作为二线单药治疗或添加治疗药物；若二线治疗不成功，考虑吡仑帕奈或托吡酯作为三线添加治疗药物。避免使用卡马西平、奥卡西平、苯妥英钠、普瑞巴林、加巴喷丁、噻加宾和氨己烯酸。

一项纳入 42 例患者且随访长达 40 年的研究显示，26 例（61.9%）发作缓解大于 5 年，其中 5 例已停药；19 例（45.2%）至少尝试停药 1 次，但其中 12 例（63.2%）复发。总之，GTCA 的发作预后良好，但需长期甚至终身治疗。

### （七）典型病例

患儿，男，13 岁，主因"1 年来间断抽搐 2 次"就诊。

现病史：1 年前患儿晨起去卫生间时突发抽搐，表现为倒地，呼之不应，

## 第五章 不同年龄起病的遗传性癫痫综合征

双眼上翻,肢体僵硬,继而发生节律性抽动,以双上肢为著,伴口唇发绀,持续约2分钟自行缓解,其后入睡约1小时,醒后精神如常,不伴发热、头痛等,未予诊治。3天前患儿吃早餐时再发抽搐1次,从座椅上倒地,表现同前,约2分钟自行缓解,致顶枕部头皮磕伤,余一般情况可,患儿前一晚玩游戏至凌晨1点方入睡。

既往史、个人史:围产期平顺,发育正常,既往体健,目前读初中一年级,成绩中上。

家族史:叔叔2岁时发生热性惊厥1次,余无相关家族史。

体格检查:神清语利,内科及神经系统查体均无明显异常。

辅助检查:实验室检查如血常规、全血生化、血氨、乳酸及甲状腺功能均正常。脑电图,背景活动正常;发作间期睡眠期可见广泛性3~4 Hz中-高幅棘慢波、多棘慢波阵发;未监测到发作(图5-65)。头颅MRI正常。

诊断:癫痫,全面强直-阵挛发作,仅有全面强直-阵挛发作的癫痫。

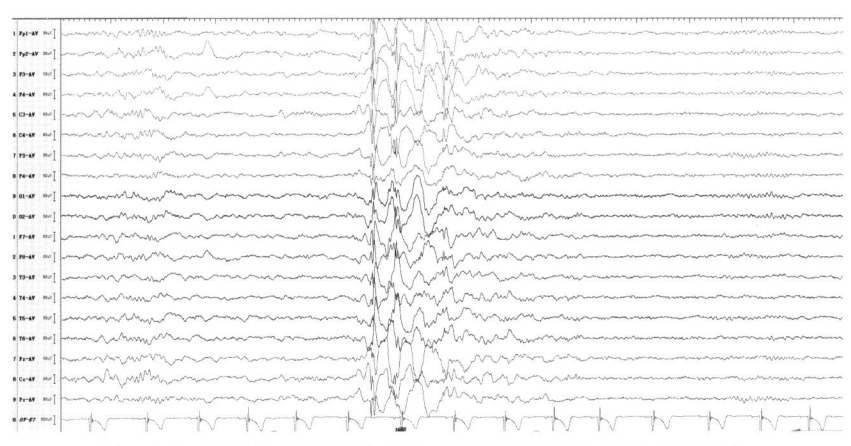

图5-65 患儿发作间期脑电图(睡眠期广泛性3 Hz棘慢波)

治疗与随访:口服丙戊酸钠缓释片抗癫痫发作,并嘱合理作息,避免睡眠不足等诱因。随访2年患儿未再发作,正常上学,监测血常规、肝肾功能正常,丙戊酸血药浓度68 mg/L。1年后复查脑电图示睡眠期仍有少量广泛性棘慢波发放。

(邓 劼 张月华)

# 参考文献

[1] SCHEFFER I E,BERKOVIC S,CAPOVILLA G,et al. ILAE classification of the epilepsies:position paper of the ILAE Commission for Classification and Terminology. Epilepsia,2017,58(4):512-521.

[2] WIRRELL E C,TINUPER P,PERUCCA E,et al. Introduction to the epilepsy syndrome paper. Epilepsia,2022,63(6):1330-1332.

[3] WIRRELL E C,NABBOUT R,SCHEFFER I E,et al. Methodolgy for classification and definition of epilepsy syndrome with list of syndrome:report of the ILAE Task Force on Nosology and Definitions. Epilepsia,2022,63(6):1333-1348.

[4] ZUBERI S M,WIRRELL E,YOZAWITZ E,et al.ILAE classification and definition of epilepsy syndromes with onset in neonates and infants:position statement by the ILAE Task Force on Nosology and Definitions. Epilepsia,2022,63(6):1349-1397.

[5] SPECCHIO N,WIRRELL E C,SCHEFFER I E,et al.International League Against Epilepsy classification and definition of epilepsy syndromes with onset in childhood:position paper by the ILAE Task Force on Nosology and Definitions. Epilepsia,2022,63(6):1398-1442.

[6] RINEY K,BOGACZ A,SOMERVILLE E,et al. International League Against Epilepsy classification and definition of epilepsy syndromes with onset at a variable age:position statement by the ILAE Task Force on Nosology and Definitions. Epilepsia,2022,63(6):1443-1474.

[7] HIRSCH E,FRENCH J,SCHEFFER I E,et al. ILAE definition of the idiopathic generalized epilepsy syndromes:position statement by the ILAE

Task Force on Nosology and Definitions. Epilepsia,2022,63(6):1475-1499.

[8] ZUBERI S M,WIRRELL E,YOZAWITZ E,et al. ILAE classification and definition of epilepsy syndromes with onset in neonates and infants:position statement by the ILAE Task Force on Nosology and Definitions. Epilepsia,2022,63(6):1349-1397.

[9] SYMONDS J D,ELLIOTT K S,SHETTY J,et al. Early childhood epilepsies:epidemiology,classification,aetiology,and socio-economic determinants. Brain,2021,144(9):2879-2891.

[10] GRINTON B E,HERON S E,PELEKANOS J T,et al. Familial neonatal seizures in 36 families:clinical and genetic features correlate with outcome. Epilepsia,2015,56(7):1071-1080.

[11] SYMONDS J D,ZUBERI S M,STEWART K,et al. Incidence and phenotypes of childhood-onset genetic epilepsies:a prospective population-based national cohort. Brain,2019,142(8):2303-2318.

[12] CORNET M C,MORABITO V,LEDERER D,et al. Neonatal presentation of genetic epilepsies:early differentiation from acute provoked seizures. Epilepsia,2021,62(8):1907-1920.

[13] ZENG Q,YANG X,ZHANG J,et al. Genetic analysis of benign familial epilepsies in the first year of life in a Chinese cohort. J Hum Genet,2018,63(1):9-18.

[14] ZENG Q,YANG Y,DUAN J,et al. *SCN2A*-related epilepsy:The phenotypic spectrum,treatment and prognosis. Front Mol Neurosci,2022,15:809951.

[15] RAMOS-LIZANA J,MARTINEZ-ESPINOSA G,RODRIGUEZ-LUCENILLA M I,et al. Frequency,semiology and prognosis of benign infantile epilepsy. Rev Neurol,2018,66(8):254-260.

[16] 曾琦,张月华,杨小玲,等.良性家族性婴儿癫痫的致病基因谱研究.中华实用儿科临床杂志,2017,32(24):1866-1872.

[17] SCHEFFER I E,BERKOVIC S F.Generalized epilepsy with febrile seizures plus:a genetic disorder with heterogeneous clinical phenotypes.

Brain,1997,120(Pt3):479-490.

[18] ZHANG Y H,BURGESS R,MALONE J P,et al. Genetic epilepsy with febrile seizures plus:refining the spectrum. Neurology,2017,89(12):1210-1219.

[19] CARABALLO R H,FLESLER S,PASTERIS M C,et al. Myoclonic epilepsy in infancy:an electroclinical study and long-term follow-up of 38 patients. Epilepsia,2013,54(9):1605-1612.

[20] YANG Z,LI H,XUE J,et al. Myoclonic epilepsy in infancy with preceding or concurrent afebrile generalized tonic-clonic seizures in Chinese children. Brain Dev,2017,39(10):828-835.

[21] YANG Z,XUE J,LI H,et al. Early childhood myoclonic epilepsy:an independent genetic generalized epilepsy with myoclonic seizures as the main seizure type. Clin Neurophysiol,2017,128(9):1656-1663.

[22] WOLFF M,JOHANNESEN K M,HEDRICH U B S,et al. Genetic and phenotypic heterogeneity suggest therapeutic implications in *SCN2A*-related disorders. Brain,2017,140(5):1316-1336.

[23] GARDELLA E,MARINI C,TRIVISANO M,et al. The phenotype of *SCN8A* developmental and epileptic encephalopathy. Neurology,2018,91(12):e1112-e1124.

[24] VATTA M,TENNISON M B,AYLSWORTH A S,et al. A novel *STXBP1* mutation causes focal seizures with neonatal onset. J Child Neurol,2012,27(6):811-814.

[25] BURGESS R,WANG S,MCTAGUE A,et al. The genetic landscape of epilepsy of infancy with migrating focal seizures. Ann Neurol,2019,86(6):821-831.

[26] 尚可为,张月华. 婴儿癫痫伴游走性局灶性发作研究进展. 中华儿科杂志,2017,55(5):396-399.

[27] PEREIRA A G,BAHI-BUISSON N,BARNERIAS C,et al. Epileptic spasms in congenital disorders of glycosylation. Epileptic Disord,2017,19(1):15-23.

[28] ALRIFAI M T,ALSHAYA M A,ABULABAN A,et al. Hereditary

neurometabolic causes of infantile spasms in 80 children presenting to a tertiary care center. Pediatr Neurol,2014,51(3):390-397.

[29] COUGHLIN CR 2nd,TSENG L A,ABDENUR J E,et al. Consensus guidelines for the diagnosis and management of pyridoxine-dependent epilepsy due to α-aminoadipic semialdehyde dehydrogenase deficiency. J Inherit Metab Dis,2021,44(1):178-192.

[30] MICHAUD J L,LACHANCE M,HAMDAN F F,et al. The genetic landscape of infantile spasms. Hum Mol Genet,2014,23(18):4846-4858.

[31] WU Y W,SULLIVAN J,MCDANIEL S S,et al. Incidence of dravet syndrome in a US population. Pediatrics,2015,136(5):e1310-e1315.

[32] BAYAT A,HJALGRIM H,MØLLER R S. The incidence of *SCN1A*-related dravet syndrome in Denmark is 1∶22,000:a population-based study from 2004 to 2009. Epilepsia,2015,56(4):36-39.

[33] STEEL D,SYNMONDS J D,ZUBERI S M,et al. Dravet syndrome and its mimics:beyond *SCN1A*.Epilepsia,2017,58(11):1807-1816.

[34] TIAN X,YE J,ZENG Q,et al. The clinical outcome and neuroimaging of acute encephalopathy after status epilepticus in dravet syndrome. Dev Med Child Neurol,2018,60(6):566-573.

[35] XU X,YANG X,WU Q,et al. Amplicon resequencing identified parental mosaicism for approximately 10% of "de novo" *SCN1A* mutations in children with dravet syndrome. Hum Mutat,2015,36(9):861-872.

[36] 田小娟,张月华,曾琦,等.Dravet综合征少见致病基因突变及临床表型分析.中华实用儿科临床杂志,2017,32(19):1479-1483.

[37] TIAN X,CHEN J,ZHANG J,et al. The efficacy of ketogenic diet in 60 Chinese patients with dravet syndrome. Front Neurol,2019,10:625.

[38] SHMUELY S,SISODIYA S M,GUNNING W B,et al. Mortality in dravet syndrome:a review. Epilepsy Behav,2016,64(Pt A):69-74.

[39] 曾琦,张月华,杨小玲,等.*KCNQ2*基因相关癫痫的临床表型谱研究.癫痫杂志,2019,5(4):244-256.

[40] GOTO A, ISHII A, SHIBATA M, et al. Characteristics of *KCNQ2* variants causing either benign neonatal epilepsy or developmental and epileptic encephalopathy. Epilepsia, 2019, 60(9): 1870-1880.

[41] PISANO T, NUMIS A L, HEAVIN S B, et al. Early and effective treatment of *KCNQ2* encephalopathy. Epilepsia, 2015, 56(5): 685-691.

[42] NISSENKORN A, KORNILOV P, PERETZ A, et al. Personalized treatment with retigabine for pharmacoresistant epilepsy arising from a pathogenic variant in the *KCNQ2* selectivity filter. Epileptic Disord, 2021, 23(5): 695-705.

[43] TSENG L A, ABDENUR J E, ANDREWS A, et al. Timing of therapy and neurodevelopmental outcomes in 18 families with pyridoxine-dependent epilepsy. Mol Genet Metab, 2022, 135(4): 350-356.

[44] JAMALI A, KRISTENSEN E, TANGERAAS T, et al. The spectrum of pyridoxine dependent epilepsy across the age span: a nationwide retrospective observational study. Epilepsy Res, 2023, 190: 107099.

[45] 薛姣, 杨志仙, 李慧, 等. 吡哆醇依赖性癫痫的临床和遗传学特点及尿液哌啶酸的检测. 中华儿科杂志, 2016, 54(8): 592-596.

[46] ALGHAMDI M, BASHIRI F A, ABDELHAKIM M, et al. Phenotypic and molecular spectrum of pyridoxamine-5'-phosphate oxidase deficiency: a scoping review of 87 cases of pyridoxamine-5'-phosphate oxidase deficiency. Clin Genet, 2021, 99(1): 99-110.

[47] JIAO X, GONG P, NIU Y, et al. Analysis for variable manifestations and molecular characteristics of pyridox(am)ine-5'-phosphate oxidase(PNPO) deficiency. Hum Mol Genet, 2023, 32(11): 1765-1771.

[48] 薛姣, 杨志仙, 张月华, 等. 磷酸吡哆醇（胺）氧化酶缺乏症2例的临床特征及基因突变分析. 中华实用儿科临床杂志, 2016, 31(16): 1265-1269.

[49] LINDY, A S, STOSSER M B, BUTLER E, et al. Diagnostic outcomes for genetic testing of 70 genes in 8565 patients with epilepsy and neurodevelopmental disorders. Epilepsia, 2018, 59(5): 1062-1071.

[50] LEONARD H,DOWNS J,BENKE T A,et al. *CDKL5* deficiency disorder:clinical features,diagnosis,and management. Lancet Neurol,2022,21(6):563-576.

[51] KNIGHT E M P,AMIN S,BAHI-BUISSON N,et al. Safety and efficacy of ganaxolone in patients with *CDKL5* deficiency disorder:results from the double-blind phase of a randomised,placebo-controlled,phase 3 trial. Lancet Neurol,2022,21(5):417-427.

[52] 陈奕,杨小玲,刘爱杰,等. *PCDH19* 基因变异导致女性癫痫患儿的临床特点. 中华儿科杂志,2019,57(7):857-862.

[53] DELL'ISOLA G B,VINTI V,FATTORUSSO A,et al. The broad clinical spectrum of epilepsies associated with protocadherin 19 gene mutation. Front Neurol,2022,12:780053.

[54] CHEN Y,YANG X,CHEN J,et al. *PCDH19*-related epilepsy in mosaic males:the phenotypic implication of genotype and variant allele frequency. Front Neurol,2022,13:1041509.

[55] CHEN Y, LIU A, ZHANG X,et al. Seizure course of *PCDH19* clustering epilepsy in female children:a multicenter cohort study in China. Dev Med Child Neurol,2024,66(6):804-815.

[56] 陈奕,张月华. *PCDH19* 基因相关癫痫治疗和预后研究进展. 中国实用儿科杂志,2022,37(7):541-545.

[57] LÓPEZ-RIVERA J A,PÉREZ-PALMA E,SYMONDS J,et al. A catalogue of new incidence estimates of monogenic neurodevelopmental disorders caused by de novo variants. Brain,2020,143(4):1099-1105.

[58] KLEPPER J,AKMAN C,ARMENO M,et al. GLUT1 deficiency syndrome(Glut1DS):state of the art in 2020 and recommendations of the international Glut1DS study group. Epilepsia Open,2020,5(3):354-365.

[59] TANG M,PARK S H,DE VIVO D C,et al. Therapeutic strategies for glucose transporter 1 deficiency syndrome. Ann Clin Transl Neurol,2019,6(9):1923-1932.

[60] SPECCHIO N,WIRRELL E C,SCHEFFER I E,et al. International League Against Epilepsy classification and definition of epilepsy syndromes with onset in childhood:position paper by the ILAE Task Force on Nosology and Definitions. Epilepsia,2022,63(6):1398-1442.

[61] ZANABONI M P,VARESIO C,PASCA L,et al. Systematic review of executive functions in children with self-limited epilepsy with centrotemporal spikes. Epilepsy Behav,2021,123:108254.

[62] SPECCHIO N,TRIVISANO M,DI CIOMMO V,et al. Panayiotopoulos syndrome:a clinical,EEG,and neuropsychological study of 93 consecutive patients. Epilepsia,2010,51(10):2098-2107.

[63] Taylor I,Berkovic S F,Kivity S,et al. Benign occipital epilepsies of childhood:clinical features and genetics. Brain,2008,131(Pt 9):2287-2294.

[64] VERROTTI A,LAINO D,RINALDI V E,et al. Clinical dissection of childhood occipital epilepsy of gastaut and prognostic implication. Eur J Neurol,2016,23(2):241-246.

[65] KOUTROUMANIDIS M,TSIRKA V,PANAYIOTOPOULOS C. Adult-onset photosensitivity:clinical significance and epilepsy syndromes including idiopathic(possibly genetic) photosensitive occipital epilepsy. Epileptic Disord,2015,17(3):275-286.

[66] SADLEIR L G,DE VALLES-IBÁÑEZ G,KING C,et al. Inherited *RORB* pathogenic variants:overlap of photosensitive genetic generalized and occipital lobe epilepsy. Epilepsia,2020,61(4):e23-e29.

[67] SMITH K M,YOUSSEF P E,WIRRELL E C,et al. Jeavons syndrome:clinical features and response to treatment. Pediatric Neurology,2018,86:46-51.

[68] MAYO S,GÓMEZ-MANJÓN I,FERNÁNDEZ-MARTÍNEZ F J,et al. Candidate genes for eyelid myoclonia with absences,review of the literature. Int J Mol Sci,2021,22(11):5609.

[69] ZAWAR I,KNIGHT E P. Epilepsy with eyelid myoclonia(jeavons

syndrome). Pediatr Neurol,2021,121:75-80.

[70] GIULIANO L,FATUZZO D,MAINIERI G,et al. Eyelid myoclonia with absences:electroclinical features and prognostic factors. Epilepsia,2019,60(6):1104-1113.

[71] 杨志仙,刘晓燕,秦炯,等.肌阵挛失神癫痫临床及脑电图特征.中华儿科杂志,2009,447(011):862-866.

[72] GÖKBEN S,YILMAZ S,KLEPPER J,et al. Video/EEG recording of myoclonic absences in GLUT1 deficiency syndrome with a hot-spot *R126C* mutation in the *SLC2A1* gene. Epilepsy & Behavior,2011,21(2):200-202.

[73] KLITTEN L L,MEILER R S,NIKANOROVA M,et al. A balanced translocation disrupts *SYNGAP1* in a patient with intellectual disability,speech impairment and epilepsy with myoclonic absences(ema). Epilepsia,2011,52(12):e190-e193.

[74] MULLEN S A. Glucose transporter 1 deficiency as a treatable cause of myoclonic astatic epilepsy. Ann Neurol,2011,68(9):1152-1155.

[75] CARVILL G L,HEAVIN S B,YENDLE S C,et al. Targeted resequencing in epileptic encephalopathies identifies de novo mutations in *CHD2* and *SYNGAP1*. Nat Genet,2013,45(7):825-830.

[76] SCHUBERT J,SIEKIERSKA A,LANGLOIS M,et al. Mutations in *STX1B*,encoding a presynaptic protein,cause fever-associated epilepsy syndromes. Nat Genet,2014,46(12):1327-1332.

[77] CARVILL G,MCMAHON J,SCHNEIDER A,et al. Mutations in the GABA transporter *SLC6A1* cause epilepsy with myoclonic-atonic seizures. Am J Hum Genet,2015,96(5):808-815.

[78] STRZELCZYK A,SCHUBERT-BAST S. Expanding the treatment landscape for lennox-gastaut syndrome:current and future strategies. CNS Drugs,2021,35(1):61-83.

[79] ASADI-POOYA A A. Lennox-gastaut syndrome:a comprehensive review. Neurol Sci,2018,39(3):403-414.

[80] BALAGURA G,CACCIATORE M,GRASSO E A,et al.Fenfluramine for the treatment of dravet syndrome and lennox-gastaut syndrome. CNS Drugs,2020,34(10):1001-1007.

[81] GONG P,XUE J,JIAO X,et al.Genetic etiologies in developmental and/or epileptic encephalopathy with electrical status epilepticus during sleep:cohort study. Front Genet,2021,12:607965.

[82] MATHIEU M L,DE BELLESCIZE J,TILL M,et al. Electrical status epilepticus in sleep,a constitutive feature of christianson syndrome? Eur J Paediatr Neurol,2018,22(6):1124-1132.

[83] VAN DEN MUNCKHOF B,VAN DEE V,SAGI L,et al. Treatment of electrical status epilepticus in sleep:a pooled analysis of 575 cases. Epilepsia,2015,56(11):1738-1746.

[84] SÁNCHEZ FERNÁNDEZ I,CHAPMAN K,PETERS J M,et al. Treatment for continuous spikes and waves during sleep(CSWS):survey on treatment choices in North America. Epilepsia,2014,55(7):1099-1108.

[85] MENGHI V,BISULLI F,TINUPER P,et al. Sleep-related hypermotor epilepsy:prevalence,impact and management strategies. Nat Sci Sleep,2018,10:317-326.

[86] TINUPER P,BISULLI F,CROSS J H,et al. Definition and diagnostic criteria of sleep-related hypermotor epilepsy. Neurology,2016,86(19):1834-1842.

[87] TINUPER P,BISULLI F. From nocturnal frontal lobe epilepsy to sleep-related hypermotor epilepsy:a 35-year diagnostic challenge. Seizure,2017,44:87-92.

[88] HERON S E,SMITH K R,BAHLO M,et al. Missense mutations in the sodium-gated potassium channel gene *KCNT1* cause severe autosomal dominant nocturnal frontal lobe epilepsy. Nat Genet,2012,44(11):1188-1190.

[89] KORENKE G C,EGGERT M,THIELE H,et.al. Nocturnal frontal lobe epilepsy caused by a mutation in the GATOR1 complex gene *NPRL3*. Epilepsia,2016,57(3):e60-e63.

[90] LICCHETTA L,BISULLI F,VIGNATELLI L,et al. Sleep-related hypermotor epilepsy:long-term outcome in a large cohort. Neurology,2017,88(1):70-77.

[91] WANG Y,PENG J,BAI S,et al. A *PIK3R2* mutation in familial temporal lobe epilepsy as a possible pathogenic variant. Front Genet,2021,12:596709.

[92] CVETKOVSKA E,KUZMANOVSKI I,BABUNOVSKA M,et al. Phenotypic spectrum in families with mesial temporal lobe epilepsy probands. Seizure,2018,58:13-16.

[93] DIBBENS L M,DE VRIES B,DONATELLO S,et al. Mutations in *DEPDC5* cause familial focal epilepsy with variable foci. Nat Genet,2013,45(5):546-551.

[94] BAULAC S,ISHIDA S,MARSAN E,et al. Familial focal epilepsy with focal cortical dysplasia due to *DEPDC5* mutations. Ann Neurol,2015,77(4):675-683.

[95] RICOS M G,HODGSON B L,PIPPUCCI T,et al. Mutations in the mammalian target of rapamycin pathway regulators *NPRL2* and *NPRL3* cause focal epilepsy. Ann Neurol,2016,79(1):120-131.

[96] BALDASSARI S,PICARD F,VERBEEK N E,et al. The landscape of epilepsy-related GATOR1 variants. Genet Med,2019,21(2):398-408.

[97] DAZZO E,FANCIULLI M,SERIOLI E,et al. Heterozygous reelin mutations cause autosomal-dominant lateral temporal epilepsy.Am J Hum Genet,2015,96(6):992-1000.

[98] BISULLI F,MENGHI V,VIGNATELLI L,et al. Epilepsy with auditory features:long-term outcome and predictors of terminal remission. Epilepsia,2018,59(4):834-843.

[99] MICHELUCCI R,PULITANO P,DI BONAVENTURA C,et al. The clinical phenotype of autosomal dominant lateral temporal lobe epilepsy related to reelin mutations. Epilepsy Behav,2017,68:103-107.

[100] FANCIULLI M,SANTULLI L,ERRICHIELLO L,et al. Microdeletion in autosomal dominant lateral temporal epilepsy.

Neurology,2012,78(17):1299.

[101] YAMAGATA A,FUKAI S. Insights into the mechanisms of epilepsy from structural biology of LGI1-ADAM22. Cell Mol Life Sci,2020,77(2):267-274.

[102] FURIA A,LICCHETTA L,MUCCIOLI L,et al. Epilepsy with auditory features:from etiology to treatment. Front Neurol,2022,12:807939.

[103] ASADI-POOYA A A,STEWART G R,ABRAMS D J,et al. Prevalence and incidence of drug-resistant mesial temporal lobe epilepsy in the United States. World Neurosurg,2017,99:662-666.

[104] DUPONT S,SAMSON Y,NGUYEN-MICHEL V-H,et al. Lateralizing value of semiology in medial temporal lobe epilepsy. Acta Neurol Scand,2015,132(6):401-409.

[105] PEREIRA DALIO M T R,VELASCO T R,FEITOSA I D F,et al. Long-term outcome of temporal lobe epilepsy surgery in 621 patients with hippocampal sclerosis:clinical and surgical prognostic factors. Front Neurol,2022,13:833293.

[106] SILVENNOINEN K,GAWEL K,TSORTOUKTZIDIS D,et al. *SCN1A* overexpression,associated with a genomic region marked by a risk variant for a common epilepsy,raises seizure susceptibility. Acta Neuropathol,2022,144(1):107-127.

[107] HAYKAL M A,EL-FEKI A,SONMEZTURK H H,et al. New observations in primary and secondary reading epilepsy:excellent response to levetiracetam and early spontaneous remission. Epilepsy Behav,2012,23(4):466-470.

[108] SHAHWAN A,FARRELL M,DELANTY N. Progressive myoclonic epilepsies:a review of genetic and therapeutic aspects. Lancet Neurol,2005,4(4):239-248.

[109] MALEK N,STEWART W,GREENE J. The progressive myoclonic epilepsies. Pract Neurol,2015,15(3):164-171.

[110] NITA D A,MOLE S E,MINASSIAN B A. Neuronal ceroid lipofuscinoses. Epileptic Disord,2016,18(S2):73-88.

[111] ZHANG J,YANG Y,NIU X Y,et al.Genetic etiologies of 38 children with progressive myoclonic epilepsy. Acta Epileptologica,2020,3(3):95-109.

[112] WENGER A M,GUTURU H. Systematic reanalysis of clinical exome data yields additional diagnoses:implications for providers. Genet Med,2017,19(2):209-214.

[113] 张静,张月华.进行性肌阵挛癫痫研究进展.中华儿科杂志,2018,56(4):316-319.

[114] KESSLER S K,SHINNAR S,CNAAN A,et al. Pretreatment seizure semiology in childhood absence epilepsy. Neurology,2017,89(7):673-679.

[115] ELMALI A D,AUVIN S,BAST T,et al. How to diagnose and classify idiopathic (genetic) generalized epilepsies. Epileptic Disord,2020,22(4):399-420.

[116] SADLEIR L G,SCHEFFER I E,SMITH S,et al. EEG features of absence seizures in idiopathic generalized epilepsy:impact of syndrome,age,and state. Epilepsia,2009,50(6):1572-1578.

[117] MORSE E,GIBLIN K,CHUNG M H,et al. Historical trend toward improved long-term outcome in childhood absence epilepsy. Epilepsy Res,2019,152:7-10.

[118] 刘晓燕.临床脑电图学.2版.北京：人民卫生出版社,2017.

[119] MULLEN S A,CARVILL G L,BELLOWS S,et al. Copy number variants are frequent in genetic generalized epilepsy with intellectual disability. Ne urology,2013,81(17):1507-1514.

[120] BRIGO F,IGWE S C. Ethosuximide,sodium valproate or lamotrigine for absence seizures in children and adolescents. Cochrane Database Syst Rev,2017,2(2):CD003032.

[121] MARINI C,SCHEFFER I E,CROSSLAND K M,et al. Genetic architecture of idiopathic generalized epilepsy:clinical genetic analysis of 55 multiplex

families. Epilepsia,2004,45(5):467-478.

[122] VORDERWULBECKE B J,KOWSKI A B,KIRSCHBAUM A,et al. Long-term outcome in adolescent-onset generalized genetic epilepsies. Epilepsia,2017,58(7):1244-1250.

[123] HEALY L,MORAN M,SINGHAL S,et al. Relapse after treatment withdrawal of antiepileptic drugs for juvenile absence epilepsy and juvenile myoclonic epilepsy. Seizure,2018,59:116-122.

[124] YACUBIAN E M. Juvenile myoclonic epilepsy:challenges on its 60th anniversary. Seizure,2017,44:48-52.

[125] HEYNE H O,ARTOMOV M,BATTKE F,et al. Targeted gene sequencing in 6994 individuals with neurodevelopmental disorder with epilepsy. Genet Med,2019,21(11):2496-2503.

[126] DE KOVEL C G,TRUCKS H,HELBIG I,et al. Recurrent microdeletions at 15q11.2 and 16p13.11 predispose to idiopathic generalized epilepsies. Brain,2010,133(Pt 1):23-32.

[127] GEITHNER J,SCHNEIDER F,WANG Z,et al. Predictors for long-term seizure outcome in juvenile myoclonic epilepsy:25-63 years of follow-up. Epilepsia,2012,53(8):1379-1386.

[128] SENF P,SCHMITZ B,HOLTKAMP M,et al. Prognosis of juvenile myoclonic epilepsy 45 years after onset:seizure outcome and predictors. Neurology,2013,81(24):2128-2133.

[129] SCHNEIDER-VON PODEWILS F,GASSE C,GEITHNER J,et al. Clinical predictors of the long- term social outcome and quality of life in juvenile myoclonic epilepsy:20-65 years of follow-up. Epilepsia,2014,55(2):322-330.

[130] ABARRATEGUI B,PAREJO-CARBONELL B,GARCÍA GARCÍA M E,et al . The cognitive phenotype of idiopathic generalized epilepsy. Epilepsy Behav,2018,89:99-104.

[131] SHMUELY S,BAUER P R,VAN ZWET E W,et al. Differentiating motor phenomena in tilt-induced syncope and convulsive seizures. Neurology,2018,90(15):e1339-e1346.

[132] 中国抗癫痫协会. 临床诊疗指南——癫痫病分册. 北京：人民卫生出版社,2015.

[133] HOLTKAMP M,KOWSKI A B,MERKLE H,et al. Long-term outcome in epilepsy with grand mal on awakening:forty years of follow-up. Ann Neurol,2014,75(2):298-302.

# 第六章

# 皮质发育畸形相关遗传性癫痫

# 第一节 结节性硬化症

## 一、概述

结节性硬化症（tuberous sclerosis complex，TSC）是常染色体显性遗传，由 *TSC1* 或 *TSC2* 杂合致病性变异导致，可影响包括神经系统在内的多个器官系统。*TSC1* 编码 Hamartin 蛋白，*TSC2* 编码 Tuberin 蛋白，二者与 TBC1D7 组成三聚体，调节 mTOR 信号通路的激活状态。

## 二、临床表现

TSC 的临床表现取决于患者的年龄、所涉及的器官和受累严重程度。

1. 皮肤：约 90% 的患者有特征性皮肤表现，包括色素脱失斑、面部血管纤维瘤、指/趾甲周和甲下纤维瘤及鲨鱼皮样斑。色素脱失斑生后即可被发现，大小不等，可见于躯干及四肢，头皮也可见到，数目不等，生后数年内可逐渐增多。面部血管纤维瘤为特征性皮肤改变，见于 70% 的患者，多于 1～5 岁出现，逐渐增多。甲周或甲下纤维瘤见于 20% 的患者，通常于青春期出现。部分患者躯干两侧或背部腰骶处皮肤可见到鲨鱼皮样斑，隆起于皮肤，边界不规则，表面粗糙。

2. 神经系统：癫痫是 TSC 最常见的神经系统表现，人群研究发现癫痫可见于 79%～90% 的 TSC 患者。在 1/2 以上的患者中，癫痫发作始于 1 岁之内，约 1/3 表现为婴儿癫痫性痉挛综合征。但成年后仍有新发癫痫的风险。几乎所有癫痫发作类型都可见于 TSC，包括强直、阵挛、强直-阵挛、失张力、肌阵挛、不典型失神及各种形式的局灶性发作。TSC 患者可从认知完全正常到重度生长发育迟滞/智力障碍。智力障碍及孤独症表现见于 40%～60% 的患者。智力障碍常与癫痫同时存在，危险因素包括婴儿癫痫性痉挛综合征病史、药物难治性癫痫和 TSC2 基因致病性变异。在青春期和成年期，TSC 患者更容易出现行为问题。6%～9% 的 TSC 患者存在室管膜下巨细胞型星形细胞瘤（subependymal giant cell astrocytoma，SEGA），常在 10～30 岁出现症状，但也可能早至 1 岁半，通常表现为梗阻性脑积水。

3. 眼部：主要为视网膜异常，40%～50% 的患者存在视网膜错构瘤，约 40% 的患者视网膜赤道部有脉络膜视网膜色素脱失的穿凿样区域（即视网膜色素脱失斑）。上述表现有利于疾病的诊断，但很少影响视力，通常不需要治疗。

4. 肾脏：TSC 患者肾脏经常受累，是致死、致残的常见原因。肾脏病变的两种主要类型是血管平滑肌脂肪瘤（hepatic angiomyolipoma，HAML）和肾囊肿。高达 80% 的 TSC 患者中存在 HAML，并且可以在儿童期或成年期进展。HAML 可以在整个肾脏表面有多个小的病变，或者是一个或多个较大的病变。HAML 的症状可以是非特异性腰腹痛，HAML 内部发育异常的血管破裂出血是导致生命危险的主要原因。HAML 进行性增大和病灶内出血可致疼痛并影响肾功能，病灶越大，出血风险越高。伴肾脏病变的 TSC 患者可能出现肾素依赖性高血压，而且由于肾实质被替代和压迫，还可能发生慢性肾脏病。在 TSC 患者中，可见肾囊肿的患者不到 20%，且常常无症状。多囊肾在 3%～5% 的 TSC 患者中发生，与 PKD1 和 TSC2 邻接基因综合征有关。

5. 心脏：50%～60% 的患者存在心脏横纹肌瘤，产前胎儿 B 超常可以检测到横纹肌瘤，在出生时和儿童早期较大，并且通常在出生后数年内自发消退。横纹肌瘤可导致流出道阻塞或瓣膜功能障碍，如果涉及心脏传导系统，可能导致心律失常。

6. 肺部：包括淋巴管平滑肌瘤病（lymphangio-leiomyomatosis，LAM）、多灶性小结节性肺细胞增生和肺囊肿。一些成年 TSC 患者存在 LAM。LAM 是一种囊性肺病，可致肺功能严重受限，最常见的起病特征是呼吸困难和气胸。在 TSC 成人中，女性 LAM 患病率高于男性。妊娠期间 LAM 病情可能恶化，成为危及生命的 TSC 并发症。

7.其他：大约10%的患者出现口腔纤维瘤或乳头状瘤，通常在牙龈的前部。成人TSC患者常有牙釉质凹陷。错构瘤可见于其他器官系统，包括胃肠道、胰腺和肝脏，24%的患者有肝脏血管平滑肌脂肪瘤和囊肿，通常无症状且呈非进展性。

## 三、辅助检查

1.基因检测：在满足诊断标准的患者中，通过Sanger测序75%～90%的患者能够检出*TSC1*或*TSC2*的致病性变异。随着二代测序的普遍应用，目前仅5%～10%的患者基因检测为阴性。如果疑诊TSC，但临床评估不满足TSC确诊标准，基因检测对于确诊具有重要作用。在基因检测明确的患者中，约2/3为*TSC2*变异、1/3为*TSC1*变异，约2/3患者为新生突变。*TSC1*变异主要为无义变异、小缺失/插入，少数（8%）为剪切位点变异，极少数（2%）为错义变异。*TSC2*变异包括无义变异、小缺失/插入、剪切位点变异和基因组缺失。未检测到变异的患者很可能存在频率较低的嵌合体变异或位于内含子区的变异。目前常用的检测方法包括Sanger测序和二代测序（基因包测序、全外显子组测序等），为证实基因内的大片段缺失可行MLPA检测，如合并多囊肾怀疑邻接基因综合征，可进行染色体拷贝数变异检测。检测样本通常是外周血。

2.各受累器官系统的评估及监测。

（1）中枢神经系统：MRI和CT对于显示皮质结节、室管膜下结节和SEGA非常重要（图6-1）。5%～10%的TSC患者中室管膜下结节会逐渐发展为SEGA。2012年国际共识推荐每1～3年复查1次头颅影像学，直至25岁。如果复查时发现室管膜下结节增大，应缩短复查间隔。另外，应定期监测脑电图，以评估癫痫情况。定期神经心理评估和发育评估有助于评价患者神经心理功能。

（2）肺部：患有TSC的女性发生LAM的风险很高。所有TSC患者应在成年早期（18岁左右）进行基线CT，定期进行肺功能测试。可以通过第1秒用力呼气量来量化。

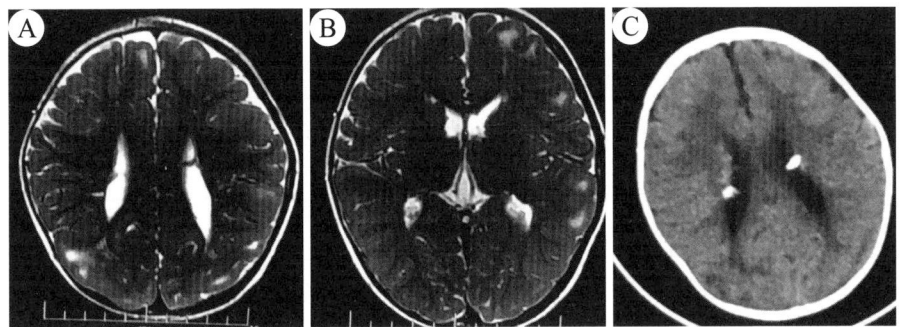

A、B.头颅 MRI 的 T2 加权序列,可及多发皮质结节、皮质下移行线及室管膜下结节;
C.头颅 CT,可见侧脑室内室管膜下钙化。

图 6-1　一例 TSC 患儿的头颅 MRI 及 CT

（3）肾脏：建议至少每年进行一次肾功能和血压评估，每 1～3 年进行一次肾脏影像学检查（首选 MRI）。如果发现新的 HAML 或原有 HAML 扩大，需增加监测频率。

（4）心脏：小于 3 岁的患者应进行超声心动图和心电图来评估横纹肌瘤和心律失常。对于通过产前超声诊断出横纹肌瘤的患者，胎儿超声心动图可能有助于发现那些产后心力衰竭高风险的患者。在没有心脏症状或相关病史的情况下，成人患者无须行超声心动图检查，建议行基线心电图。

（5）眼部：建议所有 TSC 患者进行基线眼科评估，包括眼底检查评估，以评估错构瘤和视网膜色素脱失。

## 四、诊断标准

2012 年国际结节性硬化症共识会议更新了诊断标准。目前的临床标准规定了两种类型的 TSC 诊断-明确的 TSC 和可能的 TSC，基于体格检查及影像学检查的主要和次要特征（表 6-1）。有 2 个主要特征，或 1 个主要特征 +2 个及以上次要特征，或基因检测到 *TSC1* 或 *TSC2* 致病性变异的患者，符合"明确的"TSC 标准。仅具有 1 个主要特征或仅有 2 个及以上次要特征的患者，满足"可能的"TSC 标准（表 6-1）。

表 6-1　TSC 的诊断标准

| 主要特征 | 次要特征 | 明确的 TSC | 可能的 TSC |
| --- | --- | --- | --- |
| 色素脱失斑（≥3，直径至少 5mm） | "五彩纸屑（斑斓皮损）"皮肤病变 | 2 个主要特征 | 1 个主要特征 |
| 面部血管纤维瘤（≥3） | 牙釉质凹陷（>3） | 1 个主要功能 +2 个及以上次要特征 | 2 个及以上次要特征 |
| 指/趾甲纤维瘤（≥2） | 口内纤维瘤（≥2） | *TSC1* 或 *TSC2* 致病性变异 | |
| 鲨鱼皮样斑 | 视网膜无色性斑块 | | |
| 多个视网膜错构瘤 | 多发性肾囊肿 | | |
| 皮质发育不良（包括皮质结节和脑白质径向迁移线） | 非肾部错构瘤 | | |
| 室管膜下结节 | | | |
| 室管膜下巨细胞型星形细胞瘤 | | | |
| 心脏横纹肌瘤 | | | |
| 淋巴管平滑肌瘤病 | | | |
| 血管平滑肌脂肪瘤（≥2） | | | |

## 五、治疗

TSC 影响大多数器官系统，管理和治疗建议因器官表现而异。无论儿童还是成人，应定期规律进行随访评估，早期识别可治疗的表现并提供预期指导和咨询。

对于神经系统表现，治疗主要侧重于癫痫和认知行为障碍。TSC 中癫痫的治疗类似于其他原因导致的局灶性癫痫，包括抗癫痫发作药物、迷走神经刺激术和生酮饮食。氨己烯酸为 TSC 患者婴儿癫痫性痉挛综合征的一线治疗。一部分药物难治性癫痫患者经过合理的癫痫外科术前评估，手术切除病灶对于控制癫痫发作有重要作用。目前 mTOR 抑制剂依维莫司作为可能的疾病修正治疗，已经获批用于伴有药物难治性局灶性癫痫的 TSC 患者。对于存在智力障碍、有孤独症表现及其他行为问题的患者，应进行特殊教育、行为训练及必要的药物干预。SEGA 患者、肾脏 HAML 和肺部 LAM 也均为依维莫司的适应证。

（吴　晔）

# 第六章 皮质发育畸形相关遗传性癫痫

## 第二节 局灶性皮质发育不良

### 一、概述

局灶性皮质发育不良（FCD）是脑皮质发育畸形（MCD）分型中重要的一个亚型，是儿童药物难治性癫痫最为常见的病因。FCD最早由David Taylor于1971年首次报道，发现在脑皮质局部形态异常的神经元内存在神经微丝的沉积，且伴随着气球样形态的异常细胞。2011年ILAE对FCD进行了详细的病理分型，分为FCD Ⅰ型、FCD Ⅱ型、FCD Ⅲ型。2022年ILAE对FCD的分类进行了更新，增加了3个新的类别，包括轻度皮质发育畸形（mild malformations of cortical development，mMCD）、轻度皮质发育畸形伴少突胶质细胞增生及癫痫（MOGHE），以及病理未分类的FCD。FCD Ⅱ型常见的致病变异是PI3K-AKT-mTOR信号通路上多种基因的胚系或体细胞变异造成mTOR信号通路的过度激活，如*DEPDC5*、*NPRL2*、*NPRL3*、*TSC1*、*TSC2*、*MTOR*、*AKT3*、*PIK3CA*、*RHEB*、*IRS1*等基因的变异；而MOGHE中45%～100%携带*SLC35A2*基因的体细胞变异。FCD最常见的临床表现是儿童期起病的药物难治性癫痫，手术切除FCD病灶是根治这类癫痫的重要手段。

### 二、病理学分类

2011年ILAE将FCD分为3个病理学亚型：FCD Ⅰ型病理改变为神经元分层排列异常造成的组织结构紊乱；FCD Ⅱ型是在神经元分层排列异常的基础上，神经元形态出现异常，形成异形神经元，如同时伴有气球样细胞（balloon cell，BC），则归类为Ⅱb型，无气球样细胞则归类为Ⅱa型；FCD Ⅲ型是在FCD Ⅰ型的基础上合并其他病理改变，若伴发海马硬化为Ⅲa型，伴发癫痫相关肿瘤为Ⅲb型，伴发血管畸形为Ⅲc型，若伴发获得性疾病如外伤、产伤、缺血性损伤或脑炎等病变则归类为Ⅲd型。2022年ILAE的更新分类中额外增加了3个新的亚型，其中白质型，包括mMCD和MOGHE两个新增亚型。mMCD的组织病理学定义为白质中异位神经元数目大于30个/mm$^2$，而MOGHE的定义为白质中少突胶质细胞数目大于2200个/mm$^2$。另外增加的亚型为病理未分类的FCD。

## 三、临床表现

FCD患者最为常见的临床表现为儿童期起病的癫痫发作。在儿童癫痫外科手术切除病灶的病理学分类中，MCD占比达到39.3%，而在MCD中FCDⅡ型约占45.3%。一项多中心回顾性研究报道，在接受外科手术治疗的癫痫患者中，FCDⅡ型占10%，FCDⅠ型占5%。但是，并非FCD患者均伴随癫痫表型，在MRI诊断为FCD的患者中，大约29%没有癫痫发作的表型，被称为"无症状FCD"。FCD患者癫痫表型出现的时间可早至新生儿期，也可延迟至60岁时首发癫痫。Fauser等报道，FCD患者中16岁前首发癫痫的占92.5%，而5岁前起病的占61%。

除癫痫发作外，认知障碍也是儿童FCD患者较为常见的临床表现。FCD病灶位置和大小、发作形式、起病时间、病程长短，以及病理类型，都影响认知障碍的程度。研究发现颞叶或枕叶FCD、病灶较大、FCDⅠ型、起病早、病程长，均和较差的认知功能相关。Kimura等研究也发现，较高的癫痫发作频率、癫痫持续状态、既往出现痉挛发作、丛集性发作、起病年龄早等因素，均为FCD患者伴发认知障碍的危险因素。

癫痫性脑病也是FCD的重要临床表现之一。FCD伴发癫痫的患者中局灶性癫痫占68%，癫痫性脑病占32%，包括Lennox-Gastaut综合征和婴儿癫痫性痉挛综合征。FCDⅠ型中癫痫性脑病发生率为63.6%，Ⅱa型中癫痫性脑病发生率为41.2%，Ⅱb型中为10.5%，而Ⅲ型中癫痫性脑病发生率最低，为9.1%。伴发癫痫性脑病的FCD患者中生长发育迟滞/智力障碍发生率为92%，而局灶性癫痫的FCD患者生长发育迟滞/智力障碍的比例为57%。

其他癫痫共患病可以表现为孤独症行为、运动障碍等，经过治疗，若癫痫发作得到控制，上述共患病可能获得部分缓解。

# 第六章 皮质发育畸形相关遗传性癫痫

## 四、辅助检查

1.脑电图：头皮脑电图对FCD的定位诊断具有重要参考价值。FCD患者头皮脑电图在发作间期主要表现为局限性尖波。而持续性的异常慢波，在FCD Ⅰ型中达到67%，在FCD Ⅱ型中占25%，可据此区分不同病理亚型。发作期脑电图对FCD的定侧、定位和区分病理亚型也起到重要辅助作用，有学者将FCD的发作期分为五种不同的起始模式：①背景抑制；②重复棘波（尖波）；③慢波节律；④快活动；⑤无显著改变。发现慢波节律和快活动常见于FCD Ⅱa型，重复棘波和快活动常见于FCD Ⅱb型。发作期起始模式对FCD的定位效率为62.1%，定侧效率达62.7%。

2.影像学检查。

（1）MRI：头颅MRI是诊断FCD的重要影像学手段之一。FCD Ⅰ型的主要MRI表现为轻微的白质信号改变，局灶性的白质含量减少；FCD Ⅱ型的主要MRI表现为局灶性脑皮质厚度增加，Transmantle征，灰白质分界不清，FLAIR相的灰质信号改变，T1加权相白质信号改变。

（2）PET-CT：$^{18}$F-FDG PET对于FCD Ⅱ型的诊断具有非常高的敏感性，特别对于MRI阴性病例诊断价值更大。FCD致痫灶的典型$^{18}$F-FDG PET表现为低代谢区，对低代谢的定义方法，和对侧对称部位的脑组织相比，按SUV值降低程度的百分比来划分低代谢程度，降低程度＜10%为轻微或可疑，10%～15%为轻度，15%～20%为中度，＞20%为重度。使用$^{18}$F-FDG PET和MRI融合的处理技术，同时综合电-临床信息，能够使FCD病灶检出率提高到83%。

（3）单光子发射计算机断层成像（single photon emission computed tomography，SPECT）：也是癫痫外科术前评估中较为常用的影像学检查手段。SPECT通过静脉内注射核素显影剂来评估脑灌注血流量。Kresk等比较了SPECT与MRI的检测效率，发现SPECT显示的发作期高灌注区域和MRI、脑电图联用定位的致痫灶范围较为一致。

（4）脑磁图（Magnetoencephalogram，MEG）：是通过高敏感度磁力计来检测神经元产生的偶极子来定位神经元电活动的设备。相比于脑电图，脑磁图对致痫灶的定位可以提供更多的细节信息，特别是 MRI 阴性的 FCD 病灶。文献报道，利用脑磁图定位致痫灶并进行手术切除后，术后无发作率为 47%～56%。

3. 基因检测：FCD 患者术前应进行三人家系基因检测，以排除遗传性癫痫，目前常选用三人家系全外显子组检测或全基因组检测。FCD Ⅱ 型的致病基因多为 PI3K-AKT-mTOR 通路的基因，这类致病基因如果为胚系变异，多以常染色体显性遗传伴不完全外显的方式进行遗传，包括 *DEPDC5*、*NPRL2*、*NPRL3*、*TSC1*、*TSC2* 等基因的功能丧失型变异；有些致病变异为体细胞变异，如 *MTOR*、*AKT3*、*PIK3CA*、*RHEB* 等基因的功能获得型变异和 *TSC1*、*TSC2*、*IRS1* 等基因的功能丧失型变异。这类体细胞变异大部分在血样检测中不能检出，除非患者为致病变异嵌合体，且嵌合率较高，常规测序深度的血样检测偶尔能发现变异率较低的致病变异。绝大部分体细胞变异只能在手术切除的 FCD 病变组织中检出，但是因为 FCD 的体细胞变异等位基因频率（VAFs）较低，波动于 0.37%～18.6%，因此常规二代测序深度较难检出 VAF 较低的体细胞变异，常需进行深度测序。在 MOGHE 中常见的体细胞致病变异为 *SLC35A2* 基因的功能丧失型变异，其 VAF 可波动在 8.9%～14.3%，在 45%～100% 的患者中可检出该基因的变异。

## 五、诊断标准

FCD 的影像学诊断标准包括如下几个方面。

1. FCD Ⅱ 型：①次全脑叶或全脑叶的萎缩是常见的影像学表现；②皮质下白质的比例减少，表现为 T2 和 T2 FLAIR 序列高信号，T1 序列低信号；③灰白质分界模糊的程度较轻，皮质厚度多正常；④可以表现为脑沟、脑回的形态异常。

2. FCD Ⅱ 型：①皮质厚度增加；②大部分病例 T1 和 T2 序列均可见明显的灰白质分界模糊，较 FCD Ⅰ 型著；③皮质下白质在 T2 和 T2 FLAIR 序列均表现为高信号，T1 序列低信号；④ Transmantle 征；⑤脑沟、脑回异常，在 3D 重建影像的脑表面显示更清晰；⑥有时伴有蛛网膜下腔增宽。

## 六、鉴别诊断

1. 结节性硬化症：由 *TSC1* 或 *TSC2* 基因胚系变异导致，多出现多系统损害，可伴发肾脏、心脏受累及皮肤色素脱失斑或鲨鱼皮样变，颅内病变影像学上可表现为单发或多发皮质结节、室管膜下巨细胞型星形细胞瘤或室管膜下结节，常伴钙化。

2. 颅内肿瘤：弥漫性胶质瘤或淋巴瘤，其临床表现可因肿瘤占位效应出现颅高压症状，FCD 多无颅高压表现；影像学表现为颅内占位性病变，病变较大时可出现中线移位，CT 扫描偶可伴钙化，MRI 增强扫描偶可见强化影。

## 七、治疗及预后

FCD 的药物治疗主要是应用抗癫痫发作药物，根据癫痫发作的类型和癫痫起病的年龄进行个体化的选择。但是大部分 FCD 患者应用药物疗效欠佳，药物治疗后能够达到 1 年以上无发作的患者比例约为 17%。

mTOR 抑制剂的应用是针对 PI3K-AKT-mTOR 通路相关基因变异导致 FCD 及癫痫发作的另一类可选择的药物。结节性硬化症患者因携带 *TSC1/TSC2* 变异导致的脑内结节，其致病分子机制和病理改变与 FCD Ⅱb 型类似，因此最早应用于结节性硬化症患者的 mTOR 抑制剂依维莫司开始在接受癫痫外科手术的 FCD Ⅱ 型患者中开展了临床试验。

手术治疗是 FCD 导致药物难治性癫痫的重要治疗手段，手术完全切除 FCD 病灶是实现术后癫痫无发作最关键的因素。对于影像学检查阳性的 FCD 病灶，病灶是否完全切除比较容易界定；但是对于影像学检查阴性的 FCD 病灶，是否完全切除只能依赖是否达到术后癫痫无发作来判断。对于手术切除的范围，有学者提出，应该不仅局限于 FCD 的脑皮质范围，应扩大至皮质下结构，如 MRI 中 Transmantle 征累及的皮质下结构也应该一并切除，甚至直达深部脑室的范围。其他与手术疗效相关的因素，还包括 FCD 的病理亚型，FCD Ⅰ 型的术后无发作率约为 48%，FCD Ⅱ 型的术后无发作率为 50%~88%。总体上 FCD 导致药物难治性癫痫的术后无发作率为 62%~64%。

癫痫术后若实现癫痫无发作，患儿术前伴随的认知障碍有可能获得改善，但是术后癫痫仍有发作的患儿，认知功能仍呈进行性下降的可能性较高。

癫痫术后有部分患者的发作随术后时间延长逐步终止，被称为"running-down"现象，有学者报道第一次癫痫手术后第 5 年，该现象出现的累积比例大约为 10%。

癫痫术后在长时间的无发作后出现复发也是较为常见的现象。病因是 FCD 的癫痫患者术后复发的概率要高于颞叶癫痫或脑肿瘤患者。FCD 患者术后癫痫复发的常见原因是术前评估中 MRI 和脑电图定位信息不一致，造成 FCD 病灶未能完全切除。

## 八、典型病例

患儿，女，8 岁 7 个月，主因"间断抽搐 3 年 7 个月"就诊。

现病史：5 岁起病，发作表现为双眼凝视，意识丧失，牙关紧闭，四肢强直，持续 7～15 分钟自行缓解，口服左乙拉西坦、奥卡西平、托吡酯、苯巴比妥等药物疗效不佳，目前每日发作 10 余次。

既往史及体格检查无特殊。

辅助检查：脑电图见图 6-2、图 6-3。头颅 MRI，示右额沟底，考虑为 FCD（图 6-4）。基因检测，三人家系全外显子组检测提示 *DEPDC5* 杂合变异，c.3872（exon38）_c.389 1（exon38）delGCAAGTG GTTTGAGGT GGCC，p.R1291fs* 10，母源。

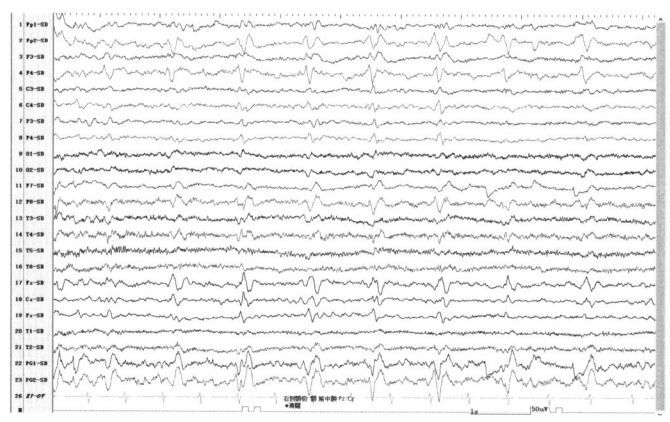

图 6-2　发作间期脑电图，示右侧额极、额、前中颞、中线大量低-中波幅棘波

## 第六章 皮质发育畸形相关遗传性癫痫

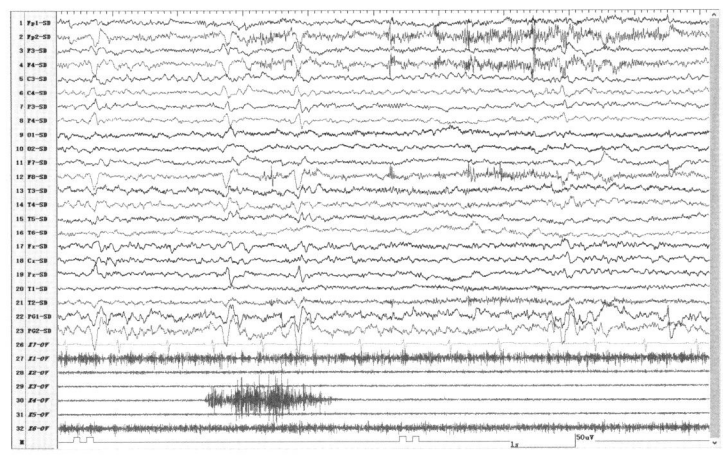

图 6-3 发作期脑电图，示右侧额极、额起始局灶性发作

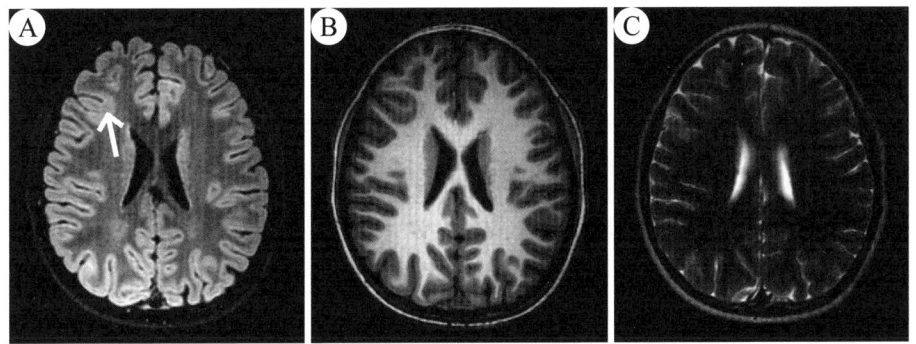

图 6-4 头颅 MRI，示轴位 T2 FLAIR、T1、T2 序列，箭头示右额沟底皮质增厚，灰白质分界不清

诊断：癫痫、局灶性发作、结构性、遗传性（*DEPDC5* 变异相关）。

治疗与随访：患儿于 9 岁 3 个月行右额中下回癫痫灶切除术，术后病理提示 FCD Ⅱa 型，术后随访 1 年，无癫痫发作，Engel 分级 Ⅰ 级。

（孙　宇）

# 第三节 半侧巨脑畸形

## 一、概述

半侧巨脑畸形（hemimegalencephaly，HME）是一种罕见的先天性脑皮质发育畸形，由异形神经元和胶质细胞异常增殖引起，通常导致整个受累的大脑半球肥大增生。男性患者略多于女性，大概1000个癫痫患儿中，有1~3个HME患儿。HME常见的致病基因为PI3K-AKT-mTOR信号通路的基因，包括*PIK3CA*、*AKT3*、*MTOR*、*RHEB*基因的体细胞变异，以及*DEPDC5*、*TSC2*、*PTEN*等基因的胚系变异。上述基因变异导致mTOR信号通路的过度激活是本病的重要分子病理学基础，因此有学者将HME归类为mTOR病的范畴。尽管HME患者十分罕见，但是对于儿童癫痫外科手术，HME的患者占到了一定的比例，尤其是对于那些因难治性癫痫行大脑半球切除或离断手术的患者。

## 二、临床表现

1. 神经系统临床表现：HME经典的神经系统三联征表现为生长发育迟滞、对侧躯体运动功能障碍和癫痫发作。不同患者上述表现轻重程度不一，仅有少数患者临床症状轻微，口服抗癫痫发作药物可完全控制癫痫发作。绝大部分病例均伴有严重的精神、运动发育迟滞，若不进行早期手术干预，患儿的癫痫发作频率将逐渐增加，甚至出现癫痫持续状态。

精神、运动发育倒退的严重程度与病变半球的病灶严重程度有关，也与正常半球的代偿功能相关。不仅如此，癫痫病程时间长、抗癫痫发作药物控制不佳都会进一步导致精神、运动发育的倒退。神经系统功能缺陷主要表现为逐渐出现的一侧肢体偏瘫和同向性偏盲，较少见脑神经损伤。受半球病变的影响，对侧肢体偏瘫表现最为明显。

癫痫发作是 HME 最主要的临床表现，超过 90% 的 HME 患者均有癫痫发作。HME 患儿出生后早期即可出现癫痫发作，6 月龄以后起病较为罕见。癫痫发作类型表现多样，包括局灶性发作、强直发作、失张力发作、肌阵挛发作、痉挛发作等。同一患者可出现多种发作形式。HME 最常见的癫痫发作形式为局灶性发作，并且很少继发全面性发作。出生后的几周内，HME 患儿经常出现轻微的局灶性发作或非对称性痉挛发作。1 岁以后，HME 患儿逐渐开始出现严重的局灶性运动性发作形式，伴或不伴有丛集性非对称性痉挛发作。对于癫痫综合征而言，HME 患儿在 3～4 月龄时，伴随着多种癫痫发作形式和脑电图暴发抑制现象，常常表现为发育性癫痫性脑病。随着发作形式进展为非对称性痉挛发作，脑电图表现为高度失律现象，HME 患儿开始表现为婴儿癫痫性痉挛综合征。1 岁以后，随着发作形式的进一步改变，HME 患儿可表现为 Lennox-Gastaut 综合征。HME 患儿在病程初期即显示出对抗癫痫发作药物的耐药性，推测与病变半球的强致痫性相关。

2. 其他临床表现：巨颅畸形、偏侧肥大症、神经皮肤综合征是 HME 患儿常见的其他临床表现。HME 患儿在出生时或出生后早期即可表现为巨颅畸形，且为非对称性，以病变侧为著，但是不伴颅高压表现。偏侧肥大症是 HME 最主要的颅外表现，一般累及颅内病变的同侧，可为半侧身体肥大或部分身体肥大，以面部最为常见。偏侧肥大症有时单发，有时伴随神经皮肤综合征，如Ⅰ型神经纤维瘤病、结节性硬化、表皮痣综合征、伊藤色素减少症、Klippel-Trenaunay-Weber 综合征等。

## 三、辅助检查

1. 脑电图：随着年龄的变化，HME 患儿发作间期的放电模式是不同的。在出生后前几周，发作间期脑电图显示为非对称性背景活动，病变半球可见散发的棘波和/或棘慢复合波。与此同时，还有两种特殊的放电模式：病变侧的暴发抑制和高度失律。1 岁后，发作间期脑电图进一步进展，表现为棘波、多棘波、慢波或节律性 α 样电活动。有时，发作间期脑电图也可表现为双侧放电，说明病变侧逐渐累及对侧半球。此时，可通过发作期脑电图的异常放电侧别确定病变半球。发作期可记录到多种发作模式，包括局灶性发作、痉挛发作、肌阵挛发作、强直-阵挛发作等。

2. 影像学检查：头颅 MRI 可作为诊断 HME 的金标准，大约 90% 的 HME 可通过 MRI 明确诊断。HME 最显著的 MRI 特征是病变半球的异常增大，甚至导致中线向健侧移位。同时，病变侧的侧脑室大小和形状可见异常改变，侧脑室额角往往变得笔直，而枕角显著扩大。由于 HME 属于皮质发育畸形的一种，MRI 可见灰质增厚，灰白质交界不清，脑沟变浅且增宽，脑回可呈巨脑回、多小脑回等。MRA、MRV 可显示发育异常的血管，主要表现为矢状窦向健侧移位，引流入矢状窦的静脉和外侧裂静脉血管异常增粗，动脉性血管过度形成等。功能影像学检查如 PET-CT、SPECT 也通常作为术前评估的常用手段之一，典型的发作期影像学表现为病变半球高代谢、高灌注，发作间期表现为病变半球低代谢、低灌注。胎儿期的超声检查也是诊断 HME 的重要影像学手段之一，可以为 HME 提供筛查信息。

3. 基因检测：HME、FCD Ⅱ 型及结节性硬化症具有相同的病理学改变，且都存在过度激活的 mTOR 信号通路。HME 常见的致病变异均为 PI3K-AKT-mTOR 信号通路的基因，包括 *PIK3CA*、*AKT3*、*MTOR*、*RHEB* 等基因的体细胞变异，以及 *DEPDC5*、*TSC2*、*PTEN* 等基因的胚系变异。上述变异均为杂合变异，胚系变异的遗传方式为常染色体显性遗传或新生突变。

## 四、诊断标准

HME 的诊断标准：①婴儿早期（多为 6 月龄内）开始出现癫痫发作；②对侧肢体运动功能障碍；③严重的精神、运动发育迟滞；④伴随巨颅畸形、偏侧肥大症或神经皮肤综合征；⑤脑电图检查病变半球可见散发的棘波和/或棘慢复合波，伴有暴发抑制和高度失律；⑥ MRI 提示病变半球的异常增大，$^{18}$F-FDG PET-CT 病变侧广泛低代谢。

## 五、治疗及预后

HME 患者通过口服抗癫痫发作药物，难以控制癫痫发作，因此，首选外科手术治疗。手术方式可采用大脑半球离断术。

对于 HME 患者大脑半球离断术，随访平均 5 年癫痫无发作率为 60%～72%。术后癫痫复发，主要由于 HME 患者解剖结构异常，手术容易造成离断不完全，导致残留致痫组织与对侧半球或与同侧基底节、丘脑仍存在纤维联络。关于对术后认知功能的影响，有研究显示，早期手术的患者术后发育商较高，而术前癫痫病程的时间越长，患者术后发育商越低，术后认知功能越差。由于大脑半球离断术患者术后认知功能主要依靠健侧半球，因此健侧半球功能的好坏决定了术后患者的认知功能。对于术后的运动功能恢复，往往手部远端的精细运动功能受到的长期影响较大，而肢体近端关节的大运动受到的影响较小。

## 六、典型病例

患儿，男，6 岁 4 个月，主因"间断抽搐 4 年 2 个月"就诊。

现病史：起病年龄 2 岁 2 个月，发作表现为睡眠期突然往左偏一下头，或清醒时突然点一下头或成串发作，每次持续 5 分钟左右缓解，醒睡各期均可发作；既往应用药物左乙拉西坦、丙戊酸。

既往史、个人史：围产期无特殊。2 岁独走，起病后运动发育倒退，智力、语言发育缓慢进步，可说 6～7 个字以内的短句，吐字不清，能听懂指令。

家族史：无特殊。

体格检查：头围 57 cm，走路欠稳，右侧偏瘫步态，右侧肢体活动较差，右侧指鼻试验欠稳，左侧肢体肌力 5 级，右侧肢体肌力 4+ 级，左侧肢体肌张力正常，右侧肢体肌张力偏低，右侧肢体感觉较差。

辅助检查：脑电图见图 6-5、图 6-6。头颅 MRI 见图 6-7。基因检测，*PTEN* 基因新发杂合变异，c.412（exon5）T＞C；p.Y138H（p. Tyr138His）。

诊断：癫痫、痉挛发作、结构性、半侧巨脑畸形、遗传性（*PTEN* 变异相关）。

治疗与随访：6 岁 6 个月行左侧大脑半球离断术，术后随访 3 年，癫痫无发作，Engel 分级 I 级。

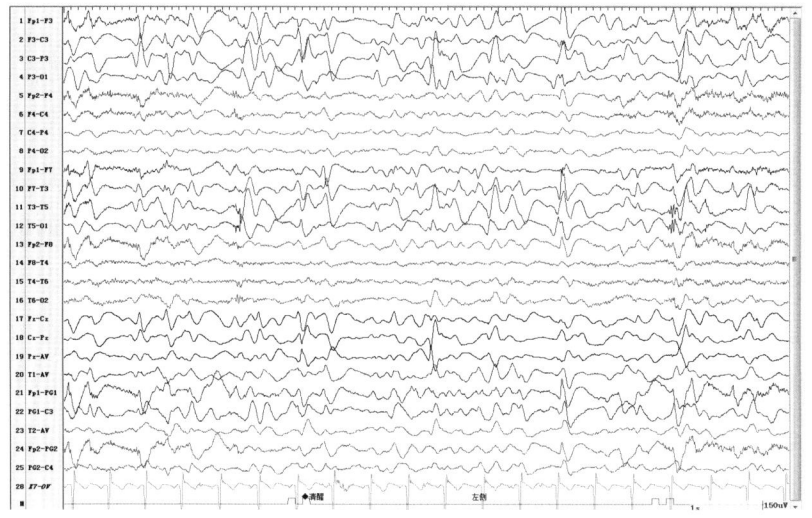

图 6-5　发作间期脑电图，示左侧额极、额、颞、顶、枕多灶性尖波、尖慢波

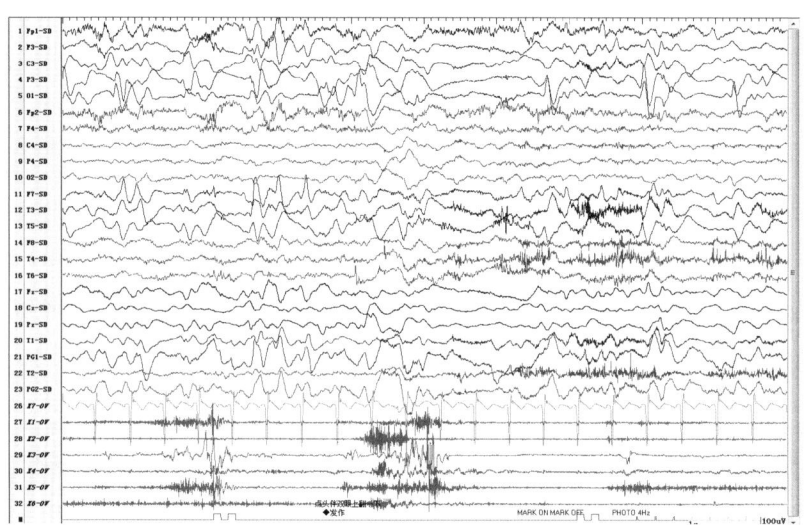

图 6-6　发作期脑电图，监测到左侧起始，痉挛发作

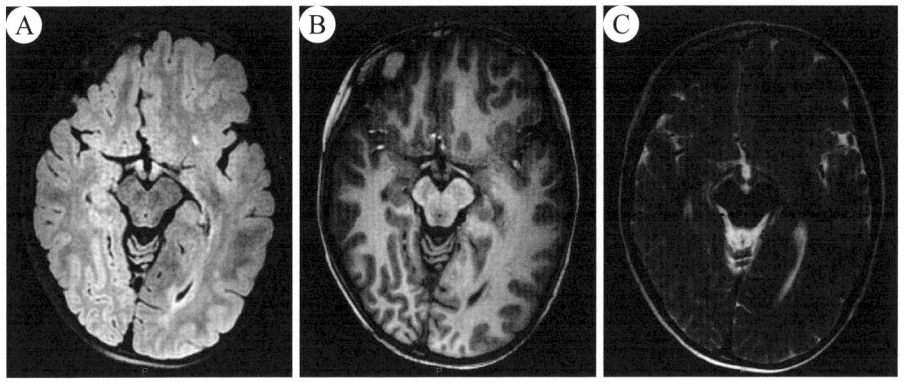

图 6-7 头颅 MRI，示轴位 FLAIR、T1、T2 序列平扫，左侧半侧巨脑畸形

（孙　宇）

## 第四节　多小脑回畸形

### 一、概述

多小脑回畸形（PMG）是因为大脑皮质过度增殖和过度折叠而形成的脑回微褶皱，迂曲，小而且数目多。PMG 是脑发育畸形中的一种常见类型，约占脑皮质发育畸形（MCD）的 20%。PMG 可累及整个大脑皮质，也可仅累及一侧的部分皮质，以外侧裂周围最为常见。PMG 所致的临床表现多样，如癫痫发作、智力障碍/脑发育迟缓、口咽部失用等。PMG 的病因复杂，既可以是非遗传性因素（如宫内缺氧、先天性巨细胞病毒感染等），也可以是遗传性因素。遗传性因素可简单分为三类。①单基因突变：mTOR 通路基因（*AKT3*、*CCND2*、*MTOR*、*PI4KA*、*PIK3CA*、*PIK3R2*、*PTEN* 等）、微管蛋白病基因（*DYNC1H1*、*KIF5C*、*TUBA1A*、*TUBB*、*TUBB2A*、*TUBB2B*、*TUBB3* 等）、导致鹅卵石样发育不良基因（*FKTN*、*POMGNT1*、*POMT2*、*GPR56*、*LAMA2*、*LAMB1*、*LAMC3*、*ATP6V02*、*SNAP29*、*SRD5A3*、*COL3A1* 等）、其他基因（*BICD2*、*COL18A1*、*DDX3X*、*EML1*、*GPSM2*、*GRIN2B*、*OCLN*、*WDR62*、*MAP1B* 等）突变；②拷贝数异常：22q11.2、4q21、6q26、3q3、18p11、21q2 缺失，2p13 重复等；③继发于先天代谢缺陷：戊二酸尿症 II 型、枫糖尿症、组氨酸血症、Zellweger 综合征、丙酮酸脱氢酶缺乏症、线粒体病等。

### 二、临床表现

PMG 患者临床表型多样，其表型特点及严重程度与 PMG 受累的范围及部位有关。受累范围越大起病年龄越早，症状越重。严重者可表现为癫痫性脑病，轻者可表现为轻度语言发育迟滞。双侧外侧裂 PMG 是 PMG 最常见

## 第六章 皮质发育畸形相关遗传性癫痫

类型,其表现主要包括口咽部运动障碍和癫痫发作。口咽部运动障碍包括舌头运动困难、语言表达困难、吮吸和吞咽困难、流大量口水、面瘫等。在双侧外侧裂 PMG 的患者中 75% 可伴有轻-中度智力障碍,部分患者可伴有肢体运动功能障碍。PMG 致痫性高,约 78% 的 PMG 患者有癫痫发作,癫痫起病的平均年龄为($4.9 \pm 6.4$)岁,中位数年龄为 2 岁。约 11% 的新生儿期发病,约 43% 发生于生后 1 年内。癫痫发作多数表现为局灶运动性发作,以 Rolandic 区起始的运动性发作最为常见,也可伴有其他类型的发作,如肌阵挛发作、负性肌阵挛发作、痉挛发作、失张力发作、不典型失神发作、强直发作等。继发于先天代谢缺陷的 PMG,表型更为复杂,其表型以其原发病为主要表现。

### 三、辅助检查

1. 头颅 MRI:是诊断 PMG 的主要依据,PMG 在 MRI 上表现为脑回增多、细小,脑沟变浅;脑皮质弥漫性增厚;多发细小的脑回致脑皮质表面不规则,灰白质交界面不规则毛糙。PMG 可累及大脑任何部位,以双侧外侧裂周围最为多见。PMG 可伴有其他脑发育畸形,如脑裂畸形,脑室扩大,脑干、基底节及小脑发育异常,白质异常信号,脑室周围及皮质下灰质异位等(图 6-8)。Leventer 等对来自 6 个中心的 328 例 PMG 患者研究发现 61%PMG 位于外侧裂周围,13% 双侧广泛受累,5% 额叶受累,3% 顶枕叶受累,11% 伴有脑室旁灰质异位。虽然头颅 MRI 是诊断 PMG 的主要依据,但是 MRI 扫描层厚、灰白质对比度差影响 PMG 的识别。在低分辨率的 MRI 上可能仅能发现巨脑回,3D 高分辨率 MRI 薄层扫描灰白质对比度好,在诊断 PMG 上具有较大优势。

2. 头颅超声:在 5% 的病例中,孕晚期可通过产前超声检查发现 PMG,其常常同时伴随小头畸形和/或其他脑发育畸形。

3. 脑电图:PMG 患者的脑电图常表现为 Rolandic 区放电,波形与伴中央颞区棘波的自限性癫痫类似,亦具有睡眠期波增多的特点,PMG 睡眠中癫痫性电持续状态(ESES)的发生率高(15%~20%)。研究发现,PMG

患者中 ESES 的发生率与受累半球及丘脑体积的大小有关。当半球体积≤ 436 150 mm³ 或丘脑体积≤ 4 616 mm³ 时，其发生 ESES 敏感性为 92.54%，特异性为 84.62%。研究同时发现，半球体积每减少 1 000 mm³，ESES 发生率升高 2%，丘脑体积每减少 100 mm³，ESES 发生率升高 15%。PMG 所致 ESES 也具有年龄依赖性特点，ESES 的发病高峰年龄是 5～7 岁，2 年内 21% 的患者 ESES 消失，4 年内 50% 的患者 ESES 消失，13 岁前所有的患者 ESES 均消失。

4. 分子遗传学检测：导致 PMG 的遗传性病因复杂多样，可根据患者表型的不同选择不同的检测方法。如单基因 Sanger 测序、PMG 相关基因包、全外显子组测序、全基因组测序、染色体微阵列分析等。

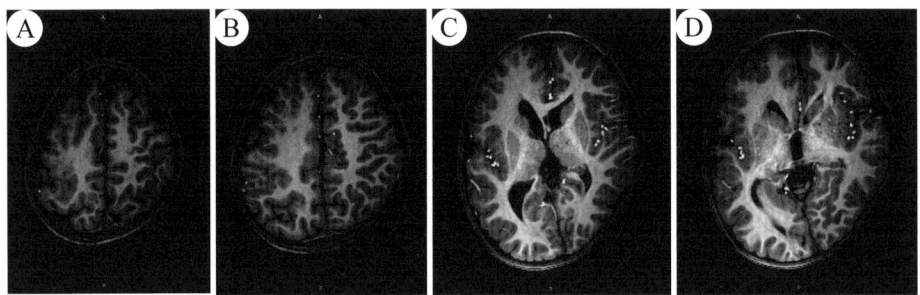

图 6-8　头颅 MRI，右侧巨脑伴 PMG（同一患者的头颅 MRI T1 成像）

## 四、诊断标准

头颅 MRI 是诊断 PMG 最重要的依据，头颅 MRI 满足以下标准可诊断 PMG：①皮质表面不规则；②皮质增厚或过度折叠；③灰白质交界面粗糙或不规则。

## 五、鉴别诊断

巨脑回畸形表现为皮质折叠减少或缺失，并伴有皮质厚。PMG 可出现厚而宽的脑回，类似巨脑回畸形，要注意和巨脑回畸形相鉴别。尤其是在低分辨率神经成像（如 CT）上二者可能看起来相似，均表现为皮质厚度增加，脑回显示宽阔而光滑。可通过 3D 高分辨率 MRI 薄层扫描来区分 PMG 与巨脑回畸形。

# 第六章 皮质发育畸形相关遗传性癫痫

## 六、治疗及预后

PMG 患者临床表型复杂多样，主要表现为癫痫发作和不同部位的功能障碍。治疗主要分为两部分，即针对癫痫发作的治疗及针对功能障碍的康复治疗。本节重点描述针对癫痫发作的治疗。

1. 药物治疗：PMG 所致的癫痫表型复杂，可表现为多种发作类型及多种癫痫综合征。其药物治疗的原则遵从根据发作类型及癫痫综合征选用抗癫痫发作药物。例如，对于符合婴儿癫痫性痉挛综合征的患儿，类固醇（促肾上腺皮质激素释放激素或者泼尼松）或者氨己烯酸作为一线治疗药物；对于表现为局灶性发作的患者，其一线药物可选用卡马西平、拉莫三嗪、奥卡西平、左乙拉西坦、丙戊酸等。对于具有 ESES 的癫痫患者，可给予大剂量甲泼尼龙冲击治疗。

2. 外科治疗：癫痫外科治疗的方法包括切除性手术、离断性手术、神经调控手术等。目前 PMG 患者实施切除性手术仍存在较多的困难，PMG 多为双侧，范围不清楚，且常常位于重要的功能区。若切除范围大可能会造成严重功能缺损，切除范围小其疗效可能欠佳。研究发现，PMG 与致痫区并不完全吻合，60% 的患者致痫区位于 PMG，18% 的患者致痫区包括 PMG 和远隔皮质，甚至有 10% 的患者致痫区仅在远隔皮质。故对于 PMG 患者正确的手术适应证选择是关键，通过严格、规范的多学科术前评估决定是否实施切除性手术。Cossu 等对 64 例 PMG 相关的药物难治性癫痫患者进行了术前评估，24 例患者进行了手术治疗，手术组的癫痫无发作率（67%）明显高于药物治疗组（20%），在术后无发作的患者中有 5 例患者存在 ESES，术后 ESES 均消失，且认知均有不同程度的进步。迷走神经刺激术是一种有效的治疗耐药性癫痫的方法，由植入的螺旋电极连接到脉冲发生器对迷走神经进行间歇性电刺激，有证据表明迷走神经刺激术对 PMG 有效。迷走神经刺激术适用于不适于外科切除性手术或不接受开颅手术的患者，药物难以控制发作的癫痫患者亦可以选择迷走神经刺激术。

3. 生酮饮食：对于药物难治性癫痫，经过评估不适合行切除性手术治疗的患者可以行生酮饮食治疗。

## 七、典型病例

患儿，男，6岁11个月，主因"间断抽搐、愣神2年7个月"就诊。

现病史：患儿于2年7个月前（4岁4个月）无诱因出现反复抽搐，起初表现为左手手指节律性抽动，持续3～4分钟自行缓解，有时先左手手指节律性多动，再到两眼凝视，流涎，四肢抽搐（左侧著），起初1～3个月发作1次，后发作逐渐频繁，每周1次至数次。给予多种抗癫痫发作药物（左乙拉西坦、丙戊酸、奥卡西平、托吡酯）效果欠佳。半年前患儿出现愣神发作，表现为动作变慢，目光呆滞，眨眼，持续5～10秒，添加氯硝西泮治疗，发作无减少。复查视频脑电图提示右侧额区及双侧Rolandic区棘慢波、多棘慢波、慢波，右侧著，睡眠期著，非快速眼动（NREM）期放电指数约为95%，监测到清醒期频繁不典型失神发作伴失张力成分。给予甲泼尼龙冲击治疗，效果欠佳。

既往史、个人史：患儿自幼左侧肢体活动较右侧差，发病前智力发育正常，出现频繁愣神发作后认知进行性倒退，表现为自主语言减少、语速减慢，反应变慢，计算能力下降。

体格检查：库欣貌，左前臂外旋受限，左手手指难以展开，精细动作较差，左手肌容积偏小，走路稍跛行，右侧肌力、肌张力正常，左侧肌张力稍高，肌力4级，病理征阴性。

辅助检查：脑电图，右侧中央、顶区棘波发放，睡眠期广泛性棘慢波发放（右侧著），NREM期指数95%；监测到右侧起始局灶性发作（图6-9～图6-11）。头颅MRI，右侧大脑半球发育畸形伴多小脑回（图6-12）。

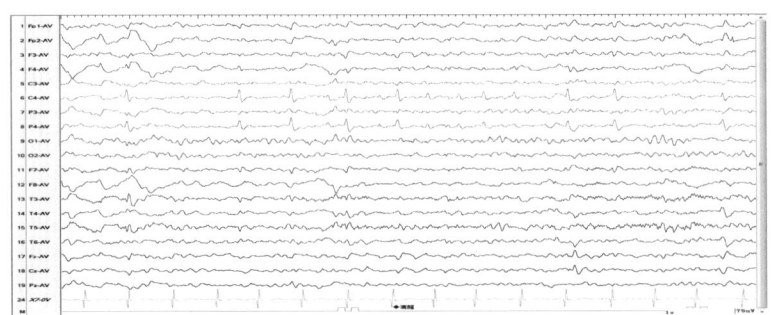

图 6-9　脑电图，示右侧中央、顶区棘波发放

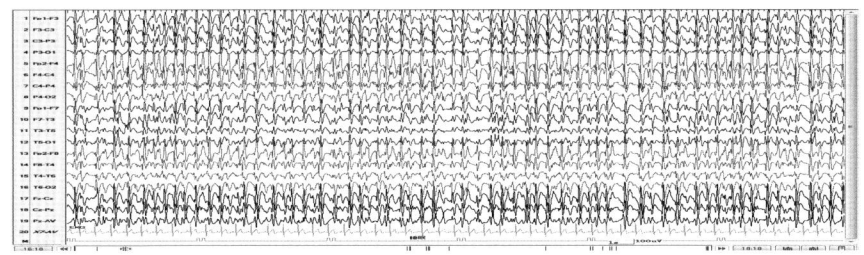

图 6-10 脑电图，示睡眠期广泛性棘慢波发放（右侧著），NREM 期指数 95%

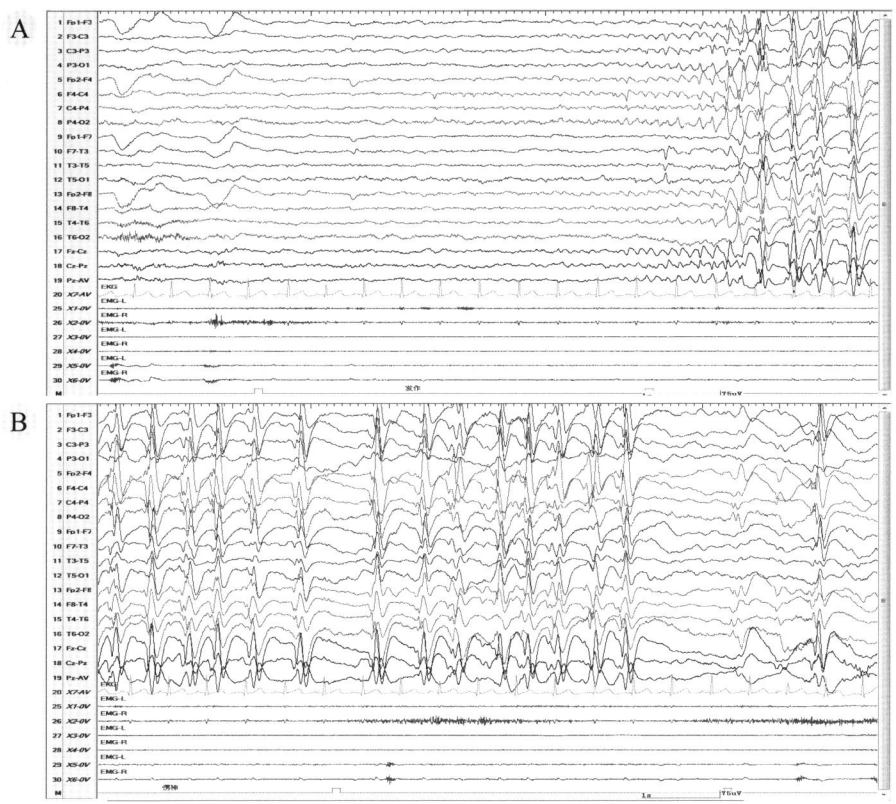

图 6-11 脑电图，示右侧起始局灶性发作

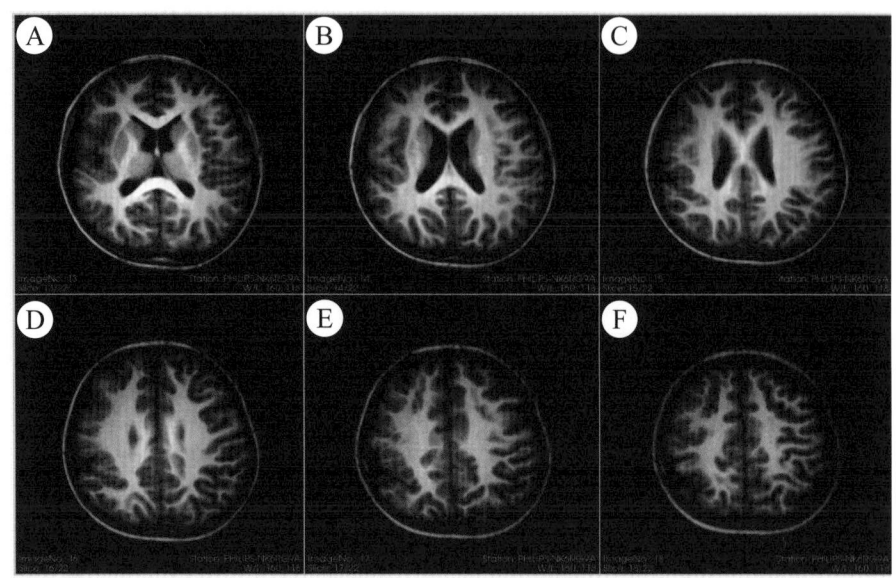

图 6-12　头颅 MRI，示右侧半球发育畸形伴多小脑回

诊断：癫痫，局灶性发作，不典型失神发作；右侧半球发育畸形伴多小脑回，结构性。

治疗与随访：给予多种抗癫痫发作药物效果欠佳，行右侧半球离断术，术后无发作，左侧肢体偏瘫加重。现已术后 6 年，术后给予积极康复治疗，语言及认知较前明显好转，目前基本同正常同龄儿。走路轻偏瘫，左侧上肢精细动作差。

（季涛云）

## 第五节 脑室周围结节状灰质异位

### 一、概述

灰质异位指由大脑神经元移行和细胞构筑的一种皮质发育畸形疾病，简单来说即正常神经元位于异常的部位。灰质异位是脑皮质发育畸形（MCD）中的一种常见类型，在 MCD 伴有癫痫发作的患者中其构成比为 13%～20%。根据 MRI 特点其可以分为三型：脑室周围结节状灰质异位（PVNH）、皮质下带状灰质异位（也叫双皮质综合征）及其他皮质下灰质异位。本节主要描述 PVNH。PVNH 是最常见的灰质异位，表现为异位的结节状病灶紧贴侧脑室表面或突入脑室内。PVNH 是由神经元母细胞在脑室周围生发层内过度增殖或凋亡障碍，致使神经元母细胞在脑室周围聚集所致。PVNH 病因复杂多样，如遗传因素、环境因素及母孕期异常（如胎儿宫内缺血、母孕期受到辐射、感染等）等。导致 PVNH 的遗传因素既可以是基因突变，亦可以是染色体异常。目前已发现 100 余个基因和 30 余种染色体异常与 PVNH 相关，如 *FLNA*、*ARGEF2*、*NEDD4L*、*MEN1*、*MAB1B*、*ARF1*、6q27、7q11.23、17p11.2 等。

### 二、临床表现

PVNH 表现多样，其症状与灰质异位的部位及是否合并有其他畸形有关。癫痫发作是其最为常见的临床表现，80% 有癫痫发作，少数患者有智力障碍、头痛、精神症状、运动障碍等表现。PVNH 亦可合并多脏器的畸形，如其他颅内畸形（胼胝体发育异常、海马结构异常、小脑发育异常、脑裂畸形、多小脑回畸形等）、心脏畸形（房间隔缺损、动脉导管未闭等）、面容畸形等。婴儿期起病的灰质异位多症状重（严重生长发育迟滞、难治性癫痫、死亡率高)、表型复杂、伴有多发畸形。*FLNA* 基因变异是导致 PVNH 最常见的病因，*FLAN* 位于染色体 Xq28，为 X 连锁的显性遗传，编码 Filamin A 蛋白。此基因变异可有多种表型，如 PVNH、心血管畸形、先天性短肠综合征、额骨干端发育不良 1 型、耳-腰-指综合征等。男性携带者症状重，多于胎儿期或婴幼儿期死亡。

## 三、辅助检查

1. 头颅 MRI：头颅 MRI 是诊断 PVNH 的主要依据，脑室周围结节状灰质异位与大脑皮质信号一致，可以表现为单个结节，亦可多个结节融合在一起，可以双侧对称分布/不对称分布，亦可分布于一侧。

2. 脑电图：PVNH 的脑电图背景，生理性睡眠周期大部分正常。发作间期多为多灶或双侧放电。灰质结节与表面皮质，甚至远隔皮质之间有一定的功能连接，在 PVNH 患者中，致痫区的范围可能不仅局限于结节本身。刘文钰等研究发现，灰质异位累及部位不同，发作间期脑电图表现亦不同，可表现为局部、单侧或者双侧的癫痫样放电。Battaglia 等对 54 例 PVNH 患者进行分析，将发作时的头皮脑电图放电模式总结为三种类型：A 型，高波幅尖波或慢波暴发，继之为棘波发放；B 型，开始为棘波，并迅速累及 PVNH 侧半球；C 型，募集性 θ 节律逐渐涉及 PVNH 侧半球。

3. 分子遗传学检测：导致 PVNH 的遗传性病因复杂多样，可根据患者表型的不同选择不同的检测方法，如单基因 Sanger 测序、PVNH 相关基因包、全外显子组测序、全基因组测序、染色体微阵列分析等。

## 四、诊断标准

PVNH 的诊断主要根据头颅影像学检查。头颅 MRI 是诊断 PVNH 的主要依据，结节多为光滑卵圆形或圆形，其信号与大脑皮质信号一致，可以表现为单个结节（直径 < 5 mm 者为小结节，> 5 mm 者为大结节），亦可表现为多个结节融合在一起。根据病灶的分布部位不同，其可分为三型，即双侧对称型、双侧不对称型及单侧型。

## 五、治疗及预后

PVNH 患者临床表型复杂多样，可合并其他畸形（心脏、消化系统等），应多学科合作、评估，以改善患者的生活质量。本节重点描述针对癫痫的治疗。

1. 药物治疗：癫痫发作是 PVNH 患者最为常见的表型，可表现为多种发作类型及多种癫痫综合征。其药物治疗的原则遵从发作类型及癫痫综合征选用抗癫痫发作药物。

2. 外科治疗：PVNH 所致癫痫多为药物难治性癫痫。因为 PVNH 的特殊性，其致痫区可能不仅局限于结节本身，术前精确定位至关重要。立体定向脑电图在定位致痫区，阐明癫痫网络中致痫区与症状产生区的关系中发挥着关键性的作用。目前采用的手术方式除传统的切除性手术之外，随着立体定向技术和微创手术技术的发展，立体定向脑电图指导下的射频热凝、立体定向放射治疗、磁共振引导激光间质热疗术等已被应用于 PVNH 相关癫痫的治疗中，亦取得了一定的效果。Mirandola 等报道 20 例 PVNH 患者，其中 17 例在立体定向脑电图指导下行射频热凝治疗，13 例随访 50 个月无发作，无发作率达到了 76%，文章强调不论单结节的、多个的、单侧的或双侧的 PVNH 均适合行射频热凝治疗。

3. 其他治疗：PVNH 导致的癫痫多为药物难治性癫痫。异位灰质结节位深，且其致痫机制复杂等原因，限制了传统切除性手术的效果。随着立体定向技术和微创手术技术的发展，PVNH 所致癫痫的治疗效果有望逐步提高。

## 六、典型病例

患儿，男，7 岁，主因"间断抽搐 3 个月"就诊。

现病史：3 个月前患儿无诱因出现癫痫发作，表现为头后仰，双眼上翻，四肢抽搐，约 5 分钟缓解，未给予特殊诊疗，5 天前患儿无明显诱因再次出现癫痫发作，表现同前，发作约 2 分钟缓解。

既往史、个人史、家族史无特殊。

体格检查：无特殊。

辅助检查：脑电图，正常。头颅 MRI 示双侧脑室周围结节状灰质异位，其信号与大脑皮质信号一致（图6-13）。

诊断：脑室周围结节状灰质异位。

诊疗及随访：给予左乙拉西坦诊疗，目前随访6个月无发作，发育正常。

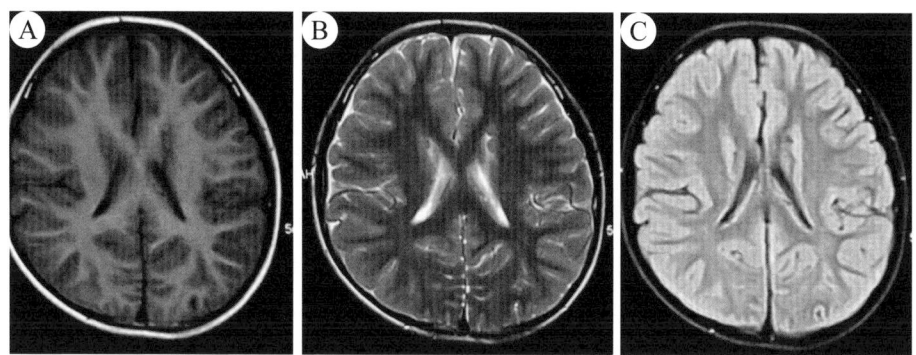

图6-13 头颅MRI，示双侧脑室周围结节状灰质异位，其信号与大脑皮质信号一致

（季涛云）

# 第六章 皮质发育畸形相关遗传性癫痫

# 第六节 皮质下带状灰质异位

## 一、概述

皮质下带状灰质异位（SBH），旧称双皮质综合征，其病理改变为呈带状排列的、结构紊乱的神经元层，在胚胎发育过程中，因为神经元移行过程停止，而滞留在皮质下或深部白质中。目前认为SBH属于无脑回-巨脑回畸形的范畴。SBH根据致病变异的不同及形态学的差异，进一步区分为弥漫增厚型、弥漫菲薄型、后部为主型和前部为主型。其中后部为主型的致病基因为 *LIS1* 或 *CEP85L*，而其他三型的常见致病基因为 *DCX*。SBH发病较为少见，临床表现多为频繁的药物难治性癫痫发作和脑功能障碍。

## 二、临床表现

大部分SBH患者在1岁以内均会表现出各种常见临床症状，如癫痫发作、肌张力降低、喂养困难或全面性发育迟缓。大约90%以上的SBH患儿癫痫起病年龄为3~12月龄，常表现为痉挛发作，伴或不伴高度失律。随后的病程中患儿癫痫发作可以维持痉挛发作或转变为多种其他形式，如局灶性发作、强直发作、不典型失神发作或失张力发作。几乎所有SBH患者都有癫痫发作，其中约65%为药物难治性癫痫。SBH患者中局灶性发作约占一半，另一半患者多为全面性发作，常表现为Lennox-Gastaut综合征。

除癫痫外，SBH的其他临床表现包括智力障碍，智力障碍的程度和病变累及范围相关。

具有相同致病变异的SBH亚型，因为形态学分类的不同，也表现出表型差异。例如，*DCX* 基因变异的女性患者，如果形态学上分类为弥漫菲薄型，可以表现为中等的认知能力下降或边缘性智力障碍，而没有其他临床表现；

但是形态学上表现为弥漫增厚型的患者症状明显严重。

## 三、辅助检查

1. 脑电图：SBH 患者的癫痫发作多为出生后 1 岁内起病，初期发作形式常为痉挛发作，可伴或不伴高度失律；1 岁后可持续表现为痉挛发作，或转变为局灶性发作，强直、不典型失神或失张力发作等也较为常见。

2. 头颅 MRI：异位的带状灰质在 MRI 上表现为平行于侧脑室的平滑的灰质层，在皮质和脑室之间被白质层分隔。根据不同的 MRI 表现，SBH 的 4 个亚型中，弥漫增厚型定义为异位带状灰质厚度大于 7 mm，弥漫菲薄型定义为异位灰质厚度为 1～7 mm。

3. 基因检测：三人家系全外显子组测序及拷贝数变异分析是诊断 SBH 常用的基因检测方法。某些基因变异和特定的 SBH 亚型具有显著的关联性，弥漫增厚型和弥漫菲薄型 SBH 患者约 80% 携带 *DCX* 基因的致病变异，后部为主型 SBH 患者中约 30% 携带 *LIS1* 变异；新近的研究发现，在后部为主型 SBH 中 *CEP85L* 也是较为常见的致病基因。上述致病变异均为杂合变异，其中 *LIS1* 和 *CEP85L* 变异为常染色体显性遗传，*DCX* 为 X 连锁遗传。在 LIS 谱系患者中，基因变异检出率为 81%，其中 *LIS1* 变异约占 40%，*DCX* 变异约占 23%，大部分未检出基因变异的患者为 SBH 患者，因此新的 SBH 致病基因仍有待进一步发现。

## 四、诊断标准

SBH 的诊断主要依赖影像学检查，有典型的 MRI 影像学表现即可诊断。其他需综合考虑的诊断要素包括临床表现药物难治性癫痫，伴发神经发育迟滞；基因检测检出 *LIS1*、*DCX* 或 *CEP85L* 基因变异。

## 五、治疗及预后

1. 药物治疗：对于 *LIS1* 变异导致的 SBH 患者，病程早期出现的痉挛发作，应用氨己烯酸、ACTH 或糖皮质激素的疗效较好；对于儿童期，发作形式发生各种变化之后，多需要联合用药治疗，丙戊酸和拉莫三嗪疗效较好，约 85% 患者应用这两种药物治疗有效。有学者对 11 例无脑回畸形患者进行抗癫痫治疗的疗效观察，发现生酮饮食、氨己烯酸、氯巴占、苯巴比妥和丙戊酸对癫痫的控制效果优于其他药物。患者一旦表现为药物难治性癫痫，应尽早进行术前评估。

2. 手术治疗：传统的癫痫根治性手术如开颅裁剪式切除，或微创手术如立体定向射频热凝术、激光间质热凝治疗等，对室管膜下型灰质异位疗效良好，特别是对单侧病变疗效更佳。但是 SBH 病变常为双侧的，且弥漫增厚型及弥漫菲薄型病变范围广泛，因此不符合外科根治性手术的适应证范围。

## 六、典型病例

患儿，女，7 岁，主因"间断抽搐 5 年余"就诊。

现病史：起病年龄 1 岁 6 个月，发作表现如下。①进食时点头，每日发作多次；②睡醒后节律性眨眼伴发呆，持续 1～2 分钟后出现成串点头，每日 2～3 次；③行走时突然跌倒，每日 2～3 次；④独坐时缓慢向左倾斜，随后自行坐起，每日发作多次；⑤双眼向左上凝视，四肢强直，随后四肢阵挛，约数月发作一次。曾用丙戊酸、拉莫三嗪治疗。

既往史、个人史：围产期无特殊，出生后发育迟滞，2 月龄会抬头，11 月龄会翻身，1 岁 6 个月可独坐片刻，2 岁独坐较稳，3 岁会站立，4 岁独走。否认家族史。

体格检查：无明显阳性体征。

辅助检查：脑电图见图 6-14、图 6-15。头颅 MRI 见图 6-16。基因检测：三人家系 WES，提示 *DCX* 基因新生突变，p.Lys202Met。

诊断：癫痫，局灶性发作、失张力发作、痉挛发作、全面强直-阵挛发作、不典型失神发作。

治疗与随访：患儿 7 岁时接受迷走神经刺激器植入手术，术后随访 1 年，发作次数减少约 50%。

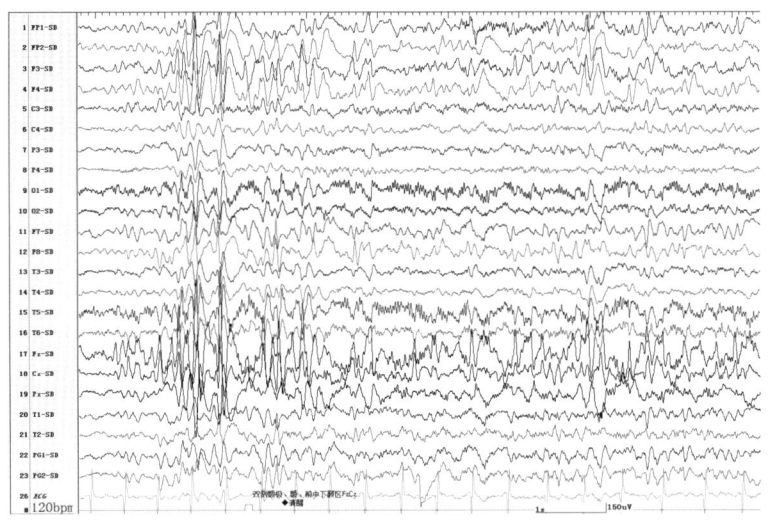

图 6-14 发作间期脑电图,示双侧额极、额、前中颞区大量多灶性及广泛性棘波、棘慢波

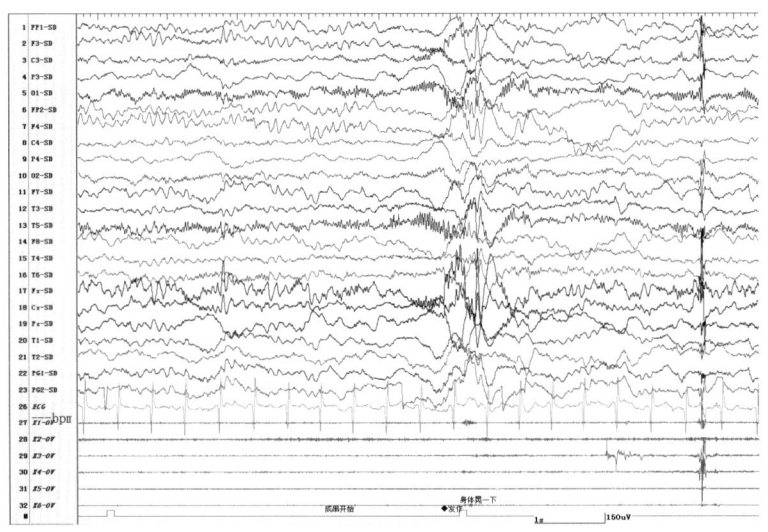

图 6-15 发作期脑电图,示痉挛发作

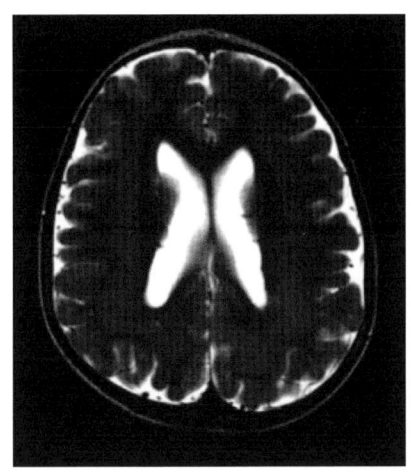

图 6-16 头颅 MRI，示轴位 T2 序列，皮质下带状灰质异位

（孙 宇）

# 第七节　无脑回-巨脑回畸形

## 一、概述

无脑回-巨脑回畸形是由于神经元移行障碍造成的一种罕见的脑发育畸形，是一种包括从无脑回畸形、巨脑回畸形到皮质下带状灰质异位（SBH）的连续性谱系异常。该类畸形的发生率为 1/10 万～4/10 万，通过头颅影像学检查可以确诊，表现为皮质增厚，脑回及脑沟发育异常。无脑回表现为脑沟、脑回完全消失，脑表面光滑；巨脑回表现为脑皮质增厚，脑回增宽，脑沟消失或浅少。临床严重程度与发育畸形的严重程度相关，其临床表现包括难以控制的癫痫发作、运动障碍、智力障碍/脑发育迟缓等，尚无特异性的治疗方法，多数患者预后较差。病因既可以是非遗传性因素（如孕期缺氧缺血性损伤、感染、中毒、放射线接触等），也可以是遗传性因素。随着分子遗传学检查技术的发展及在临床上的广泛应用，发现了诸多与无脑回-巨脑回畸形相关的致病基因，目前发现有 30 余个，如中心体蛋白相关基因（*LIS1*、*CEP85L*、*NDE1*、*TUBGCP2*）、肌动蛋白关联蛋白相关基因（*DCX*、*ACTB*、*ACTG1*、*CTNNA2*）、微管蛋白病基因（*TUBA1A*、*TUBB*、*TUBB2B*、*TUBB3*、*TUBB5*、*TUBG1* 等）、Reelin 信号通路相关基因（*RELN*、*VLDLR*、*DAB1*）等。*LIS1* 是第一个发现的与无脑回-巨脑回畸形发病有关的基因，也是目前发现的导致无脑回-巨脑回畸形的最常见的致病基因，约有 60% 由 *LIS1* 的突变或小片段缺失引起。*DCX* 是第一个发现的导致 X 连锁无脑回-巨脑回畸形的致病基因，也是导致无脑回-巨脑回畸形的第二常见的基因。

## 二、临床表现

无脑回-巨脑回畸形的临床严重程度与发育畸形的严重程度相关，其临床表型缺乏特异性，复杂多样。大多数患者在出生后一年内出现多种症状，如肌张力异常、喂养困难、生长发育迟滞、癫痫发作等。最近发现一些亚型起病较晚，症状较轻，如 *CRADD* 或 *PIDD1* 相关患者可能只表现出轻度或者边缘性智力障碍。部分患者伴有其他脏器的异常，如面部畸形、先天性心脏病、白内障等。

癫痫是无脑回-巨脑回畸形患者最重要的临床表型，约 90% 的无脑回-巨脑回畸形患者出现癫痫发作，发病时间通常为 3～12 月龄，常常表现为癫痫性痉挛发作，之后患者可出现多种发作类型，如局灶性发作、强直性发作、非典型失神发作、失张力发作等；癫痫综合征也包含多种类型，如大田原综合征、婴儿痉挛症、Lennox-Gastaut 综合征等。约 50% 的患者对治疗反应欠佳。

## 三、辅助检查

1. 头颅 MRI：头颅 MRI 是诊断无脑回-巨脑回畸形的主要依据，头颅 MRI 上表现为脑皮质增厚，脑回及脑沟发育异常。无脑回 MRI 表现为正常的脑回、脑沟消失或脑沟间隔＞3 cm；巨脑回表现为脑皮质增厚，脑回增宽，脑沟消失或浅少，脑沟间隔 1.5～3 cm；SBH 在头颅 MRI 表现为脑皮质下多了一层带状异位灰质，呈双侧对称分布，侧脑室、异位灰质及脑皮质之间通过脑白质分开。

2. 脑电图：可表现为多种放电模式，暴发抑制，高度失律，多灶性棘波、尖波、尖慢波发放。

3. 分子遗传学检查：导致无脑回-巨脑回畸形的遗传性病因复杂多样，可根据患者表型的不同选择不同的检测方法，如单基因 Sanger 测序、相关基因包测序、全外显子组测序、全基因组测序、染色体微阵列分析等。部分无脑回-巨脑回畸形分型具有较强基因型-表型相关性，可行靶向基因 Sanger 测序，如弥漫性 SBH 伴超过 7 mm 的异位灰质仅在 *DCX* 相关的患者中发现，对于此类患者可行 *DCX* 基因 Sanger 测序。若无法判断表型和基因型的关系，可行家系全基因组或家系全外显子组测序。

## 四、诊断标准

无脑回 MRI 表现为正常的脑回、脑沟消失或脑沟间隔 > 3 cm；巨脑回表现为皮质增厚，脑回增宽，脑沟间隔 1.5 ~ 3 cm；SBH 又称为双皮质综合征，顾名思义，是在脑皮质下多了一层带状异位灰质，呈双侧对称分布，侧脑室、异位灰质及脑皮质之间通过脑白质分开。无脑回-巨脑回畸形严重程度根据 MRI 从重到轻分为 1 ~ 6 级：1 级完全无脑回；2 级广泛无脑回，在额极或枕极有少量起伏；3 级无脑回与巨脑回混合；4 级广泛巨脑回，或巨脑回与正常/简单化脑回混合；5 级巨脑回与皮质下带状灰质异位混合；6 级单纯皮质下带状灰质异位。此种分类对于区分 *LIS1* 和 *DCX* 相关的无脑回-巨脑回畸形有一定作用。随着科技的发展，发现了诸多与无脑回-巨脑回畸形相关的致病基因，2017 年 Di Donato N 等构建了一个新的基于成像的分类系统，共有 21 种分类，通过此种分类模式能够更加可靠地预测可能的致病基因，如无脑回伴有小脑发育不良可能与 *TUBA1A*、*TUBB2B*、*CDK5* 基因有关。

## 五、鉴别诊断

鹅卵石样畸形与无脑回-巨脑回畸形在形态上有一定的相似性，曾被认为是无脑回-巨脑回畸形Ⅱ型，研究发现二者在发生机制上显著不同，此种分型已被取消。二者区别在于，无脑回-巨脑回畸形脑表面光滑，脑灰质和白质边界光滑；鹅卵石样畸形脑表面不规则，灰白质边界呈锯齿状，常出现垂直于皮质-白质边界的条纹。

## 六、治疗及预后

无脑回-巨脑回畸形患者临床表型复杂多样，目前尚无特异性的治疗办法，其预后与发育畸形的严重程度相关。治疗主要采用支持和对症治疗。多学科合作、评估，早期干预有利于改善患者的生活质量。例如，针对喂养困难者可以给予吞咽训练或鼻饲，甚至胃造瘘术；呼吸功能障碍者则需要给予呼吸训练、肺部物理治疗等；脊柱侧弯者可以通过外科手术矫正。

无脑回-巨脑回畸形所致的癫痫表型复杂，可表现为多种发作类型及多

## 第六章 皮质发育畸形相关遗传性癫痫

种癫痫综合征。其药物治疗的原则遵从根据发作类型及癫痫综合征选用抗癫痫发作药物。例如，对于符合婴儿癫痫性痉挛综合征的患儿，类固醇（促肾上腺皮质激素释放激素或者泼尼松）或者氨己烯酸作为一线治疗药物。Herbst 等在 22 例无脑回畸形导致的婴儿癫痫性痉挛综合征的患者中应用 ACTH、氨己烯酸等一线药物，取得了较好的疗效。但是随着病程延长，最初对 ACHT、氨己烯酸有效的患者会出现复发，并出现多种发作形式，丙戊酸联合拉莫三嗪可能是较为有效的治疗方案。对于抗癫痫发作药物治疗反应欠佳的患者，亦可选用生酮饮食。目前尚无针对无脑回-巨脑回畸形患者基因型特异性抗癫痫发作药物的治疗建议。然而，随着研究进步，发现相比与 *LIS1* 和 *DCX* 相关的无脑回畸形患者，微管蛋白病相关基因突变的患者对抗癫痫发作药物治疗的反应较好。

## 七、典型病例

患儿，女，1 岁 2 个月，主因"间断抽搐 13 月余"就诊。

现病史：13 月余前（生后 18 天）患儿无明显诱因出现间断抽搐，表现为双眼凝视，颜面发红，四肢强直，持续 1 分钟左右自行缓解，发作频率为 1 天发作数次，11 个月前（2 月龄）发作形式改变为成串痉挛发作，表现为双上肢外展，双下肢伸直，10～20 下 / 串，发作频率 2 天 1 串至 1 天 4 串不等。给予丙戊酸钠、左乙拉西坦、拉莫三嗪、托吡酯、氯硝西泮、氯巴占、氨己烯酸、ACTH、生酮饮食等均无明显效果。

家族史：无特殊。

体格检查：头围 45cm，皮肤及毛发无异常，追声、追物差，独坐困难，四肢肌力、肌张力正常，四肢腱反射对称引出。

辅助检查：脑电图，示高度失律，监测到频繁痉挛发作（图 6-17）。头颅 MRI，示脑回粗大，数量减少，脑沟变浅，白质容量减少（图 6-18）。

诊断：癫痫，癫痫性痉挛发作，婴儿癫痫性痉挛综合征，结构性（无脑回畸形）。

治疗及随访：给与多种抗癫痫发作药物治疗均无明显效果。目前患儿口服托吡酯、丙戊酸及氯巴占,仍有发作,发作形式及频率较前无明显变化。患儿发育明显落后于同龄儿,仅能抬头,不认识父母,无法被逗笑。

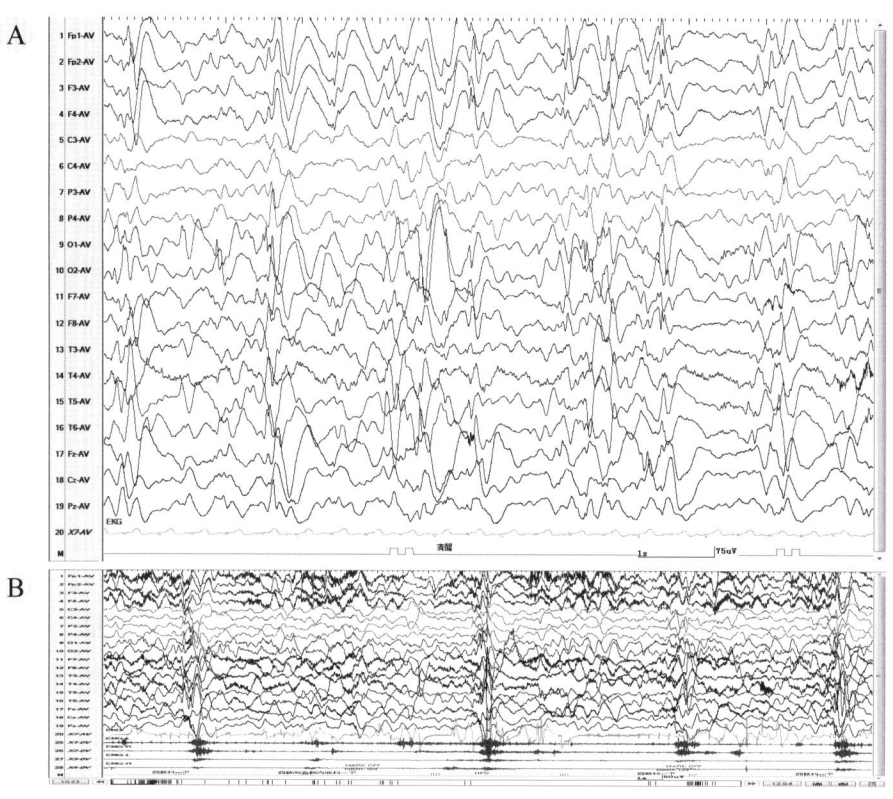

A. 高度失律;B. 成串痉挛发作。

图 6-17 患儿脑电图

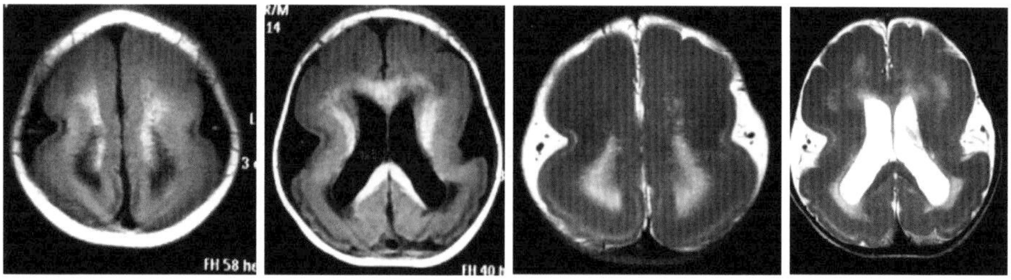

图 6-18 头颅 MRI,示脑回粗大、数量减少,脑沟变浅,白质容量减少

(季涛云)

## 参考文献

[1] HENSKE E P,JÓŹWIAK S,KINGSWOOD J C,et al. Tuberous sclerosis complex. Nat Rev Dis Primers,2016,2:16035.

[2] NORTHRUP H,KRUEGER D A,International Tuberous Sclerosis Complex Consensus Group. Tuberous sclerosis complex diagnostic criteria update:recommendations of the 2012 international Tuberous Sclerosis Complex Consensus Conference. Pediatr Neurol,2013,49(4):243-254.

[3] KRUEGER D A,NORTHRUP H,International Tuberous Sclerosis Complex Consensus Group. Tuberous sclerosis complex surveillance and management:recommendations of the 2012 International Tuberous Sclerosis Complex Consensus Conference. Pediatr Neurol,2013,49(4):255-265.

[4] HASBANI D M,CRINO P B. Tuberous sclerosis complex. Handb Clin Neurol,2018,148:813-822.

[5] PERON A,AU K S,NORTHRUP H. Genetics,genomics,and genotype-phenotype correlations of TSC:insights for clinical practice. Am J Med Genet C Semin Med Genet,2018,178(3):281-290.

[6] CURATOLO P,NABBOUT R,LAGAE L,et al. Management of epilepsy associated with tuberous sclerosis complex:updated clinical recommendations. Eur J Paediatr Neurol,2018,22(5):738-748.

[7] SALUSSOLIA C L,KLONOWSKA K,KWIATKOWSKI D J,et al.Genetic etiologies,diagnosis,and treatment of tuberous sclerosis complex. Annu Rev Genomics Hum Genet,2019,20:217-240.

[8] FRANZ D N,LAWSON J A,YAPICI Z,et al. Everolimus for treatment-refractory seizures in TSC:Extension of a randomized controlled trial. Neurol

Clin Pract,8(5):412-420.

[9] FRANZ D N,LAWSON J A,YAPICI Z,et al. Everolimus dosing recommendations for tuberous sclerosis complex-associated refractory seizures. Epilepsia,2018,59(6):1188-1197.

[10] CURATOLO P,SPECCHIO N,ARONICA E. Advances in the genetics and neuropathology of tuberous sclerosis complex:edging closer to targeted therapy. Lancet Neurol,2022,21(9):843-856.

[11] BARKOVICH A J,KUZNIECKY R I,JACKSON G D,et al. A developmental and genetic classification for malformations of cortical development. Neurology,2005,65(12):1873-1887.

[12] TAYLOR D C,FALCONER M A,BRUTON C J,et al. Focal dysplasia of the cerebral cortex in epilepsy. J Neurol Neurosurg Psychiatry,1971,34(4):369-387.

[13] BLUMCKE I,THOM M,ARONICA E,et al. The clinicopathologic spectrum of focal cortical dysplasias:a consensus classification proposed by an ad hoc Task Force of the ILAE Diagnostic Methods Commission. Epilepsia,2011,52(1):158-174.

[14] NAJM I,LAL D,ALONSO VANEGAS M,et al. The ILAE consensus classification of focal cortical dysplasia:an update proposed by an ad hoc task force of the ILAE diagnostic methods commission. Epilepsia,2022,63(8):1899-1919.

[15] DIBBENS L M,DE VRIES B,DONATELLO S,et al. Mutations in DEPDC5 cause familial focal epilepsy with variable foci. Nat Genet,2013,45(5):546-551.

[16] RICOS M G,HODGSON B L,PIPPUCCI T,et al. Mutations in the mammalian target of rapamycin pathway regulators NPRL2 and NPRL3 cause focal epilepsy. Ann Neurol,2016,79(1):120-131.

[17] BALDASSARI S,RIBIERRE T,MARSAN E,et al. Dissecting the genetic basis of focal cortical dysplasia:a large cohort study. Acta neuropathologi

ca,2019,138(6):885-900.

[18] ZHANG Z,GAO K,LIU Q,et al. Somatic variants in new candidate genes identified in focal cortical dysplasia type Ⅱ. Epilepsia,2020,61(4):667-678.

[19] GUERRINI R,DUCHOWNY M,JAYAKAR P,et al. Diagnostic methods and treatment options for focal cortical dysplasia. Epilepsia,2015,56(11):1669-1686.

[20] BLUMCKE I,SPREAFICO R,HAAKER G,et al. Histopathological findings in brain tissue obtained during epilepsy surgery. N Engl J Med,2017,377(17):1648-1656.

[21] LAMBERINK H J,OTTE W M,BLÜMCKE I,et al. Seizure outcome and use of antiepileptic drugs after epilepsy surgery according to histopathological diagnosis:a retrospective multicentre cohort study. Lancet Neurol,2020,19(9):748-757.

[22] MAYNARD L M,LEACH J L,HORN P S,et al. Epilepsy prevalence and severity predictors in MRI-identified focal cortical dysplasia. Epilepsy Res,2017,132:41-49.

[23] FAUSER S,SCHULZE-BONHAGE A,HONEGGER J,et al. Focal cortical dysplasias:surgical outcome in 67 patients in relation to histological subtypes and dual pathology. Brain,2004,127(11):2406-2418.

[24] FAUSER S,HUPPERTZ H J,BAST T,et al. Clinical characteristics in focal cortical dysplasia:a retrospective evaluation in a series of 120 patients. Brain,2006,129(7):1907-1916.

[25] KRSEK P,PIEPER T,KARLMEIER A,et al. Different presurgical characteristics and seizure outcomes in children with focal cortical dysplasia type Ⅰ or Ⅱ. Epilepsia,2009,50(1):125-137.

[26] KWON H E,EOM S,KANG H C,et al. Surgical treatment of pediatric focal cortical dysplasia:clinical spectrum and surgical outcome. Neurology,2016,87(9):945-951.

[27] KIMURA N,TAKAHASHI Y,SHIGEMATSU H,et al. Risk factors of

cognitive impairment in pediatric epilepsy patients with focal cortical dysplasia. Brain & development,2019,41(1):77-84.

[28] KLOSS S,PIEPER T,PANNEK H,et al. Epilepsy surgery in children with focal cortical dysplasia(FCD):results of long-term seizure outcome. Neuropediatrics,2002,33(1):21-26.

[29] JAYALAKSHMI S,DHONDJI M,VOOTURI S,et al. Inter-ictal EEG patterns in malformations of cortical development and epilepsy. Clin Neurol Neurosurg,2020,196:106022.

[30] THAMCHAROENVIPAS T,TAKAHASHI Y,KIMURA N,et al. Localizing and lateralizing value of seizure onset pattern on surface EEG in FCD type Ⅱ. Pediatr Neurol,2022,129:48-54.

[31] DESARNAUD S,MELLERIO C,SEMAH F,et al. $^{18}$F-FDG PET in drug-resistant epilepsy due to focal cortical dysplasia type 2:additional value of electroclinical data and coregistration with MRI. Eur J Nucl Med Mol Imaging,2018,45(8):1449-1460.

[32] KRSEK P,KUDR M,JAHODOVA A,et al. Localizing value of ictal SPECT is comparable to MRI and EEG in children with focal cortical dysplasia. Epilepsia,2013,54(2):351-358.

[33] SIEDLECKA M,GRAJKOWSKA W,GALUS R,et al. Focal cortical dysplasia:Molecular disturbances and clinicopathological classification (Review). Int J Mol Med,2016,38(5):1327-1337.

[34] WILENIUS J,MEDVEDOVSKY M,GAILY E,et al. Interictal MEG reveals focal cortical dysplasias:special focus on patients with no visible MRI lesions. Epilepsy Res,2013,105(3):337-348.

[35] AGARWAL N,KRISHNAN B,BURGESS R C,et al. Magnetoencephalographic Characteristics of Cortical Dysplasia in Children. Pediatr Neurol,2018, 78:13-19.

[36] ALSHAFAI L,OCHI A,GO C,et al. Clinical,EEG,MRI,MEG,and surgical outcomes of pediatric epilepsy with astrocytic inclusions versus focal

cortical dysplasia. Epilepsia,2014,55(10):1568-1575.

[37] WINAWER M R,GRIFFIN N G,SAMANAMUD J,et al. Somatic SLC35A2 variants in the brain are associated with intractable neocortical epilepsy. Ann Neurol,2018,83(6):1133-1146.

[38] COLOMBO N,SALAMON N,RAYBAUD C,et al. Imaging of malformations of cortical development. Epileptic Disord,2009,11(3):194-205.

[39] LIM J S,KIM W I,KANG H C,et al. Brain somatic mutations in MTOR cause focal cortical dysplasia type Ⅱ leading to intractable epilepsy. Nature medicine,2015,21(4):395-400.

[40] VAN DER POEST CLEMENT E,JANSEN F E,BRAUN K P J,et al. Update on drug management of refractory epilepsy in tuberous sclerosis complex. Paediatr Drugs,2020,22(1):73-84.

[41] LEITNER D F,KANSHIN E,ASKENAZI M,et al. Pilot study evaluating everolimus molecular mechanisms in tuberous sclerosis complex and focal cortical dysplasia. PloS One,2022,17(5):e0268597.

[42] KIM D W,LEE S K,CHU K,et al. Predictors of surgical outcome and pathologic considerations in focal cortical dysplasia. Neurology,2009,72(3):211-216.

[43] PHI J H,CHO B K,WANG K C,et al. Longitudinal analyses of the surgical outcomes of pediatric epilepsy patients with focal cortical dysplasia. J Neurosurg Pediatr,2010,6(1):49-56.

[44] OLUIGBO C O,WANG J,WHITEHEAD M T,et al. The influence of lesion volume,perilesion resection volume,and completeness of resection on seizure outcome after resective epilepsy surgery for cortical dysplasia in children. J Neurosurg Pediatr,2015,15(6):644-650.

[45] ROWLAND N C,ENGLOT D J,CAGE T A,et al. A meta-analysis of predictors of seizure freedom in the surgical management of focal cortical dysplasia. J Neurosurg,2012,116(5):1035-1041.

[46] WAGNER J,WEBER B,URBACH H,et al. Morphometric MRI analysis improves detection of focal cortical dysplasia type Ⅱ. Brain,2011,134(10):2844-2854.

[47] HAUPTMAN J S,MATHERN G W. Surgical treatment of epilepsy associated with cortical dysplasia:2012 update. Epilepsia,2012,53(Suppl 4):98-104.

[48] RYVLIN P,CROSS JH,RHEIMS S. Epilepsy surgery in children and adults. Lancet Neurol,2014,13(11):1114-1126.

[49] TROUNCE J Q,RUTTER N,MELLOR D H. Hemimegalencephaly: diagnosis and treatment. Dev Med Child Neurol,1991,33(3):261-266.

[50] SANGHVI J P,RAJADHYAKSHA S B,URSEKAR M. Spectrum of congenital CNS malformations in pediatric epilepsy. Indian pediatrics,2004,41(8):831-838.

[51] LEE J H,HUYNH M,SILHAVY J L,et al. De novo somatic mutations in components of the PI3K-AKT3-mTOR pathway cause hemimegalencephaly. Nat Genet,2012,44(8):941-945.

[52] SALINAS V,VEGA P,PICCIRILLI M V,et al. Identification of a somatic mutation in the RHEB gene through high depth and ultra-high depth next generation sequencing in a patient with Hemimegalencephaly and drug resistant Epilepsy. Eur J Med Genet,2019,62(11):103571.

[53] D'GAMA A M,GENG Y,COUTO J A,et al. Mammalian target of rapamycin pathway mutations cause hemimegalencephaly and focal cortical dysplasia. Ann Neurol,2015,77(4):720-725.

[54] JANSEN L A,MIRZAA G M,ISHAK G E,et al. PI3K/AKT pathway mutations cause a spectrum of brain malformations from megalencephaly to focal cortical dysplasia. Brain ,2015,138(6):1613-1628.

[55] DI ROCCO C,BATTAGLIA D,PIETRINI D,et al. Hemimegalencephaly: clinical implications and surgical treatment. Childs Nerv Syst,2006, 22(8):852-866.

[56] VIGEVANO F,BERTINI E,BOLDRINI R,et al. Hemimegalencephaly and intractable epilepsy:benefits of hemispherectomy. Epilepsia,1989,30(6):833-843.

[57] TINKLE B T,SCHORRY E K,FRANZ D N,et al. Epidemiology of hemimegalencephaly:a case series and review. Am J Med Genet A,2005,139(3):204-211.

[58] SASAKI M,HASHIMOTO T,FURUSHIMA W,et al. Clinical aspects of hemimegalencephaly by means of a nationwide survey. J Child Neurol,2005,20(4):337-341.

[59] PALADIN F,CHIRON C,DULAC O,et al. Electroencephalographic aspects of hemimegalencephaly. Dev Med Child Neurol,1989,31(3):377-383.

[60] WOO C L,CHUANG S H,BECKER L E,et al. Radiologic-pathologic correlation in focal cortical dysplasia and hemimegalencephaly in 18 children. Pediatr neurol,2001,25(4):295-303.

[61] SOUFFLET C,BULTEAU C,DELALANDE O,et al. The nonmalformed hemisphere is secondarily impaired in young children with hemimegalencephaly:a pre- and postsurgery study with SPECT and EEG. Epilepsia,2004,45(11):1375-1382.

[62] AURIEMMA A,AGOSTINIS C,BIANCHI P,et al. Hemimegalencephaly in hypomelanosis of Ito:early sonographic pattern and peculiar MR findings in a newborn. Eur J Ultrasound,2000,12(1):61-67.

[63] SALAMON N,ANDRES M,CHUTE D J,et al. Contralateral hemimicrencephaly and clinical-pathological correlations in children with hemimegalencephaly. Brain,2006,129(2):352-365.

[64] DI ROCCO C,IANNELLI A,MARCHESE E,et al. Surgical treatment of epileptogenic hemimegalencephaly. Minerva Pediatr,1994,46(5):231-237.

[65] JONAS R,NGUYEN S,HU B,et al. Cerebral hemispherectomy:hospital course,seizure,developmental,language,and motor outcomes. Neurology,2004,62(10):1712-1721.

[66] BATTAGLIA D,DI ROCCO C,IUVONE L,et al. Neuro-cognitive development and epilepsy outcome in children with surgically treated hemimegalencephaly. Neuropediatrics,1999,30(6):307-313.

[67] LEVENTER R J,PHELAN E M,COLEMAN L T,et al. Clinical and imaging features of cortical malformations in childhood. Neurology,1999, 53(4):715-722.

[68] GUERRINI R,DOBYNS W B. Malformations of cortical development:clinical features and genetic causes. Lancet Neurol,2014, 13(7):710-726.

[69] SALETTI V,ESPOSITO S,MACCARO A,et al. Chiari I malformation in a child with PTEN hamartoma tumor syndrome:association or coincidence? Eur J Med Genet,2017,60(5):261-264.

[70] HORN D,SIEBERT E,SEIDEL U,et al. Biallelic COL3A1 mutations result in a clinical spectrum of specificstructural brain anomalies and connective tissue abnormalities. Am J Med Genet A,2017,173(9):2534-2538.

[71] RAVENSCROFT G,DI DONATO N,HAHN G,et al. Recurrent de novo BICD2 mutation associated with arthrogryposis multiplex congenita and bilateral perisylvian polymicrogyria. Neuromuscul Disord,2016, 26(11):744-748.

[72] HEINZEN E L,O'NEILL A C,ZHU X,et al. De novo and inherited private variants in MAP1B in periventricular nodular heterotopia. PLoS Genet,2018,14(5):e1007281.

[73] LEVENTER R J,JANSEN A,PILZ D T,et al. Clinical and imaging heterogeneity of polymicrogyria:a study of 328 patients. Brain,2010,133(5):1415-1427.

[74] KUZNIECKY R,ANDERMANN F,GUERRINI R. Congenital bilateral perisylvian syndrome:study of 31 patients. The CBPS Multicenter Collaborative Study. Lancet,1993,341(8845):608–612.

[75] TEIXEIRA K C,CENDES F,GUERREIRO C A,et al. Focal electrical

status(FES):a new finding associated with polymicrogyria. J Clin Neurophy siol,2009,26(3):155-159.

[76] BARTOLINI E,FALCHI M,ZELLINI F,et al. The syndrome of polymicrogyria,thalamic hypoplasia,and epilepsy with CSWS. Neurolo gy,2016,86(13):1250-1259.

[77] MAILLARD L,RAMANTANI G. Epilepsy surgery for polymicrogyria:a challenge to be undertaken. Epileptic Disord,2018,20(5):319-338.

[78] MAILLARD L G,TASSI L,BARTOLOMEI F,et al. Stereoelectroencephalography and surgical outcome in polymicrogyria-related epilepsy:a multicentric study. Ann Neurol,2017,82(5):781-794.

[79] COSSU M,PELLICCIA V,GOZZO F,et al. Surgical treatment of polymicrogyria-related epilepsy. Epilepsia,2016,57(12):2001-2010.

[80] GHAEMI K,ELSHARKAWY A E,SCHULZ R,et al. Vagus nerve stimulation:outcome and predictors of seizure freedom in long-term follow-up. Seizure,2010,19(5):264-268.

[81] BATTAGLIA G,GRANATA T,FARINA L,et al. Periventricular nodular heterotopia:epileptogenic findings. Epilepsia,1997,38(11):1173-1182.

[82] SROUR M,RIOUX M F,VARGA C,et al. The clinical spectrum of nodular heterotopias in children:report of 31 patients. Epilepsia,2011,52(4):728-737.

[83] HUNG P C,WANG H S,CHOU M L,et al. Clinical and neuroimaging findings in children with gray matter heterotopias:a single institution experience of 36 patients. Eur J Paediatr Neurol,2016,20(5):732-737.

[84] RAYMOND A A,FISH D R,STEVENS J M,et al. Subependymal heterotopia:a distinct neuronal migration disorder associated with epilepsy. J Neurol Neurosurg Psychiatry,1994,57(10):1195-1202.

[85] VRIEND I,OEGEMA R. Genetic causes underlying grey matter heterotopia. Eur J Paediatr Neurol,2021,35:82-92.

[86] MONTIER L,HANEEF Z,GAVVALA J,et al. A somatic mutation in MEN1 gene detected in periventricular nodular heterotopia tissue obtained from

depth electrodes. Epilepsia,2019,60(10):e104-e109.

[87] CHRISTODOULOU J A,WALKER L M,DEL TUFO S N,et al. Abnormal structural and functional brain connectivity in gray matter heterotopia. Epilepsia,2012,53(6):1024-1032.

[88] TASSI L,COLOMBO N,COSSU M,et al. Electroclinical,MRI and neuropathological study of 10 patients with nodular heterotopia,with surgical outcomes. Brain,2005,128(2):321-337.

[89] BATTAGLIA G,CHIAPPARINI L,FRANCESCHETTI S,et al. Periventricular nodular heterotopia:classification,epileptic history,and genesis of epileptic discharges. Epilepsia,2006,47(1):86-97.

[90] 邓馨,王薇薇,吴逊. 灰质异位与癫痫发作. 癫痫杂志,2018,4(6):497-504.

[91] MIRANDOLA L,MAI R F,FRANCIONE S,et al. Stereo-EEG:diagnostic and therapeutic tool for periventricular nodular heterotopia epilepsies. Epilepsia,2017,58(11):1962-1971.

[92] THOMPSON S A,KALAMANGALAM G P,TANDON N. Intracranial evaluation and laser ablation for epilepsy with periventricular nodular heterotopia. Seizure,2016,41:211-216.

[93] BARKOVICH A J,JACKSON DE JR,BOYER R S. Band heterotopias:a newly recognized neuronal migration anomaly. Radiology,1989,171(2):455-458.

[94] DI DONATO N,CHIARI S,MIRZAA G M,et al. Lissencephaly:expanded imaging and clinical classification. Am J Med Genet A,2017,173(6):1473-1488.

[95] TSAI M H,MUIR A M,WANG W J,et al. Pathogenic variants in CEP85L cause sporadic and familial posterior predominant lissencephaly. Neuron,2020,106(2):237-245.

[96] LIN J R,CHENG J F,LIU Y T,et al. Novel lissencephaly-associated DCX variants in the C-terminal DCX domain affect microtubule binding and dynamics. Epilepsia,2022,63(5):1253-1265.

[97] DOBYNS W B. The clinical patterns and molecular genetics of lissencephaly and subcortical band heterotopia. Epilepsia,2010,51(Suppl 1):5-9.

[98] GUERRINI R,SICCA F,PARMEGGIANI L. Epilepsy and malformations of the cerebral cortex. Epileptic Disord,2003,5(Suppl 2):S9-S26.

[99] GUERRINI R,CARROZZO R. Epilepsy and genetic malformations of the cerebral cortex. Am J Med Genet,2001,106(2):160-173.

[100] GUERRINI R,FILIPPI T. Neuronal migration disorders,genetics,and epileptogenesis. J Child Neurol,2005,20(4):287-299.

[101] GUERRINI R,MORO F,ANDERMANN E,et al. Nonsyndromic mental retardation and cryptogenic epilepsy in women with doublecortin gene mutations. Ann Neurol,2003,54(1):30-37.

[102] OEGEMA R,BARAKAT T S,WILKE M,et al. International consensus recommendations on the diagnostic work-up for malformations of cortical development. Nat Rev Neurol,2020,16(11):618-635.

[103] DI DONATO N,TIMMS A E,ALDINGER K A,et al. Analysis of 17 genes detects mutations in 81% of 811 patients with lissencephaly. Genet Med,2018,20(11):1354-1364.

[104] HERBST S M,PROEPPER C R,GEIS T,et al. LIS1-associated classic lissencephaly:a retrospective,multicenter survey of the epileptogenic phenotype and response to antiepileptic drugs. Brain Dev,2016,38(4):399-406.

[105] KOLBJER S,MARTIN D A,PETTERSSON M,et al. Lissencephaly in an epilepsy cohort:molecular,radiological and clinical aspects. Eur J Paediatr Neurol,2021,30:71-81.

[106] ESQUENAZI Y,KALAMANGALAM G P,SLATER J D,et al. Stereotactic laser ablation of epileptogenic periventricular nodular heterotopia. Epilepsy Res,2014,108(3):547-554.

[107] KOENIG M,DOBYNS W B,DI DONATO. Lissencephaly:update on

diagnostics and clinical management. Eur J Paediatr Neurol,2021, 35:147-152.

[108] DI DONATO N,JEAN Y Y,MAGA A M,et al. Mutations in CRADD result in reduced caspase-2-mediated neuronal apoptosis and cause megalencephaly with a rare lissencephaly variant. Am J Hum Genet,2016, 99(5):1117-1129.

[109] HAREL T,HACOHEN N,SHAAG A,et al. Homozygous null variant in CRADD,encoding an adaptor protein that mediates apoptosis,is associated with lissencephaly. Am J Med Genet A,2017,173(9):2539-2544.

[110] SHEIKH T I,VASLI N,PASTORE S,et al. Biallelic mutations in the death domain of PIDD1 impair caspase-2 activation and are associated with intellectual disability. Transl Psychiatry,2021,11(1):1.

[111] BECKER L L,DAFSARI H S,SCHALLNER J,et al. The clinical-phenotype continuum in DYNC1H1-related disorders-genomic profiling and proposal for a novel classification. J Hum Genet,2020,65(11):1003-1017.

[112] LEVENTER R J,GUERRINI R,DOBYNS W B. Malformations of cortical development and epilepsy. Dialogues Clin Neurosci,2008,10(1):47-62.

[113] ROMANIELLO R,ZUCCA C,ARRIGONI F,et al. Epilepsy in tubulinopathy:personal series and literature review. Cells,2019,8(7):669.

# 第七章

# 遗传性癫痫共患病

## 第一节 概述

癫痫共患其他疾病非常常见。癫痫共患病的存在不仅影响癫痫的治疗康复，也降低了患者的生活质量，癫痫综合管理中越来越需要更多地了解和认识癫痫共患病。遗传性癫痫常见共患病包括注意缺陷多动障碍、智力障碍/生长发育迟滞、孤独症谱系障碍、运动障碍、偏头痛、睡眠障碍等。有些基因变异或染色体拷贝数变异也可共患其他系统疾病，如TSC1变异导致的癫痫可共患心脏、肺脏及肾脏等多系统疾病。本章将重点介绍遗传性癫痫较为常见的神经系统共患病。

（张月华）

## 第二节 遗传性癫痫共患注意缺陷多动障碍

### 一、概述

注意缺陷多动障碍（ADHD）是癫痫儿童常见的共患病之一。基于人口的流行病学调查显示，癫痫儿童 ADHD 共患率在 13%～70%，其中失神癫痫与 ADHD 共患率在 26% 左右，Dravet 综合征与 ADHD 共患率在 60% 左右，儿童良性癫痫伴中央颞区棘波与 ADHD 共患率在 60% 左右。与癫痫的症状为发作性的不同，ADHD 的核心症状为持续性的，癫痫共患 ADHD 除癫痫本身的影响外，患儿出现的注意缺陷、多动和冲动等症状会导致患儿出现行为障碍、学习困难、同伴关系差、自尊问题等，进一步影响患儿的心理健康、长期受教育水平、社交功能、社会地位等，严重影响患儿和家庭的生活质量。部分患儿症状持续至成年，不仅影响身心健康，而且影响就业情况。对于癫痫共患 ADHD 要早期发现、早期诊断，尽早采用综合干预措施，降低其对患儿和家庭生活质量的影响。

### 二、临床表现

癫痫儿童共患 ADHD 的临床表现与普通 ADHD 儿童类似。4～18 岁的癫痫儿童和青少年，如果存在以下问题，应进行 ADHD 筛查/评估。

1.过度活动：手脚动作多，或常常在座位上扭动，在教室或其他需要待在座位上的情况下离开座位，在不恰当的场合跑来跑去或爬上爬下，摸这摸那，难以安静地玩或从事休闲活动，说话过多，常常忙忙碌碌，像有马达驱动一样。

2.维持注意困难：听讲和做作业都不能专心，很容易受环境影响，记不住别人说的话，不知在想什么，整天迷迷糊糊，总是不愿做作业，拖到不能再拖才开始，做到很晚，经常做不完，特别粗心，经常丢三落四，没有监督就不能做作业，需要反复指导，一项活动还没完成又转向另一项。

3.行为冲动：在课堂上常常不举手就发言，甚至在问题还没说完答案已冲口而出，结果常常说错，没有耐心，想要的东西就立刻要得到，很难等待，经常打断或插入别人的活动，在社会交往、学校或工作场所中带来麻烦。

4.学习问题：看似聪明，却成绩很差。

## 三、辅助检查

1.脑电图：用于明确癫痫的诊断。

2.ADHD儿童行为评定量表：SNAP-Ⅳ量表、ADHD症状量表。Conners父母症状问卷和教师评定量表、Achenbach儿童行为量表、Weiss功能缺陷量表父母版等。

3.定式和半定式诊断访谈问卷：学龄期儿童情感障碍和精神分裂症问卷、简明儿童少年国际神经精神访谈等。

4.智力评定：中国修订韦克斯勒儿童智力量表、瑞文智商测试等。

5.ADHD相关的神经心理测验：持续性操作测试、划消测验、Stroop测验、注意力变量测验、反应/不反应任务、威斯康星卡片分类测验等。

## 四、诊断标准

患儿同时符合癫痫和ADHD的诊断标准。癫痫的诊断遵从前述的癫痫的诊断标准。ADHD以ICD-10或DSM-5或中国指南的诊断标准为依据（以下为中国指南诊断标准）。需要同时符合以下A、B、C、D、E的标准，才能诊断。

诊断标准A：一种持续的注意缺陷和/或多动-冲动行为，干扰了功能或发育，特征为注意障碍和/或多动-冲动的6项或更多（表7-1）。症状持续至少6个月，且达到与发育水平不相符的程度，并直接负性地影响社会和学业/职业活动。

诊断标准B：若干注意障碍或多动-冲动的症状，在12岁之前就已存在。

诊断标准C：若干注意障碍或多功-冲动的症状，存在于2个或更多的场合。

# 第七章 遗传性癫痫共患病

诊断标准 D：有明确的证据显示这些症状干扰或降低了社交、学业或职业功能的质量。

诊断标准 E：这些症状不能仅仅出现在精神分裂症或其他精神病性障碍的病程中，也不能用其他精神障碍来更好地解释。

表 7-1 注意缺陷多动障碍诊断标准

| 注意力不集中维度 | 多动-冲动维度 |
| --- | --- |
| 经常不能密切关注细节 | 经常手脚动不停或在座位上扭动 |
| 经常难以维持注意力 | 被期待坐在座位上时却经常离座 |
| 与他人直接对话时，经常看起来没有在听 | 经常在不适当场合活动过多（坐立不安） |
| 经常不遵循指示以致不能完成任务 | 经常难以安静地专注娱乐活动 |
| 经常难以组织任务和活动 | 经常"忙个不停" |
| 经常回避、厌恶或不愿做需要维持注意力的任务 | 经常讲话过多 |
| 经常丢失任务或活动所需物品 | 经常提问未讲完就脱口回答 |
| 经常容易被外界的刺激分神 | 经常难以按次序等待 |
| 经常在日常活动中忘记事情 | 经常打断或侵扰他人 |

## 五、鉴别诊断

癫痫共患 ADHD 诊断时需要详细询问整个癫痫病程及治疗过程，分析产生 ADHD 症状的可能相关因素；进行智力及学习能力测试，以发现是否存在任何学习困难或认知障碍导致的类似 ADHD 行为；评估是否存在其他合并精神问题，如抑郁、焦虑等；评估是否存在睡眠障碍。另外要注意，ADHD 症状常可先于癫痫首次发作出现，要注意 ADHD 症状与癫痫治疗的关系，特别要注意抗癫痫治疗的变化与 ADHD 症状增加的关系。

鉴别诊断主要包括癫痫共患精神障碍性疾病，如焦虑、抑郁、心境障碍等；癫痫共患神经系统疾病，如智力低下等；癫痫共患家庭或学校的重大心理应激，如恐吓、欺负等；癫痫共患其他疾病，如物质滥用、颅脑外伤、甲状腺功能亢进等。

## 六、治疗及预后

1. 明确癫痫发作或癫痫综合征分类后根据需要使用抗癫痫发作药物。

2. 癫痫患儿共患 ADHD 抗 ADHD 治疗的选择。

（1）治疗原则：早期诊断，早期干预；坚持长期系统治疗，足量，足疗程；定期评估和调整治疗方案和目标；需要医生、家长、儿童、老师共同参与。药物治疗、行为治疗、家长培训、学校干预综合进行。对于超出本科室范畴的共患病，在诊断癫痫治疗的初期、过程当中出现新症状或者相关症状加重，或者治疗 1 个月内无改善，要及时转诊或多学科会诊。应从低剂量开始用药，减少相关不良反应。

（2）对于有 ADHD 的相关表现，但未达到 ADHD 诊断标准的癫痫患儿不宜使用药物。对这部分患儿及家长进行疾病教育，内容包括明确和消除引起注意力不集中、多动或冲动的诱因，行为管理措施包括行为治疗或父母教育项目，传授改善患儿在校学习或行为的策略，给予针对注意力不集中和多动-冲动症状的系统指导建议等。

（3）对于达到 ADHD 诊断标准的癫痫患儿，根据年龄进行差异化治疗：①学龄前（4～5 岁），有循证医学证据的父母和/或老师实施的行为治疗作为一线选择；②小学（6～11 岁），处方 ADHD 治疗药物，配合有循证医学证据的父母和/或老师实施的行为治疗；③青少年（12～18 岁），征得患儿同意后，处方 ADHD 治疗药物，配合有循证医学证据的父母和/或老师实施的行为治疗。

（4）药物治疗：在抗癫痫治疗的基础上，针对 ADHD 进行药物治疗（表7-2）。

表 7-2　经 FDA 批准的治疗 ADHD 主要药物

| 药物 | 起始剂量 | 给药频率 | 最大剂量 |
| --- | --- | --- | --- |
| 混合苯丙胺盐 | 2.5～5.0 mg | qd～bid | 40 mg |
| 右苯丙胺 | 2.5 mg | bid～tid | 40 mg |
| 二甲磺酸赖右苯丙胺 | 20 mg | qd | 70 mg |
| 缓释盐酸哌甲酯 | 18 mg | qd | 54 mg |
| 速释盐酸哌甲酯 | 5 mg | bid～tid | 60 mg |
| 盐酸托莫西汀 | 0.5 mg/(kg·d) | qd～bid | 1.4 mg/(kg·d) |
| 缓释胍法辛 | 1 mg/d | qd | 4 mg/d |
| 缓释可乐定 | 0.1 mg/d | qd～bid | 0.4 mg/d |

（5）行为治疗：运用某些程序和方法，来帮助儿童改变他们的行为。要被改变的行为称为目标行为。行为过度和行为不足都可以成为行为矫正的目标行为。行为治疗目的是让儿童得以全面发展和提高儿童的生活质量，而不仅仅是处理儿童的行为问题。

（6）随访：随访的内容包括针对核心症状和功能的系统性再评估；针对治疗目标的定期再评估；确认患儿和家庭对协作治疗的其他医生是否满意；进一步进行患儿和家庭教育；确保协作性管理，并满足患儿和家庭期望；确认服用治疗药物的依从性，必要时进行调整；监测心率、血压、身高和体重等；继续与患儿和家庭的治疗关系，树立家庭和患儿的信心。

综合治疗后 60%～70% 的患儿行为可以得到改善。治疗失败的原因包括诊断错误或不完整，如可能干扰诊断的疾病或合并其他疾病（睡眠障碍、学习障碍等）；对治疗计划的依从性差；ADHD 治疗关注点不正确。治疗过程中要注意获得家长和教师对患儿的症状评分以诊断和评估治疗效果。行为治疗虽然不能完全控制症状，但应该和药物治疗同时进行。

## 七、典型病例

患儿，男，9 岁 11 个月，主因"间断抽搐 3 年 2 个月、注意力不集中、多动"就诊。

现病史：患儿 6 岁 9 个月时无明显原因及诱因于入睡后出现惊厥发作，表现为流涎，口角抽搐，能听懂他人的语言但欲语不能，左上肢节律性抖动，无口周发绀，无大小便失禁，持续约 1 分钟自行缓解。之后 1 年内发作 5 次，形式基本同前，有时双眼向单侧凝视，多发生在夜间入睡半小时左右，发作与当晚进食无明确关系。发作间期精神反应可。无发热、头痛、呕吐、意识障碍。7 岁 3 个月到当地医院门诊就诊，诊为"癫痫"，给予丙戊酸钠缓释片治疗，8 岁后未再出现抽搐发作。自从上小学后，老师反复找家长反映其上课不认真听讲，课堂上和同学说话，当堂作业完不成。在座位上扭来扭去，有时不经老师允许擅自下座位。经常抢答，等老师真正请他回答时，他又总答错。老师感觉他很机灵，但学习成绩在班级倒数。妈妈发现，在家里时家庭作业总是拖到不能再拖了才开始写，不盯着就不做，边写边玩，经常别的同学晚上 7 点以前能完成的作业，他需要拖到晚上 12 点。作业通篇都是粗心大意的错误，经常丢三落四，对家长的指令经常似听非听，做事忘性大。缺乏耐性，想要的东西立刻就要得到，很难等待。参加游戏不能遵守游戏规则，经常扰乱秩序，小伙伴不喜欢和他玩。妈妈回忆 4 岁半左右，幼儿园老师反复向家长反映，患儿上课不能安静坐下来，随便下座位，经常擅自跑到教室外面。闲不住，爬上爬下，精力特别充沛。在幼儿园出门就跑，不知道危险。老师经常为他的安全担心。

自起病以来，患儿精神反应可，食欲良好，二便正常。智力、运动发育同正常同龄儿童。否认近期疫苗接种史。

既往史、个人史：围产期无特殊，生长发育同正常同龄儿。

家族史：父亲小时候有类似表现。

体格检查：神志清楚，精神反应好。小动作多，回答问题东张西望，抢答和粗心的问题频繁出现。话多，反复打断妈妈和医生的谈话。自诉自己也想表现好，但管不住自己。心、肺、腹查体未见异常。四肢肌力和肌张力正常，双侧肱二头肌、肱三头肌腱反射，双侧膝跳反射、跟腱反射，均对称引出，病理征阴性，脑膜刺激征阴性。

辅助检查：血、尿、便常规检查：正常。丙戊酸血药浓度为 71 mg/L。血生化、甲状腺功能：均未见异常。脑电图为正常儿童脑电图。头颅 MRI 未见异常。

ADHD 症状量表（家长填），注意缺陷分量表 21 分，多动冲动分量表 24 分。ADHD 症状量表（教师填），注意缺陷分量表 18 分，多动冲动分量表 20 分。Conners 父母症状问卷（家长填）61 分。持续性操作测试，提示该患儿存在重度注意缺陷。韦克斯勒智力量表，总分 112 分。

诊断：癫痫共患注意缺陷多动障碍。

治疗与随访：在服用丙戊酸钠缓释片基础上，加用盐酸托莫西汀治疗，起始剂量为 12.5 mg/d，1 周后加至 25 mg/d，2 周后加至 40 mg/d，4 周后加至 50 mg/d（体重 42 kg）。用药后患儿食欲下降，诉疲倦。未予特殊处理。

# 第七章 遗传性癫痫共患病

治疗 3 个月后，家长感觉患儿表现有所好转，老师反映上课抢答的情况好转；与伙伴关系好转；仍磨蹭，当堂作业有时完不成，但完成的部分准确率提高。鼓励其继续用药。治疗 6 个月后，复查丙戊酸血药浓度为 65 mg/L；血常规、肝功能、肾功能、心电图检测均未见异常。

治疗 1 年 9 个月时患儿症状出现反复，上课不认真听讲，课堂上和同学说话，不写作业。1 周中有 3 次擅自离开座位。有时在家里大喊"我要回到小时候""上学真没意思"，对家长指令服从差。在精神科排除了儿童精神科疾病后，将盐酸托莫西汀加至 60 mg/d，继续观察 2 个月，症状无好转。向家长讲明盐酸哌甲酯的作用和不良反应、签署知情同意书后，逐渐停用盐酸托莫西汀，换用盐酸哌甲酯缓释片进行治疗：起始剂量为 18 mg/d，2 周后改为 36 mg/d。用药 1 周时家长反映患儿食欲下降明显，恶心，有时头晕，多发生在上午 10 点左右。给予维生素 $B_6$ 10 mg 2 次/日，1 个月后复诊，老师反映上课注意力维持时间延长，有时能认真回答问题，课堂上不再和同学说话，当堂作业基本能完成。家长感觉到孩子在进步。继续治疗 6 个月后未再出现恶心、头晕。停服维生素 $B_6$。

目前在用盐酸哌甲酯 36 mg，每日 1 次；丙戊酸钠缓释片 500 mg，每日 2 次。

（韩 颖）

## 第三节　遗传性癫痫共患智力障碍 / 生长发育迟滞

遗传性癫痫是由遗传缺陷导致的以癫痫发作为核心症状的癫痫，遗传与环境因素通过作用于神经细胞分化、突触形成及轴突髓鞘化共同影响发病。智力障碍 / 生长发育迟滞是一组常见的神经发育障碍性疾病，构成了遗传性癫痫共患智力障碍 / 生长发育迟滞的发病基础。

智力障碍是指发育成熟（18 岁）以前出现的认知和适应行为障碍，患病率为 1% ～ 3%，用于诊断 5 岁及以上的儿童。相关的发育评估方法比较稳定可靠，用智商（intelligence quotient，IQ）来衡量智力发育水平，通过一系列标准测试测量人在其年龄段的认知能力（智力）的得分，用来表示智力水平高低的数量指标也可以判断一个人对知识的掌握程度，反映人的观察力、记忆力、思维力、想象力、创造力、分析问题和解决问题的能力。生长发育迟滞是指生长发育过程中出现速度放慢 / 顺序异常等现象，患病率为 3% ～ 5%，用于诊断 5 岁以下的儿童，用发育商（developmental quotient，DQ）来衡量婴幼儿发育水平，DQ 是用来衡量婴幼儿心智发展水平的核心指标之一，患者在大运动、精细运动、言语 / 语言、认知、个人社交和适应性等发育能区中存在 2 个或 2 个以上能区的落后。智力障碍 / 生长发育迟滞程度的判定依据 IQ 与 DQ 不同分为轻、中、重及极重度，应用 IQ/DQ 对患儿进行临床诊断与程度分级，生长发育迟滞患者可能发展为智力障碍，患者需要终身康复支持治疗，这对患儿家庭和社会造成沉重的负担。

智力障碍 / 生长发育迟滞的临床表现具有高度异质性，主要表现为认知、语言、情感意志和社会适应等方面在成熟水平和功能水平上显著落后于同龄儿童，可以同时伴有精神或躯体疾病，或由后者所继发。可以是单独症状表现，也可以与先天畸形或者其他神经系统症状包括癫痫、感觉障碍和孤独症谱系障碍等共同表现。

# 第七章 遗传性癫痫共患病

智力障碍/生长发育迟滞的病因复杂，包括环境因素与遗传性因素两方面，随着生活水平的提高和医疗保健措施的完善，环境因素如感染、中毒、外伤、缺氧、营养不良、文化落后、心理损伤等因素造成的智力障碍/生长发育迟滞已得到极大控制，遗传性因素在病因构成中日显突出。

智力障碍/生长发育迟滞的病因学诊断分为基本的生化代谢及影像学检查，以及遗传学检测两大部分。生化代谢及影像学检查是智力障碍/生长发育迟滞病因学中最基本的检查，生化代谢检查结果异常可以明确生化代谢相关的疾病，影像学检查如头颅 MRI 的检测可以分别对脑发育及脑结构异常进行评估与判断，为明确病因诊断提供有力的证据。

遗传性因素在智力障碍/生长发育迟滞病因诊断中起着重要的作用，占 50% 左右，并存在高度的遗传异质性，遗传学检测包括细胞遗传学与分子遗传学两大类，目前已经确定染色体拷贝数变异（CNV）与千余个基因变异可导致智力障碍/生长发育迟滞。目前常用的检测 CNV 方法如染色体核型分析可以检出大于 10Mb 的染色体片段的缺失或者重复，微阵列比较基因组杂交（aCGH）方法可以检测大片段 CNV，应用多重连接探针扩增技术（MLPA）与甲基化特异性 MLPA 可以检测 30～48 个核苷酸序列拷贝数的改变，智力障碍/生长发育迟滞由于 CNV 致病者占 10%～20%。单基因水平检测包括 DNA 测序，如一代、二代与三代测序，范围从单个基因到全外显子组及全基因组检测，特别是近年基于家系全基因组测序的应用使得智力障碍/生长发育迟滞遗传学因素的确诊得到了明显提高，占 20%～30%。智力障碍/生长发育迟滞的病因学诊断流程见图 7-1。

这类疾病病因复杂，致残率高，迄今绝大多数智力障碍/生长发育迟滞尚不能进行针对病因的治疗，康复治疗是最为有效的方法，强调早期实施及多方面协作，其他治疗包括对症治疗、特殊教育、加强护理等在治疗方面起着重要作用；另外肠道菌群调控、体医融合、心理情绪与音乐等治疗也在试用之中。总之，智力障碍/生长发育迟滞的治疗需要医护、特殊教育学校、家庭与社会共同参与的全方位治疗干预模式才能取得好的效果。

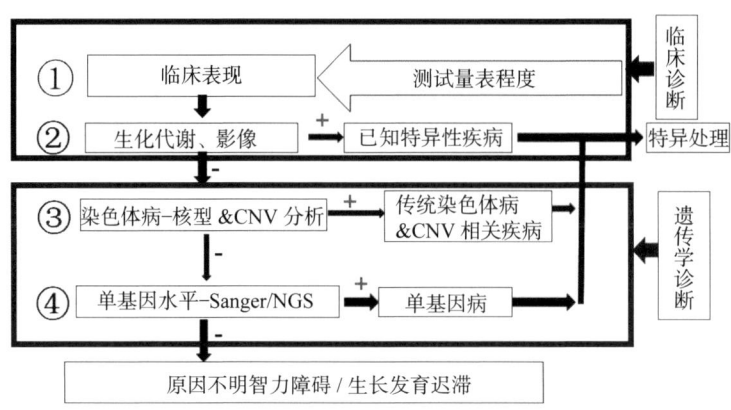

图 7-1　智力障碍/生长发育迟滞的病因学诊断流程

鉴于此，智力障碍/生长发育迟滞早期发现、早期诊断及早期干预对于改善患儿的预后具有重要意义，依据轻重程度不同预后也不相同，基于疾病不同预后差异较大。总体来讲，轻到中度智力障碍/生长发育迟滞患儿经过规范化的康复训练与特殊教育等综合措施基本可以达到或者接近正常人的发育水平，但重到极重度智力障碍/生长发育迟滞患儿由于遗传学病因所占比例相对大，预后不良，对于遗传病因学诊断明确的患儿应进行准确的遗传咨询与产前诊断，预防家庭中患儿的再次出生，从而减轻家庭与社会负担。

以下简述常见的遗传性癫痫伴发智力障碍/生长发育迟滞的疾病，包括 Angelman 综合征、脆性 X 综合征与 Rett 综合征。

## 【Angelman 综合征】

### 一、概述

Angelman 综合征是由于 15 号染色体 q11-q13 上的印记基因缺陷导致的神经发育障碍性疾病，国外报道 Angelman 综合征的发病率为 1/20 000～1/15 000。Angelman 综合征患者新生儿期表现基本正常，6 月龄开始逐渐出现发育迟缓，典型临床表现为 1 岁后发育迟缓、不合时宜的大笑、癫痫、小头畸形、共济失调和睡眠障碍等。Angelman 综合征为母源性 15q11.2-q13 缺失（70%）、父源单亲二倍体疾病（2%～5%）、*UBE3A* 基因突变（15%～20%）与染色体易位/倒位（<1%）致病。

## 二、临床表现

Angelman 综合征典型的临床表现包括：①智力障碍/生长发育迟滞，学习障碍，沟通困难，刻板动作，共济失调，肌张力障碍，独特的行为特征（不恰当地出现无端、长时间的笑声和微笑，容易兴奋、过度运动、过度活跃，注意力持续时间短等）。② 80%～95% 的患儿出现癫痫发作，其中 50% 的患儿于 1 岁内出现，75% 的患儿于 3 岁内出现。癫痫发作形式多样，主要表现为不典型失神发作、肌阵挛发作、强直发作、强直-阵挛发作、肌阵挛失神发作、失张力发作及部分性发作，亦有少数痉挛发作报道。③小头畸形。④独特的面部特征，包括突出的下巴、深陷的眼睛、宽大的嘴巴和突出的舌头、宽齿距和平坦后脑勺。⑤其他临床表现，包括婴儿期喂养困难、流口水、便秘或胃食管反流，斜视，以及皮肤、眼睛和头发的色素减退等。

## 三、辅助检查

1. DNA 甲基化分析：目前常用甲基化特异性 MLPA 进行甲基化分析。

2. 荧光原位杂交与微阵列比较基因组杂交：通过荧光原位杂交、微阵列比较基因组杂交或其他缺失检测的方法检测出 15q11.2-q13 片段缺失。

3. 单亲二倍体的分析：先证者和父母双亲的 DNA 样本进行 DNA 多态性分析检测单亲二倍体。

4. 序列分析：当 DNA 甲基化检测正常时，应考虑对其 15q11.2-q13 包含印迹基因序列进行分析。

5. 脑电图：Angelman 综合征特征性脑电图为高波幅双侧慢波活动，呈游走性并常为单一性节律。

## 四、诊断标准

Angelman 综合征的临床诊断主要依靠典型的临床表现与实验室检查，主要包括以下 5 个方面。

1. Angelman 综合征患者在出生前及出生时头围正常，无明显出生缺陷表现。

2. 生长发育迟滞或智力障碍，特别是语言功能障碍。

3. 运动或平衡失调，表现为共济失调和/或四肢颤抖。

4.具独特的行为特征，包括发作性大笑、过度兴奋及注意力持续时间短等症状，可伴有癫痫。

5.实验室诊断是其确诊的唯一方法，特别是在疾病早期和症状不典型患者的诊断中具有重要作用。

### 五、鉴别诊断

Angelman 综合征需与 Prader-Willi 综合征、脑性瘫痪、发育迟滞、生长激素缺乏症等疾病相鉴别。

### 六、治疗及预后

1.对症治疗：①对于行为异常的患者，需要进行心理行为治疗。②对于影响正常生活的畸形，可通过手术矫形治疗。③抗癫痫发作药物对癫痫发作有帮助，参照前述癫痫治疗规范。④睡眠障碍需要行为治疗并遵守严格的睡前程序。⑤喂养困难可以通过改进的母乳喂养方法和特殊乳头等手段来治疗，以帮助吸吮能力差的婴儿。胃食管反流可以通过直立定位和帮助食物通过消化系统的药物来治疗。在某些情况下，可能需要通过外科手术收紧连接食管和胃的瓣膜（食管括约肌）。泻药可用于治疗便秘。

2.临床试验治疗：目前正在进行 GTX-102 治疗 Angelman 综合征的临床试验，GTX-102 是一种实验性反义寡核苷酸药物，正在评估其对 Angelman 综合征的安全性和耐受性。这项 Ⅰ/Ⅱ 期开放标签、多剂量研究的目的是评估 GTX-102 治疗 Angelman 综合征患儿的安全性、耐受性及在血浆和脑脊液中的浓度。

## 【脆性 X 综合征】

### 一、概述

脆性 X 综合征是 *FMR1* 基因突变导致的 FMR1 蛋白缺陷所致智力障碍 X 连锁遗传病。国外报道其发病率，男性为 1/6000～1/4000，女性为 1/8000～1/6000，国内尚缺乏确切的发病率报道。典型临床表现多见于男性，呈不同程度的智力障碍、特殊面容、结缔组织功能异常等。

## 二、临床表现

典型 FXS 临床表现个体差异较大，多见于男性，表现为不同程度的智力障碍/生长发育迟滞、特殊面容和结缔组织功能异常。婴儿期表现为肌张力低下、喂养困难；幼儿期表现为明显的运动和语言发育落后；随着年龄的增长从学龄前开始逐渐出现典型表现，包括颜面部特征性表现（长脸、额头突出、大耳与下巴突出等），巨大睾丸，行为异常（如多动、拍手、咬手等）；青春期后出现包括触觉防御行为、固执、易冲动、注意力不集中及交流障碍等自闭症样表现。结缔组织功能异常包括皮肤松软、扁平足、关节高度松弛、二尖瓣脱垂等。部分患者有癫痫发作、近视或斜视等眼部异常。约50%携带全突变的女性表现出学习困难和行为异常，与男性患者临床表现类似，但程度较轻。

*FMR1* 相关疾病除了典型的 FXS，还包括脆性 X 相关的震颤/共济失调综合征（fragile X-associated tremor/ataxia syndrome，FXTAS）和 *FMR1* 相关的原发性卵巢功能不全（fragile X-associated primary ovarian insufficiency，FXPOI）。FXTAS 是由 *FMR1* 基因的前突变导致的一种神经退行性疾病，患者多为男性，其外显率随年龄增长，患病风险越大。主要临床表现为意向性震颤、小脑共济失调、认知障碍、帕金森样表现，其他表现包括周围神经病、自主神经功能紊乱及精神障碍。FXPOI 表现为女性40岁之前卵巢功能衰竭，卵巢内卵泡基本耗尽而达到绝经状态，出现闭经，并伴随着雌激素水平降低和卵泡刺激素水平升高。携带脆性 X 染色体前突变的女性是发生原发性卵巢功能不全的一个危险因素。

## 三、辅助检查

1.脆性 X 染色体分析：采用低叶酸、低胸苷的培养基加氟尿嘧啶脱氧核苷、甲氨蝶呤等药物可诱导 X 染色体脆性部位表达，一般有3%以上的细胞脆性 X 染色体表达为阳性。

2.CGG 三联体重复序列 DNA 分析：应用聚合酶链反应扩增 DNA 片段，选择限制性内切酶，经凝胶电泳分析，确定重复序列长度，从而进行诊断，可用于产前诊断和携带者的检测。

3. DNA 测序的方法对 *FMR1* 编码区进行变异分析，确定致病性变异。大约低于 1% 的 FXS 患者具有部分或全部的缺失 / 重复，*FMR1* 缺失 / 重复分析可提供全面的分子诊断。

### 四、诊断

根据典型的临床表现与辅助检查进行诊断。

根据 *FMR1* 的表型和遗传的不稳定性，（CGG）n 重复序列可分为四种形式（表 7-3）。

表 7-3 *FMR1*（CGG）n 重复序列的扩增程度

| 分型 | CGG 重复次数 | 临床表现 |
| --- | --- | --- |
| 正常范围 | 5～44 | 正常个体 |
| 中间变异或灰色区域 | 45～54 | 有一定的扩增风险，在传递给子代时可能扩增为前变异 |
| 前突变 | 55～200 | FXTAS，FXPOI |
| 全突变 | >200 | FXS |

### 五、鉴别诊断

本病需与其他原因引起的智力障碍 / 生长发育迟滞的疾病鉴别。

### 六、治疗及预后

FXS 目前尚无有效治疗方法，主要进行对症支持治疗。积极康复训练与特殊教育具有一定疗效。FXS 患者预后依据临床表现不同具有不同的结局，轻中度智力障碍患者通过规范化的康复训练与特殊教育等具有较好的预后。

## 【Rett 综合征】

### 一、概述

Rett 综合征是主要累及女性，表现为手部刻板动作、手的失用、语言发育迟滞或倒退及癫痫发作的一组智力障碍性疾病，由 Andreas Rett 于 1966 年首次报道，国内病例由北京大学第一医院儿科于 1988 年首次报道，发病率为 1/15 000～1/10 000。目前其是由 *MECP2*、*CDKL5* 与 *FOXG1* 基因致病。

## 第七章 遗传性癫痫共患病

### 二、临床表现

典型 Rett 综合征表现为 6～18 月龄起病，表现为发育停滞或倒退、手部刻板动作、语言运动功能下降，甚至丧失已获得的能力，以及重度智力障碍等。60%～95% 的 Rett 综合征伴有癫痫发作，发病高峰年龄约为 4 岁，20%～30% 的患儿癫痫发作难以控制，但通常随年龄的增长发作逐渐减少或消失。还有患儿有孤独症样表现、呼吸节律异常、睡眠障碍等症状。

不典型 Rett 综合征症状相对较轻，呈轻到中度智力障碍，常于 1～3 岁出现发育倒退及手功能倒退，可有一定程度的语言保留，其他伴发症状较少，属于语言保留型 Rett 综合征；患儿多于 5 月龄内出现癫痫发作，常常为难治性癫痫，发作类型多样，重度-极重度智力、运动落后，可伴有手的刻板动作，为早发癫痫型 Rett 综合征；患儿生后即表现为全面发育落后、5 月龄内出现发育倒退、小头、手部刻板动作、睡眠障碍及清醒时呼吸节律异常等，为先天型 Rett 综合征。

根据年龄与临床表现不同，Rett 综合征分为四期。

Ⅰ期，早期停滞期，多见于 6～18 月龄，可持续数月，小头、孤独症样表现。有些患儿可获得独坐能力，语言发育差，肌张力低下。Ⅱ期，快速发育倒退期，多见于 1～4 岁，出现手功能及语言的快速倒退，智力障碍，明显的孤独症表现，可保留眼对眼的交流，伴有情绪异常，头围增长缓慢为其显著特征。Ⅲ期，假性稳定期，多见于 4～7 岁，可持续数十年，于倒退期之后，眼神交流可恢复，手部刻板动作，多表现癫痫发作，可出现呼吸节律异常及睡眠障碍等表现。表型较轻的患者可保留部分语言及手技能。倒退速度开始减缓，患儿仍有机会学习并获得新技能。Ⅳ期，晚期运动恶化期，10 岁以上，持续数年。始于患儿丧失行走能力，或可从Ⅱ期直接进入Ⅳ期，出现严重神经系统功能损害、肌肉萎缩、肢体僵硬等，需借助辅具活动或处于完全卧床状态。

### 三、辅助检查

1.脑电图：患儿的脑电图表现与其所处的分期有一定的关系，Ⅰ期脑电图可以正常；Ⅱ期背景慢化，睡眠纺锤、顶尖波逐渐消失，可见中央、顶区局灶性棘波、尖波；Ⅲ期背景进一步慢化为 δ 波，见全导棘慢波；Ⅳ期脑电图改善，癫痫样放电减少，有频发的额、中央区的 θ 活动。Ⅲ期患儿癫痫样放电可达 97%，Ⅳ期癫痫样放电为 60%。

2. 发育评估：采用格赛尔发育量表及韦克斯勒儿童智力量表进行发育诊断评估，进行智力、运动及语言等发育落后程度的评估。

3. 遗传学检测：对 MECP2、CDKL5 与 FOXG1 致病基因进行检测以明确遗传学诊断。

### 四、诊断标准

出生后头围增长缓慢，应考虑 Rett 综合征。Rett 综合征的诊断主要依靠临床表现，目前诊断标准沿用 2010 年修订版（表 7-4）。

表 7-4　2010 年 Rett 综合征的诊断标准

| 项目 | 标准 |
| --- | --- |
| 典型 Rett 综合征诊断标准 | 1. 倒退期过后病情平稳，或者有一定程度恢复<br>2. 符合所有主要标准及排除标准<br>3. 不需要满足支持标准 |
| 不典型 Rett 综合征诊断标准 | 1. 倒退期过后病情平稳，或者有一定程度恢复<br>2. 至少满足 2～4 条主要标准<br>3. 满足 5 条支持标准 |
| 主要标准 | 1. 部分或全部丧失已获得的手功能<br>2. 部分或全部丧失已获得的语言<br>3. 步态异常或运动功能受损<br>4. 手部刻板动作，如绞手、拍手、洗手、搓手、咬手等 |
| 典型 Rett 综合征排除标准 | 1. 产前或生后继发性脑损伤，神经代谢性疾病，导致神经系统障碍的严重感染<br>2. 6 月龄以内出现精神、运动发育异常 |
| 不典型 Rett 综合征支持标准 | 1. 清醒时呼吸异常　　7. 发育迟滞<br>2. 清醒期磨牙　　　　8. 手脚小且凉<br>3. 睡眠障碍　　　　　9. 突发尖叫或大笑<br>4. 肌张力异常　　　　10. 痛觉反应迟钝<br>5. 外周血管舒缩异常　11. 强烈的眼神注视<br>6. 脊柱侧弯 / 脊柱后凸 |

### 五、鉴别诊断

本病需与孤独症、其他原因导致的癫痫与智力障碍性疾病（尤其女性发病为主）进行鉴别。

## 六、治疗及预后

1. 药物治疗：曲非奈肽是目前唯一针对 Rett 综合征的药物。Ⅲ期临床试验显示曲非奈肽可使 Rett 综合征患者在认知、互动、沟通方面有所改善。其主要的副作用为轻到中度腹泻，发生率达 80%。该药已于 2023 年 4 月在美国上市。

2. 基因治疗：Taysha 公司的 TSHA-102 于 2022 年 3 月在加拿大获批针对 Rett 综合征成年女性患者开展Ⅰ/Ⅱ期临床试验。2023 年 1 月，美国 FDA 批准了 Neurogene 公司的 NGN-401 的开放标签、单剂量的Ⅰ/Ⅱ期临床试验，针对典型 Rett 综合征女童，观察其安全性、耐受性和有效性。两款基因治疗药物均是通过侧脑室注射用药。

3. 对症与康复治疗：抗癫痫药物治疗，便秘及睡眠障碍等的治疗，康复训练与特殊教育，对脊柱侧弯者进行物理矫正或手术治疗。

（王静敏）

## 第四节 遗传性癫痫共患运动障碍

### 一、概述

运动障碍通常指基底节或锥体外系疾病，但也包括共济失调。运动障碍根据表现分为两大类：①运动增多，如肌张力障碍、肌阵挛、舞蹈症、抽动和震颤；②运动减少，如帕金森综合征、原发性运动不能和强直。运动障碍根据病因可分为两类：①原发性运动障碍，主要与遗传因素有关，患者以运动异常为主要表现，如 COL6A3 变异可导致早发孤立性肌张力障碍，SGCE 变异可导致肌阵挛-肌张力障碍综合征；②继发性运动障碍，病因包括围产期脑损伤、感染、免疫介导疾病、遗传代谢病，或由药物引起等。遗传性癫痫和运动障碍可共享致病基因，一些基因变异既可导致癫痫发作，也可影响脑的发育包括锥体外系和小脑的发育，导致运动障碍。例如，GNAO1、RHOBTB2 或 SHQ1 基因变异，既可导致癫痫发作，也可导致运动障碍。本节主要介绍由遗传因素导致的癫痫共患运动障碍。

### 二、临床表现

癫痫共患运动障碍具有遗传异质性和表型异质性。遗传性癫痫共患运动障碍可见于婴儿早期起病的发育性癫痫性脑病（DEE）和进行性肌阵挛癫痫。癫痫与阵发性运动障碍也可见于同一个患者，由同一个致病基因导致。

1. 婴儿早期起病的 DEE 共患运动障碍：DEE 多数在婴儿早期发病，不同的 DEE 致病基因导致的癫痫发作表现可不同，主要表型包括早发性婴儿发育性癫痫性脑病、婴儿癫痫性痉挛综合征、婴儿癫痫伴游走性局灶性发作、Dravet 综合征或其他非特异性早发发育性癫痫性脑病。截至 2024 年 4 月，已被 OMIM 数据库收录的 DEE 致病基因有 116 种，已报道有 30 余种 DEE

## 第七章 遗传性癫痫共患病

致病基因可导致癫痫共患运动障碍（表7-5），包括：①离子通道相关基因，如 *SCN1A* 基因变异导致的部分 Dravet 综合征患儿随年龄增长，可出现颈部肌张力障碍和帕金森样表现；*SCN2A* 和 *KCNQ2* 相关的 DEE 患儿可共患肌张力障碍；*CACNA1A* 基因变异可导致癫痫共患发作性共济失调、震颤、手足徐动等运动障碍。②突触、神经递质和受体相关基因，如 *STXBP1* 编码突出融合蛋白，该基因变异常导致早发性婴儿发育性癫痫性脑病和婴儿癫痫性痉挛综合征，患儿可共患肌张力障碍、共济失调、震颤等；GABA$_A$ 受体相关基因 *GABRA1*、*GABRA2* 和 *GABRB3* 变异可导致 DEE 共患肌张力障碍、舞蹈手足徐动、共济失调等。③神经元发育和生长相关基因，如 *RHOBTB2* 编码 Ras 超家族 GTP 酶，参与转录调控、信号转导及细胞骨架的形成，该基因变异可导致 DEE 和/或发作性运动障碍，患儿可仅表现为癫痫发作和发育落后，也可仅表现为肌张力障碍，部分患儿可共患癫痫、发育落后和发作性运动障碍。④细胞器和细胞膜相关基因，如 *ALG13* 变异可导致先天性糖基化障碍Ⅰ型，常表现为婴儿癫痫性痉挛综合征，可共患舞蹈手足徐动和肌张力障碍。⑤DNA 和 RNA 调控相关基因，如 *PACS2* 编码磷酸弗林蛋白酶酸性氨基酸簇分选蛋白2，该基因变异可导致早发性癫痫性脑病，全面发育迟滞，面容异常，眼球震颤，共济失调。⑥信号转导相关基因，如 *GNAO1* 编码鸟嘌呤核苷酸结合蛋白（G 蛋白）异源三聚体 α 亚基，G 蛋白是一个大的信号转导蛋白家族。*GNAO1* 变异可导致 DEE、肌张力障碍、不自主运动和舞蹈手足徐动，部分患儿可仅表现发育落后和肌张力障碍。每一种 DEE 相关基因变异导致的运动障碍有其特点，主要包括肌张力障碍、舞蹈手足徐动症、共济失调、震颤；其他表现包括阵发性眼球运动异常、发作性共济失调等。

2.进行性肌阵挛癫痫：病因包括一组遗传和临床异质性的疾病，该组疾病通常在儿童或青少年时期起病，少数也可早到婴幼儿期起病（见第五章）。进行性肌阵挛癫痫的病因包括神经元蜡样质脂褐质沉积症、Unverricht-Lundborg 病、Lafora 病、唾液酸贮积症、肌阵挛癫痫伴破碎红纤维综合征、齿状核红核苍白球丘脑下部萎缩、神经型戈谢病和 C 型尼曼-皮克病等。

## 癫痫遗传学 Epilepsy Genetics

表 7-5 截至 2024 年 4 月已被 OMIM 数据库收录的 116 种发育性癫痫性脑病致病基因

| 编号 | 基因 | 编号 | 基因 | 编号 | 基因 | 编号 | 基因 | 编号 | 基因 | 编号 | 基因 |
|---|---|---|---|---|---|---|---|---|---|---|---|
| DEE1 | ARX | DEE18 | SZT2 | DEE35 | ITPA | DEE52 | SCN1B | DEE69 | CACNA1E | DEE86 | DALRD3 | DEE103 | KCNC2 |
| DEE2 | CDKL5 | DEE19 | GABRA1 | DEE36 | ALG13 | DEE53 | SYNJ1 | DEE70 | PHACTR1 | DEE87 | CDK19 | DEE104 | ATP6V0A1 |
| DEE3 | SLC25A22 | DEE20 | PIGA | DEE37 | FRRS1L | DEE54 | HNRNPU | DEE71 | GLS | DEE88 | MDH1 | DEE105 | HID1 |
| DEE4 | STXBP1 | DEE21 | NECAP1 | DEE38 | ARV1 | DEE55 | PIGP | DEE72 | NEUROD2 | DEE89 | GAD1 | DEE106 | UFSP2 |
| DEE5 | SPTAN1 | DEE22 | SLC35A2 | DEE39 | SLC25A12 | DEE56 | YWHAG | DEE73 | RNF13 | DEE90 | FGF13 | DEE107 | NAPB |
| DEE6 | SCN1A | DEE23 | DOCK7 | DEE40 | GUF1 | DEE57 | KCNT2 | DEE74 | GABRG2 | DEE91 | PPP3CA | DEE108 | MAST3 |
| DEE7 | KCNQ2 | DEE24 | HCN1 | DEE41 | SLC1A2 | DEE58 | NTRK2 | DEE75 | PARS2 | DEE92 | GABRB2 | DEE109 | FZR1 |
| DEE8 | ARHGEF9 | DEE25 | SLC13A5 | DEE42 | CACNA1A | DEE59 | GABBR2 | DEE76 | ACTL6B | DEE93 | ATP6V1A | DEE110 | CACNA2D1 |
| DEE9 | PCDH19 | DEE26 | KCNB1 | DEE43 | GABRB3 | DEE60 | CNPY3 | DEE77 | PIGQ | DEE94 | CHD2 | DEE111 | DEPDC5 |
| DEE10 | PNKP | DEE27 | GRIN2B | DEE44 | UBA5 | DEE61 | ADAM22 | DEE78 | GABRA2 | DEE95 | PIGS | DEE112 | KCNH5 |
| DEE11 | SCN2A | DEE28 | WWOX | DEE45 | GABRB1 | DEE62 | SCN3A | DEE79 | GABRA5 | DEE96 | NSF | DEE113 | SV2A |
| DEE12 | PLCB1 | DEE29 | AARS1 | DEE46 | GRIN2D | DEE63 | CPLX1 | DEE80 | PIGB | DEE97 | CELF2 | DEE114 | SLC32A1 |
| DEE13 | SCN8A | DEE30 | SIK1 | DEE47 | FGF12 | DEE64 | RHOBTB2 | DEE81 | DMXL2 | DEE98 | ATP1A2 | DEE115 | SNF8 |
| DEE14 | KCNT1 | DEE31 | DNM1 | DEE48 | AP3B2 | DEE65 | CYFIP2 | DEE82 | GOT2 | DEE99 | ATP1A3 | DEE116 | GLUL |
| DEE15 | ST3GAL3 | DEE32 | KCNA2 | DEE49 | DENND5A | DEE66 | PACS2 | DEE83 | UGP2 | DEE100 | FBXO28 | | |
| DEE16 | TBC1D24 | DEE33 | EEF1A2 | DEE50 | CAD | DEE67 | CUX2 | DEE84 | UGDH | DEE101 | GRIN1 | | |
| DEE17 | GNAO1 | DEE34 | SLC12A5 | DEE51 | MDH2 | DEE68 | TRAK1 | DEE85 | SMC1A | DEE102 | SLC38A3 | | |

注：标注下划线的为文献已报道可共患运动障碍的基因

# 第七章 遗传性癫痫共患病

近年来新发现了多种基因变异可导致进行性肌阵挛癫痫表型，如 *GOSR2*、*ASAH1*、*KCNC1*、*KCTD7*、*TBC1D24*、*SCARB2*、*PRICKLE1*、*CARS2*、*SERPINI1*、*AFG3L2* 等。进行性肌阵挛癫痫以肌阵挛（包括癫痫性和非癫痫性）、多种类型的癫痫发作、进行性神经功能衰退、共济失调和痴呆为特点。刺激敏感或动作性肌阵挛（与脑电图相关或不相关）、共济失调和强直-阵挛性癫痫是所有进行性肌阵挛癫痫的共同特点，而在某些亚型（如 Lafora 病和神经元蜡样质脂褐质沉积症）中会出现明显的痴呆。儿童期发病的神经元蜡样质脂褐质沉积症 2 型临床表现为癫痫性和非癫痫性肌阵挛、共济失调和舞蹈症，6 型表现为癫痫性和非癫痫性肌阵挛、共济失调和帕金森病。

3. 阵发性运动障碍和癫痫：阵发性运动障碍根据诱发因素可分为三种临床综合征，包括阵发性运动诱发的运动障碍、阵发性非运动诱发的运动障碍和阵发性持续运动诱发的运动障碍。三种临床综合征的共同特点为突然且反复发作的异常运动，发作时不伴意识丧失，发作间期完全正常。异常运动可表现为肌张力不全、舞蹈症、手足徐动或以上症状混合出现。编码突触蛋白/受体（*PRRT2*、*CHRNA4*）、离子通道（*KCNA1*、*KCNMA1*、*SCN8A*、*CACNA1A*）和转运蛋白（*SLC2A1*、*SLC16A2*、*ATP1A2*、*ATP1A3*）基因变异的患者可出现癫痫发作和阵发性运动障碍。在 *PRRT2*、*SCN8A*、*SLC16A2* 和 *CHRNA4* 基因变异的患者中，报道了阵发性运动诱发的运动障碍；在 *CACNA1A* 和 *KCNMA1* 变异的患者中，癫痫与阵发性非运动诱发的运动障碍均可出现；阵发性持续运动诱发的运动障碍在 *SLC2A1* 相关葡萄糖转运体 1 缺陷及 *TBC1D24* 变异患者中有报道。此外，*PRRT2*、*CACNA1A*、*KCNA1* 和 *TBC1D24* 变异的患者可出现癫痫共患发作性共济失调。

## 三、辅助检查

1. 脑电图：遗传性癫痫共患运动障碍患儿的脑电图可为局灶性、多灶性或广泛性癫痫样放电。早发性婴儿发育性癫痫性脑病的脑电图特点为暴发抑制图形，婴儿癫痫性痉挛综合征可表现为高度失律或局灶性、多灶性放电。进行性肌阵挛癫痫的脑电图特点为广泛性棘慢波、多棘慢波，也可出现局灶性放电。

2. 头颅影像学：DEE 共患运动障碍的患儿有些头颅 MRI 可表现为额颞区蛛网膜下腔增宽、脑沟深、胼胝体发育不良、脑白质髓鞘化延迟、侧脑室增宽、脑萎缩改变。进行性肌阵挛癫痫患儿可出现大脑皮质和小脑萎缩。头颅 MRI 可除外获得性脑损伤、先天性脑结构异常或某些先天代谢异常相关的癫痫共患运动障碍。例如，甲基丙二酸血症和线粒体病可显示对称性基底节损害。

3. 血尿代谢筛查：代谢筛查可除外遗传代谢病导致的癫痫共患运动障碍，如甲基丙二酸血症也可导致癫痫共患运动障碍。

4. 基因检测或染色体拷贝数变异检测：可明确遗传性癫痫共患运动障碍的致病基因或拷贝数变异。目前已发现 30 余种致病基因可导致 DEE，如离子通道相关基因 *SCN1A*、*SCN2A*、*KCNQ2*、*KCNT1*、*KCNA2*、*KCNB1*、*CACNA1A*、*CACNA1E* 等；突触、神经递质和受体相关基因 *STXBP1*、*DNM1*、*GABRA1*、*GABRA2*、*GABRB2*、*GABRB3*、*GRIN2B*、*GRIN2D* 等；神经元发育和生长相关基因 *CDKL5*、*RHOBTB2*、*ARX*、*UBA5*、*TBC1D24*、*WWOX* 等；细胞器和细胞膜相关基因：*ARV1* 等；DNA 和 RNA 调控相关基因 *PACS2*、*PARS2*、*SMC1A* 等；信号转导相关基因 *ARHGEF9*、*GNAO1*、*YWHAG* 等。近年来，新发现了多种基因变异可导致进行性肌阵挛癫痫表型，如 *GOSR2*、*ASAH1*、*KCNC1*、*KCTD7*、*TBC1D24*、*SCARB2*、*PRICKLE1*、*CARS2*、*SERPINI1*、*AFG3L2* 等。染色体拷贝数缺失或重复可包含导致癫痫和运动障碍的致病基因，如 16p11.2 缺失包含 *PRRT2* 基因，可表现婴儿自限性癫痫和运动诱发的运动障碍。

5. 皮肤或肌肉组织活检：对于基因检测结果不能确定其致病性的疑似进行性肌阵挛癫痫相关神经遗传病或线粒体病具有辅助诊断价值。如 Lafora 病组织病理检查可发现 Lafora 小体；神经元蜡样质脂褐质沉积症电镜检查可发现嗜锇颗粒、曲线体或指纹体。

## 四、诊断标准

鉴于遗传性癫痫共患运动障碍具有遗传异质性和表型异质性，临床无统一的诊断标准。全面的病史采集、视频捕获、临床检查、神经系统影像学检查等对于遗传性癫痫共患运动障碍的诊断具有指导意义。详细的临床病史采集、供临床回顾的发作事件的视频记录、运动障碍的特征描述、视频脑电图、与临床表型相关的基因检测结果等对于明确遗传性癫痫共患运动障碍的诊断非常重要，图7-2显示遗传性癫痫共患运动障碍的诊断思路。

## 五、鉴别诊断

某些运动障碍的表型与癫痫发作相似，包括肌张力障碍、震颤、阵发性运动障碍（阵发性运动诱发的运动障碍、阵发性运动起源性运动障碍、阵发性非运动起源性运动障碍）、惊吓综合征等。有些癫痫发作表现类似运动障碍表现，包括伴有运动性发作症状的局灶性癫痫、表现过度运动发作的夜间额叶癫痫、进行性肌阵挛癫痫的癫痫性肌阵挛和非癫痫性肌阵挛、发作表现为点头动作的婴幼儿肌阵挛癫痫或婴儿癫痫性痉挛综合征等。如果临床表现不好鉴别是癫痫发作还是运动障碍，可通过捕获发作期视频脑电图进行鉴别。

## 六、治疗及预后

对于遗传性癫痫共患运动障碍的治疗，首先要考虑如下问题：①运动障碍的表现有哪些？②能否治疗潜在的病因，还是对症治疗是唯一的选择？③运动障碍对功能的影响是什么？④运动障碍是主要的问题，还是其他相关的问题更值得关注？

1. 疾病特异性治疗：如 *SLC2A1* 变异导致的葡萄糖转运体1缺陷可表现为癫痫，也可表现为持续运动诱发的运动障碍，生酮饮食对控制癫痫发作和运动障碍都有较好的疗效。

2. 基因疗法和其他疾病修饰疗法：当前早发性婴儿发育性癫痫性脑病和进行性肌阵挛癫痫多数病因无特异性治疗方法。最近，在脊髓性肌萎缩中使用寡核苷酸改变蛋白质表达及其他基于RNA的方法取得了显著的进展，这说明其在其他单基因神经系统疾病（包括遗传性癫痫共患运动障碍）中也可能实现。腺相关病毒介导的基因治疗在神经元蜡样质脂褐质沉积症2型和6型中正在进行Ⅰ/Ⅱ期临床试验。

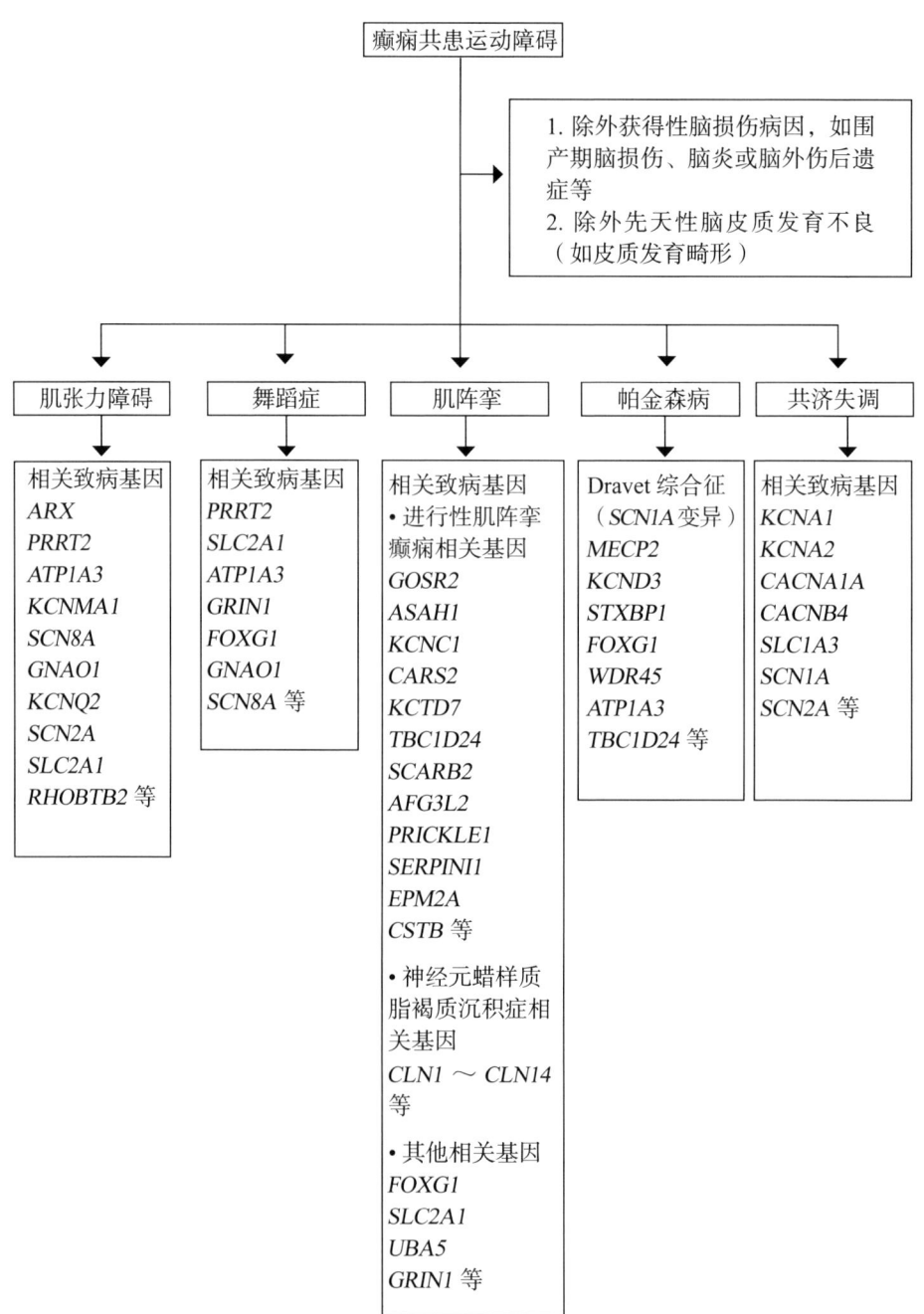

图 7-2　遗传性癫痫共患运动障碍诊断思路

3. 对症治疗：对于许多没有确定的致病变异，或疾病过程不明或无法改变的情况，运动障碍对症治疗是唯一的选择。对症治疗主要包括多巴胺治疗、抗胆碱能治疗及 GABA 受体激动剂、抗癫痫药物（如氯硝西泮）治疗等。对于肌张力障碍的治疗，使用高频次及大剂量镇静药对严重运动障碍加重的儿童有效。

4. 阵发性运动障碍的治疗：大多数阵发性运动障碍患者对卡马西平有反应，一些患者可能不需要或不选择治疗，阵发性运动障碍发作的频率可能会随着年龄的增长而减少。对于卡马西平过敏的患者，其他抗癫痫药可能有效。部分基因变异导致的阵发性非运动诱发的运动障碍（如 *KCNMA1* 基因）无单一药物持续有效的报道，苯二氮䓬类药物（如地西泮、氯硝西泮）在某些情况下可用于控制症状。乙酰唑胺可能对 2 型发作性共济失调有效，但也可能对儿童交替性偏瘫或葡萄糖转运体 1 缺陷相关的运动障碍有效。

5. 神经调节：指通过有针对性的电、磁或化学刺激，以改变神经功能。这些技术包括无创经皮神经电刺激、经颅磁刺激、深部脑刺激、鞘内注射巴氯芬和迷走神经刺激。深部脑刺激已被证实有益于成人和儿童的肌张力障碍恢复。文献已报道深部脑刺激治疗肌张力障碍 *DYT1*、*DYT6*、*DYT11*、*DYT28* 和 *ATP1A3*、*GNAO1* 基因变异相关的肌张力障碍有效。

（张月华）

# 第五节　遗传性癫痫共患偏头痛

## 一、概述

　　癫痫和偏头痛都是神经系统常见的慢性、发作性疾病，两种疾病常常共患。癫痫患者偏头痛的患病率为 14%～24%，偏头痛患者癫痫的患病率为 1.1%～17%，均高于一般人群患病率。研究发现，癫痫患者患偏头痛的风险也增加了约 2 倍，患有偏头痛的儿童患癫痫的风险会增加 3～4 倍，而有先兆的偏头痛比无先兆的偏头痛更容易与癫痫共病。从以上可发现，癫痫患者的偏头痛或偏头痛患者的癫痫比一般人群发生率更高，二者之间可能存在相似的病因和发病机制，如相同的环境因素和/或共同的遗传易感性。哥伦比亚大学医学中心研究发现，有癫痫家族史会增加患伴先兆的偏头痛的概率。这两种疾病之间的遗传联系在家族性偏瘫型偏头痛（familial hemiplegic migraine，FHM）和癫痫中已得到证实。在 FHM 中发现的 *ATP1A2*、*SCN1A* 和 *CACNA1A* 基因突变也与不同类型的癫痫发作/癫痫综合征及热性惊厥有关。离子通道（特别是钠离子、钾离子）可能是偏头痛和癫痫共同的致病机制。癫痫共患偏头痛会增加癫痫发作频率，降低药物治疗反应性，增加难治性癫痫比例和致残率。同时偏头痛合并癫痫时，偏头痛症状往往更严重。

## 二、临床表现

　　癫痫是一种以具有持久性的产生癫痫发作的倾向为特征的慢性脑部疾病。癫痫不是单一的疾病实体，而是一种有着不同病因基础、临床表现各异但以反复癫痫发作为共同特征的慢性脑功能障碍。偏头痛是最常见的原发性头痛，其特点为搏动性头痛，可伴有畏光、畏声、恶心、呕吐及活动后加重等特点。偏头痛主要分为不伴先兆的偏头痛和伴先兆的偏头痛，伴先兆的偏头痛又进一步根据先兆特点进行分类，包括伴典型先兆的偏头痛、伴脑干先兆的偏头痛、偏瘫型偏头痛、视网膜偏头痛等。目前已证实，FHM 和癫痫存在相同的致病基因 *CACNA1A*（FHM1 型）、*ATP1A2*（FHM2 型）及 *SCN1A*（FHM3 型），这 3 个基因均编码离子转运蛋白。研究发现，*PRRT2* 可能是第 4 个导致 FHM 及癫痫的基因。在受累的家系中有的患者可同时出现癫痫和 FHM，有的可能仅有癫痫或者 FHM。癫痫发作可以是局灶性发作或全面性发作，突变基因（*CACNA1A*、*ATP1A2*、*SCN1A* 和 *PRRT2*）与癫痫发作类型之间没有相关性。在儿童中，癫痫经常发生在偏瘫发作之前，且大多数患者癫痫的预后相对良好，即使是在 *SCN1A* 突变相关的患者中亦是如此，这一点与 *SCN1A* 导致 Dravet 综合征的癫痫预后明显不同。*SCN1A* 编码电压门控钠通道的 $\alpha_1$ 亚基，与动作电位调节密切相关，不同的突变类型对通道功能的影响不同。大多数导致 FHM3 型的基因突变会导致钠通道功能增强，加速钠通道失活的恢复，延长动作电位时间，进而提高神经元兴奋性。基因型 - 表型相关性取决于 *SCN1A* 突变对功能的影响。癫痫和 FHM 可由同一神经网络的改变产生，但是目前其产生癫痫和偏头痛的确切机制尚不清楚。

## 三、诊断标准

癫痫共患偏头痛的诊断应同时符合癫痫和偏头痛诊断标准。

癫痫诊断标准：临床出现 2 次（间隔至少 24 小时）非诱发性癫痫发作时就可诊断癫痫。这是目前普遍采用的、具有临床可操作性的诊断标准。

偏头痛诊断标准：依据第 3 版国际头痛分类（ICHD-3）诊断标准，结合临床进行诊断。偏头痛主要分为不伴先兆的偏头痛和伴先兆的偏头痛，伴先兆的偏头痛又进一步根据先兆特点进行分类，包括伴典型先兆的偏头痛、伴脑干先兆的偏头痛、偏瘫型偏头痛、视网膜偏头痛等。

## 四、鉴别诊断

偏头痛和癫痫在临床表现上有很多相似或者重叠的地方：①这两种疾病均呈发作性，并在发作期间可正常，二者发作前都可出现先兆；②具有相同的诱发因素，如闪光刺激、压力、剥夺睡眠等；③均可出现自主神经和精神症状；④在癫痫发作前、发作中或发作后均可发生头痛；⑤癫痫发作前可能有典型偏头痛先兆。二者在先兆、症状表现上也存在一定区别，如癫痫先兆持续时间短（＜5分钟）、自动症常见、腹部不适多表现为腹气上升感、视觉先兆复杂多样。偏头痛先兆持续时间长（5～60分钟）、自动症少见、腹部不适多表现为恶心呕吐（部分呈喷射性呕吐）、视觉先兆多表现为无色及闪光暗点等。

## 五、治疗及预后

癫痫共患偏头痛的整体治疗目标是减少癫痫和偏头痛发作频率、严重程度和持续时间，提高患者生活质量。急性期治疗推荐以非甾体抗炎药物为主，并注意与抗癫痫发作药物间的相互作用。丙戊酸、托吡酯和唑尼沙胺疗效确切且具有良好的耐受性，可做癫痫合并偏头痛患者预防性治疗的优先选择。拉莫三嗪、左乙拉西坦等在治疗癫痫合并偏头痛上也有一定疗效。曲坦类药物、三环类抗抑郁药如阿米替林可能对癫痫发作有影响，在癫痫共患偏头痛患者中应谨慎使用。癫痫共患偏头痛会增加癫痫发作频率，降低药物治疗反应性，增加难治性癫痫比例和致残率。同时，偏头痛合并癫痫时，偏头痛症状往往更严重。

（季涛云）

# 参考文献

[1] CHOU I C,CHANG Y T,CHIN Z N,et al. Correlation between epilepsy and attention deficit hyperactivity disorder:a population-based cohort study. PLoS One,2013,8(3):e57926.

[2] 中国抗癫痫协会.临床诊疗指南:癫痫病分册.北京:人民卫生出版社,2015.

[3] CAPLAN R,SIDDARTH P,STAHL L,et al. Childhood absence epilepsy:behavioral,cognitive,and linguistic comorbidities. Epilepsia,2008,49(11):1838-1846.

[4] REILLY C,BJURULF B,HALLBÖÖK T. Intellectual functioning and adaptive behaviour in children with Dravet syndrome:a population-based study. Dev Med Child Neurol,2023,65(6):831-837.

[5] SINOO C,DE LANGE I M,WESTERS P,et al. Behavior problems and health-related quality of life in Dravet syndrome. Epilepsy Behav,2019,90:217-227.

[6] EUN-HEE K I M,MI-SUN Y U M,HYO-WON K I M,et al. Attention-deficit/hyperactivity disorder and attention impairment in children with benign childhood epilepsy with centrotemporal spikes. Epilepsy Behav,2014,37:54-58.

[7] BECHTEL N,WEBER P. Attention problems in children with epilepsy. How is the long-term outcome? Eur J Paediatr Neurol,2015,19(3):383-385.

[8] REILLY C J. Attention deficit hyperactivity disorder(ADHD) in childhood epilepsy. Res Dev Disabil,2011,32(3):883-893.

[9] 郑毅,刘靖.中国注意缺陷多动障碍防治指南.2版.北京:中华医学电子音像出版社,2015.

[10] 刘靖,郑毅.《中国注意缺陷多动障碍防治指南》第二版解读.中华精神科杂志,2016,49(3):132-135.

[11] SPECCHIO N,CURATOLO P. Developmental and epileptic encephalopathies:what we do and do not know. Brain,2021,144(1):32-43.

[12] TOTSIKA V,LIEW A,ABSOUD M,et al. Mental health problems in children with intellectual disability. Lancet child adolesc health,2022,6(6):432-444.

[13] KESSI M,CHEN B,PENG J,et al. Calcium channelopathies and intellectual disability:a systematic review. Orphanet J Rare Dis,2021,16(1):219.

[14] ALMUTIRI R,MALTA M,SHEVELL M I,et al. Evaluation of individuals with non-syndromic global developmental delay and intellectual disability. Children(Basel),2023,10(3):414.

[15] ROY B,AMEMASOR E,HUSSAIN S,et al. UBE3A:the role in autism spectrum disorders(ASDs) and a potential candidate for biomarker studies and designing therapeutic strategies. Diseases,2023,12(1):7.

[16] FITZGERALD P J. Neural hyperexcitability in Angelman syndrome:genetic factors and pharmacologic treatment approaches. Epilepsy Res,2024,200:107286.

[17] KEARY C J,MCDOUGLE C J. Current and emerging treatment options for Angelman syndrome. Expert Rev Neurother,2023,23(9):835-844.

[18] ACERO-GARCÉS D O,SALDARRIAGA W,CABAL-HERRERA A M,et al. Fragile X syndrome in children. Colomb Med(Cali),2023,54(2):e4005089.

[19] MILLA L A,CORRAL L,RIVERA J,et al. Neurodevelopment and early pharmacological interventions in Fragile X syndrome. Front neurosci,2023,17:1213410.

[20] NEUL J L,KAUFMANN W E,GLAZE D G,et al. Rett syndrome:revised diagnostic criteria and nomenclature. Ann Neurol,2010,68(6):944-950.

[21] HUDU S A,ELMIGDADI F,QTAITAT A A,et al. Trofinetide for Rett syndrome:highlights on the development and related inventions of the first

USFDA-approved treatment for rare pediatric unmet medical need. J Clin Med,2023,12(15):5114-5129.

[22] PAPANDREOU A,DANTI F R,SPAULL R,et al.The expanding spectrum of movement disorders in genetic epilepsies.Dev Med Child Neurol,2020,62(2):178-191.

[23] FREITAS M E,RUIZ-LOPEZ M,DALMAU J,et al. Seizures and movement disorders:phenomenology,diagnostic challenges and therapeutic approaches. J Neurol Neurosurg Psychiatry,2019,90:920-928.

[24] DE GUSMAO C M,GARCIA L,MIKATI M A,et al. Paroxysmal genetic movement disorders and epilepsy. Frontiers in neurology,2021,12:648031.

[25] KULKARNI N,TANG S,BHARDWAJ R,et al. Progressive movement disorder in brothers carrying a GNAO1 mutation responsive to deep brain stimulation. J Child Neurol,2016,31(2):211-214.

[26] VAN DER VEEN S, TSE G T W, FERRETTI A,et al.Movement diaorders in patients with genetic developmental and epileptic encephalopathies. Neurology,2023,101(19):e1884-e1892.

[27] NIU X Y,SUN Y,YANG Y,et al. RHOBTB2 gene associated epilepsy and paroxysmal movement disorder:two cases report and literature review. Acta Epileptologica,2021(20):1-8.

[28] ERRO R,BHATIA K P,ESPAY A J,et al. The epileptic and nonepileptic spectrum of paroxysmal dyskinesias:channelopathies,synaptopathies,and transportopathies. Mov Disord,2017,32(3):310-318.

[29] DAMAJ L,LUPIEN-MEILLEUR A,LORTIE A,et al. CACNA1A haploinsufficiency causes cognitive impairment,autism and epileptic encephalopathy with mild cerebellar symptoms. Eur J Hum Genet,2015,23(11):1505-1512.

[30] MOHAMMAD S S,PAGET S P,DALE R C. Current therapies and theraputic decision making for childhood-onset movement disorders. Movement disorders,2019,34(5):637-656.

[31] MOLE S E, ANDERSON G, BAND H A, et al. Clinical challenges and future therapeutic approaches for neuronal ceroid lipofuscinosis. Lancet Neurol, 2019, 18(1):107-116.

[32] KEEZER M R, SISODIYA S M, SANDER J W. Comorbidities of epilepsy:current concepts and future perspectives. Lancet Neurol, 2016, 15(1):106-115.

[33] OTTMAN R, LIPTON R B. Comorbidity of migraine and epilepsy. Neurology, 1994, 44:2105-2110.

[34] LUDVIGSSON P, HESDORFFER D, OLAFSSON E, et al. Migraine with aura is a risk factor for unprovoked seizures in children. Ann Neurol, 2006, 59:210-213.

[35] WINAWER M R, CONNORS R, EPGP investigators. Evidence for a shared genetic susceptibility to migraine and epilepsy. Epilepsia, 2013, 54(2):288-295.

[36] ZARCONE D, CORBETTA S. Shared mechanisms of epilepsy, migraine and affective disorders. Neurol Sci, 2017, 38(Suppl 1):73-76.

[37] SUZUKI-MUROMOTO S, KOSAKI R, KOSAKI K, et al. Familial hemiplegic migraine with a PRRT2 mutation:phenotypic variations and carbamazepine efficacy. Brain Dev, 2020, 42(3):293-297.

[38] HASIRCI BAYIR B R, TUTKAVUL K, ESER M, et al. Epilepsy in patients with familial hemiplegic migraine. Seizure, 2021, 88:87-94.

[39] DEMARQUAY G, RHEIMS S. Relationships between migraine and epilepsy:pathophysiological mechanisms and clinical implications. Rev Neurol(Paris), 2021, 177(7):791-800.

[40] MANTEGAZZA M, CESTÈLE S. Pathophysiological mechanisms of migraine and epilepsy:similarities and differences. Neurosci Lett, 2018, 667:92-102.

[41] PRONTERA P,SARCHIELLI P,CAPRONI S,et al. Epilepsy in hemiplegic migraine:genetic mutations and clinical implications. Cephalalgia, 2018,38(2):361-373.

[42] 中国抗癫痫协会共患病专业委员会. 癫痫共患偏头痛诊断治疗的中国专家共识. 癫痫杂志,2019,5(5):327-337.

[43] NYE B L,THADANI V M. Migraine and epilepsy:review of the literature. Headache,2015,55(3):359-380.

# 第八章

# 遗传性癫痫的精准治疗

## 第一节　概述

癫痫是一种由不同病因导致的以反复癫痫发作为主要特征的慢性脑功能障碍。尽管自20世纪90年代以来已经发明了大约20种新型抗癫痫发作药物，但药物难治性癫痫患者的比例并未下降，一直保持在30%左右。究其原因，目前的抗癫痫发作药物只是对症治疗，而不是针对癫痫病因的治疗。随着癫痫致病基因的不断被发现，针对癫痫病因的精准治疗将成为提高癫痫患者疗效的重要方法。

遗传性癫痫的相关致病基因包括离子通道相关基因及非离子通道相关基因，其中常见的离子通道相关基因涉及钠离子通道、钾离子通道及钙离子通道等。常见的非离子通道相关基因包括*SLC2A1*、*TSC1*、*TSC2*等。到目前为止，针对部分癫痫致病基因，已经探寻到了一些合适的药物靶点；对部分遗传性癫痫患者，已有了初步的精准治疗策略。

（姜玉武　谢　涵）

## 第二节 离子通道相关基因的精准治疗

27% 的癫痫相关基因是离子通道基因,其中包括电压门控离子通道基因(17%)和配体门控离子通道基因(10%)。既往研究表明,改变离子通道功能的药物可能是对离子通道基因变异所致癫痫患者的重要治疗手段,针对离子通道基因的主要精准治疗如下。

### 一、针对电压门控离子通道基因的精准治疗

#### (一)钠离子通道基因

与癫痫疾病相关的主要钠离子通道基因介绍如下。

1. *SCN1A* 基因:与 *SCN1A* 基因相关的癫痫表型包括 Dravet 综合征、遗传性癫痫伴热性惊厥附加症(GEFS+)、家族性热性惊厥、早发性婴儿癫痫性脑病等。*SCN1A* 基因编码 $Na_v1.1$ 通道蛋白,此蛋白主要在抑制性 GABA 能神经元中表达,并在这些细胞的动作电位启动和传递中发挥重要作用。尽管一些 *SCN1A* 基因变异功能研究表明,与 GEFS+ 相关的 *SCN1A* 错义变异是功能增强性变异,但在大多数情况下 *SCN1A* 基因变异为功能丧失性变异。基于 $Na_v1.1$ 通道蛋白被敲除的 Dravet 小鼠模型的研究表明,GABA 能抑制神经元功能的丧失是钠通道阻滞剂(如拉莫三嗪、卡马西平和苯妥英钠等)导致癫痫发作加重的重要生物学基础。因此,应避免使用钠通道阻滞剂治疗携带功能丧失性 *SCN1A* 基因变异的癫痫患者,以免导致患者癫痫发作加重。*SCN1A* 相关早发婴儿癫痫性脑病其基因突变多位于通道失活区(S4–5 和 D3–4 连接区),且基本都是功能获得性,钠离子通道阻滞剂对 81% 患者的癫痫发作有效。

目前在治疗 Dravet 综合征癫痫发作方面,丙戊酸或氯巴占可作为一线治疗药物。如果一线药物治疗无效或不能耐受,可考虑应用司替戊醇、托吡

酯、唑尼沙胺、氯硝西泮、左乙拉西坦或大麻二酚作为添加治疗。此外，一些新的药物治疗也在尝试中，如非典型钠通道阻滞剂 GS967、反义寡核苷酸 STK-001。

针对 *SCN1A* 基因变异所致癫痫，目前有三种具有前景的精准治疗策略。第一种是通过选择性增强 $Na_V1.1$ 通道蛋白的功能来达到治疗目的，目前已发现增强 $Na_V1.1$ 通道蛋白功能的肽类和小分子物质（如 AA43279）。第二种精准治疗的策略是通过抑制性长链非编码 RNA 来恢复 $Na_V1.1$ 通道蛋白的功能，目前已设计出可以增加 $Na_V1.1$ 蛋白表达并部分缓解 Dravet 小鼠模型癫痫发作的寡核苷酸链。第三种精准治疗的策略是增强 GABA 能抑制神经元的功能。例如，选择性激活 $K_V3.1$ 通道可促使部分 GABA 能抑制神经元快速激活，并有助于维持抑制性神经元的电活动，最终达到减少癫痫发作的目的。如上所述的这些具有前景的精准治疗，目前还处于研究阶段，应用到临床还需时日。

2. *SCN2A* 基因：*SCN2A* 相关脑病包括婴儿癫痫性痉挛综合征、早发性婴儿发育性癫痫性脑病、Lennox-Gastaut 综合征、婴儿癫痫伴游走性局灶性发作、肌阵挛-失张力癫痫等。*SCN2A* 基因编码的是主要表达于兴奋性神经元中的 $Na_V1.2$ 通道蛋白。功能丧失性和功能获得性的 *SCN2A* 基因变异均可导致癫痫发作。对于 *SCN2A* 基因变异，携带功能获得性变异的患者比携带功能丧失性变异的患者可能更早出现癫痫发作，并出现更严重的癫痫表型。携带功能获得性 *SCN2A* 基因变异的患者（生后 3 月内起病）首选钠通道阻滞剂。反过来，携带功能丧失性 *SCN2A* 基因变异的癫痫患者应避免使用钠通道阻滞剂，以免加重癫痫发作。

3. *SCN8A* 基因：*SCN8A* 基因变异所致癫痫的临床表型多样，轻的表型可表现为家族性良性婴儿癫痫，重的表型可表现为癫痫性脑病。*SCN8A* 基因编码 $Na_V1.6$ 通道蛋白，$Na_V1.6$ 通道蛋白在动作电位启动中起着关键作用。与癫痫性脑病相关的 *SCN8A* 基因变异常为错义变异。

治疗 *SCN8A* 相关癫痫有如下几种策略。第一种，大多数 *SCN8A* 致病性变异为功能获得性变异，具有激活钠离子通道的作用，因此 *SCN8A* 相关癫痫患者可尝试应用钠通道阻滞剂进行治疗。第二种，对于 *SCN8A* 相关癫

## 第八章 遗传性癫痫的精准治疗

痫患者，减少持续性钠离子通道电流可能会减少癫痫发作。例如，GS967（PRAX-330）是一种持续性钠离子通道电流的特异性阻滞剂，对 *SCN8A* 基因变异（N1768D）小鼠治疗有效。此外，既往研究表明大麻二酚可能通过减少 $Na_V1.6$ 通道的持续电流来达到减少癫痫发作的目的。第三种，阻止钠离子与钙离子交换是治疗 *SCN8A* 相关癫痫患者的另一种策略。抗心律失常药物胺碘酮、苄普地尔、阿普林定及西苯唑啉等均具有抑制钠离子与钙离子交换的作用。若尝试应用这些抗心律失常药物治疗 *SCN8A* 相关癫痫患者，需密切监测药物给心血管系统及其他系统带来的不良反应。

### （二）钾离子通道基因

与癫痫相关的主要钾离子通道基因介绍如下。

1. *KCNT1* 基因：*KCNT1* 基因变异相关癫痫是一种谱系疾病，包括常染色体遗传夜间发作性额叶癫痫、婴儿癫痫伴有游走性局灶性发作和早发性婴儿发育性癫痫性脑病等。*KCNT1* 基因编码钠离子激活的钾离子通道亚基（$K_{Na}1.1$）。*KCNT1* 基因变异可导致钾离子通道电流显著增加，并且钾离子通道功能增加的程度可能与癫痫发作的严重程度成正相关。

对于 *KCNT1* 相关癫痫的靶向治疗，奎尼丁作为一种经批准的抗心律失常药物，可以阻断 $K_{Na}1.1$ 通道电流。目前奎尼丁已在携带 *KCNT1* 基因变异的患者中进行了试验性治疗，但奎尼丁的疗效尚不确定。一些病例报道显示奎尼丁对 *KCNT1* 基因变异所致癫痫有效，尤其是对小年龄的患者有效。然而，也有多项其他研究表明奎尼丁治疗效果欠佳或无效。此外，奎尼丁并不是一种安全的药物，它可以导致危及生命的心血管系统不良反应。相似地，氯非铵作为一种抗心律失常药物，也可以阻断 $K_{Na}1.1$ 通道，但也有明显的心血管系统不良反应。因此，开发耐受性更好的、针对 $K_{Na}1.1$ 通道的阻滞药物是未来精准治疗 *KCNT1* 相关癫痫的方向。

2. *KCNQ2/KCNQ3* 基因：*KCNQ2* 和 *KCNQ3* 基因编码钾通道 $K_V7.2$ 和 $K_V7.3$。KCNQ2 蛋白和 KCNQ3 蛋白的结合是构成神经元 M 型钾离子通道的分子基础，此通道激活后可产生 M 电流。M 电流是一种电压及时间依赖性的外向钾电流。这两种基因的变异可与严重癫痫表型相关，也可以与轻微表型的自限性家族性新生儿癫痫相关。目前在针对 *KCNQ2* 相关癫痫患者的治疗方面，有如下治疗选择。①钠通道阻滞剂：可作为首选治疗药物。既往研究发现部分 *KCNQ2* 相关癫痫患者应用奥卡西平治疗后癫痫发作得到有效控制；②针对 $K_V7.2$ 通道电流的激活剂：*KCNQ2* 基因变异可导致 $K_V7.2$ 通道电流减少，$K_V7.2$ 通道电流的激活剂是一种潜在治疗选择；③瑞替加滨：作为 M 电流的选择性开放剂，已在 *KCNQ2* 功能丧失性变异所致癫痫患者中进行了试验性治疗，部分患者的症状获得了显著改善。然而，基于瑞替加滨本身的化学稳定性差，长期应用易出现皮肤和视网膜色素沉着等严重不良反应，目前此药已不建议使用。因此，新的有效且安全的 M 电流激活剂可能是未来治疗 *KCNQ2/KCNQ3* 相关癫痫患者的重要手段。

### （三）钙离子通道基因

电压门控钙离子通道（钙离子通道）在突触前递质释放和树突的电生理特性调节等方面起到至关重要的作用。电压门控钙离子通道分 L 型、N 型、P/Q 型、R 型和 T 型。L 型、N 型、P/Q 型和 R 型钙离子通道属于高电压激活钙离子通道，而 T 型钙离子通道属于低电压激活钙离子通道。这些钙离子通道广泛分布于神经细胞中，在神经递质传递、神经细胞可塑性及大脑皮质-丘脑网络兴奋性调节等方面具有重要作用。以针对 *CACNA1A* 基因的精准治疗为例说明。

*CACNA1A* 基因编码 $Ca_V2.1$（P/Q 型）钙离子通道的 $\alpha_1$ 亚基，在中枢神经系统的递质释放中发挥作用。既往临床研究在遗传性全面性癫痫患者和严重的癫痫性脑病患者中均发现了 *CACNA1A* 基因变异。既往基础研究提示，*CACNA1A* 基因敲除小鼠可导致全面性癫痫发作。在 *CACNA1A* 基因相关癫痫的精准治疗方面，既往研究发现 *CACNA1A* 基因敲除小鼠通过敲除 *CACNA1G* 基因可以消除自发癫痫发作。*CACNA1G* 基因编码的是一种 T 型钙离子通道亚型 $Ca_V3.1$。这表明 T 型钙通道阻滞剂，如应用乙琥胺，可能是 *CACNA1A* 基因变异所致癫痫患者的潜在治疗方法。

## 二、针对配体门控离子通道基因的精准治疗

### （一）N-甲基-D-天冬氨酸受体相关基因

N-甲基-D-天冬氨酸（NMDA）受体有 7 个亚单位，包括 GluN1、

## 第八章 遗传性癫痫的精准治疗

GluN2A～GluN2D、GluN3A 和 GluN3B。NMDA 的每个亚单位都由其各自的基因 *GRIN1*、*GRIN2A*～*GRIN2D* 和 *GRIN3A\GRIN3B* 编码。与癫痫相关的主要 NMDA 受体基因介绍如下。

1. *GRIN1* 基因：*GRIN1* 基因编码 NMDA 受体亚单位 GluN1，在中枢神经系统中高表达。携带 *GRIN1* 基因变异的患者可表现为癫痫性脑病和智力障碍。对于携带功能丧失性 *GRIN1* 基因变异的患者，NMDA 受体激动剂可能是一种潜在的治疗选择。然而，目前还没有令人满意的 *GRIN1* 基因变异相关动物模型，这阻碍了对携带 *GRIN1* 基因变异的癫痫患者进行精准靶向治疗的探索。

2. *GRIN2A* 基因：*GRIN2A* 基因编码 NMDA 受体亚单位 GluN2A，广泛表达于中枢神经系统。*GRIN2A* 基因变异是一种临床谱系疾病，包括伴中央颞区棘波的儿童自限性癫痫、癫痫性脑病伴慢波睡眠期持续棘慢波。NMDA 受体拮抗剂是 *GRIN2A* 基因变异患者的潜在靶向药物。美金刚作为一种已获批的 NMDA 受体阻断剂，可以通过减少功能获得性 *GRIN2A* 基因变异患者的 NMDA 电流从而达到减少癫痫发作的目的。对于功能缺失性 *GRIN2A* 基因变异患者，最近的研究表明，在啮齿动物模型中发现含有 GluN2A 受体的正向变构调节剂（compound 275），此调节剂可有助于 GluN2A 蛋白的功能恢复，可能是未来治疗功能缺失性 *GRIN2A* 基因变异患者的手段之一。

3. *GRIN2B* 基因：*GRIN2B* 基因编码 NMDA 受体亚单位 GluN2B，该蛋白在大脑发育和脑回路形成中发挥重要作用。*GRIN2B* 基因变异与早发性婴儿癫痫性脑病、早发局灶性癫痫等相关。功能获得性和功能丧失性 *GRIN2B* 基因变异均可导致癫痫。美金刚作为一种 NMDA 受体阻断剂，虽然理论上可能对携带功能获得性 *GRIN2B* 基因变异所致癫痫患者有效，但实际上目前临床研究未发现美金刚对功能获得性 *GRIN2B* 基因变异患者有明确疗效。此外，对于功能丧失性 *GRIN2B* 基因变异的患者目前也缺乏靶向治疗药物。

4. *GRIN2D* 基因：*GRIN2D* 基因编码 NMDA 受体亚单位 GluN2D，主要在中间神经元中表达。目前认为，*GRIN2D* 基因变异与早发性婴儿癫痫性脑病相关。美金刚可阻断 NMDA 受体过度激活，可以减少功能获得性 *GRIN2D* 基因变异患者的癫痫发作。

## （二）GABA$_A$ 受体相关基因

神经递质 GABA 主要在成熟大脑的抑制信号中起作用。目前研究提示编码 GABA$_A$ 受体通道亚单位 $\alpha_1$、$\alpha_6$、$\beta_2$、$\beta_3$、$\gamma_2$ 及 $\delta$ 的基因变异与癫痫发作密切相关。

1. *GABRA1* 基因：*GABRA1* 基因变异可导致表型较轻的热性惊厥附加症，也可导致表型较重的癫痫性脑病（如 Dravet 综合征、早发性婴儿发育性癫痫性脑病及婴儿癫痫性痉挛综合征）。*GABRA1* 基因变异可降低 GABA 能抑制作用，从而增加神经元的兴奋性，进而导致癫痫发作。因此，特异性增加 GABA 浓度的药物对 *GABRA1* 基因变异患者可能有效。氨己烯酸和丙戊酸可以促使机体在突触间隙保持较高的 GABA 浓度，因此这两种药物可作为 *GABRA1* 基因变异患者的优先治疗选择。

2. *GABRB2* 基因：*GABRB2* 基因变异可导致 GABA$_A$ 受体功能减退，削弱突触后抑制，导致神经网络兴奋性增强。临床上携带 *GABRB2* 基因变异的癫痫患者可表现为早期肌阵挛脑病、Dravet 综合征、热性惊厥附加症等。目前研究提示，对于 *GABRB2* 基因变异相关癫痫患者，应用左乙拉西坦、丙戊酸、氯巴占及托吡酯治疗，控制癫痫发作效果较好。部分患者若联合应用丙戊酸和左乙拉西坦，可能疗效更佳。对于 *GABRB2* 基因变异相关癫痫患者，氨己烯酸疗效欠佳，甚至部分患者应用氨己烯酸治疗后可出现癫痫发作加重。

3. *GABRB3* 基因：*GABRB3* 基因变异可导致 $\beta_3$ 亚基不能正常与 $\gamma_2$ 亚基配对，从而阻碍 GABA$_A$ 受体的形成，导致 GABA$_A$ 受体功能障碍。*GABRB3* 基因变异相关癫痫包括婴儿癫痫性痉挛综合征、Lennox-Gastaut 综合征、儿童失神癫痫、热性惊厥附加症等。目前研究提示，对于 *GABRB3* 基因变异相关癫痫患者，应用丙戊酸、左乙拉西坦、吡仑帕奈治疗后可减轻癫痫发作。

（姜玉武　谢　涵）

# 第八章 遗传性癫痫的精准治疗

## 第三节 非离子通道相关基因的精准治疗

部分癫痫相关基因编码调节生理代谢过程的蛋白质，这些蛋白质包括蛋白酶、代谢底物等。这些基因属于非离子通道相关基因。针对这类非离子通道相关基因所致癫痫的患者，已有一些靶向替代治疗投入了临床应用。常见的非离子通道基因相关癫痫的精准治疗介绍如下。

1. *SLC2A1* 基因：葡萄糖转运体 1 缺陷综合征（GLUT1-DS）是以早发性癫痫、智力障碍和运动障碍为主要临床特征的疾病。GLUT1-DS 是由 *SLC2A1* 基因变异所致，此基因变异可导致葡萄糖向大脑的转运减少。由于 GLUT1-DS 患者大脑缺乏葡萄糖，而酮是大脑所需的替代性能量支持。自 1991 年此病被发现以来，GLUT1-DS 患者通过生酮饮食治疗取得了良好疗效。一项关于 25 年 GLUT1-DS 患者生酮饮食治疗经验的研究发现，经生酮饮食治疗，52% 的 GLUT1-DS 患者达到癫痫无发作，31% 的患者癫痫发作减少；82% 的患者运动障碍症状得到改善；59% 的患者认知得到改善。生酮饮食对癫痫发作的疗效可以在治疗初始数天或数周内观察到，对运动障碍的疗效可以在治疗数月内观察到。该研究建议，应对所有 GLUT1-DS 患者进行生酮饮食治疗，并建议及时进行诊断筛查和尽早治疗。

2. *ALDH7A1* 基因：吡哆醇依赖性癫痫（PDE）是一种可治疗的遗传代谢病。*ALDH7A1* 基因是目前已知的 PDE 最主要的致病基因，为常染色体隐性遗传。PDE 患者的脑组织和脑脊液中 GABA 减少而谷氨酸水平升高，GABA 的减少引发 GABA 能抑制神经元兴奋性的作用减弱，最终导致癫痫发作。谷氨酸在谷氨酸脱羧酶的作用下转变成 GABA，但谷氨酸脱羧酶要发挥作用则需要磷酸吡多醛的帮助。磷酸吡多醛是吡哆醇的生物活性辅酶形式，我们可以通过外源性补充吡哆醇（维生素 $B_6$）达到有效减少 PDE 患者的癫痫发作的目的。对于 PDE 患者，传统的抗癫痫发作药物疗效差，但应用大剂量吡哆醇治疗后可达到无发作。确诊 PDE 的患者，建议停用所有传统的抗癫痫发作药物，终身服用大剂量吡多醇治疗。

3.*PNPO* 基因：*PNPO* 基因是 P5PD-DEE 的致病基因，符合常染色体隐性遗传方式。对于 P5PD-DEE 患者，传统的抗癫痫发作药物疗效差。大多数 P5PD-DEE 患者应用 5'-磷酸吡哆醛或吡哆醇治疗有效。确诊 P5PD-DEE 的患者，需要终身服用 5'-磷酸吡哆醛或吡哆醇。

4.*CLN2* 基因：神经元蜡样质脂褐质沉积症 2 型（CLN2）是一组临床和遗传上具有异质性的神经退行性疾病，主要在儿童期发病。CLN2 患者的早期症状包括癫痫发作、共济失调和语言发育迟滞。诊断 CLN2 的实验室诊断金标准是白细胞、成纤维细胞或干血片中三肽基肽酶活性的缺乏及发现 *CLN2* 基因的双等位基因致病性变异。2017 年，FDA 和 EMA 批准重组人三肽基肽酶（cerliponase alfa）作为酶替代疗法用于治疗 CLN2 患者。重组人三肽基肽酶的使用方法为每 2 周通过脑室内输注（300 mg）给药。既往研究表明，重组人三肽基肽酶可延缓 CLN2 患者的病情进展，具有良好的耐受性。与其他酶替代疗法一样，抗药物抗体被视为过敏反应及降低重组人三肽基肽酶功效的危险因素。25% 接受重组人三肽基肽酶治疗的患者可在脑脊液中检测到抗药物抗体，79% 可在血清中检测到抗药物抗体。然而，没有证据支持抗药物抗体降低了重组人三肽基肽酶的功效。

5.mTOR 通路相关基因：某些癫痫致病基因编码调节细胞增殖信号的蛋白，这些基因变异可导致皮质发育畸形和癫痫，如 mTOR 通路相关基因所致癫痫。目前已知与癫痫相关的 mTOR 通路相关基因包括 *TSC1*、*TSC2*、*DEPDC5*、*NPRL2* 和 *NPRL3*。*TSC1* 和 *TSC2* 基因变异可导致结节性硬化症（TSC）。癫痫发作是 TSC 患者最常见的神经系统表现，80%～90% 的 TSC 患者可患有癫痫。对于多达 75% 的 TSC 患者，抗癫痫发作药物疗效欠佳。依维莫司和西罗莫司是两种常用的 mTOR 通路抑制剂，依维莫司和西罗莫司可作为 TSC 患者的抗癫痫发作药物。

（姜玉武　谢　涵）

## 第四节 遗传性癫痫的基因治疗展望

针对遗传性癫痫的基因治疗尚处在探索阶段，反义寡核苷酸（ASO）技术是目前基因治疗的研究热点之一。对于功能增强性的基因变异，可以通过 ASO 治疗降低目标基因的表达，从而使携带基因变异患者的目标蛋白恢复正常水平。例如，在携带 *SCN8A* 功能获得性变异的癫痫小鼠模型中，通过 *SCN8A*-ASO 治疗可推迟癫痫的起病年龄，减轻共济失调症状和减少肌肉萎缩。对于功能缺失性的基因变异，可通过反义非编码 RNA 增加目标基因的表达，从而达到治疗目的。例如，SCN1ANAT 是一种 *SCN1A* 基因相关的反义非编码 RNA，通过它可以实现对 *SCN1A* 基因表达量的调节。在 Dravet 综合征小鼠模型（由 *SCN1A* 杂合功能缺失性变异所致）中，通过给予靶向 SCN1ANAT 的寡核苷酸化合物可增加 SCN1A 蛋白的表达量。此外，通过病毒载体包装转录调节因子进行治疗是目前基因治疗的另一个研究热点。例如，在 Dravet 综合征小鼠模型中，将上调抑制性中间神经元内源性 *SCN1A* 表达的转录调节因子（引导 RNA+ 转录激活剂）包装到腺相关病毒载体中，通过增加 *SCN1A* 表达量，Dravet 综合征小鼠的癫痫发作及异常行为显著减少。

目前基因治疗尚处在临床前阶段，一些有未来临床应用前景的基因治疗见表 8-1。

随着对遗传性癫痫、癫痫相关致病基因的深入认识，基因技术不断创新，相信未来会有更多的针对遗传性癫痫的精准治疗被应用到临床，帮助更多的癫痫患者。

表 8-1 针对遗传性癫痫患者，具有未来应用前景的基因治疗策略

| | 治疗策略 | 靶向疾病 | 基因治疗载体 |
|---|---|---|---|
| 病因 | 基因剂量补充 | Dravet 综合征 | HC-AdV-CAG-SCN1A/pAAV9-pGad1-NaVb1-myc |
| | | CDKL5 缺失综合征 | AAV-PHP.B-CBh-hCDKL5_1 |
| | 基因调节 | Dravet 综合征 | AAV9-PhP.eB-TetOn/mdlx-dCas9A-Scn1a/AAV9-PhP.eB-flox-VGAT-dCAS9A- Scn1a/AAV9-RE(GABA)-eTF(Scn1a) |
| | 反义寡核苷酸 | Dravet 综合征 | ASO-Scn1a nonproductive splicing event |
| | | SCN2A 相关发育性癫痫性脑病 | ASO-Scn2a |
| | | SCN8A 脑病 | ASO-Scn8a |
| | | 婴儿癫痫伴游走性局灶性发作 | ASO-Kcnt1 |
| | | Lafora 病 | ASO-Gys1 |
| | | Angelman 综合征 | ASO-Ube3a-ATS |
| | RNA 干扰 | Lennozx-Gastaut 综合征 | scAAV9-miDnm1a |
| 症状 | 神经肽类 | 颞叶癫痫 | scAAV2-CBA-pDyn (predynorphin) |
| | | 颞叶癫痫 | rAAV1/2-CBA-NPY/AAV1-CAG-NPY- hY2 |
| | | 颞叶癫痫 | AAV2-FIB-GAL (Galanin) |
| | 外源性蛋白 | 颞叶癫痫，新皮质局灶性癫痫及皮质损伤 | LV-Camk2a-NpHR/rAAV5-Camk2a- eNpHR/CamKⅡ/PV-cre x floxed-STOP ChR |
| | | 新皮质局灶性癫痫 | Lentivirus CAMK2A-eGluCL |
| | | 颞叶癫痫 | AAV9 CamKⅡ-dCAS9A-Kcna1 |
| | | 颞叶癫痫，新皮质局灶性癫痫 | Lenti/AAV9 CAMK2A-EKC(KCNA1) |
| | 外源性通道 | 颞叶癫痫 | AAV9-cfos-EKC (KCNA1) |
| | | 发作性共济失调Ⅰ型伴癫痫 | ASO-Scn8a |
| | | Dravet 综合征 | ASO-Scn8a |
| | | KCNQ2 相关发育性癫痫性脑病 | ASO-Scn8a |
| | | 颞叶癫痫 | AAV10-shRNA-Scn8a |

（姜玉武　谢　涵）

# 参考文献

[1] CHEN Z,BRODIE M J,LIEW D,et al. Treatment outcomes in patients with newly diagnosed epilepsy treated with established and new antiepileptic drugs:a 30-year longitudinal cohort study. Jama Neurol,2018,75(3):279-286.

[2] OYRER J,MALJEVIC S,SCHEFFER I E,et al. Ion channels in genetic epilepsy:from genes and mechanisms to disease-targeted therapies. Pharmacol Rev,2018,70(1):142-173.

[3] FAN H C,YANG M T,LIN L C,et al. Clinical and genetic features of dravet syndrome:a prime example of the role of precision medicine in genetic epilepsy. Int J Mol Sci,2023,25(1):31.

[4] BRUNKLAUS A, BRÜNGER T, FENG T, et al. The gain of function SCN1A disorder spectrum: novel epilepsy phenotypes and therapeutic implications. Brain, 2022, 145(11):3816-3831.

[5] XIANGWEI W,KANNAN V,XU Y,et al. Heterogeneous clinical and functional features of GRIN2D-related developmental and epileptic encephalopathy. Brain,2019,142(10):3009-3027.

[6] KODERA H,OHBA C,KATO M,et al. De novo GABRA1 mutations in ohtahara and west syndromes. Epilepsia,2016,57(4):566-573.

[7] SCHWANTJE M,VERHAGEN L M,VAN HASSELT P M,et al. Glucose transporter type 1 deficiency syndrome and the ketogenic diet. J Inherit Metab Dis,2020,43(2):216-222.

[8] ZUBERI S M,WIRRELL E,YOZAWITZ E,et al. ILAE classification and definition of epilepsy syndromes with onset in neonates and infants:position

statement by the ILAE task force on nosology and definitions. Epilepsia, 2022,63(6):1349-1397.

[9] SCHULZ A,AJAYI T,SPECCHIO N,et al. Study of intraventricular cerliponase alfa for CLN2 disease. N Engl J Med,2018,378(20):1898-1907.

[10] NOURI M N,ZAK M,JAIN P,et al. Epilepsy management in tuberous sclerosis complex:existing and evolving therapies and future considerations. Pediatr neurol,2022,126:11-19.

[11] LENK G M,JAFAR-NEJAD P,HILL S F,et al. Scn8a antisense oligonucleotide is protective in mouse models of SCN8A encephalopathy and Dravet syndrome. Ann Neurol,2020,87(3):339-346.

[12] HSIAO J,YUAN T Y,TSAI M S,et al. Upregulation of haploinsufficient gene expression in the brain by targeting a long non-coding RNA improves seizure phenotype in a model of Dravet syndrome. eBioMedicine, 2016,9:257-277.

[13] YAMAGATA T,RAVEAU M,KOBAYASHI K,et al. CRISPR/dCas9-based *SCN1A* gene activation in inhibitory neurons ameliorates epileptic and behavioral phenotypes of Dravet syndrome model mice. Neurobiol Dis,2020,141:104954.

[14] STREET J S,QIU Y,LIGNANI G. Are genetic therapies for epilepsy ready for the clinic? Epilepsy currents,2023,23(4):245-250.

# 第九章

# 遗传因素相关癫痫的外科治疗原则

# 癫痫遗传学 Epilepsy Genetics

## 一、概述

对于一部分结构性病因所致药物难治性癫痫儿童，癫痫外科手术治疗是癫痫治疗甚至治愈的有效手段。本章所指"癫痫外科手术"仅包括病灶切除/损毁、脑叶离断或半球离断手术，不包括胼胝体切开及神经调控治疗等外科治疗方式。适合癫痫外科术前评估的患儿通常具有以下特征：①药物难治性癫痫，通常为局灶起源的癫痫发作；②脑电图具有相对固定侧别或部位的发作间期放电，固定的发作期放电起始侧别或部位；③神经影像学提示皮质结构异常。科学严谨的多学科术前评估有助于筛选出适合手术的患者，这对于癫痫外科手术的良好预后至关重要。

儿童癫痫外科术前评估中，病因学诊断尤为重要。与成人癫痫相比，儿童药物难治性癫痫的病因更加复杂多样，遗传性病因在儿童患者中更为多见。即使对于已经发现结构性病灶的药物难治性癫痫患儿，遗传性病因也有可能在结构性病灶的发生中起重要作用。因此，儿童癫痫外科术前评估，不仅要重视解剖-电-临床的一致性，也要重视结构异常背后的遗传性病因。遗传学病因的阳性检测结果可能会改变手术决策。近年来，在癫痫外科术前评估中整合遗传学评估，尤其对于儿童癫痫患者，已经越来越得到公认。

## 二、术前评估患者进行遗传学检测的指征

癫痫遗传学病因既包括胚系变异，又包括体细胞变异。本章所指遗传学病因检测主要指通过外周血样本可以检测到的胚系变异，包括序列变异和染色体拷贝数或染色体结构变异等。常用检测手段包括家系全外显子组测序、癫痫基因包、CNV-seq 及 aCGH 等，如果怀疑遗传代谢性病因还需要进行其他相应检测，如线粒体 DNA 测序等。

并非所有癫痫外科术前评估患儿均需要进行上述遗传学检测。如果患儿具有明确的获得性病因所导致的大脑皮质结构异常，如脑外伤后遗症、病毒性脑炎后遗症或 Rasmussen 综合征等病因，且临床特征和脑电特征与该结构异常相吻合，通常不需要进行遗传学检测。但需要注意，既往存在脑损伤遗留的结构性病灶，有时也需要警惕遗传性病因，如先天高胰岛素血症所致围

## 第九章 遗传因素相关癫痫的外科治疗原则

产期低血糖、*COL4A1/COL4A2* 变异所致宫内或围产期颅内出血。

具有以下特征的患儿，术前评估时需要考量遗传学检测结果：①影像学检查提示皮质发育畸形（MCD），如局灶性皮质发育不良（FCD）、半侧巨脑、多小脑回及灰质异位等；②生长发育迟滞，伴/不伴孤独症行为，尤其是在癫痫发病前即存在发育迟滞；③病情逐渐进展，如认知运动进行性倒退、脑病症状、影像学出现进行性脑萎缩或脑电图背景进行性慢化，需注意遗传代谢或遗传变性病可能；④脑电-临床不能完全用结构病因解释，如存在热敏感、光敏感，广泛性慢波等；⑤癫痫或热性惊厥家族史；⑥虽然有结构性病灶，但伴有表观畸形（如皮肤色素异常）或多系统畸形。总体而言，即使没有上述特征表现，但没有明确获得性病因的患儿，均应进行遗传学检测。

### 三、阳性遗传学检测结果对手术决策的影响

遗传性病因与结构性病灶的因果关系分为以下几种情况：①遗传学病因是结构性病因的直接基础，如 mTOR 通路，包括 GATOR1 复合物（*DEPDC5*、*NPRL2*、*NPRL3*）的胚系变异是部分 FCD Ⅱ 及半侧巨脑的发生基础，也称为"遗传-结构性病因"；②遗传学病因引起的癫痫反复发作或癫痫持续状态是结构性病因的原因，如 *SCN1A* 变异相关 Dravet 综合征患者的海马硬化、*CACNA1A* 变异相关反复发作或癫痫持续状态导致大脑半球萎缩；③遗传性病因与结构性病灶之间无明确因果关系，可能为共存关系。

遗传学检测结果对手术决策的影响有以下几种可能性。

1.遗传学检测阳性结果支持癫痫外科手术，但可能对手术预后产生影响。遗传-结构性病因，如 *DEPDC5*、*NPRL2*、*NPRL3*、*TSC1* 及 *TSC2* 的胚系致病性变异，是形成 FCD、半侧巨脑等 MCD 的重要原因，但脑内该基因发生二次打击，很可能才最终导致 MCD 的形成。这类遗传学病因是结构性病因的直接基础，通常遗传学检测阳性结果支持癫痫外科手术。在既往一项回顾性研究中，72 例单基因异常和 9 例染色体异常的癫痫患者接受了癫痫外科手术治疗。这 72 例单基因异常患者中，53 例为与 MCD 相关的单基因变异（即遗传-结构性病因），19 例为其他基因变异。手术预后方面，MCD 相关单

基因异常患者 41% 术后无发作，高于其他遗传病因的患者。MCD 相关单基因异常患者中非结节性硬化症患者术后无发作率高于结节性硬化症患者。其他单基因异常患者和染色体异常患者的术后无发作率均较低。在一项荟萃分析中也提示，mTOR 通路相关基因胚系致病性变异的患者癫痫外科术后的无发作率相对较高。

综上，上述遗传-结构性病因患者是很可能通过癫痫外科手术获益的。但是，需要注意的是，如果检测到上述基因（如 *GATOR1* 复合物基因）的致病性变异，需要警惕同一患者脑内存在多个致痫灶的风险，因此必须仔细审查解剖-电-临床，以寻找多灶性病灶的证据。需要讨论可能在 MRI 上看不到的多灶性皮质发育不良对手术预后的风险。

2. 阳性结果通常不支持癫痫外科手术。除上述遗传-结构性病因相关基因的胚系致病性变异以外，其他明确与脑功能或脑发育相关的单基因异常通常不支持癫痫外科手术，尤其对于离子通道相关基因或突触传递相关基因。在一项荟萃分析中也提示，*SCN1A*、*STXBP1* 等基因变异患者癫痫外科手术预后较差。既往一项 8 例有结构性病灶的 *SCN1A* 致病性变异患者癫痫外科手术预后的回顾性研究，其中 5 例为海马硬化，2 例影像学提示 FCD，1 例影像学阴性，结果提示临床符合 Dravet 综合征的患者手术预后均很差，而不符合 Dravet 综合征特点的患者，手术预后较好。结果提示，具有 Dravet 综合征临床表型的患者，即使存在单一的结构性病灶，也不建议行癫痫外科治疗，而不具有 Dravet 综合征特点的 *SCN1A* 变异患者（如 GEFS+），术前评估提示存在解剖-电-临床一致性的癫痫发作，患者也很可能从手术中获益，并非绝对手术禁忌。

儿童遗传性局灶性癫痫中，包括离子通道、受体、突触等相关致病基因如 *SCN1A*、*SCN2A*、*SCN3A*、*CHRNA4*、*KCNT1*、*GRIN2A*、*GRIN2B*、*LGT1* 等，部分患者可以电-临床相对局限，如仅为额叶起源（睡眠相关过度运动性癫痫），需要与结构性病因相鉴别，需要仔细确定解剖-电-临床的一致性。

3. 阳性结果对癫痫外科手术决策影响不大。既往报道，遗传学诊断为染

## 第九章 遗传因素相关癫痫的外科治疗原则

色体异常、神经纤维瘤病Ⅰ型、脆性X综合征患者，合并皮质结构异常（包括海马硬化、FCD、肿瘤等），癫痫外科手术预后相对较好。对于这类遗传性疾病，脑内结构性病变很可能与基础病是并存关系，而且基础的遗传性疾病通常以生长发育迟滞/智力障碍为主要表型，癫痫相对少见，如果患儿的临床发作、脑电特征与病灶解剖位置一致，应该可以考虑癫痫外科治疗，而不受基础疾病的影响。但需要注意的是，对于染色体异常的患儿，需注意染色体缺失或重复中包含的基因与癫痫及结构性病灶的因果关系。另外，对于此类患儿癫痫手术预后的预期需要与家长沟通，由基础的遗传性疾病所导致的生长发育迟滞/智力障碍是不能通过癫痫外科手术解决的。

总之，儿童癫痫外科术前评估时，不仅要重视解剖-电-临床，也要重视结构异常背后可能的遗传学病因，并确定遗传学病因对癫痫的贡献，以及遗传学病因与结构异常之间的因果关系。多数情况下，需个体化进行决策。某些阳性结果对手术决策有较大影响，需综合分析考量遗传病因-结构性病灶-电-临床之间的关系，权衡利弊，使患者获益最大化。

（吴　晔）

# 参考文献

[1] ALSUBHI S,BERRAHMOUNE S,DUDLEY R W R,et al. Utility of genetic testing in the pre-surgical evaluation of children with drug-resistant epilepsy. J Neurol,2024,271(5):2503-2508.

[2] SANDERS M W C B,LEMMENS C M C,JANSEN F E,et al. Implications of genetic diagnostics in epilepsy surgery candidates:a single-center cohort study. Epilepsia Open,2019,4(4):609-617.

[3] VEZYROGLOU A,VARADKAR S,BAST T,et al. Focal epilepsy in *SCN1A*-mutation carrying patients:is there a role for epilepsy surgery? Dev Med Child Neurol,2020,62(11):1331-1335.

[4] STEVELINK R,SANDERS M W,TUINMAN M P,et al. Epilepsy surgery for patients with genetic refractory epilepsy:a systematic review. Epileptic Disord,2018,20(2):99-115.

[5] CORYELL J,SINGH R,OSTENDORF A P,et al.Epilepsy surgery in children with genetic etiologies:a prospective evaluation of current practices and outcomes. Seizure,2023,113:6-12.

# 第十章

# 遗传性癫痫的遗传咨询及产前诊断

# 一、遗传性癫痫的遗传咨询

遗传咨询是由遗传咨询师或临床遗传学家通过与咨询者的商谈交流，帮助咨询者了解所患疾病的病因、遗传方式、诊断、治疗、预防与预后等相关知识与信息，评估家庭中该病的再发风险，对风险干预提出建议与指导，供咨询者参考，使咨询者逐步认知与接受相关风险，在充分知情同意前提下自主决定与选择风险管理措施，帮助他们理解和适应遗传因素对疾病的作用及其对医学、心理和家庭影响的程序。这一程序包括通过对家族史和病史的解释来评估疾病的发生或再发风险；进行相关疾病的遗传、检测、治疗、管理与预防宣教，为咨询者介绍所患疾病的相关医疗救助渠道，介绍科学研究现状与疾病自助团体的信息，并为舒缓与适应疾病带来的情感、家庭及社会等压力提供持续的心理支持。

遗传咨询的意义在于减轻患者及其亲属的精神压力，帮助他们正确对待遗传病，了解发病风险，采取正确的预防治疗措施，降低人群遗传病的发生率及致病基因频率，减少遗传传递机会。随着现代遗传学检测技术的进步，对遗传病的认识不断深入，特别是近年来普遍开展的遗传病筛查，使得遗传咨询的应用范围不断扩展。可以预见，在遗传咨询基本原则不变的基础上，其内容将会不断更新，应用领域也会越来越广泛。

## （一）遗传咨询的对象

遗传咨询的对象包括罹患染色体病、基因组病、单基因病、多基因病、出生缺陷、线粒体病或肿瘤等显著受累于遗传物质异常的疾病患者及其家系成员；近亲婚配及相关家系成员；染色体平衡易位或不明原因的反复流产或有死胎死产等不良妊娠史的夫妇；原因不明的不孕不育夫妇；原发性严重生精障碍、原发性闭经或性发育异常；35 岁以上的高龄孕妇；孕期接触不良环境因素及患有某些慢性病的孕妇；产前筛查、产前诊断或新生儿筛查异常者；欲行产前诊断的夫妻；欲行症状前诊断的高风险家庭成员；有环境致畸物接触或暴露史；对任何其他疾病遗传因素存疑的，尤其是遗传率较高与家族聚集的肿瘤与常见病的人群。近年来，随着产前筛查的开展与普及，越来越多

# 第十章 遗传性癫痫的遗传咨询及产前诊断

产前筛查高风险的孕妇也积极寻求遗传咨询服务。

## （二）遗传咨询的基本步骤

1. 对所咨询的疾病明确临床与遗传学诊断：临床诊断依据临床特征、家系调查和系谱分析，建立临床诊断需要收集的信息包括以下几方面。①病史，患者的现病史、出生史、发育史、发病年龄、先天异常或出生缺陷、住院与外科手术情况、用药史、致害因子暴露史、生育史。②家族史与系谱图，前者包括种族、近亲婚配情况、患病人数及亲缘关系、先证者与家系患者年龄及临床表现等；后者特指根据单基因遗传病家系的家族史，利用标准的系谱符号构建完整的系谱图。③患者的体格检查情况及相关疾病专科体格检查结果。

遗传学诊断是在临床诊断的基础上选择适当的遗传学检测方法，包括生化代谢、染色体拷贝数变异及基因序列变异检测，对检查结果进行分析，特别是对变异进行致病性分析，最终明确遗传学诊断。

在实践中，临床诊断是病因诊断的基础，而病因诊断是验证临床诊断的重要方式。在这一过程中，首先确定家系中最适合进行遗传学检查的对象，通常对先证者或家系患者的检测更有利于证实基因型与疾病表型的关系；其次是选择合理的检查方法或策略；最后须遵循知情同意原则。在进行检查前，应告知遗传学检查的目的与作用，分析检查的可能结果，讨论检查技术的局限及受检者面临的潜在风险等。在获得检查结果后，解释结果的临床意义、检查的灵敏度与特异性及建议可能的后续检查。

在疾病诊断阶段，遗传咨询的重点是帮助咨询者了解遗传因素在所患疾病发生中的作用、自然病程、诊断标准、治疗及预后等知识与信息；理解各种检查，尤其是患者及其家系成员遗传学检查的必要性，并对检查结果的临床意义进行解释。

2. 再发风险评估：再发风险评估是遗传咨询的核心环节之一，也是遗传咨询门诊有别于一般医疗门诊的主要特点，是遗传咨询师或临床遗传学家独立地根据咨询者家系情况与疾病诊断，利用遗传学基本原理对咨询者及其家系成员的疾病再发风险进行分析与计算的过程。评估原则因遗传病类型不同而不同，染色体病和多基因病依据群体发病率评估；单基因病按照孟德尔遗传定律进行评估，如果亲代基因型确定，子代再发风险按照单基因不同遗传方式的传递规律评估，否则，按 Bayes 逆概率法加以估计。

单基因病的遗传咨询中，确定疾病遗传方式是再发风险评估的前提，其所需资料包括：①系谱图。当家系中有两位及以上患者时，可以较容易地对遗传方式进行初步判断，不足之处在于当家系较小或疾病散发时，可能难以从系谱图中获得相关信息。②家系患者的临床诊断与遗传学诊断。这些资料均具有判断单基因病遗传方式的能力。

在确定再发风险后，关键是将其展现给咨询者并进行合理的商讨。在这一过程中应注意：①帮助咨询者清晰理解概率。概率是指特定事件发生的可能性。在实践中，应强调每次生育事件，包括已经发生与即将发生的生育再发风险都是一样的。例如，夫妻一方为常染色体显性遗传病患者，后代再发风险为 1/2，在第一胎为患儿的情况下，第二胎再发风险同样为 1/2。②要充分考虑咨询者的教育、宗教、家庭及社会等背景。再发风险数值的高低并不是决定咨询者是否采取风险干预的唯一因素，疾病的严重程度、是否可治、干预措施存在的其他风险及疾病带来的长期压力等因素同样重要。

这一阶段的遗传咨询主要包括帮助咨询者了解遗传异常的基本传递规律，在概率论的基础上理解再发风险的含义，引导咨询者结合自身具体情况判断再发风险的可接受程度。

3.决定与选择风险管理措施：这一环节是达成遗传咨询最终目标的关键，并以相互商讨为突出特点。首先应给出风险管理措施选项及各自的优势与缺陷，以便咨询者能够做出最适合自己的决定。干预措施涉及不同层面，当咨询者未婚，则需要予以婚姻指导；当咨询者已婚，则需要予以生育指导，如病因诊断明确可采取产前诊断等措施。以单基因病最常见的风险干预措施——产前诊断为例，应详细告知咨询者产前诊断的有效性、诊断技术的局限性、诊断中存在的其他风险及可能对孕妇与胎儿产生的伤害等。

这一阶段的遗传咨询工作主要包括向咨询者说明遗传异常自然发生的非可控性与传递的非选择性，以舒缓心理压力，给予咨询者适当的心理支持与疏导尤为重要；帮助咨询者理解各种可能的风险管理措施及各自的优缺点；

针对咨询者自主选择的风险干预措施，进一步提示所面临的其他风险。

4.持续的交流与支持：一次完整的遗传咨询能够为咨询者提供大量的信息，但由于咨询者紧张不安的心理状态、教育文化水平的限制及家庭成员之间在信息理解上的差异与可能的纷争，咨询者仍可能需要更多答疑解惑的机会，这使持续交流成为遗传咨询的一个重要组成部分。例如，咨询者未进行生育的风险干预，后代出生后往往急于了解其是否会患病，在咨询中应注意保护未成年人的权益，尤其对于一些迟发的遗传病，不宜过早进行症状前诊断，以免未成年人遭到家庭与社会的歧视。对于采取了如产前诊断等措施的咨询者，一旦得知胎儿获得致病突变时，往往感觉仅存的一丝希望破灭而进一步加重心理负担，如果再次寻求帮助，咨询师与咨询者一道结合疾病的严重程度、可治性、自然病程及各种实际情况，耐心地对咨询者进行心理疏导，协助咨询者做出最后决定。

在遗传咨询中，根据实际情况还需为咨询者提供一些医疗救助渠道信息，如介绍其到经验丰富的专科医生处进行疾病治疗，以及提供遗传病治疗的社会医疗保险信息等。同时，推荐合适的社会自助团体也是遗传咨询的重要内容，这些组织通常由积极性较高的特定遗传病家庭、志愿者及慈善机构组成，一般都能成功地为受遗传病影响的家庭提供帮助，联系有类似经历的家庭并与之交流，能够为存在相同遗传问题的咨询者及其家庭提供巨大的精神支持与心理慰藉。

### （三）遗传咨询应遵循的原则

根据遗传咨询的特点与医学伦理学的要求，遗传咨询应遵循一些基本原则。

1.知情同意与非指令性原则：对咨询者及其家系成员实施各种检查及风险干预措施前都应贯彻知情同意的原则，让受检者充分了解检查的目的与必要性，以及检查与干预措施可能带来的各种风险。咨询者的最终决定并不完全取决于医学因素，其对疾病的容忍程度、经济、家庭及社会因素等均发挥作用。因此，咨询中需要做的只是让咨询者了解疾病的原因、后果、预后、再发风险及风险管理措施选项，即非指令性咨询。

2. 信任与保护隐私原则：与咨询者建立相互信任是遗传咨询顺利进行的前提之一。首先必须尊重与理解咨询者对疾病的自我认知与顾虑，这样才能获得咨询者的信任，并保证家系资料的准确性与完整性。对隐私的保护有两个基本方面，一是在家庭成员内部，一个典型的例子是严重 X 连锁隐性遗传病，已生育患儿的妻子往往是致病基因携带者，这时妻子可能不希望丈夫家人知道这种情况，因此应予以单独咨询；二是咨询中获得的资料必须向社会各方保密，包括咨询者单位、雇主及保险公司等，以免损害咨询者的利益。

3. 平等与信息公开原则：咨询者有知识水平差异，有贫富差异，有城乡差异，在咨询中必须一视同仁，不能因为咨询者一时无法理解所提供的信息，需要重复讲解而减少教育内容，也不能因为咨询者可能无法承担相关检查与干预措施的费用而忽略其选择权。所有疾病相关的信息都应向咨询者公开，以供其做出选择或决定。

4. 咨询者教育与持续支持原则：一是根据咨询者的教育文化背景，利用生活实例等通俗易懂的方式，平等地、循序渐进地进行相关临床、遗传学基础知识及研究进展的讲解；二是需要纠正咨询者通过其他途径如网络、同事及邻居交流等获得的错误认识。同时，不同阶段咨询者教育内容各有侧重，在短时间内传达过多信息可能使咨询者难以消化，并加重其心理负担。另外，咨询者在寻求专业帮助时，应通过各种方式向其传达一种信息，即咨询者及其家庭可以获得长期持续的专业支持，以平复其紧张的情绪，坚定战胜疾病的信心。

## 二、产前诊断

1. 定义：产前诊断是在遗传咨询的基础上，在出生前主要通过遗传学、生化代谢检测和影像学检查，对高风险胚胎或胎儿进行宫内诊断，了解发育状态，是否罹患致残、致死性出生缺陷或遗传病，对可治性疾病，选择适当时机进行宫内治疗；对于尚不可治疗性疾病，能够做到知情选择。

2. 对象：产前诊断分为细胞遗传学诊断与分子遗传学诊断两大部分。细胞遗传学产前诊断的指征包括 35 岁以上的高龄孕妇；产前筛查出来的胎儿染色体异常高风险的孕妇；曾生育过染色体病患儿的孕妇；产前 B 超检查怀

## 第十章 遗传性癫痫的遗传咨询及产前诊断

疑胎儿可能有染色体异常的孕妇；夫妇一方为染色体异常携带者；医生认为有必要进行产前诊断的其他情形。分子遗传学产前诊断的对象为先证者通过分子遗传学检测方法如染色体拷贝数变异（染色体微阵列分析）与DNA序列变异（一代、二代测序）明确遗传学诊断者及其相关家庭成员，目前以单基因遗传病产前分子诊断应用最广，其特点为只针对性检测胎儿与先证者基因型的异同，依据先证者确诊遗传病的遗传方式进行结果判断，给予建议，最终的妊娠结局由患者及家庭成员决定。

3.方法：产前诊断方法包括侵入性与非侵入性两种方法。

侵入性产前诊断常用的方法包括羊膜腔穿刺术与绒毛取材术。羊膜腔穿刺术在孕 18～22 周时在超声引导下，抽取羊水，由于羊水内富含胎儿脱落细胞，提取 DNA 或者培养后进行染色体核型分析或者提取 DNA 进行产前细胞或者分子诊断。绒毛取材术在早孕期，多在孕 11～13 周进行，通过超声引导，经阴或经腹抽取少量绒毛，提取绒毛组成包含外滋养层的胎儿细胞 DNA 进行检测，与孕中期羊膜腔穿刺术比较，通过绒毛取材术能够尽早发现异常并诊断，一方面，能极大缓解孕妇压力；另一方面，若需终止妊娠，损伤较小，但存在手术合并相对较高的流产风险。其他方法包括经皮脐血管穿刺术、植入前遗传学诊断与胎儿镜。

非侵入性产前诊断方法包括超声、早孕妇女血浆中胎儿游离 DNA 检测等。超声可用于评估孕龄、确定宫内妊娠的性别、胎盘定位、多胎妊娠的确定，发现与染色体、代谢、分子遗传相关的结构异常。

4.步骤：细胞遗传学产前诊断步骤遵循常规检测方法进行。基于分子遗传学产前诊断特别是遗传学诊断明确的单基因遗传病家庭的特殊性，北京大学第一医院儿科制定了产前分子诊断流程图（图10-1）。先证者经分子遗传学检测确诊，先证者的母亲再次妊娠后，签署知情同意书，采集胎儿绒毛或者羊水脱落细胞提取 DNA，依据先证者分子遗传学诊断所用方法来进行胎儿的基因诊断，Y 染色体性别决定区用于胎儿性别鉴定，DXS6797、DX6807 与 AR 分别为 X 染色体上短重复序列标签，用于检测胎儿的生物学父母及是否有母血污染。

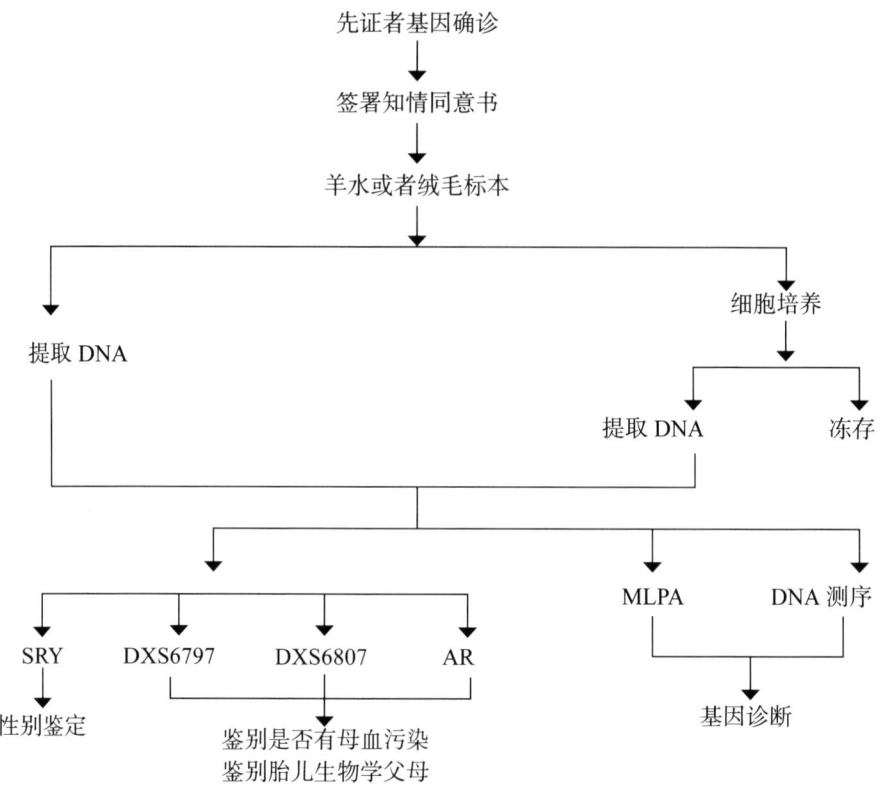

（王静敏）

# 参考文献

[1] ZHU J,LIU Z,GENG F,et al. Prenatal diagnosis of developmental and epileptic encephalopathy 9 with a 10.05-Mb microdeletion at Xq21.31q22.1 inherited from mother:a case report and literature review. Mol Genet Genomic Med,2024,12(1):e2338.

[2] ABACAN M,ALSUBAIE L,BARLOW-STEWART K,et al. The global state of the genetic counseling profession. Eur J Hum Genet,2019,27(2):183-197.

[3] ANTONIADI T,YAPIJAKIS C,KAMINOPETROS P,et al. A simple and effective approach for detecting maternal cell contamination in molecular prenatal diagnosis. Prenatal Diagn,2002,22(5):425-429.

[4] BREVEGLIERI G,D'AVERSA E,FINOTTI A,et al. Non-invasive prenatal testing using fetal DNA. Mol Diagn Ther,2019,23(2):291-299.

[5] CHAU MHK,CAO Y,YVONNE KWOK K Y,et al. Characteristics and mode of inheritance of pathogenic copy number variants in prenatal diagnosis. Am J Obstet Gynecol,2019,221(5):493.e1-493.e11.

[6] 王静敏,吴晔,姜玉武.神经遗传性疾病的分子遗传学检测与产前诊断.中华围产医学杂志,2012,15(10):592-594.

[7] MAO B,LIN N,GUO D H,et al. Molecular analysis and prenatal diagnosis of seven Chinese families with genetic epilepsy. Front Neurosci,2023,17:1165601.

[8] BLESSON A,COHEN J S. Genetic counseling in neurodevelopmental disorders. Cold Spring Harb Perspect Med,2020,10(4):a036533.

[9] SADAT R,EMRICK L. Genetic testing and counseling and child neurology. Neurol Clin,2021,39(3):705-717.

# 附录　中英文名词对照表

5- 羟吲哚乙酸
5-hydroxy indoleacetic acid，5-HIAA

5'- 磷酸吡哆醇（胺）氧化酶缺乏症相关发育性癫痫性脑病
pyridox(am)ine5'-phosphate deficiency-DEE，P5PD-DEE

γ - 氨基丁酸
gamma aminobutyric acid，GABA

## B
半侧巨脑畸形
hemimegalencephaly，HME

伴海马硬化的内侧颞叶癫痫
mesial temporal lobe epilepsy with hippocampal scleroses，MTLE-HS

伴可变灶的家族性局灶性癫痫
familial focal epilepsy with variable foci，FFEVF

伴睡眠期棘慢波激活的癫痫性脑病
epileptic encephalopathy with spike-and-wave activation in sleep，EE-SWAS

伴睡眠期棘慢波激活的发育性癫痫性脑病
developmental and epileptic encephalopathy with spike-and-wave activation in sleep，DEE-SWAS

# 癫痫遗传学 Epilepsy Genetics

伴听觉特征的癫痫
epilepsy with auditory features，EAF

伴有听觉特征的常染色体显性遗传局灶性癫痫
autosomal dominant partial epilepsy with auditory features，ADEAF

吡哆醇依赖性癫痫
pyridoxine dependent epilepsy，PDE

吡哆醇依赖性发育性癫痫性脑病
pyridoxine-dependent developmental and epileptic encephalopathy，PD-DEE

变异等位基因频率
variant allele frequency，VAF

哺乳动物雷帕霉素靶蛋白
mammalian target of rapamycin，mTOR

## C
CDKL5 相关发育性癫痫性脑病
CDKL5-developmental and epileptic encephalopathy, CDKL5-DEE

常染色体显性遗传
autosomal dominant inheritance，AD

常染色体显性遗传外侧颞叶癫痫
autosomal dominant lateral temporal lobe epilepsy，ADLTLE

常染色体遗传性夜间发作性额叶癫痫
autosomal dominant nocturnal frontal lobe epilepsy，ADNFLE

常染色体隐性遗传
autosomal recessive inheritance，AR

齿状核红核苍白球丘脑下部萎缩
dentatorubral-pallidoluysian atrophy，DRPLA

促肾上腺皮质激素
adrenocorticotropic hormone，ACTH

脆性 X 相关的震颤 / 共济失调综合征
fragile X-associated tremor/ataxia syndrome, FXTAS

脆性 X 综合征
fragile X syndrome，FXS

## D

单光子发射计算机断层成像
single photon emission computed tomography，SPECT

单核苷酸多态性芯片
single nucleotide polymorphism chip，SNP 芯片

癫痫猝死
sudden unexpected death in epilepsy, SUDEP

癫痫性脑病伴睡眠期持续性棘慢波
continuous spike and wave during slow wave sleep，CSWS

多重连接探针扩增
multiplex ligation-dependent probe amplification，MLPA

多基因风险评分
polygenic risk score，PRS

多小脑回畸形
polymicrogyria，PMG

## 癫痫遗传学 Epilepsy Genetics

### E
儿童失神癫痫
childhood absence epilepsy，CAE

儿童枕叶视觉癫痫
childhood occipital visual epilepsy，COVE

### F
FMR1 相关的原发性卵巢功能不全
fragile X-associated primary ovarian insufficiency，FXPOI

发育商
developmental quotient，DQ

发育性癫痫性脑病
developmental and epileptic encephalopathy，DEE

反义寡核苷酸
antisense oligonucleotides，ASO

非惊厥性癫痫持续状态
nonconvulsive status epilepticus，NCSE

非快速眼动
non-rapid eye movement，NREM

### G
高香草酸
homovanillic acid，HVA

光敏性枕叶癫痫
photosensitivity occipital lobe epilepsy，POLE

国际抗癫痫联盟
International League Against Epilepsy，ILAE

过氧化物酶体增殖物激活受体 α
peroxisome proliferator-activated receptor α，PPARα

## J

肌阵挛 - 失张力癫痫
myoclonic-atonic epilepsy，MAE

肌阵挛失神癫痫
epilepsy with myoclonic absence，EMA

肌阵挛性癫痫伴破碎红纤维综合征
myoclonic epilepsy associated with ragged red fiber，MERRF

疾病靶向序列测序
disease target sequencing，DTS

棘慢波指数
spike-wave index，SWI

家族性成人肌阵挛性癫痫
familial adult myoclonic epilepsy，FAME

家族性内侧颞叶癫痫
familial mesial temporal lobe epilepsy，FMTLE

家族性偏瘫型偏头痛
familial hemiplegic migraine，FHM

结节性硬化症
tuberous sclerosis complex，TSC

仅有全面强直 - 阵挛发作的癫痫
epilepsy with generalized tonic-clonic seizures alone，GTCA

# 癫痫遗传学 Epilepsy Genetics

进行性肌阵挛癫痫 1 型
progressive myoclonic epilepsy 1 type，PME1

局灶性皮质发育不良
focal cortical dysplasia，FCD

聚合酶链反应
polymerase chain reaction，PCR

## K

拷贝数变异
copy number variation，CNV

拷贝数变异测序
copy number variation sequencing，CNV-seq

快乐木偶综合征（Angelman 综合征）
Angelman syndrome，AS

## L

Lennox-Gastaut 综合征
Lennox-Gastaut syndrome，LGS

良性家族性新生儿 - 婴儿惊厥
benign familial neonatal-infantile seizures，BFNIS

良性家族性新生儿癫痫
benign familial neonatal epilepsy，BFNE

良性家族性新生儿惊厥
benign familial neonatal convulsions，BFNC
或 benign familial neonatal seizures，BFNS

良性家族性婴儿癫痫

benign familial infantile epilepsy，BFIE

良性家族性婴儿惊厥
benign familial infantile convulsions，BFIC
或 benign familial infantile seizures，BFIS

良性婴儿肌阵挛癫痫
benign myoclonic epilepsy in infancy，BMEI

临床基因组资源中心
Clinical Genome Resource，ClinGen

临床遗传学
clinical genetics

淋巴管平滑肌瘤病
lymphangio-leiomyomatosis，LAM

磷酸吡哆醛
pyridoxal phosphate，PLP

# M

美国食品药品监督管理局
Food and Drug Administration，FDA

美国医学遗传学与基因组学学会
American college of Medical Genetics and Genomics，ACMG

# N

N-甲基-D-天冬氨酸
N-Methyl-Daspartic acid，NMDA

脑磁图
magnetoencephalogram，MEG

# 癫痫遗传学 Epilepsy Genetics

脑室周围结节状灰质异位
periventricular nodular heterotopia，PVNH

女性的癫痫伴智力低下
epilepsy and mental retardation limited to females，EFMR

## P

哌啶-6-羧酸盐
$\Delta$2-piperideine-6-carboxylate，$\Delta$2-P6C

哌啶酸
pipecolic acid，PA

皮质发育畸形
malformation of cortical development，MCD

皮质下带状灰质异位
subcortical band heterotopia，SBH

普拉德-威力综合征
Prader-Willi syndrome

葡萄糖转运体1缺陷综合征
glucose transporter1 deficiency syndrome，GLUTI-DS

## Q

气球样细胞
balloon cell, BC

青少年肌阵挛癫痫
juvenile myoclonic epilepsy，JME

青少年失神癫痫
juvenile absence epilepsy，JAE

轻度皮质发育畸形
mild malformations of cortical development，mMCD

轻度皮质发育畸形伴少突胶质细胞增生及癫痫
mild malformation of cortical development with oligodendroglial hyperplasia in epilepsy，MOGHE

全基因组测序
whole genome sequencing，WGS

全基因组关联研究
genome-wide association studies，GWAS

全面强直-阵挛发作
generalized tonic-clonic seizures，GTCS

全面性癫痫伴热性惊厥附加症
generalized epilepsy with febrile seizures plus，GEFS+

全外显子组测序
whole exome sequencing，WES

# R
染色体微阵列分析
chromosomal microarray analysis，CMA

热性惊厥
febrile seizures，FS

热性惊厥附加症
febrile seizures，FS+

# S
神经元蜡样质脂褐质沉积症2型
neuronal ceroidlipofuscinosis 2 type，CLN2

## 癫痫遗传学 Epilepsy Genetics

室管膜下巨细胞型星形细胞瘤
subependymal giant cell astrocytoma，SEGA

睡眠相关过度运动性癫痫
sleep-related hypermotor epilepsy，SHE

睡眠中癫痫性电持续状态
electrical status epilepticus during sleep，ESES

## T
特发性全面性癫痫
idiopathic generalized epilepsy，IGE

## W
Wolf-Hirschhorn 综合征
Wolf-Hirschhorn syndrome，WHS

微阵列比较基因组杂交
array-based comparative genomic hybridization，aCGH

## X
X 连锁遗传
X-Linked inheritance，XL

下一代测序
next generation sequencing，NGS

线粒体病
mitochondrial diseases

线粒体脑肌病伴高乳酸血症和卒中样发作
mitochondrial encephalomyopathy with lactic acidosis and stroke-like episode，MELAS

香草酸
vanillic acid，VA

心因性非痫性发作
psychogenic nonepileptic seizures，PNES

血管平滑肌脂肪瘤
hepatic angiomyolipoma，HAML

# Y
眼睑肌阵挛癫痫
epilepsy with eyelid myoclonia，EEM

夜间额叶癫痫
nocturnal frontal lobe epilepsy，NFLE

夜间阵发性肌张力障碍
nocturnal paroxysmal dystonia，NPD

医学遗传学
medical genetics

遗传学
genetics

遗传性癫痫伴热性惊厥附加症
genetic epilepsy with febrile seizures plus，GEFS+

遗传性全面性癫痫
genetic generalized epilepsy，GGE

英国国家卫生与临床优化研究所
National Institute for Health and Clinical Excellence，NICE

## 癫痫遗传学 Epilepsy Genetics

婴儿癫痫伴游走性局灶性发作
epilepsy of infancy with migrating focal seizures，EIMFS

婴儿癫痫性痉挛综合征
infantile epileptic spasms syndrome，IESS

婴儿肌阵挛癫痫
myoclonic epilepsy in infancy, MEI

荧光原位杂交
fluorescence in situ hybridization，FISH

阅读诱发的癫痫
epilepsy with read induced seizure，EwRIS

## Z

在线人类孟德尔遗传
Online Mendelian Inheritance in Man，OMIM

早发性婴儿发育性癫痫性脑病
early-infantile developmental and epileptic encephalopathy，EIDEE

早期肌阵挛脑病
early myoclonic encephalopathy, EME

质子磁共振波谱
magnetic resonance spectroscopy，MRS

智力障碍伴癫痫
intellectual disability and epilepsy，ID+E

智商
intelligence quotient，IQ

附录　中英文名词对照表

注意缺陷多动障碍
attention deficit hyperactivity disorder，ADHD

自限性癫痫伴中央颞区棘波
self-limited epilepsy with centrotemporal spikes，SeLECTS

自限性癫痫伴自主神经发作
self-limited epilepsy with autonomic seizures，SeLEAS

自限性（家族性）新生儿癫痫
self-limited (familial) neonatal epilepsy，SeLNE

自限性（家族性）婴儿癫痫
self-limited (familial) infantile epilepsy，SeLIE

自限性家族性新生儿-婴儿癫痫
self-limited familial-neonatal-infantile epilepsy，SeLFNIE

自限性家族性婴儿癫痫
self-limited familial infantile epilepsy，SeLFIE

自限性局灶性癫痫
self-limited focal epilepsies，SeLFE